J. W. Rohen · C. Yokochi
Anatomie des Menschen

Zweite Auflage

eoed – 10 Sprachen

Anatomie des Menschen

Photographischer Atlas der
systematischen und topographischen Anatomie

Von
Johannes W. Rohen
Professor Dr. med., Dr. med. h. c.
Vorstand des Anatomischen Institutes der
Universität Erlangen-Nürnberg

und
Chihiro Yokochi, M. D.
Professor emeritus
Department of Anatomy
Kanagawa Dental College, Yokosuka, Japan

Zweite Auflage

Mit 1014 Abbildungen, davon 888 mehrfarbig

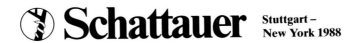

1. Nachdruck 1990

CIP-Titelaufnahme der Deutschen Bibliothek

Rohen, Johannes W.:
Anatomie des Menschen : coed – 10 Sprachen ; photogr. Atlas
d. systemat. u. topograph. Anatomie / von Johannes W. Rohen
u. Chihiro Yokochi. – 2. Aufl. – Stuttgart ; New York :
Schattauer, 1988

   Engl. Ausg. u.d.T.: Rohen, Johannes W.: Human anatomy
   ISBN 3-7945-1170-0
NE: Yokochi, Chihiro:

Alle Rechte, insbesondere das Recht der Vervielfältigung und Verbreitung sowie der Übersetzung in
fremde Sprachen, vorbehalten. Kein Teil des Werkes darf in irgendeiner Form (Fotokopie, Mikrofilm
oder ein anderes Verfahren) ohne schriftliche Genehmigung des Verlages reproduziert werden.

© First German language edition 1982, second German language edition 1988 by F. K. Schattauer
Verlagsgesellschaft mbH, Lenzhalde 3, D-7000 Stuttgart 1, Germany. Published as a coedition with its
original edition in English language, Rohen and Yokochi: Color Atlas of Anatomy, © 1983, 1988, by
F. K. Schattauer Verlagsgesellschaft mbH, Stuttgart, and IGAKU-SHOIN Ltd., Tokyo, Japan.
Printed in Germany
Reproduktionen: Graphische Kunstanstalt Brend'amour, Simhart GmbH & Co., Nymphenburger
Straße 20, D-8000 München 2, Germany
Satz, Druck und Einband: Mayr Miesbach, Druckerei und Verlag GmbH, Am Windfeld 15,
D-8160 Miesbach, Germany

ISBN 3-7945-1170-0

Vorwort zur 2. Auflage

Die positive Aufnahme unseres photographischen Atlas hat unsere Anstrengungen beflügelt, die erfreulicherweise schon jetzt erforderliche Neuauflage durchgreifend zu verbessern und umfassend zu erweitern. So wurden zur Ergänzung der Schnittbilder erstmalig auch korrespondierende CT- und MR-Aufnahmen eingefügt, die uns die Fa. Siemens, Erlangen, dankenswerterweise aus ihrem Bildarchiv zur Verfügung gestellt hat. An vielen Stellen wurden neue, bessere Präparate abgebildet und gegen frühere Aufnahmen ausgetauscht. Insgesamt sind nahezu 200 neue Abbildungen eingefügt worden.

Auch im Hinblick auf die Gliederung wurde der Atlas gründlich überarbeitet und insgesamt vereinheitlicht. In konsequenter Weise wurde den topographischen Kapiteln, deren Abbildungen bei den makroskopisch-anatomischen Übungen dem Gang der Präparation folgen sollen, jetzt überall die systematische Anatomie vorangestellt mit dem Ziel, dem Studierenden die Möglichkeit zu geben, sich die wichtigsten anatomischen Strukturen einschließlich der Leitungsbahnen zu erarbeiten, bevor er deren regionale (topographische) Anatomie erlernt. Der systematische Teil ist daher nach Systemen (Knochen, Gelenke, Muskeln, Gefäße, Nerven etc.), der topographische Teil dagegen stratigraphisch, d.h. nach den Schichten und Regionen geordnet. Zur Benützung bei den Präparierübungen genügen die topographischen Kapitel; die systematischen Abschnitte mögen in erster Linie das Verständnis der Vorlesungen fördern. Beide Aspekte der Anatomie sind erforderlich, die Gestalt des Menschen zu verstehen.

Auch bei der z.T. sehr mühevollen Bearbeitung dieser Neuauflage ist uns wieder klar geworden, welche Schönheiten doch letztlich in den anatomischen Strukturen verborgen sind. Möge der Atlas dazu beitragen, nicht nur das trockene anatomische Wissen zu vermehren, sondern auch die staunende Bewunderung für den herrlichen Wunderbau des menschlichen Körpers zu wecken, aus der die tiefste Wurzel unseres ärztlichen Handelns kommt, nämlich die Liebe zum Menschen.

Die Fertigstellung dieser stark erweiterten Neuauflage in so kurzer Zeit wäre nicht ohne die aufopfernde Mithilfe zahlreicher Mitarbeiter und Kollegen möglich gewesen. Frau Dr. M. TAKAHASHI, Frau Dr. G. LINDNER-FUNK und Herr Dr. P. LANDGRAF haben mit hervorragendem technischen Geschick und großer Sachkenntnis zahlreiche neue Präparate für den Atlas angefertigt. Frau Dr. TAKAHASHI, die 2 Jahre im Anatomischen Institut in Erlangen als Gastdozentin gearbeitet hat, hat vor allem die Präparate vom Kopf, von den Gesichtsregionen, der Nasenhöhle, der Schulter, vom Brustsitus und vom vegetativen Nervensystem, Frau Dr. LINDNER-FUNK die Präparate der Hirnnerven, der Orbita, der Regio olfactoria und des Herzens, Herr Dr. LANDGRAF die neuen Abbildungen vom Rücken angefertigt. Alle übrigen Präparate wurden von den Autoren erstellt.

Ganz besonderen Dank schulden wir auch Frau E. OTT-FREIBERGER, Frau CHR. WITTEK und Herrn A. ATZENHOFER für die Herstellung der neuen Zeichnungen sowie insbesondere auch unserem Photographen, Herrn M. GÖSSWEIN, der durch seinen unermüdlichen Einsatz und sein hervorragendes Können die zahlreichen neuen Makrophotos angefertigt hat. Auch allen Mitarbeitern, die an der Erstellung des Manuskriptes mitgewirkt haben, insbesondere Frau Dr. G. LINDNER-FUNK, Frau E. OTT-FREIBERGER, Frau E. GLAS und Frau D. SPECKTER sei an dieser Stelle nochmals ganz herzlich gedankt.

Der Fa. SOMSO, Coburg, danken wir herzlich dafür, daß sie uns Originalpräparate aus ihrem Archiv zur Verfügung gestellt hat.

Dem Schattauer Verlag, Stuttgart, und dem Verlag Igaku-Shoin, Tokyo, möchten wir unseren Dank für die immer gewährte Unterstützung und das bereitwillige Eingehen auf alle unsere Wünsche aussprechen.

Weihnachten 1987

J. W. ROHEN
C. YOKOCHI

Aus dem Vorwort zur 1. Auflage

Gute anatomische Atlanten sind in großer Zahl vorhanden, so daß die Herausgabe eines neuen Werkes einer Begründung bedarf. Es waren vor allem drei Gründe, die die Autoren des vorliegenden photographischen Atlas der menschlichen Anatomie bewogen haben, die nicht unerhebliche Arbeit, die mit der Herausgabe eines solchen Werkes verbunden ist, auf sich zu nehmen. Einmal beinhalten fast alle bisherigen Atlanten in der Hauptsache schematische oder halbschematische Zeichnungen, die die Wirklichkeit oft nur begrenzt wiedergeben können und nicht selten die dritte Dimension, d.h. den räumlichen Eindruck, vermissen lassen. Demgegenüber hat die Photographie des tatsächlichen anatomischen Präparates den Vorteil, daß sie die Wirklichkeit des Objektes und damit auch dessen Proportionen und räumliche Dimensionen wesentlich genauer und realistischer wiederzugeben vermag als die doch meist vereinfachte (»schöne«) Zeichnung der üblichen Atlanten. Zudem entspricht die Photographie des Leichenpräparates auch dem, was der Student im Präpariersaal sieht, so daß er sich an den abgebildeten Photos für die Arbeit an der Leiche unmittelbar orientieren kann.

Zum zweiten sind die üblichen Atlanten in der Regel nicht nach topographischen, sondern nach systematischen Gesichtspunkten gegliedert, so daß der Student im Präpariersaal dann meist mehrere Bücher benötigt, um die für das Studium einer bestimmten Region notwendigen Fakten beisammen zu haben. Demgegenüber versucht der vorliegende Atlas, die makroskopische Anatomie nicht nur nach systematischen, sondern vor allem nach topographischen und stratigraphischen Gesichtspunkten zur Darstellung zu bringen und damit dem Studenten der Medizin und Zahnmedizin eine unmittelbare Hilfe für die Präparierübungen zu geben. Den einzelnen Regionen wurde jeweils eine systematische Übersicht vorangestellt, um die wichtigsten Tatsachen der systematischen Anatomie zu wiederholen. Diesem Zwecke dienen auch die Schemazeichnungen über die Astfolgen der wichtigsten Gefäße und Nerven, sowie über die Muskelwirkungen, die an den entsprechenden Stellen eingefügt sind.

Ein weiteres Anliegen der Autoren war schließlich auch, den Stoff auf das wirklich Wesentliche zu reduzieren und in einer didaktisch angemessenen Form anzubieten. So wurde z.B. der komplizierte Aufbau der Schädelknochen nicht einfach nur lexikonartig wiedergegeben, sondern versucht, das Mosaik der einzelnen Schädelknochen von einfacheren zu komplizierteren Zusammenhängen fortschreitend in stufenweisem Nacheinander zur Darstellung zu bringen. Die Darstellung der topographischen Verhältnisse erfolgte in aufeinanderfolgenden Schichten in ähnlicher Weise, wie der Student auch bei den Präparierübungen vorzugehen hat.

Nicht zuletzt wollten die Autoren auch der gegenwärtigen Situation der medizinischen Ausbildung Rechnung tragen. Einerseits fehlt es in vielen Anatomischen Instituten der Welt an Leichen- und Demonstrationsmaterial, andererseits hat aber die Zahl der Studenten fast überall außerordentlich stark zugenommen. Die Folge ist, daß die Studierenden nicht mehr genügend Anschauungsmaterial für ihre anatomischen Studien zur Verfügung haben. Obwohl natürlich niemals eine Abbildung die unmittelbare Anschauung ersetzen kann, scheint es uns jedoch zweckmäßiger und für die anatomische Ausbildung besser zu sein, auch Makrophotos und nicht ausschließlich gezeichnete, vielfach idealisierte Abbildungen für den Unterricht zu verwenden. Schließlich wird aber auch der Kliniker eine Orientierungsmöglichkeit am Präparat selbst begrüßen.

Erlangen, Sommer 1982

J. W. ROHEN
C. YOKOCHI

Inhaltsverzeichnis

Kapitel I. Allgemeine Anatomie 1

Allgemeine Gliederung des menschlichen Körpers 2
Allgemeine Osteologie 4
Allgemeine Gelenklehre (Arthrologie) 11
Allgemeine Muskellehre (Myologie) 16
Allgemeine Organisation des Nervensystems 18
Allgemeine Organisation des Kreislaufsystems 20
Allgemeiner Aufbau des Lymphsystems 22

Kapitel II. Kopf 23

Knöcherner Schädel 24
Gebiß und Dentition 51
Kiefergelenk und Kaumuskulatur 54
Hirnnerven 64
Regio faciei lateralis 74
Regio para- et retropharyngea 80
Hirnhäute 84
Gehirn 88
Gehör- und Gleichgewichtsorgan 116
Sehorgan und Orbita 122
Nasenhöhle 132
Mundhöhle 136

Kapitel III. Hals 141

Allgemeine Gliederung des Halses 142
Larynx 146
Pharynx 152
Gefäße von Kopf und Hals 156
Halsregionen 160

Kapitel IV. Rumpf 173

Thorax und Wirbelsäule 174
Brust- und Bauchwand 186
Regio inguinalis 197
Rückenmuskulatur 200
Innervation des Rückens, Rückenmark, Spinalnerven 204
Regio nuchae 212

Kapitel V. Brustorgane und Brustsitus 219

Lokalisation der Brustorgane 220
Lungen und Pleura 224
Herz 228
Brustsitus 238
Mediastinum 248
Diaphragma 256
Schnitte durch den Thorax 258

Kapitel VI. Bauchorgane und Bauchsitus 263

Digestionstrakt 264
Magen 268
Pankreas und Leber 270
Gefäße des Bauchraumes 274
Bauchsitus 279
Mesenteriale Wurzeln und Recessus 292
Schnitte durch die Bauchhöhle 294

Kapitel VII. Situs retroperitonealis, Urogenitalorgane 297

Uropoetisches System 298
Nieren 300
Retroperitonealraum 304
Männliche Genitalorgane 310
Gefäße der Beckenorgane 318
Äußeres Genitale beim Mann 320
Regio urogenitalis et analis 324
Urogenitalsystem der Frau 326
Uterus und Adnexe 331
Äußeres Genitale der Frau 334
Diaphragma urogenitale bei der Frau 336

Kapitel VIII. Obere Extremität 339

Skelett von Schultergürtel und Arm 340
Bänder und Gelenke 350
Muskulatur 354
Gefäße und Nerven 368
Schulterregionen 373
Regio axillaris 379
Plexus brachialis 382
Regiones brachii et antebrachii 384
Hand 392

Kapitel IX. Untere Extremität 395

Skelett von Becken und Bein 396
Bänder und Gelenke 408
Muskulatur 416
Gefäße und Nerven 430
Plexus lumbosacralis 432
Regio femoris anterior 436
Regio glutaea 440
Regio femoris posterior 442
Regiones genus 444
Regiones cruris 447
Fuß 455

Sachverzeichnis 459

Abkürzungen

A.	= Arteria	lat.	= lateralis	rad.	= radialis
ant.	= anterior	Lig.	= Ligamentum	R.	= Ramus
dext.	= dexter, dextra	M.	= Musculus	Rec.	= Recessus
dist.	= distalis	med.	= medialis	sin.	= sinister, sinistra
dors.	= dorsalis	N.	= Nervus	sup.	= superior
ext.	= externus	Nucl.	= Nucleus	superf.	= superficialis
For.	= Foramen	NS	= Nervensystem	uln.	= ulnaris
Gl.	= Glandula	post.	= posterior	V.	= Vena
Ggl.	= Ganglion	Proc.	= Processus	ventr.	= ventralis
inf.	= inferior	prof.	= profundus	ZNS	= Zentralnerven-
int.	= internus	prox.	= proximalis		system

Der Plural eines lateinischen Terminus wird durch Verdoppelung des letzten Buchstabens der Abkürzung ausgedrückt, also z.B. Aa. = Arteriae, Gll. = Glandulae, Mm. = Musculi, Nn. = Nervi, Vv. = Venae.

Die Zeichnungen sind in der Legende durch den jeweiligen Anfangsbuchstaben der Graphiker, die die Zeichnungen hergestellt haben, gekennzeichnet, und zwar Herr A. ATZENHOFER (A.), Frau E. OTT-FREIBERGER (O.), Herr H. TROEGER (Tr.) und Frau CH. WITTEK (W.).

Kapitel I
Allgemeine Anatomie

Allgemeine Gliederung des menschlichen Körpers

Der Mensch besitzt im Unterschied zu den Säugetieren eine aufrechte Körperhaltung. Die Fortbewegung erfolgt durch die unteren Extremitäten, die Arme sind für andere Tätigkeiten frei. Im Aufbau des menschlichen Körpers lassen sich 3 allgemeine Gestaltungsprinzipien erkennen:

1. Das Prinzip der **Metamerie** oder **Segmentation,** das vor allem im mittleren Bereich des Körpers (Rumpf, Thorax, Wirbelsäule) verwirklicht ist. Jedes Segment besteht aus gleichartigen Bauelementen (Wirbeln, Rippen, Muskel- und Nervenpaaren), die sich immer wieder in ähnlicher Form wiederholen.

2. Das Prinzip der **bilateralen Symmetrie.** Beide Seiten des Körpers können durch eine Mediansagittalebene in 2 spiegelbildlich gleiche oder ähnliche Hälften getrennt werden.

3. Das Prinzip der **Polarität,** das vor allem in dem formalen und funktionalen Gegensatz zwischen Kopf und Rumpf sichtbar wird. Der Kopf zeigt eine kugelähnliche Gestalt, während bei den Gliedmaßen eine mehr radiäre Gliederung der Formelemente vorherrscht. Funktionell ist der Kopf Zentrum des Informationssystems (Nervensystem und Sinnesorgane), während der Rumpf mit den Körperhöhlen Zentrum der Stoffwechsel-, Transport- und Fortpflanzungsorgane ist.

A. Der **Kopf** gliedert sich in 2 Abschnitte: 1. Das **Neurokranium** mit Gehirn und Sinnesorganen. 2. Das **Splanchno-** oder **Viszerokranium,** das Nasen- und Mundhöhle sowie das Gesichtsskelett umfaßt. Die **Schädelhöhle** (Cavum cranii) setzt sich in den Wirbelkanal fort, der das Rückenmark beherbergt.

B. Die **Brusthöhle** (Cavum thoracis) schließt die Zentralorgane des Atmungs- und Kreislaufsystems ein (Lungen, Herz und große Gefäße). Unterhalb des Zwerchfells ist aber auch ein Teil der Bauchorgane lokalisiert.

C. Die **Bauchhöhle** (Cavum abdominis) enthält die wichtigsten Organe des Digestionssystems (Leber, Magen-Darm-Kanal, Pankreas). Die Organe des Urogenitalsystems (Nieren, Uterus, Harnblase etc.) sind im Retroperitonealraum sowie im kleinen Becken untergebracht.

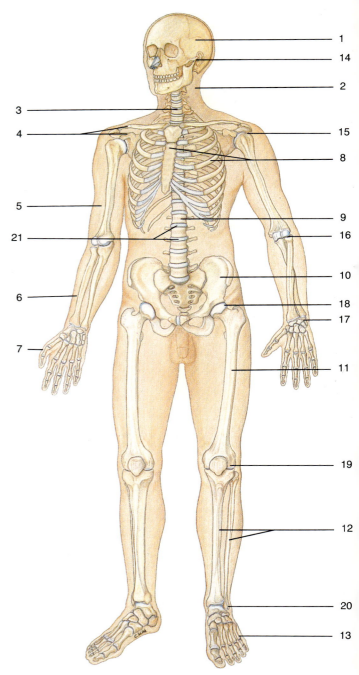

Elementare Gliederung des menschlichen Organismus (braun = Knochensystem, blau = Gelenkflächen).

1 Kopf (Caput)
2 Hals (Collum)
3 Halswirbelsäule (Columna vertebralis, pars cervicalis)
4 Schultergürtel (Cingulum membri sup.)
5 Oberarm (Brachium mit Humerus)
6 Unterarm (Antebrachium mit Radius und Ulna)
7 Hand (Manus)
8 Brustkorb (Thorax und Sternum)
9 Lendenwirbelsäule (Columna vertebralis, pars lumbalis)
10 Beckengürtel (Cingulum membri inf.)
11 Oberschenkel mit Femur
12 Unterschenkel (Crus mit Tibia und Fibula)
13 Fuß (Pes)

Gelenke (Articulationes)
14 Kiefergelenk (Articulatio temporomandibularis)
15 Schultergelenk (Articulatio humeri)
16 Ellenbogengelenk (Articulatio cubiti)
17 Radiokarpalgelenk (Articulatio radiocarpea)
18 Hüftgelenk (Articulatio coxae)
19 Kniegelenk (Articulatio genus)
20 Oberes Sprunggelenk (Articulatio talocruralis)
21 Bandscheiben (Disci intervertebrales)

Lokalisation der wichtigsten Organsysteme

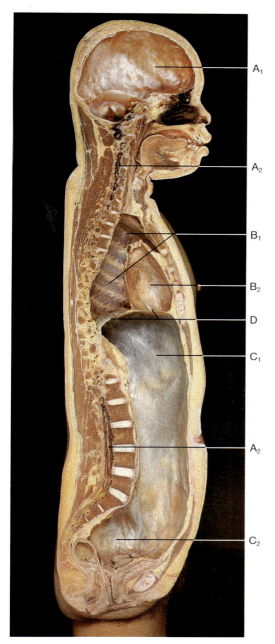

Sagittalschnitt durch den menschlichen Körper (weiblich); von rechts. **Darstellung der Körperhöhlen.** Die Eingeweide wurden entfernt.

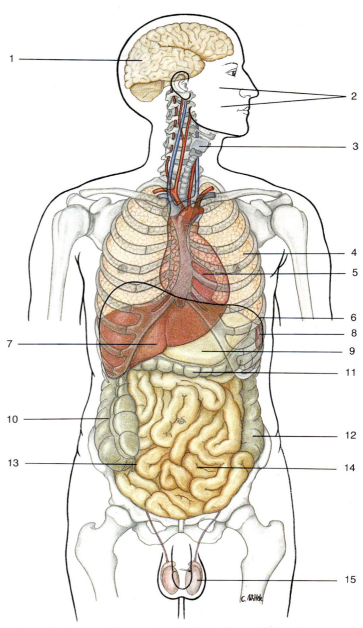

Lage der inneren Organe innerhalb der Haupthöhlen des menschlichen Körpers (von ventral).

A₁ Cavum cranii (Schädelhöhle)
A₂ Canalis vertebralis (Wirbelkanal)
B₁ Cavum thoracis (Brusthöhle)
B₂ Cavum pericardii (Herzbeutelhöhle)
C₁ Cavum abdominis (Bauchhöhle)
C₂ Cavum pelvis (Beckenhöhle)
D   Diaphragma (Zwerchfell)

1   Hirnteil des Kopfes (Neurocranium mit Gehirn)
2   Gesichtsteil des Kopfes (Splanchnocranium)
3   Kehlkopf (Larynx)
4   Brustkorb mit Lungen
5   Herz
6   Projektion des Zwerchfells
7   Leber
8   Milz
9   Magen
10 Colon ascendens
11 Colon transversum
12 Colon descendens
13 Wurmfortsatz (Proc. vermiformis)
14 Dünndarm
15 Hoden

3

Skelett des menschlichen Körpers

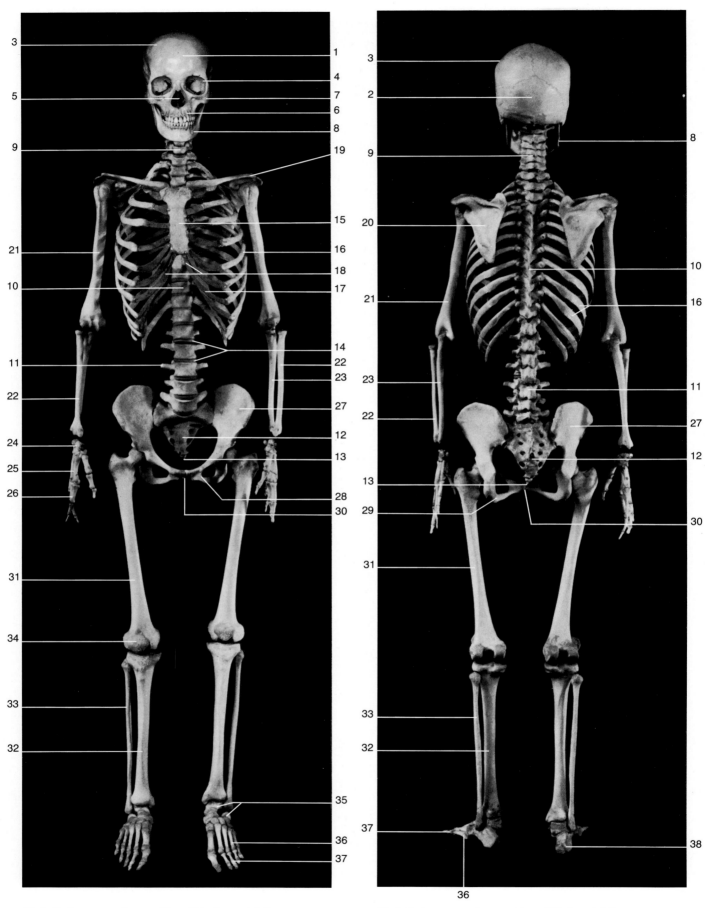

Skelett einer erwachsenen Frau (Vorderansicht).   **Skelett einer erwachsenen Frau** (Rückansicht).

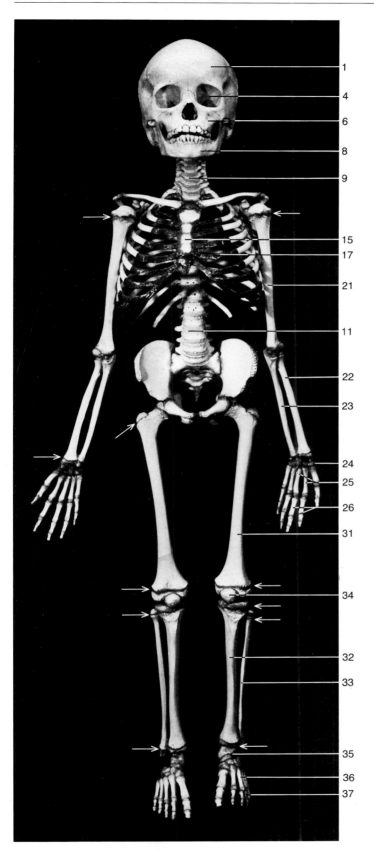

Kopfskelett
1. Os frontale
2. Os occipitale
3. Os parietale
4. Orbita
5. Apertura piriformis, Eingang zum Cavum nasi
6. Maxilla
7. Os zygomaticum
8. Mandibula

Rumpf und Thorax
Wirbelsäule (Columna vertebralis)
9. Vertebrae cervicales
10. Vertebrae thoracicae
11. Vertebrae lumbales
12. Os sacrum
13. Os coccygis
14. Bandscheiben (Disci intervertebrales)

Thorax
15. Sternum
16. Rippen (Costae)
17. Cartilago costalis
18. Angulus infrasternalis

Arm und Schultergürtel (Cingulum membri sup.)
19. Clavicula
20. Scapula
21. Humerus
22. Radius
23. Ulna
24. Ossa carpi
25. Ossa metacarpalia
26. Ossa digitorum manus

Bein und Beckengürtel (Cingulum membri inf.)
27. Os ilium
28. Os pubis
29. Os ischii
30. Symphysis pubica
31. Femur
32. Tibia
33. Fibula
34. Patella
35. Ossa tarsi
36. Ossa metatarsalia
37. Ossa digitorum pedis
38. Calcaneus

Kindliches Skelett (Ansicht von vorne).
Die noch nicht verknöcherten Epiphysenfugen sind deutlich zu erkennen (Pfeile). Im Gegensatz zum Erwachsenen haben die Rippen beim Kind noch eine fast horizontale Lage.

Ossifikation des Skelettes

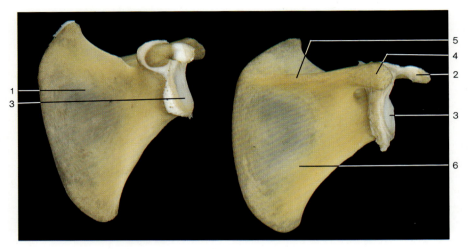

1 Schulterblatt (Scapula)
2 Proc. coracoideus
3 Fossa glenoidalis
4 Acromion
5 Spina scapulae
6 Fossa infraspinata

Verknöcherung des Schulterblattes (Scapula).
Links: Ansicht von vorne; rechts: Ansicht von hinten.

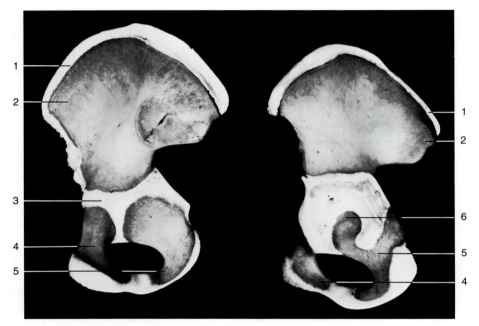

1 Randknorpel
2 Ilium
3 Knorpelgewebe
4 Os pubis
5 Os ischii
6 Acetabulum

Verknöcherung des rechten Hüftbeins (Os coxae).
Links: von medial; rechts: von lateral.

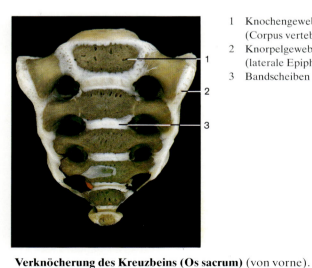

1 Knochengewebe (Corpus vertebrae)
2 Knorpelgewebe (laterale Epiphyse)
3 Bandscheiben

Verknöcherung des Kreuzbeins (Os sacrum) (von vorne).
Die 5 Sakralwirbel, die später miteinander verschmelzen, sind noch durch Knorpelscheiben voneinander getrennt.

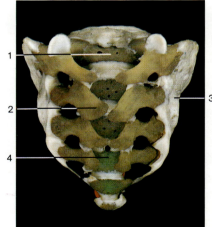

1 Knochengewebe (Ossifikationszentrum)
2 Wirbelbogen (nicht vollständig verschmolzen)
3 Knorpelgewebe (laterale Epiphyse)
4 Canalis sacralis

Verknöcherung des Kreuzbeins (Os sacrum) (von dorsal).

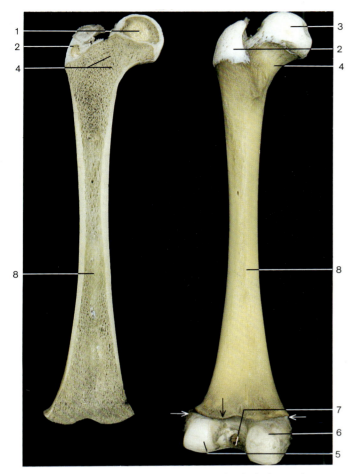

◁ 1 Ossifikationszentrum im Caput femoris
2 Trochanter major
3 Caput femoris
4 Collum femoris
5 Condylus lateralis
6 Condylus medialis
7 Fossa intercondylaris
8 Diaphyse

Verknöcherung des Femur. Links: Sagittalschnitt; rechts: Femur (Ansicht von hinten; Pfeile: distale Epiphyse).

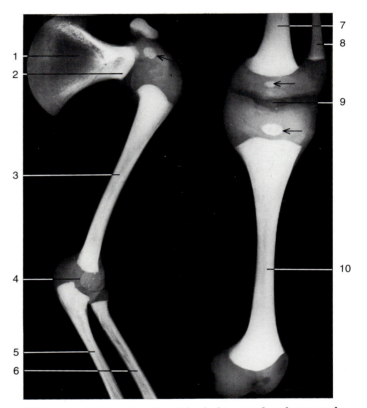

Röntgenaufnahme einzelner Abschnitte von der oberen und unteren Extremität eines Neugeborenen.
Links: Arm; rechts: Bein. Die Pfeile zeigen auf die Ossifikationszentren.

1 Scapula   2 Schultergelenk   3 Humerus
4 Ellbogengelenk   5 Ulna   6 Radius   7 Tibia
8 Fibula   9 Kniegelenk   10 Femur

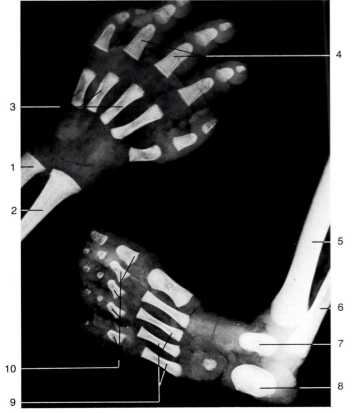

Röntgenaufnahme von Hand und Fuß eines Neugeborenen.

◁
1 Ulna
2 Radius
3 Ossa metacarpalia
4 Phalanges (Hand, Grundphalangen)
5 Tibia
6 Fibula
7 Talus
8 Calcaneus
9 Ossa metatarsalia
10 Phalanges (Fuß, Grundphalangen)

7

Struktur des Knochens

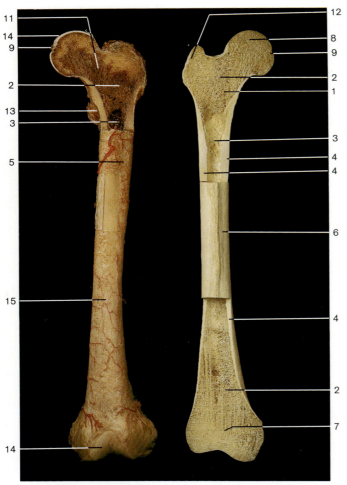

1 Epiphyse
2 Substantia spongiosa
3 Cavum medullare
4 Substantia compacta
5 Foramen nutricium
6 Diaphyse
7 Rest der Epiphysenfuge
8 Caput femoris
9 Fovea capitis femoris
10 Collum femoris mit Spongiosaarchitektur
11 Collum femoris
12 Trochanter major
13 Trochanter minor
14 Facies articularis
15 Periost

Oberschenkelknochen eines Erwachsenen (Femur) (Frontalschnitt). Links ist noch das Periost mit seinen Gefäßen zu erkennen. Rechts wurde das Periost entfernt und der Knochen an beiden Epiphysen halbiert, um die Spongiosa und das Knochenmark zu zeigen.

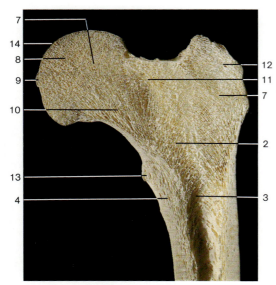

Frontalschnitt durch das proximale Ende des Femur mit seiner charakteristischen Spongiosaarchitektur.

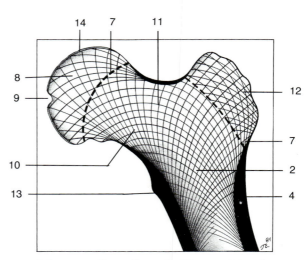

Schema zur Darstellung der **Haupttrajektorien von Oberschenkelkopf und -hals** (Tr.).

8

Die Knochen gehören zu den Stützgeweben, die die Weichteile zusammenhalten und den Muskeln als Ansatz dienen. Durch das rote Knochenmark sind sie auch an der Blutbildung beteiligt. Die Spongiosa hat eine trajektorielle Struktur, das heißt, die Knochenbälkchen liegen jeweils in den Hauptspannungslinien (Zug- und Drucktrajektorien).

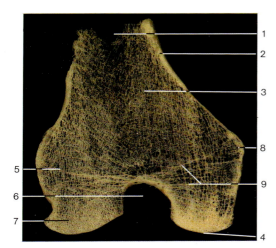

Frontalschnitt durch das distale Ende des Oberschenkelknochens
(distale Epiphyse des Femur eines Erwachsenen).
Man beachte die trajektorielle Struktur der Spongiosa

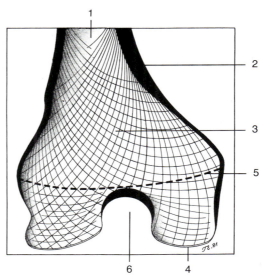

Haupttrajektorien in der Epiphyse des Femur
(vgl. nebenstehendes Foto) (Tr.).

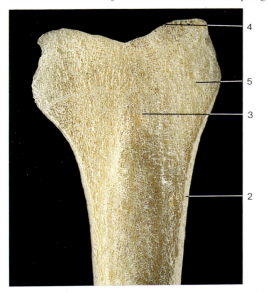

Frontalschnitt durch das proximale Ende des Schienbeins
(proximale Epiphyse der Tibia eines Erwachsenen).
Man beachte die trajektorielle Struktur der Spongiosa und die Verdichtung der Knochensubstanz im Bereich der ehemaligen Epiphysenfuge.

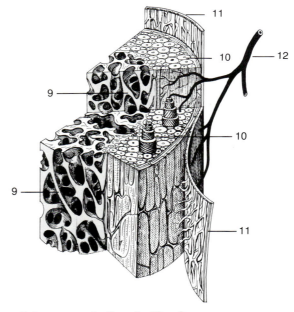

Schema vom Aufbau des Knochens
(modif. nach BENNINGHOFF).

1	Cavum medullare	8	Epicondylus femoris
2	Substantia compacta	9	Substantia spongiosa (Knochenbälkchen)
3	Substantia spongiosa	10	Substantia compacta mit Haversschen Systemen (Osteone)
4	Facies articularis	11	Periost (besteht aus 2 Blättern)
5	Lokalisation der Epiphysenfuge		a) Stratum fibrosum (außen)
6	Fossa intercondylaris		b) Kambiumschicht mit Gefäßen (innen)
7	Condylus femoris	12	Blutgefäße und Nerven der Knochen

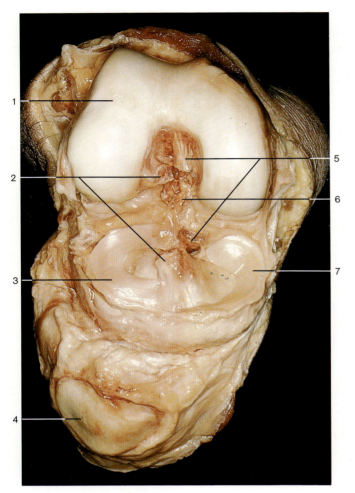

Kniegelenk in Beugestellung (Articulatio genus).
Ansicht von vorne. Die beiden Menisci und Ligamenta cruciata (durchschnitten) sind zu erkennen.

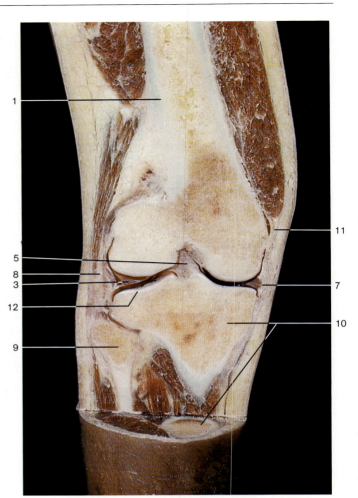

Frontalschnitt durch das rechte Kniegelenk in Streckstellung (Ansicht von vorne).

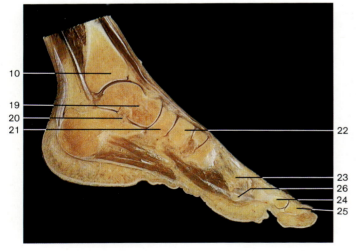

Sagittalschnitt durch den linken Unterschenkel und Fuß.

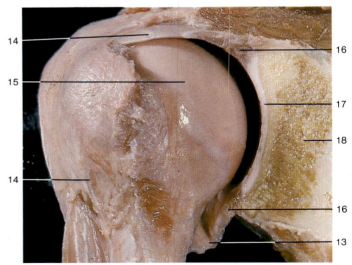

Rechtes Schultergelenk (Articulatio humeri)
(Ansicht von vorne). Die Gelenkkapsel wurde teilweise entfernt, um die Gelenkflächen zu zeigen.

1	Femur	11	Lig. collaterale tibiale
2	Lig. cruciatum ant.	12	Facies articularis condyli lat. tibiae
3	Meniscus lat.	13	Capsula articularis
4	Patella	14	Sehne des langen Bizepskopfes
5	Lig. cruciatum post.		(Tendo capitis longi
6	Lig. meniscofemorale post.		m. bicipitis brachii)
7	Meniscus med.	15	Caput humeri
8	Lig. collaterale fibulare	16	Labrum glenoidale
9	Fibula	17	Cavitas glenoidalis
10	Tibia	18	Scapula

19 Talus
20 Lig. talocalcaneum interosseum
21 Os naviculare
22 Os cuneiforme med.
23 Os metatarsale I
24 Phalanx prox. hallucis
25 Phalanx dist. hallucis
26 Os sesamoideum

Gelenke (Articulationes)

	Bewegungs-möglichkeiten	Beispiele
A. Synarthrosen (Fugen)		
1. **Syndesmosen** (Juncturae fibrosae)	keine	Schädelnähte
2. **Synchondrosen** (Juncturae cartilagineae)	keine	Symphysis pubis, Disci intervertebrales
3. **Synostosen** (Juncturae osseae)	keine	Os sacrum, Sutura frontalis
B. Amphiarthrosen (straffe Gelenke)	federnde	Art. sacroiliaca, Interkarpal- bzw. Intertarsalgelenke
C. Diarthrosen (Juncturae synoviales)		
1. Scharniergelenke	monaxial	Art. humeroulnaris, Art. interphalangeae
2. Radgelenke	monaxial	Art. radioulnaris
3. Drehscharniergelenke	biaxial	Art. genus
4. Eigelenke	biaxial	Art. radiocarpea
5. Kugelgelenke	multiaxial	Art. humeri, Art. coxae

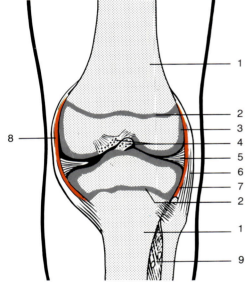

Allgemeiner Aufbau eines echten Gelenkes (Junctura synovialis oder **Diarthrose).**
Frontalschnitt durch das Kniegelenk, in dem 2 Gelenkkörper miteinander artikulieren (rot = Membrana synovialis).

Die wichtigsten Gelenkformen (Achsen und Bewegungen sind durch Pfeile gekennzeichnet).

1 Gelenkkörper
2 Epiphysenfuge
3 Gelenkknorpel
4 Ligg. cruciata als »intraartikuläre« Bänder
5 Meniscus (faserknorpelige Scheibe)
6 Ligg. collateralia als »extraartikuläre« Bänder
7 Capsula articularis (Gelenkkapsel)
8 Membrana synovialis
9 Membrana interossea

Fasergelenke (Juncturae fibrosae)
10 Sutura serrata
11 Syndesmosis

Synovialgelenke (Juncturae synoviales)
12 Scharniergelenk (einachsig, Ginglymus)
   A Streckstellung
   B Beugestellung
13 Sattelgelenk (zweiachsig, Articulatio sellaris)
14 Radgelenk (einachsig, Rotation z. B. Pro- und Supination des Armes)
15 Kugelgelenk (dreiachsig, Articulatio sphaeroidea)

Gelenkformen

Man unterscheidet im allgemeinen drei Formen von Gelenken: 1. Fugen **(Synarthrosen)**, die unbewegliche Verbindungen zwischen 2 Knochenelementen darstellen und entweder Bindegewebe **(Syndesmosen)**, Knorpel **(Synchondrosen)** oder Knochen **(Synostosen)** enthalten; 2. **Amphiarthrosen**, die die Gelenke mit eingeschränkter Beweglichkeit umfassen, und 3. **Diarthrosen** oder echte Gelenke, bei denen ein oder mehrere mit Knorpel überzogene Gelenkkörper in einem von einer Kapsel umgebenen Gelenkraum miteinander artikulieren. Den größten Bewegungsumfang haben die Kugelgelenke mit 3 Achsen, die Scharnier- und Schraubengelenke besitzen nur 1, die Ei- und Sattelgelenke dagegen 2 Achsen. Der Bewegungsumfang der einzelnen Gelenke variiert individuell stark.

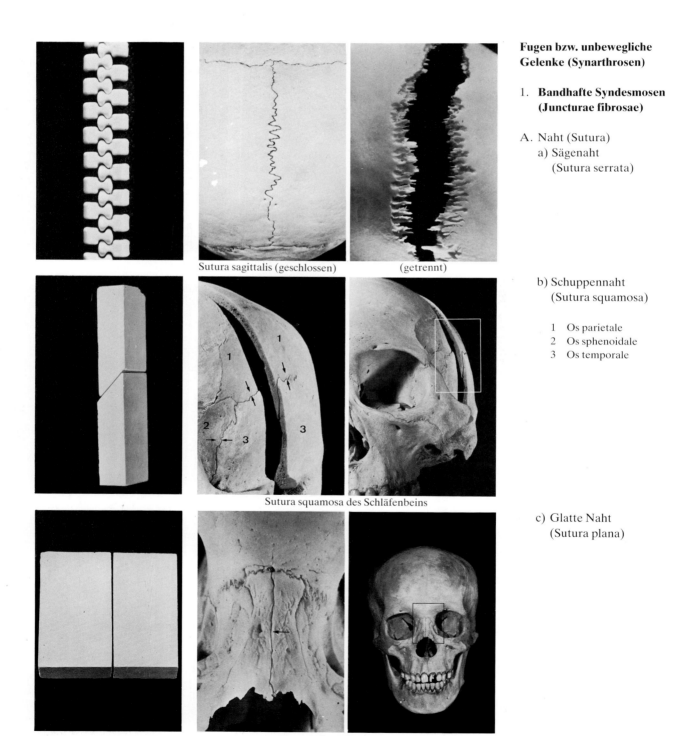

Fugen bzw. unbewegliche Gelenke (Synarthrosen)

1. **Bandhafte Syndesmosen (Juncturae fibrosae)**

A. Naht (Sutura)
   a) Sägenaht
      (Sutura serrata)

   b) Schuppennaht
      (Sutura squamosa)

   1 Os parietale
   2 Os sphenoidale
   3 Os temporale

   c) Glatte Naht
      (Sutura plana)

Sutura sagittalis (geschlossen) (getrennt)

Sutura squamosa des Schläfenbeins

Nasenbeine mit glatter Naht

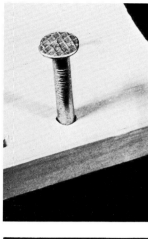 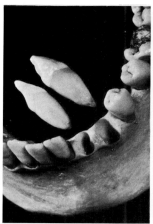 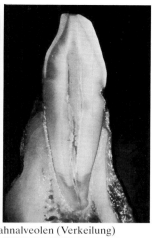

B. **Knöcherne Verkeilung (Gomphosis)**

Zähne und zugehörige Zahnalveolen (Verkeilung)

2. **Knorpelige Verbindungen (Synchondrosen)**

   a) Symphyse (faserknorpelige Verbindung)

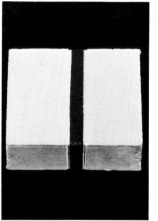 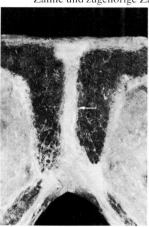 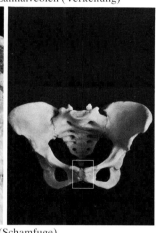

Symphyse (Schamfuge)

   b) Synchondrose (hyalin-knorpelige Verbindung)

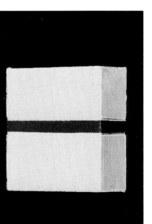 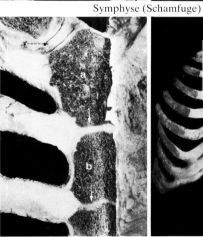 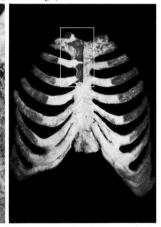

Sternum: a = Manubrium; b = Corpus sterni; * = Discus articularis

3. **Knöcherne Verbindungen (Synostosen)**

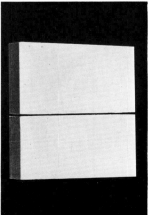 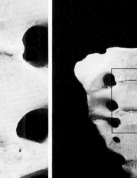 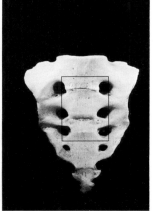

Quere Knochenfugen (Lineae transversae)   Os sacrum

* = Discus articularis in der Art. sternoclavicularis

13

Echte bzw. bewegliche Gelenke
(Diarthrosen oder Juncturae synoviales)

1. Kugelgelenk

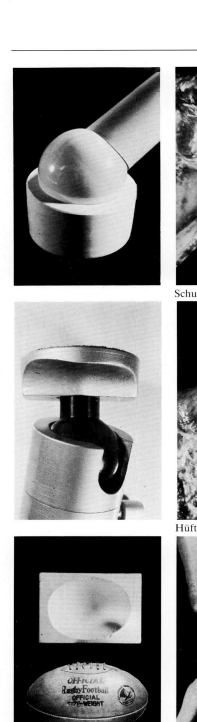
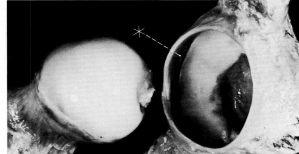

Schultergelenk

2. Nußgelenk

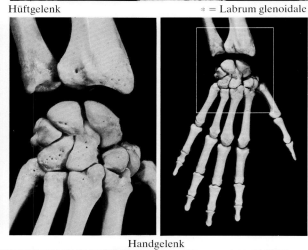

Hüftgelenk   * = Labrum glenoidale

3. Ellipsoid- oder Eigelenk

Handgelenk

4. Scharniergelenk

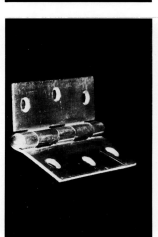
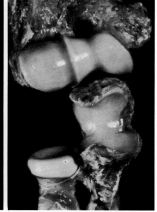

Fingermittelgelenk   Ellenbogengelenk

14

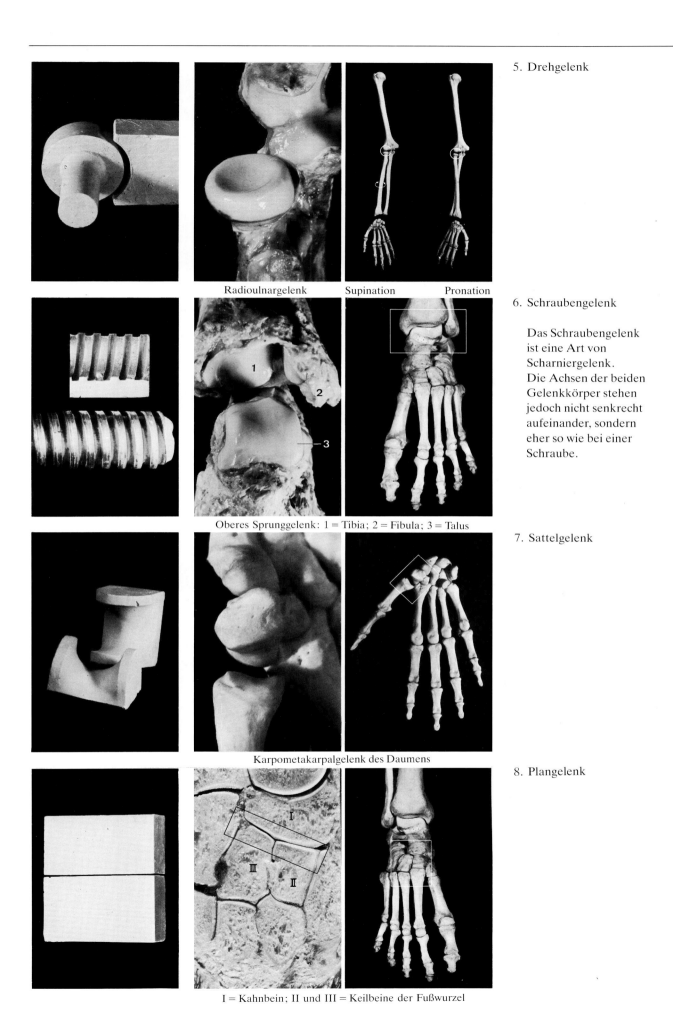

Radioulnargelenk Supination Pronation

Oberes Sprunggelenk: 1 = Tibia; 2 = Fibula; 3 = Talus

Karpometakarpalgelenk des Daumens

I = Kahnbein; II und III = Keilbeine der Fußwurzel

5. Drehgelenk

6. Schraubengelenk

Das Schraubengelenk ist eine Art von Scharniergelenk. Die Achsen der beiden Gelenkkörper stehen jedoch nicht senkrecht aufeinander, sondern eher so wie bei einer Schraube.

7. Sattelgelenk

8. Plangelenk

Muskelformen

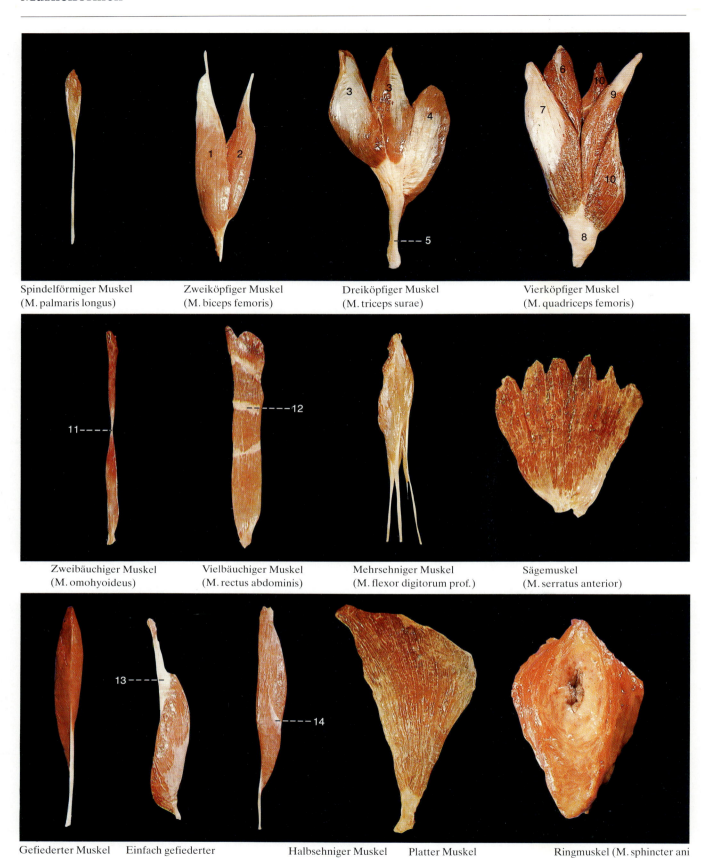

Spindelförmiger Muskel (M. palmaris longus)
Zweiköpfiger Muskel (M. biceps femoris)
Dreiköpfiger Muskel (M. triceps surae)
Vierköpfiger Muskel (M. quadriceps femoris)

Zweibäuchiger Muskel (M. omohyoideus)
Vielbäuchiger Muskel (M. rectus abdominis)
Mehrsehniger Muskel (M. flexor digitorum prof.)
Sägemuskel (M. serratus anterior)

Gefiederter Muskel (M. tibialis anterior)
Einfach gefiederter Muskel (M. semimembranosus)
Halbsehniger Muskel (M. semitendinosus)
Platter Muskel (M. latissimus dorsi)
Ringmuskel (M. sphincter ani externus)

Muskelformen

1 Langer Kopf des M. biceps brachii
2 Kurzer Kopf des M. biceps brachii
3 M. gastrocnemius mit einem medialen und lateralen Kopf
4 M. soleus
5 Achillessehne
6 M. vastus intermedius
7 M. vastus medialis
8 Patella
9 M. rectus femoris
10 M. vastus lateralis
11 Zwischensehne
12 Breite Zwischensehne (Intersectio tendinea)
13 Aponeurose
14 Unvollständige Zwischensehne

Allgemeine Muskellehre (Myologie)

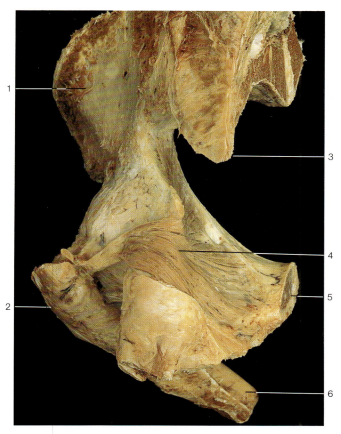

M. obturatorius internus als Beispiel für einen Muskel, dessen Sehne nicht in Richtung der Muskelbündel verläuft, sondern über ein Hypomochlion (in diesem Falle über den hinteren Rand des Os ischii) zu seinem Ansatzpunkt (Trochanter major) zieht. (Linke Beckenhälfte in der Ansicht von hinten.)

1	Os ilium	3	Os coccygis	5	Os pubis
2	Trochanter major	4	M. obturatorius internus	6	Femur

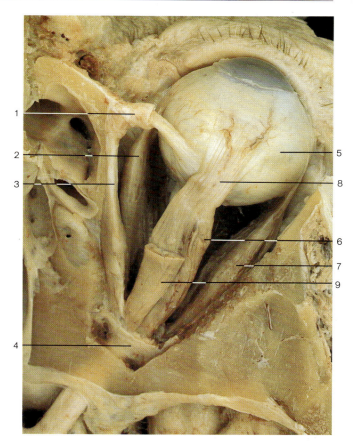

M. obliquus bulbi superior. Die Sehne dieses Augenmuskels zieht durch eine Trochlea und biegt dann schräg nach hinten um, so daß sie im Bereich des hinteren äußeren Quadranten des Auges an der Sklera ansetzen kann. (Rechte Augenhöhle, von oben.)

1 Trochlea
2 M. rectus medialis
3 M. obliquus superior
4 Anulus tendineus communis
5 Bulbus oculi
6 N. opticus
7 M. rectus bulbi lat.
8 M. rectus bulbi sup. (Sehne)
9 M. levator palpebrae sup. (durchtrennt)

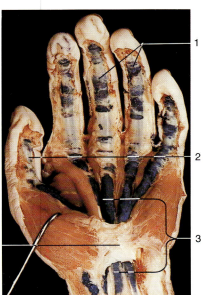

1 Sehnenscheiden der Mm. flexores digitorum superf. et prof.
2 Vagina tendinis m. flexoris pollicis longi
3 Vagina synovialis communis für die Beugersehnen
4 Retinaculum flexorum

Sehnenscheiden an der Palmarseite der linken Hand (Sehnenscheiden sind mit blau gefärbter Gelatine injiziert).

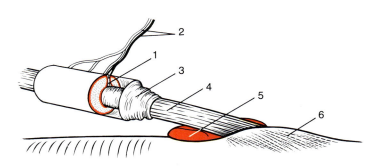

1 Mesotenon und Synovialhöhle
2 Blutgefäße
3 Vagina synovialis
4 Sehne
5 Bursa synovialis
6 Knochenvorsprung (Apophyse)

Schema über den Bau der Sehnenscheiden (rot = Membrana synovialis).

Allgemeine Organisation des Nervensystems

1 Falx cerebri
2 Cortex, lobus occipitalis
3 Tentorium cerebelli
4 Cerebellum
5 Medulla oblongata
6 Intumescentia cervicalis des Rückenmarks
7 Ganglia spinalia
8 Intumescentia lumbalis des Rückenmarks
9 Conus medullaris
10 Cauda equina
11 Plexus cervicalis
12 Plexus brachialis
13 Plexus lumbosacralis
14 Truncus sympathicus

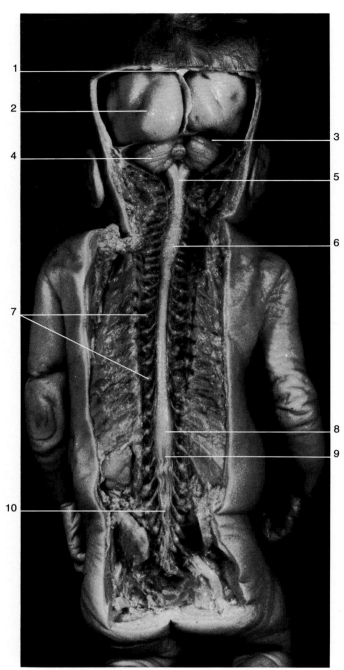

Gehirn und Rückenmark eines menschlichen Fetus in der Ansicht von dorsal.

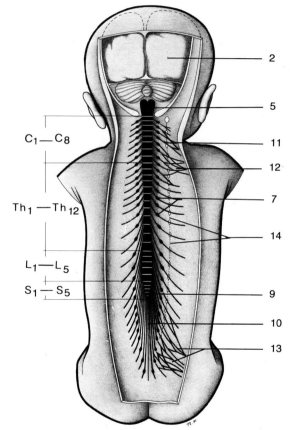

Schema vom Aufbau des Zentralen Nervensystems (ZNS). Die drei Hauptabschnitte des Nervensystems sind angedeutet. Vgl. mit nebenstehender Abbildung.

Das Nervensystem kann in drei Hauptabschnitte unterteilt werden:
1. den zentralen Anteil, der das Gehirn und die großen Sinnesorgane umfaßt und im Kopf lokalisiert ist,
2. das Rückenmark, das eine segmentale Anordnung zeigt und hauptsächlich im Wirbelkanal untergebracht ist, und
3. das periphere sowie das autonome Nervensystem, das zahlreiche Nervengeflechte und Ganglien ausbildet, die in den Organen selbst liegen.

Das Rückenmark entläßt in jedem Segment ein Spinalnervenpaar und spiegelt damit die Metamerie des Rumpfes deutlich wider; 8 zervikale, 12 thorakale, 5 lumbale, 5 sakrale und einige rudimentäre kokzygeale Segmente sind vorhanden. Die ventralen Äste der Spinalnerven bilden im oberen Halsbereich (C_1–C_5) den Plexus cervicalis, im unteren Halsbereich (C_5–Th_1) den Plexus brachialis, im lumbalen und sakralen Bereich den Plexus lumbosacralis (Th_{12}–S_5). Die dorsalen Äste behalten die ursprüngliche metamere Gliederung bei.

Spinalnerven und Rückenmarksegmente

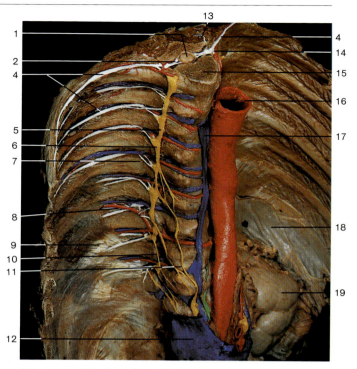

Hinterwand des Brustkorbes (Querschnitt in Höhe des 5. Thorakalsegmentes). Die Spinalnerven mit ihren Verbindungen zum Grenzstrang sind dargestellt.

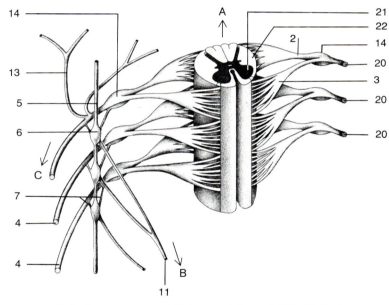

Spinalnervensegment (Schemazeichnung). Die Pfeile deuten die Bahnverbindungen A = mit dem Gehirn, B = mit dem vegetativen Nervensystem über die Nervi splanchnici, und C = mit der Körperwand oder den Extremitäten (durch die Extremitätenplexus oder die Nn. intercostales) an.

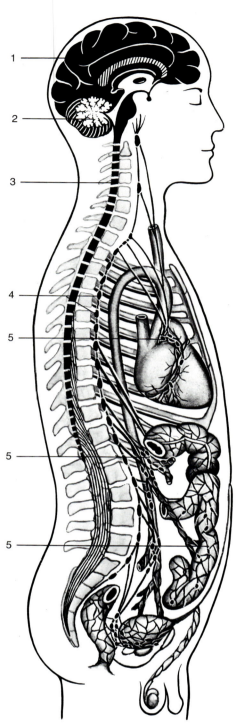

Schema zur **Darstellung der drei Hauptabschnitte des Nervensystems**
(Gehirn, Rückenmark und vegetatives Nervensystem).

1 Cerebrum
2 Cerebellum
3 Medulla spinalis
4 Truncus sympathicus
5 Plexus und Ganglien des vegetativen Nervensystems

1	Medulla spinalis	12	V. cava inf.
2	Radix dorsalis	13	R. dorsalis n. spinalis
3	Radix ventralis	14	Ggl. spinale
4	Nn. intercostales	15	Corpus vertebrae
5	Truncus sympathicus	16	Aorta thoracica
6	Ganglion trunci sympathici	17	V. azygos
7	Rr. communicantes	18	Diaphragma, Pars lumbalis
8	A. und V. intercostalis	19	Ren sin.
9	M. subcostalis	20	N. spinalis
10	N. splanchnicus minor	21	Substantia grisea
11	N. splanchnicus major	22	Substantia alba

Allgemeine Gliederung des Kreislaufsystems

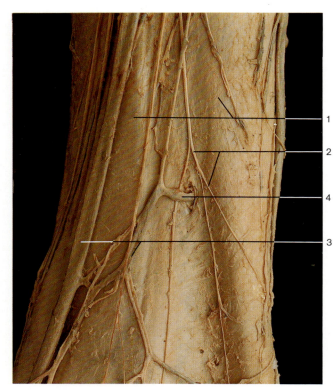

Hautvenen und Nerven des Unterschenkels
zur Darstellung der Unterschiede zwischen Nerven und Venen bei der anatomischen Präparation.

1 Fascia cruris
2 Nn. cutanei
3 Vv. subcutaneae
4 V. perforans

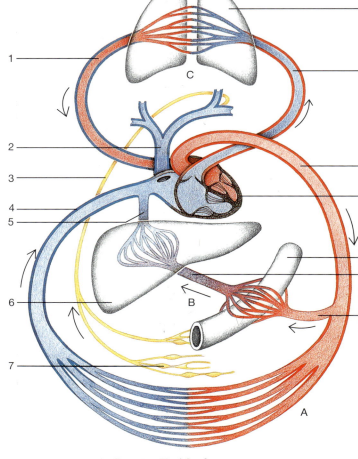

Schema vom Aufbau des Kreislaufsystems
(Pfeile: Richtung des Blutstromes).

Gefäßwand, rot = Arterien
Gefäßwand, blau = Venen
Gefäßinhalt, rot = arterielles Blut
Gefäßinhalt, blau = venöses Blut
gelb = Lymphgefäße

A = Körperkreislauf
B = Pfortaderkreislauf
C = Lungenkreislauf

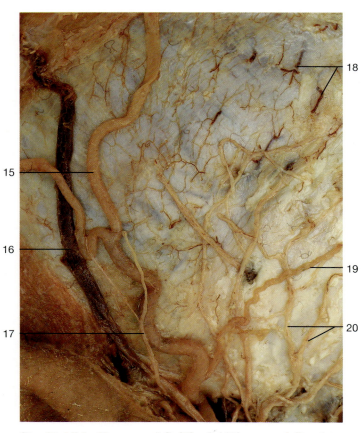

Oberflächliche Nerven und Gefäße. Schläfengegend. Beachte den Unterschied zwischen Arterien, Venen und Nerven.

1 V. pulmonalis
2 V. cava sup.
3 Ductus thoracicus
4 V. cava inf.
5 V. hepatica
6 Leber (Hepar)
7 Nodi und Vasa lymphatici
8 Lungen (Pulmones)
9 A. pulmonalis
10 Aorta
11 Herz (Cor)
12 Dünndarm mit Kapillarnetz
13 V. portae
14 A. mesenterica
15 A. temporalis superf.
16 V. temporalis superf.
17 N. auriculotemporalis
18 Vv. perforantes im Unterhautfettgewebe
19 Kleine Arterie
20 Kleine Nerven (Äste des N. facialis)

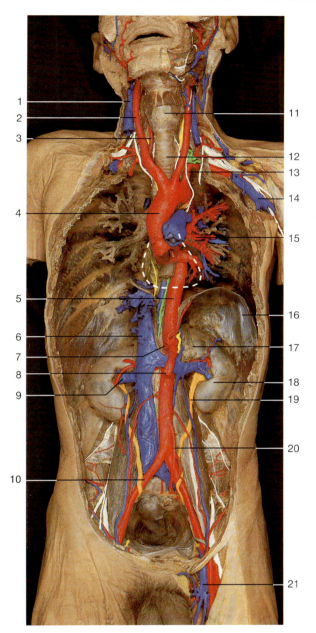

Die großen Gefäßstämme des Rumpfes.
Die Lage des Herzens ist durch eine punktierte Linie angedeutet.

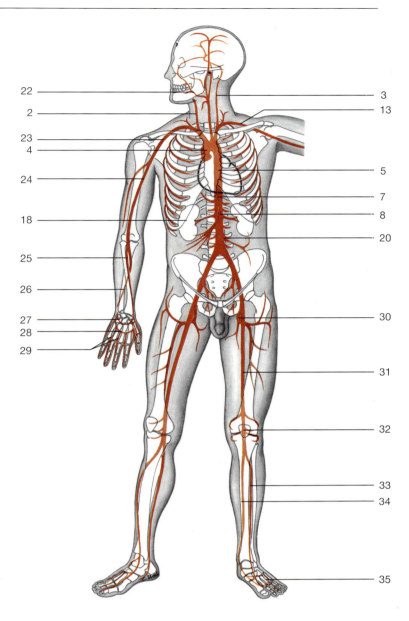

Hauptarterien des menschlichen Körpers
(Schemazeichnung) (W.).

1 V. jugularis int.
2 A. carotis communis
3 A. vertebralis
4 Aorta ascendens
5 Aorta descendens
6 V. cava inf.
7 Truncus coeliacus
8 A. mesenterica sup.
9 V. renalis
10 A. iliaca communis
11 Larynx
12 Trachea
13 A. subclavia sin.
14 V. axillaris sin.
15 Vv. pulmonales
16 Diaphragma
17 Gl. suprarenalis
18 Niere (Ren)
19 Ureter
20 A. mesenterica inf.
21 V. femoralis
22 A. facialis
23 A. axillaris
24 A. brachialis
25 A. radialis
26 A. ulnaris
27 Arcus palmaris prof.
28 Arcus palmaris superf.
29 Aa. digitales palmares communes
30 A. femoralis prof.
31 A. femoralis
32 A. poplitea
33 A. tibialis ant.
34 A. tibialis post.
35 Arcus plantaris

Allgemeiner Aufbau des Lymphsystems

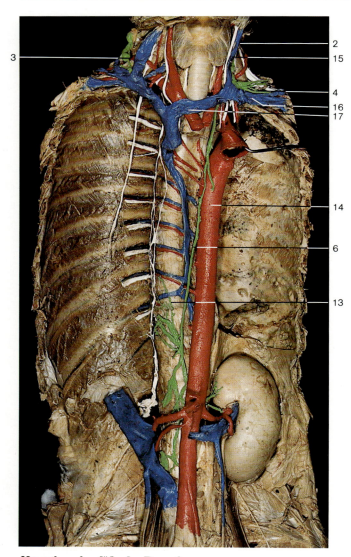

Hauptlymphgefäße des Rumpfes.

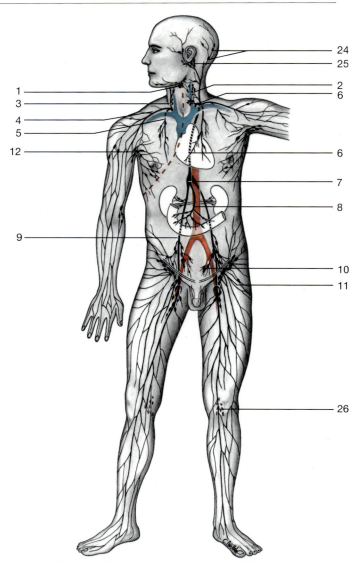

Schema über die Organisation des Lymphgefäßsystems.
Verlauf der Hauptlymphgefäße und Lage der wichtigsten Lymphknoten des Körpers.

1	Nodi lymphatici submandibulares	14	Aorta descendens
2	Nodi lymphatici cervicales prof.	15	V. jugularis int.
3	Truncus jugularis dext.	16	V. subclavia
4	Truncus subclavius dext.	17	V. brachiocephalica
5	Truncus bronchomediastinalis dext.	18	Mandibula
		19	Kehlkopf (Larynx)
6	Ductus thoracicus	20	V. jugularis int.
7	Cisterna chyli	21	Nodi lymphatici cervicales proff.
8	Truncus intestinalis	22	N. supraclavicularis des Plexus cervicalis
9	Truncus lumbalis dext.		
10	Nodi lymphatici iliaci int.	23	Lamina praetrachealis fasciae cervicalis
11	Nodi lymphatici inguinales		
12	Nodi lymphatici axillares	24	Nodi lymphatici occipitales
13	Truncus descendens	25	Nodi lymphatici parotidei
		26	Nodi lymphatici popliteales

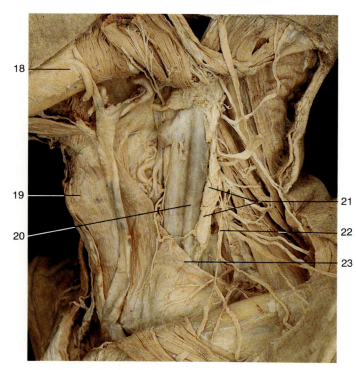

Nodi lymphatici cervicales profundi.

Die Lymphgefäße entspringen als blinde, dünnwandige Gefäße im Interstitium (Lymphkapillaren), vereinigen sich dann zu größeren Gefäßen (Lymphgefäße), deren dünne Wand den Venen ähnelt. In die Lymphbahnen sind regional Lymphknoten eingeschaltet.

Kapitel II
Kopf

Knöcherner Schädel

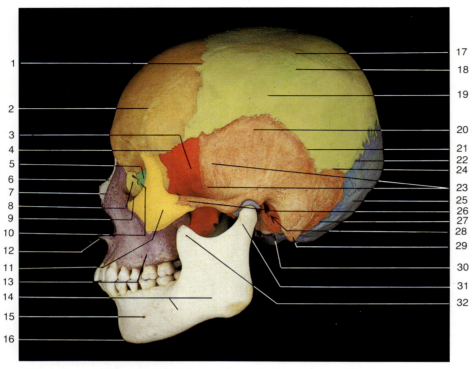

1	Sutura coronalis
2	Os frontale
3	Os sphenoidale
4	Sutura sphenofrontalis
5	Os ethmoidale
6	Os nasale
7	Sutura nasomaxillaris
8	Os lacrimale
9	Sutura lacrimomaxillaris
10	Sutura lacrimoethmoidalis
11	Os zygomaticum
12	Spina nasalis ant.
13	Maxilla
14	Mandibula
15	For. mentale
16	Protuberantia mentalis
17	Linea temporalis sup.
18	Linea temporalis inf.
19	Os parietale
20	Os temporale
21	Sutura squamosa
22	Sutura lambdoidea
23	Fossa temporalis
24	Sutura parietomastoidea
25	Os occipitale
26	Arcus zygomaticus
27	Sutura occipitomastoidea
28	Porus et Meatus acusticus ext.
29	Proc. mastoideus
30	Pars tympanica ossis temporalis
31	Proc. condylaris mandibulae
32	Proc. coronoideus mandibulae

Allgemeiner Aufbau des Schädels (von lateral). Die einzelnen Knochen sind durch unterschiedliche Farbgebung gekennzeichnet (vgl. Ziffern der Tabelle).

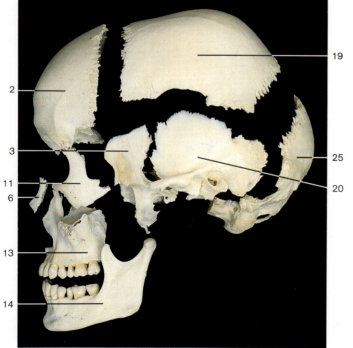

2	Os frontale (orange)
19	Os parietale (hellgrün)
3	Ala major ossis sphenoidalis (rot)
25	Squama ossis occipitalis (blau)
20	Squama ossis temporalis (braun)
5	Os ethmoidale (dunkelgrün)
3	Os sphenoidale (rot)
	Os temporale ohne Squama (braun)
30	Pars tympanica ossis temporalis (dunkelbraun)
	Os occipitale ohne Squama (blau)
6	Os nasale (weiß)
8	Os lacrimale (gelb)
	Concha nasalis inf.
	Vomer
11	Os zygomaticum (hellgelb)
	Os palatinum
13	Maxilla (violett)
14	Mandibula (weiß)
	Malleus / Incus / Stapes } Ossicula auditus
	Os hyoideum

Schädelknochen (Ossa cranii): Schädelbasis (Basis cranii) / Gesichtsknochen (Ossa faciei) — Neurocranium / Splanchnocranium. Kiemenbogen- oder Branchialskelett.

Zersprengter Schädel (Ansicht von lateral) (Os palatinum, Os ethmoidale, Os lacrimale und Vomer sind nicht abgebildet).

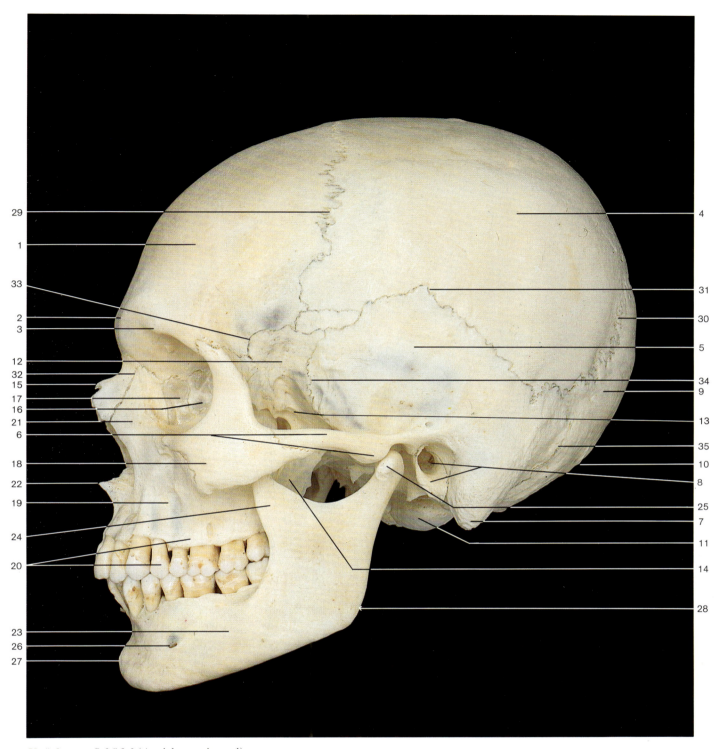

Knöcherner Schädel (Ansicht von lateral).

1	**Os frontale,** squama frontalis	13	Crista infratemporalis	25	Proc. condylaris
2	Glabella	14	Proc. pterygoideus, lamina lat.	26	For. mentale
3	Margo supraorbitalis	15	**Os nasale**	27	Protuberantia mentalis
4	**Os parietale**	16	**Os ethmoidale,** lamina orbitalis	28	Angulus mandibulae
5	**Os temporale,** squama temporalis	17	**Os lacrimale**		**Suturen (Suturae)**
6	Proc. zygomaticus, tuberculum articulare	18	**Os zygomaticum**	29	Sutura coronalis
7	Processus mastoideus	19	**Maxilla** (Corpus maxillae)	30	Sutura lambdoidea
8	Pars tympanica, meatus acusticus ext.	20	Proc. alveolaris und Dens praemolaris I	31	Sutura squamosa
9	**Os occipitale**	21	Proc. frontalis	32	Sutura nasomaxillaris
10	Protuberantia occipitalis ext.	22	Spina nasalis ant.	33	Sutura sphenofrontalis
11	Condylus occipitalis	23	**Mandibula** (Corpus mandibulae)	34	Sutura sphenosquamosa
12	**Os sphenoidale,** ala major	24	Proc. coronoideus	35	Sutura occipitomastoidea

25

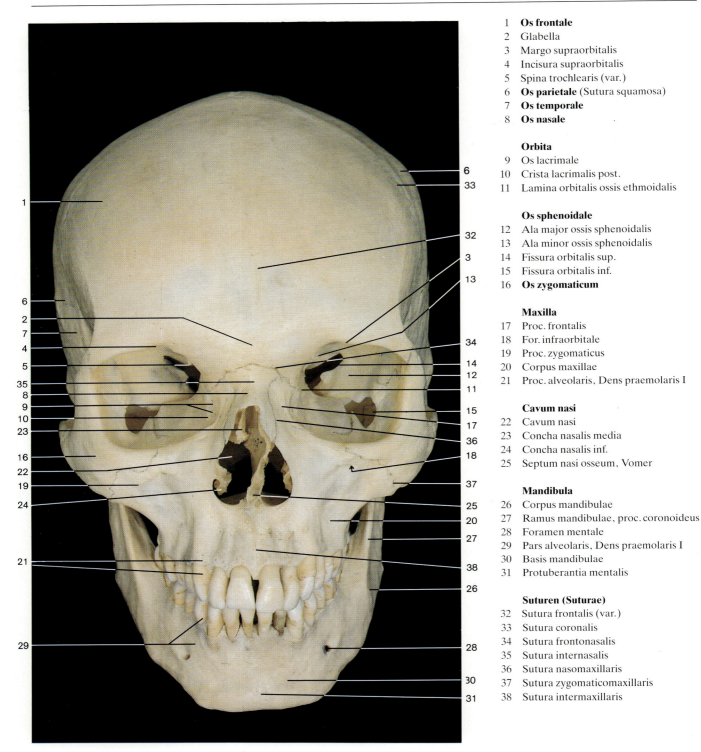

Knöcherner Schädel (Ansicht von vorne).

1 **Os frontale**
2 Glabella
3 Margo supraorbitalis
4 Incisura supraorbitalis
5 Spina trochlearis (var.)
6 **Os parietale** (Sutura squamosa)
7 **Os temporale**
8 **Os nasale**

Orbita
9 Os lacrimale
10 Crista lacrimalis post.
11 Lamina orbitalis ossis ethmoidalis

Os sphenoidale
12 Ala major ossis sphenoidalis
13 Ala minor ossis sphenoidalis
14 Fissura orbitalis sup.
15 Fissura orbitalis inf.
16 **Os zygomaticum**

Maxilla
17 Proc. frontalis
18 For. infraorbitale
19 Proc. zygomaticus
20 Corpus maxillae
21 Proc. alveolaris, Dens praemolaris I

Cavum nasi
22 Cavum nasi
23 Concha nasalis media
24 Concha nasalis inf.
25 Septum nasi osseum, Vomer

Mandibula
26 Corpus mandibulae
27 Ramus mandibulae, proc. coronoideus
28 Foramen mentale
29 Pars alveolaris, Dens praemolaris I
30 Basis mandibulae
31 Protuberantia mentalis

Suturen (Suturae)
32 Sutura frontalis (var.)
33 Sutura coronalis
34 Sutura frontonasalis
35 Sutura internasalis
36 Sutura nasomaxillaris
37 Sutura zygomaticomaxillaris
38 Sutura intermaxillaris

Der Schädel stellt ein kompliziertes Mosaik von Einzelknochen dar, die verschiedene Hohlräume umgeben (Cavum cranii, Orbita, Nasen- und Mundhöhle). Der Gehirnteil des Schädels (**Neurocranium**) umschließt mit großen, flächenhaften Knochen, die sich unmittelbar aus dem Bindegewebe entwickeln (**Desmocranium**), das Gehirn. Die Schädelbasis entsteht auf knorpliger Grundlage (**Chondrocranium**). Vorne gliedert sich das Gesichtsskelett (**Splanchnocranium**) an. Der Kauapparat (Oberkiefer, Unterkiefer usw.), die Gehörknöchelchen und das Zungenbein entstehen aus den Kiemenbögen (**Viszeralskelett**), die bei Fischen noch der Atmung dienen.

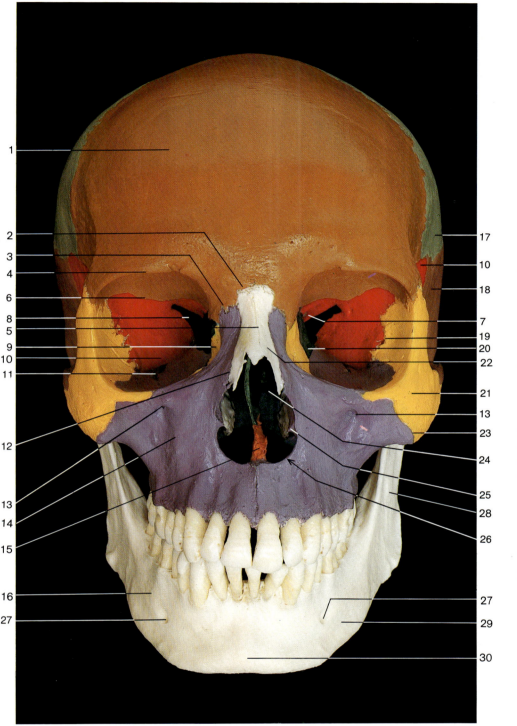

1	Os frontale
2	Sutura frontonasalis
3	Sutura frontomaxillaris
4	Incisura supraorbitalis
5	Sutura internasalis
6	Sutura sphenofrontalis
7	Canalis opticus
8	Fissura orbitalis
9	Os lacrimale
10	Ala major ossis sphenoidalis
11	Fissura orbitalis inf.
12	Sutura nasomaxillaris
13	For. infraorbitale
14	Maxilla
15	Vomer
16	Mandibula
17	Os parietale
18	Os temporale
19	Sutura sphenozygomatica
20	Os ethmoidale, lamina orbitalis
21	Os zygomaticum, facies lateralis
22	Os nasale
23	Sutura zygomaticomaxillaris
24	Concha nasalis media
25	Concha nasalis inf.
26	Apertura piriformis
27	For. mentale
28	Ramus mandibulae
29	Corpus mandibulae
30	Protuberantia mentalis

Knochen

Os frontale (braun)
Os parietale (hellgrün)
Os temporale (dunkelbraun)
Os sphenoidale (rot)
Os zygomaticum (gelb)
Os ethmoidale (dunkelgrün)
Os lacrimale (gelb)
Vomer (orange)
Maxilla (violett)
Os nasale (weiß)
Mandibula (weiß)

Knöcherner Schädel (Ansicht von vorne). Die einzelnen Knochen sind durch unterschiedliche Farbgebung gekennzeichnet.

Die folgenden Abbildungen sollen das **Mosaik des Schädels** dadurch verständlich machen, daß – ausgehend von den beiden Basisknochen (Os sphenoidale und Os occipitale), die gewissermaßen den Grundstein des Schädelgerüstes bilden – alle anderen Knochenelemente nach und nach zusammengefügt werden. Beim Gesichtsskelett wird vom Os ethmoidale ausgegangen, dem sich Maxilla und Os palatinum angliedern. Die kleinen Knochen (Os nasale, Os lacrimale) füllen die bestehenbleibenden Lücken aus.

Zusammensetzung des Schädels I

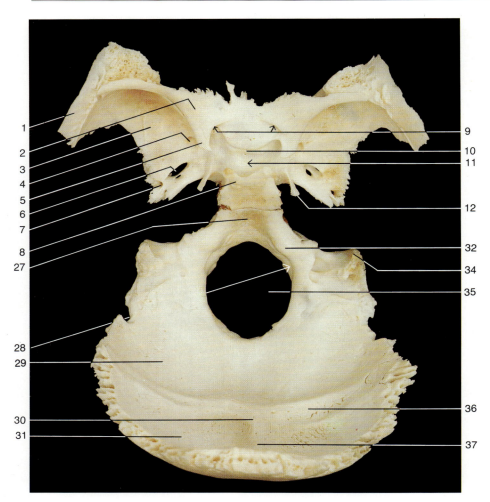

Os sphenoidale und Os occipitale (von oben).

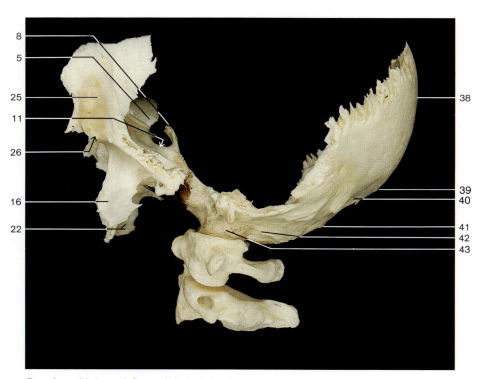

Os sphenoidale und Os occipitale in Verbindung mit Atlas und Axis (von lateral).

28

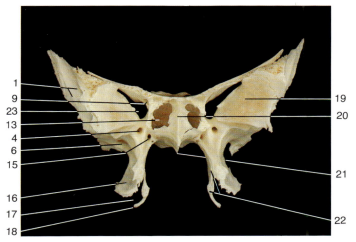

Os sphenoidale (von vorne).

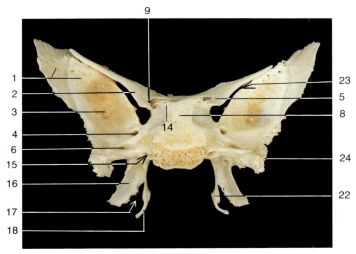

Os sphenoidale (von hinten).

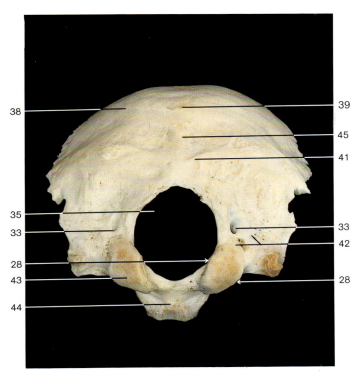

Os occipitale (von unten).

Os sphenoidale
1. Ala major
2. Ala minor
3. Ala major, facies cerebralis
4. For. rotundum
5. Proc. clinoideus ant.
6. For. ovale
7. For. spinosum
8. Dorsum sellae
9. Canalis opticus
10. Sulcus chiasmatis
11. Fossa hypophysialis
12. Lingula sphenoidalis
13. Apertura sinus sphenoidalis
14. Proc. clinoideus post.
15. Canalis pterygoideus
16. Lamina lat. proc. pterygoidei
17. Incisura pterygoidea
18. Hamulus pterygoideus
19. Ala major, facies orbitalis
20. Crista sphenoidalis
21. Rostrum sphenoidale
22. Lamina med. proc. pterygoidei
23. Fissura orbitalis sup.
24. Spina sphenoidalis
25. Ala major, facies temporalis
26. Crista infratemporalis

Os occipitale
27. Clivus
28. Canalis hypoglossi
29. Fossa occipitalis (cerebellaris)
30. Protuberantia occipitalis int.
31. Fossa occipitalis (cerebralis)
32. Tuberculum jugulare
33. Canalis condylaris
34. Proc. jugularis
35. For. magnum
36. Sulcus sinus transversi
37. Sulcus sinus sagittalis sup.
38. Squama occipitalis
39. Protuberantia occipitalis ext.
40. Linea nuchae sup.
41. Planum nuchae inf.
42. Fossa condylaris
43. Condylus occipitalis
44. Tuberculum pharyngeum
45. Crista occipitalis ext.

29

Zusammensetzung des Schädels II

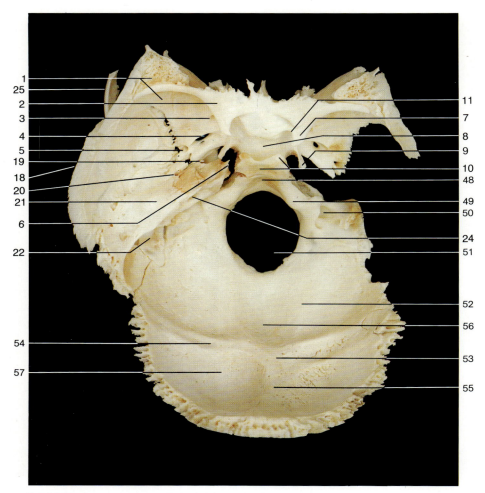

Os sphenoidale
1 Ala major
2 Ala minor
3 For. rotundum
4 For. ovale
5 For. spinosum
6 For. lacerum
7 Proc. clinoideus ant.
8 Fossa hypophysialis
9 Lingula sphenoidalis
10 Dorsum sellae und Proc. clinoideus post.
11 Canalis opticus
12 Rostrum sphenoidale
13 Lamina med. proc. pterygoidei
14 Lamina lat. proc. pterygoidei
15 Hamulus pterygoideus
16 Crista infratemporalis
17 Corpus ossis sphenoidalis

Schädelbasis, zersprengter Schädel (von oben). Zu den beiden Knochen der vorangegangenen Abbildungen (Os occipitale, Os sphenoidale) ist das linke **Os temporale** hinzugekommen.

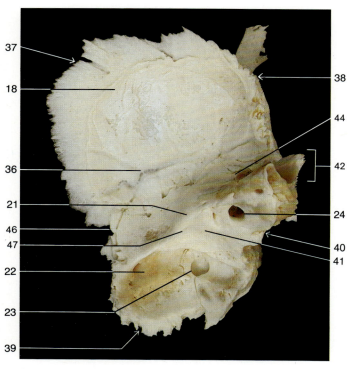

Os temporale (von medial).

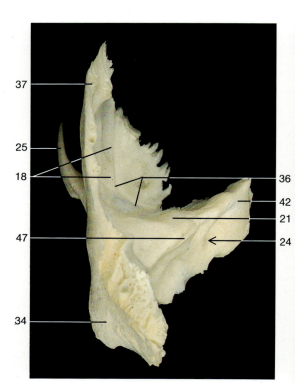

Os temporale (von oben).

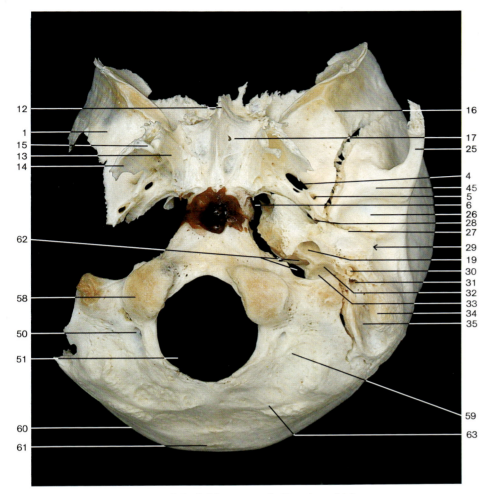

Schädelbasis, zersprengter Schädel (von unten). Os sphenoidale, Os occipitale und linkes Os temporale.

Os temporale
18 Pars squamosa ossis temporalis
19 Canalis caroticus
20 Hiatus canalis n. petrosi majoris
21 Eminentia arcuata
22 Sulcus sinus sigmoidei
23 For. mastoideum
24 Porus acusticus int.
25 Proc. zygomaticus
26 Fossa mandibularis
27 Fissura petrotympanica
28 Canalis musculotubarius
29 Porus et meatus acusticus ext.
30 Proc. styloideus (abgebrochen)
31 For. stylomastoideum
32 Canalicus mastoideus
33 Fossa jugularis
34 Proc. mastoideus
35 Incisura mastoidea
36 Sulcus arteriosus
37 Margo parietalis
38 Margo sphenoidalis
39 Margo occipitalis
40 Apertura ext. canaliculi cochleae
41 Apertura int. canaliculi vestibuli
42 Apex partis petrosae
43 Pars tympanica
44 Impressio trigemini
45 Tuberculum articulare
46 Incisura parietalis
47 Sulcus sinus petrosi sup.

Os occipitale
48 Clivus
49 Tuberculum jugulare
50 Canalis condylaris
51 For. magnum
52 Squama occipitalis (Fossa occipitalis cerebellaris)
53 Protuberantia occipitalis int.
54 Sulcus sinus transversi
55 Sulcus sinus sagittalis sup.
56 Crista occipitalis int.
57 Squama occipitalis (Fossa occipitalis cerebralis)
58 Condylus occipitalis
59 Planum nuchale
60 Linea nuchae sup.
61 Protuberantia occipitalis ext.
62 For. jugulare
63 Linea nuchae inf.

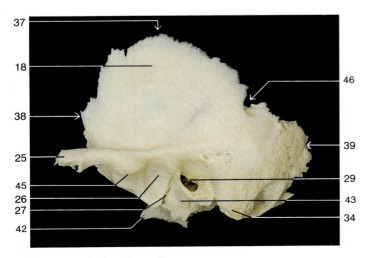

Os temporale (von lateral).

31

Zusammensetzung des Schädels III (Neurocranium)

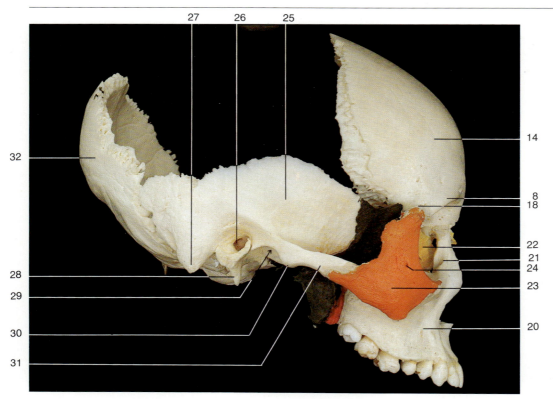

Teil eines **zersprengten Schädels** (Seitenansicht). In Ergänzung zu den vorhergehend abgebildeten Knochen wurden jetzt noch das **Os frontale,** das **Os zygomaticum** (orange) und die **Maxilla** mit abgebildet.

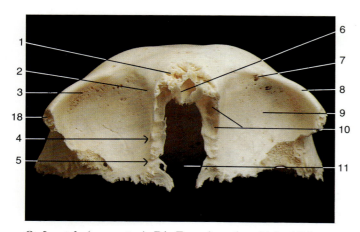

Os frontale (von unten). Die Foveolae ethmoidales bilden mit den entsprechenden Höhlungen des Siebbeins zusammen die Cellulae ethmoidales.

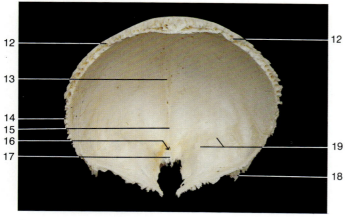

Os frontale (von dorsal).

Os frontale
1. Margo nasalis
2. Fossa trochlearis
3. Fossa glandulae lacrimalis
4. For. ethmoidale ant.
5. For. ethmoidale post.
6. Spina nasalis
7. Incisura supraorbitalis
8. Margo supraorbitalis
9. Facies orbitalis
10. Foveolae ethmoidales
11. Incisura ethmoidalis
12. Margo parietalis
13. Sulcus sinus sagittalis sup.
14. Squama frontalis
15. Crista frontalis
16. For. caecum
17. Spina nasalis
18. Proc. zygomaticus
19. Juga cerebralia
20. **Maxilla**
21. Proc. frontalis maxillae
22. **Os lacrimale**
23. **Os zygomaticum**
24. For. zygomaticofaciale

Os temporale
25. Os temporale, pars squamosa
26. Porus acusticus ext.
27. Proc. mastoideus
28. Proc. styloideus
29. Fossa mandibularis
30. Tuberculum articulare
31. Proc. zygomaticus

Os occipitale
32. Squama occipitalis

Schädeldach (Calvaria)

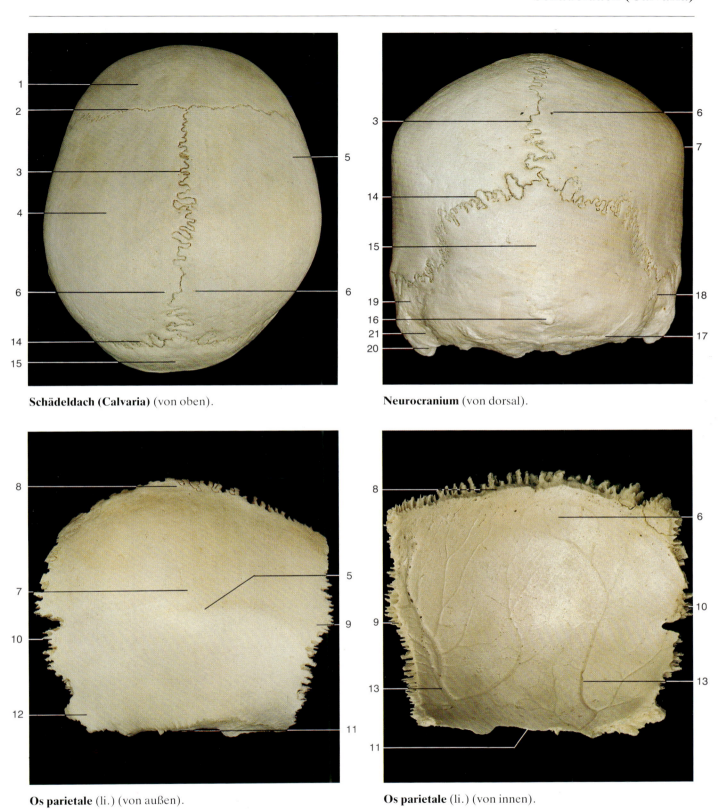

Schädeldach (Calvaria) (von oben).

Neurocranium (von dorsal).

Os parietale (li.) (von außen).

Os parietale (li.) (von innen).

1	**Os frontale**	8	Margo sagittalis
2	Sutura coronalis	9	Margo occipitalis
3	Sutura sagittalis	10	Margo frontalis
4	**Os parietale**	11	Margo squamosus
5	Linea temporalis sup.	12	Angulus sphenoidalis
6	For. parietale	13	Sulci arteriosi für die A. meningea media
7	Tuber parietale	14	Sutura lambdoidea
15	**Os occipitale**		
16	Protuberantia occipitalis ext.		
17	Linea nuchae inf.		
18	Sutura occipitomastoidea		
19	**Os temporale**		
20	Proc. mastoideus		
21	Incisura mastoidea		

Schädelbasis

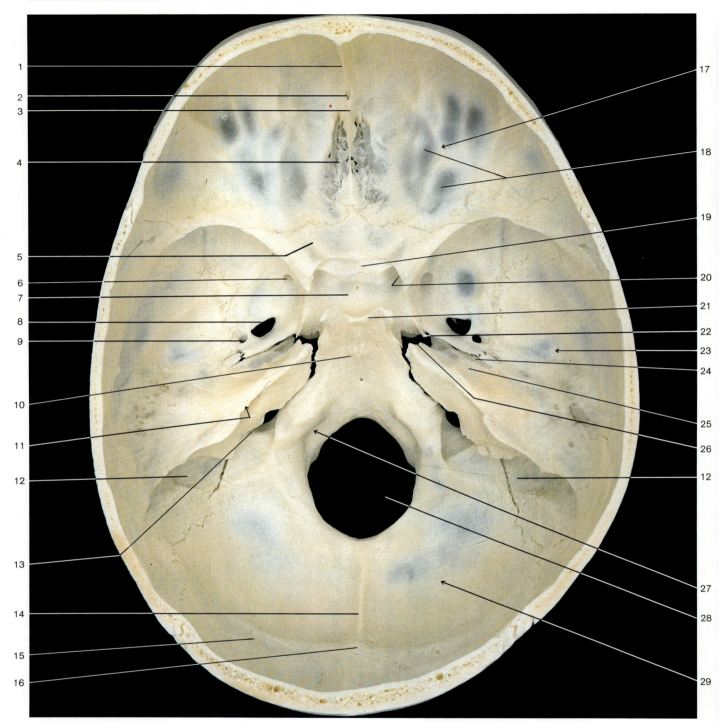

Schädelbasis (Basis cranii int.) (von oben).

1	Crista frontalis	11	Porus acusticus int.	21	Dorsum sellae
2	For. caecum	12	Sulcus sinus sigmoidei	22	Lingula sphenoidalis
3	Crista galli	13	For. jugulare	23	**Fossa cranii media**
4	Lamina cribrosa ossis ethmoidalis	14	Crista occipitalis int.	24	Sulcus nervi petrosi majoris
5	Ala minor ossis sphenoidalis	15	Sulcus sinus transversi	25	Margo sup. partis petrosae
6	For. rotundum	16	Protuberantia occipitalis int.	26	For. lacerum
7	Fossa hypophysialis	17	**Fossa cranii ant.**	27	Canalis hypoglossi
8	For. ovale	18	Impressiones digitatae	28	For. magnum
9	For. spinosum	19	Sulcus chiasmatis	29	**Fossa cranii post.**
10	Clivus	20	Canalis opticus		

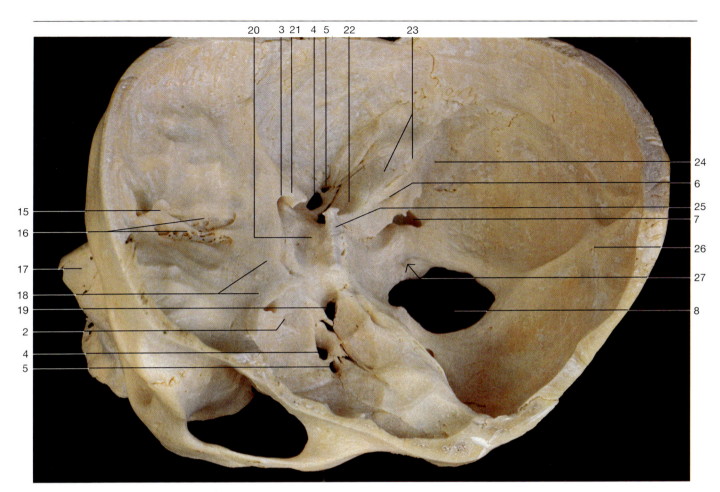

Schädelbasis (von schräg links oben).

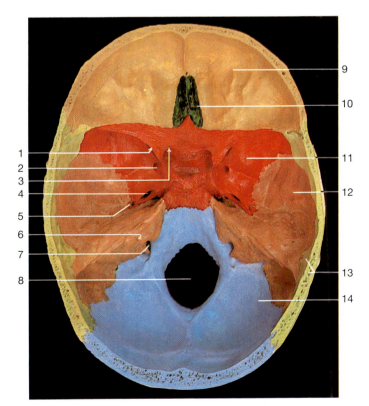

Schädelbasis (von oben). Die einzelnen Knochen sind farbig gekennzeichnet.

Foramina und Kanäle der Schädelbasis
1 Fissura orbitalis sup.
2 Foramen rotundum
3 Canalis opticus
4 Foramen ovale
5 Foramen spinosum
6 Meatus acusticus int.
7 Foramen jugulare
8 Foramen magnum

Knochen
9 Os frontale (orange)
10 Os ethmoidale (dunkelgrün)
11 Os sphenoidale (rot)
12 Os temporale (braun)
13 Os parietale (hellgrün)
14 Os occipitale (blau)

Einzelstrukturen
15 Crista galli
16 Lamina cribrosa
17 Os nasale
18 Ala minor ossis sphenoidalis
19 For. lacerum
20 Sella turcica
21 Proc. clinoideus ant.
22 Impressio trigemini
23 Pars petrosa ossis temporalis
24 Sulcus sinus sigmoidei
25 Dorsum sellae
26 Protuberantia occipitalis int.
27 Canalis hypoglossus

35

Sagittalschnitt durch den Schädel

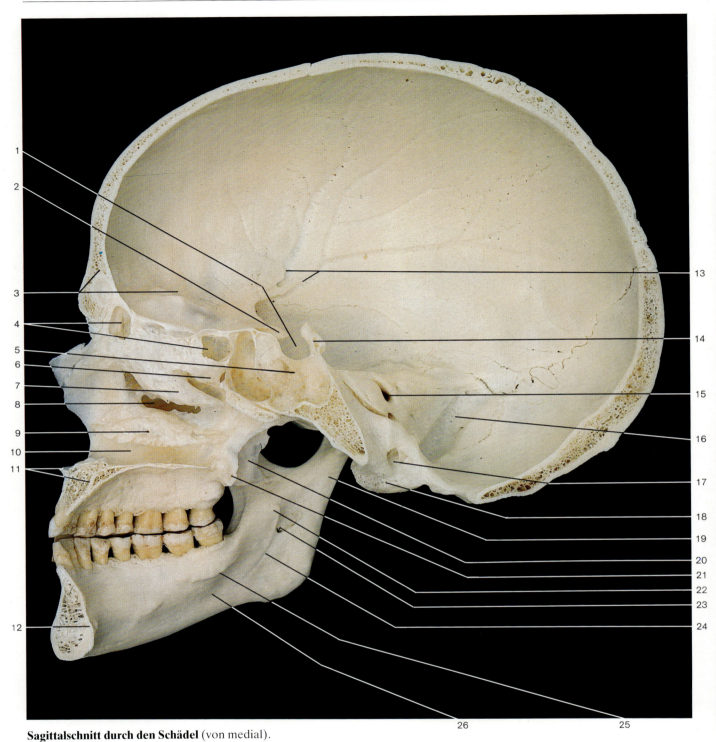

Sagittalschnitt durch den Schädel (von medial).

1 Sella turcica
2 Proc. clinoideus ant., Ala minor ossis sphenoidalis
3 Os frontale
4 Cellulae ethmoidales
5 Sinus sphenoidalis
6 Concha nasalis sup.
7 Concha nasalis media
8 Hiatus maxillaris
9 Concha nasalis inf.
10 Meatus nasi inf.
11 Maxilla, Spina nasalis ant.
12 Spina mentalis
13 Sulci arteriosi
14 Dorsum sellae
15 Porus acusticus int.
16 Sulcus sinus sigmoidei
17 Canalis hypoglossi
18 Condylus occipitalis
19 Proc. condylaris
20 Lamina lat. proc. pterygoidei
21 Lamina med. proc. pterygoidei
22 Lingula mandibulae
23 For. mandibulae
24 Sulcus mylohyoideus
25 Linea mylohyoidea
26 Fovea submandibularis

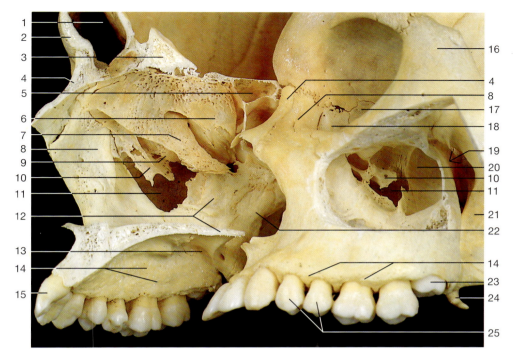

1	Sinus frontalis
2	Os frontale
3	Crista galli
4	Os nasale
5	Sinus sphenoidalis
6	Concha sup. ⎫ ossis
7	Concha media ⎭ ethmoidalis
8	Proc. frontalis maxillae
9	Bulla ethmoidalis
10	Proc. uncinatus
11	Hiatus maxillaris
12	Os palatinum
13	Foramen palatinum majus
14	Proc. alveolaris maxillae
15	Dens incisivus 1
16	Os zygomaticum
17	Os ethmoidale
18	Os lacrimale
19	Fossa pterygopalatina
20	Sinus maxillaris
21	Lamina lat. proc. pterygoidei
22	Lamina med. proc. pterygoidei
23	Dens molaris 3
24	Hamulus pterygoideus
25	Dentes praemolares

Gesichtsskelett, median durchtrennt (schräg von der Seite). Die linke Kieferhöhle wurde eröffnet.

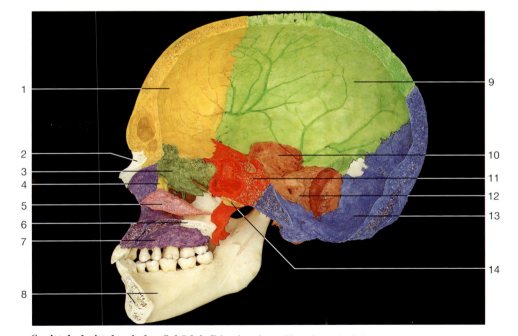

Knochen

1	Os frontale (gelb)
2	Os nasale (weiß)
3	Os ethmoidale (dunkelgrün)
4	Os lacrimale (gelb)
5	Concha nasalis inf. (rosa)
6	Os palatinum (weiß)
7	Maxilla (violett)
8	Mandibula (weiß)
9	Os parietale (hellgrün)
10	Os temporale (braun)
11	Os sphenoidale (rot)
12	Pars petrosa ossis sphenoidalis (braun)
13	Os occipitale (blau)
14	Vomer (Ala) (hellbraun)

Sagittalschnitt durch den Schädel. Die einzelnen Knochen sind durch unterschiedliche Farbgebung gekennzeichnet. Das Nasenseptum wurde entfernt.

In der Evolution hat sich im Zusammenhang mit der Aufrichtung des menschlichen Körpers der Gehirnteil des Schädels stark vergrößert, während der Gesichtsteil im Wachstum zurückgeblieben ist. Dadurch hat der menschliche Kopf eine sphärische Gestalt erlangt. Die Schädelbasis wird abgeknickt. Es entwickelt sich der sog. Clivuswinkel zwischen Lamina cribrosa und Clivus (ca. 120°). An der Spitze dieses Winkels liegt die Sella turcica mit der Hypophyse.

Zusammensetzung des Schädels IV. Gesichtsskelett (Splanchnocranium)

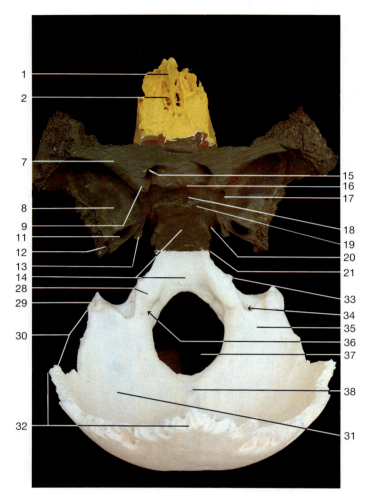

Os ethmoidale
1. Crista galli
2. Lamina cribrosa
3. Cellulae ethmoidales
4. Concha nasalis media
5. Lamina perpendicularis
6. Lamina orbitalis

Os sphenoidale
7. Ala minor
8. Ala major
9. Proc. clinoideus ant.
10. Proc. clinoideus post.
11. For. ovale
12. For. spinosum
13. Lingula sphenoidalis
14. Clivus
15. Canalis opticus
16. Tuberculum sellae
17. For. rotundum
18. Fossa hypophysialis
19. Dorsum sellae
20. Sulcus caroticus
21. Synchondrosis sphenooccipitalis
22. Lamina lat. proc. pterygoidei
23. Facies orbitalis alae majoris
24. Facies maxillaris alae majoris
25. For. rotundum
26. Fissura orbitalis sup.
27. Crista infratemporalis

Zersprengter Schädel, Teil der Schädelbasis (von oben). **Os sphenoidale** (grün) und **Os occipitale** sind vorne durch das **Os ethmoidale** (gelb) ergänzt worden.

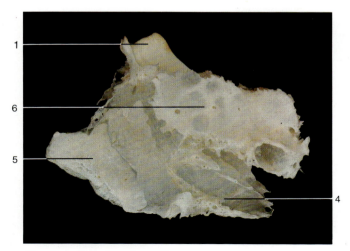

Os ethmoidale (von lateral).

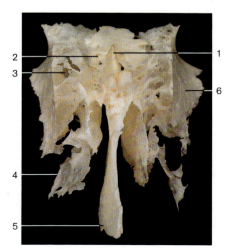

Os ethmoidale (von vorne).

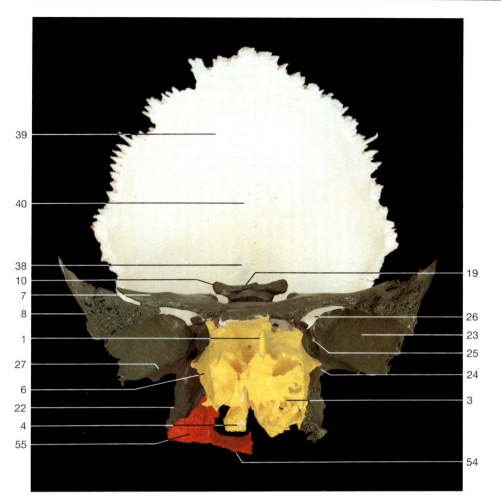

Os occipitale
28 Tuberculum jugulare
29 Proc. jugularis
30 Margo mastoideus
31 Fossa occipitalis (cerebellaris)
32 Margo lambdoideus
33 Proc. intrajugularis
34 Canalis condylaris
35 Pars lat. ossis occipitalis
36 Canalis hypoglossi
37 For. magnum
38 Crista occipitalis int.
39 Squama occipitalis
40 Protuberantia occipitalis int.

Maxilla
41 Facies orbitalis
42 Sulcus infraorbitalis
43 Tuber maxillae et Foramina alveolaria
44 Processus frontalis
45 Sulcus lacrimalis
46 Margo infraorbitalis
47 Spina nasalis anterior
48 Proc. zygomaticus
49 Proc. alveolaris

Os palatinum
50 Proc. orbitalis
51 Incisura sphenopalatina
52 Proc. sphenoidalis
53 Lamina perpendicularis
54 Lamina horizontalis
55 Processus pyramidalis

Zersprengter Schädel, Teil der Schädelbasis (von vorne).
Os sphenoidale (grün), **Os ethmoidale** (gelb), **Os palatinum** (rot).

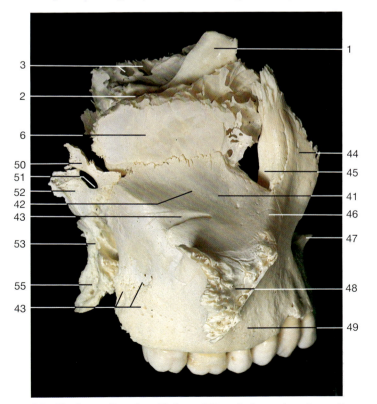

Maxilla dext., Os ethmoidale und **Os palatinum** (von lateral).

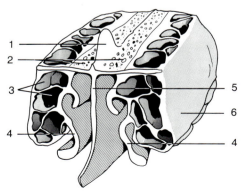

Os ethmoidale, schräg von vorne (Schemazeichnung).

39

Gaumenbein (Os palatinum)

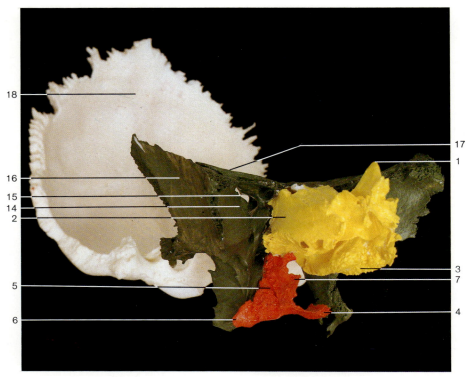

Zersprengter Schädel, Teil der Schädelbasis in der Ansicht von rechts vorne. Dasselbe Präparat wie das der vorangegangenen Abbildungen. An das **Os sphenoidale** (grün) lagern sich das **Os ethmoidale** (gelb) und das **Os palatinum** (rot) an.

Os ethmoidale
1 Crista galli
2 Lamina orbitalis
3 Concha nasalis media

Os palatinum
4 Lamina horizontalis
5 Sulcus palatinus major
6 Proc. pyramidalis
7 Os palatinum
8 Proc. orbitalis
9 Incisura sphenopalatina
10 Lamina perpendicularis
11 Crista conchalis
12 Spina nasalis post.
13 Proc. sphenoidalis

Os sphenoidale
14 Ala major, facies orbitalis
15 Fissura orbitalis sup.
16 Ala major
17 Ala minor

Os occipitale
18 Os occipitale, squama occipitalis

Maxilla
19 Tuber maxillae
20 Processus frontalis
21 Facies orbitalis
22 Margo infraorbitalis
23 Sulcus infraorbitalis
24 Proc. zygomaticus
25 Proc. alveolaris

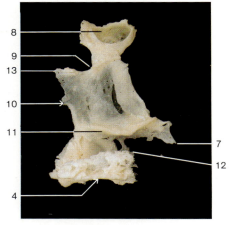

Os palatinum sin. (von medial).

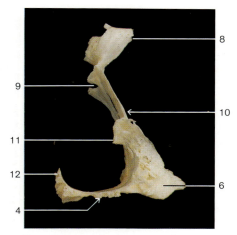

Os palatinum sin. (von vorne).

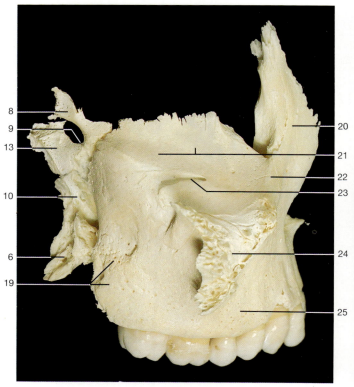

Maxilla dext. und **Os palatinum dext.** (von lateral).

Oberkiefer (Maxilla)

Os occipitale
1 Os occipitale, squama occipitalis

Os sphenoidale
2 Dorsum sellae
3 Fissura orbitalis sup.
4 Ala minor
5 Ala major
6 Lamina lat. proc. pterygoidei
7 Lamina med. proc. pterygoidei

Os ethmoidale
8 Crista galli
9 Cellulae ethmoidales
10 Os ethmoidale, lamina perpendicularis
11 Os ethmoidale, lamina orbitalis

Os palatinum
12 Lamina horizontalis

Maxilla
13 Proc. frontalis
14 Fissura orbitalis inf.
15 Sulcus infraorbitalis
16 Facies orbitalis
17 For. infraorbitale
18 Proc. zygomaticus
19 Crista lacrimalis ant.
20 Fossa canina
21 Proc. alveolaris et Dentes
22 Spina nasalis ant.
23 Juga alveolaria
24 Sulcus lacrimalis
25 Tuber maxillae et Forr. alveolaria post.
26 Proc. palatinus

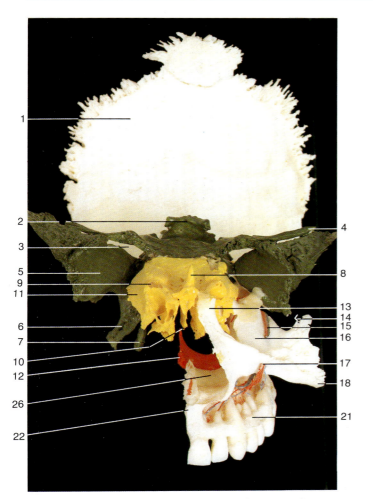

Zersprengter Schädel, Splanchnocranium (von vorne). Das Präparat der vorangegangenen Abb. wurde durch den **Oberkiefer** (Maxilla) ergänzt.

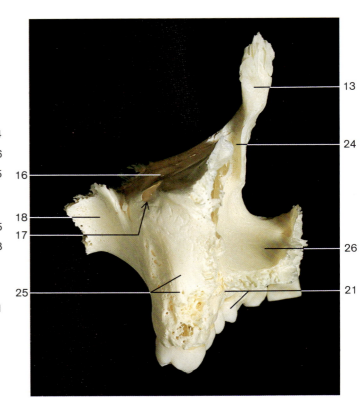

Maxilla sin. (von lateral).

Maxilla sin. (von hinten).

41

Maxilla

Os occipitale
1 Sulcus sinus sagittalis sup.
2 Sulcus sinus transversi
3 Protuberantia occipitalis int.
4 Crista occipitalis int.

Os sphenoidale
5 Ala major, facies temporalis
6 Lamina lateralis proc. pterygoidei
7 Dorsum sellae
8 Ala minor
9 Fissura orbitalis sup.
10 Ala major, facies orbitalis

Os ethmoidale
11 Crista galli
12 Cellulae ethmoidales
13 Lamina orbitalis

Maxilla
14 Proc. frontalis
15 Proc. zygomaticus
16 Proc. alveolaris et dentes
17 Proc. palatinus
18 Spina nasalis ant.
19 For. infraorbitale
20 Sulcus infraorbitalis
21 Fissura orbitalis inf.
22 Nn. alveolares sup. post.
23 Plexus dentalis sup.
24 Hiatus maxillaris
25 Tuber maxillae, sulcus palatinus major
26 Sulcus lacrimalis
27 Crista conchalis
28 Facies nasalis corporis maxillae
29 Crista nasalis
30 Canalis incisivus

Os palatinum
31 Proc. orbitalis
32 Incisura sphenopalatina
33 Proc. sphenoidalis
34 Lamina perpendicularis
35 Crista conchalis
36 Lamina horizontalis
37 Proc. pyramidalis

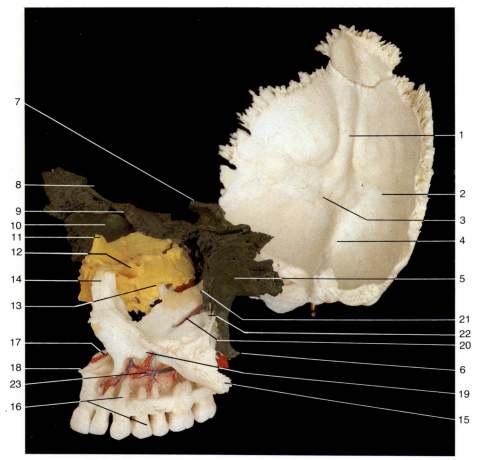

Zersprengter Schädel, Teil der Schädelbasis, **Splanchnocranium** (von links vorne). **Os sphenoidale** (grün), **Os ethmoidale** (gelb), **Os palatinum** (rot) und **Maxilla.** Die Außenwand des Oberkieferkörpers wurde teilweise entfernt, um die zu den Zahnwurzeln ziehenden Nerven und Gefäße modellartig darzustellen (Plexus dentalis sup.).

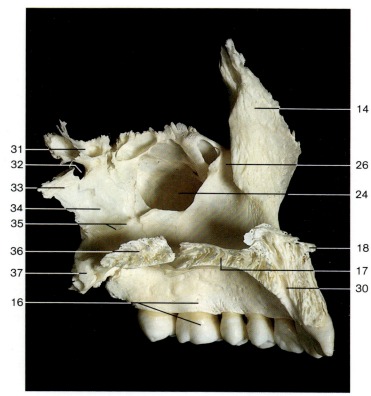

Maxilla sin. und **Os palatinum** (von medial).

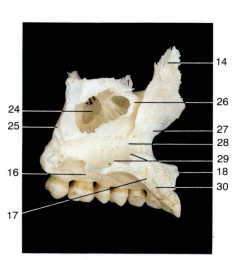

Maxilla sin. (von medial).

Os zygomaticum und Palatum osseum

Os frontale
1 Squama
2 For. frontale sive incisura frontalis
3 For. supraorbitale
4 Margo supraorbitalis
5 Proc. zygomaticus ossis frontalis
6 Spina nasalis

Os sphenoidale
7 Ala major, facies orbitalis
8 Lamina lat. proc. pterygoidei
9 Lamina med. proc. pterygoidei
10 Hamulus pterygoideus

Os ethmoidale
11 Lamina orbitalis
12 Cellulae ethmoidales
13 Concha nasalis media
14 Lamina perpendicularis

Os palatinum
15 Lamina horizontalis
16 Proc. pyramidalis
17 Forr. palatina minora
18 For. palatinum majus

Os zygomaticum
19 Proc. frontalis
20 Facies orbitalis

Maxilla
21 Fossa canina
22 Proc. frontalis
23 Proc. palatinus maxillae
24 Proc. zygomaticus
25 Proc. alveolaris et dentes
26 Juga alveolaria
27 For. infraorbitale
28 Sulcus infraorbitalis
29 Apertura piriformis
30 Spina nasalis ant.

Os incisivum
31 Dentes incisivi, Os incisivum
32 Fossa incisiva

Vomer
33 Ala vomeris

Suturae et Choanae
34 Sutura palatina mediana
35 Sutura palatina transversa
36 Choanae

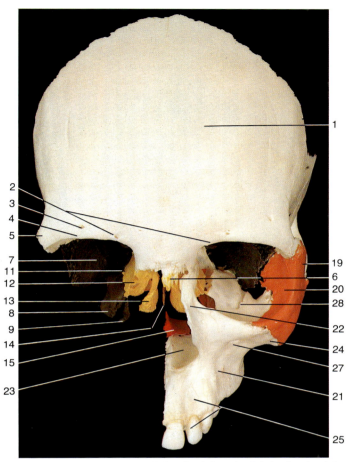

Zersprengter Schädel, Teil des Gesichtsschädels in der Ansicht von vorne. Die klammerartige Verbindung von **Maxilla** und **Os frontale** durch das **Os zygomaticum** (orange) kommt zur Darstellung. **Os ethmoidale** (gelb), **Os sphenoidale** (grün) und **Os palatinum** (rot).

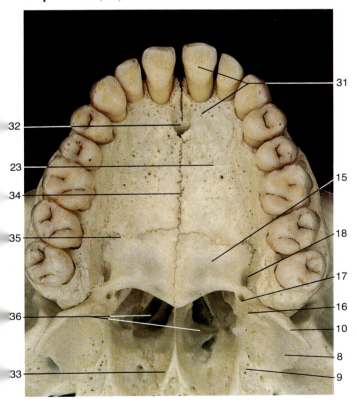

Harter Gaumen (Palatum osseum) und **Zähne des Oberkiefers** (von unten).

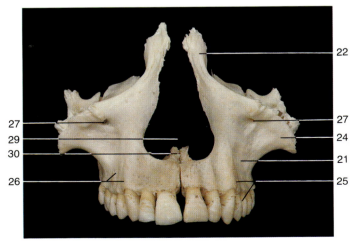

Maxilla dext. et sin. (von vorne). Beide Oberkieferknochen umranden die Apertura piriformis.

Fossa pterygopalatina

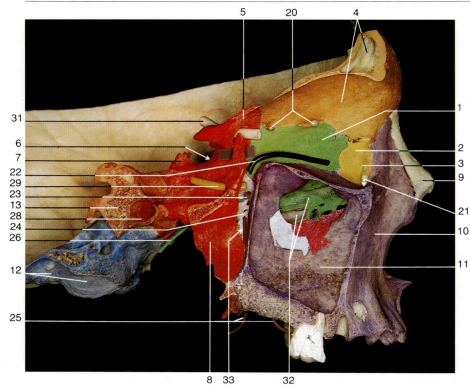

Fossa pterygopalatina, Orbita und **Sinus maxillaris** (eröffnet), in der Ansicht von lateral (Paramedianschnitt durch den Gesichtsschädel). Der Hiatus maxillaris (32) wird durch das Os palatinum (weiß), den Proc. uncinatus (grün) und die Concha nasalis inf. (rot-violett) eingeengt.
Die wichtigsten Kanäle und Foramina sind durch Sonden gekennzeichnet.

1 **Os ethmoidale** (Lamina orbitalis) (grün)
2 **Os lacrimale** (gelb)
3 Crista lacrimalis post.
4 **Os frontale,** Sinus frontalis (orange)
5 **Os sphenoidale** (rot) (Ala minor)
6 Fossa hypophysialis
7 Dorsum sellae
8 Proc. pterygoideus (rot)
9 **Os nasale** (weiß)
10 **Maxilla** (violett)
11 Sinus maxillaris
12 **Os occipitale** (Condylus und Pars basilaris) (blau)
13 **Os temporale** (Pars petrosa) (Schnittfläche) (braun)
14 Proc. zygomaticus
15 Proc. mastoideus
16 Tuberculum articulare
17 Os zygomaticum
18 Ala vomeris

Fossae, Foramina et Canales
19 Fossa condylaris
20 For. ethmoidale ant. et post.
21 Canalis nasolacrimalis
22 Fissura orbitalis inf. (schwarze Sonde)
23 For. sphenopalatinum
24 Fossa pterygopalatina
25 For. palatinum majus et minus (braune Sonden), im unteren Bild und in der Zeichnung nur For. palatinum majus
26 Canalis pterygoideus (grüne Sonde)
27 For. ovale
28 Canalis caroticus
29 For. rotundum (gelbe Sonde)
30 Porus et Meatus acusticus int.
31 Canalis opticus (weiße Sonde)
32 Hiatus maxillaris und Proc. uncinatus ossis ethmoidalis (grün)
33 Fissura pterygomaxillaris
34 Fissura tympanomastoidea
35 Fissura petrotympanica
36 Porus et Meatus acusticus ext.
37 Fossa temporalis
38 Fossa mandibularis
39 Forr. palatina minora

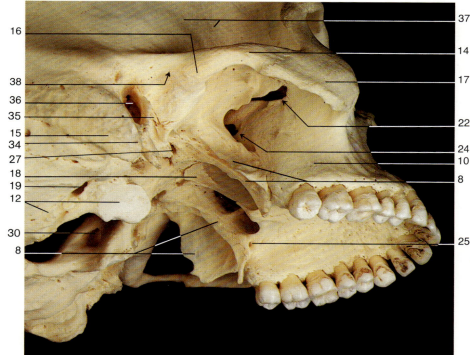

Fossa pterygopalatina und **Oberkiefer** in der Ansicht schräg von lateral unten.

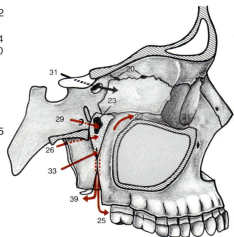

Fossa pterygopalatina und die **benachbarten Höhlen des Kopfes.**
Zu- und abführende Kanäle der Fossa pterygopalatina (Schemazeichnung).

Os nasale, Os lacrimale und Orbita

1 **Os occipitale**
2 **Os temporale**
3 **Os frontale**
4 Spina nasalis
5 **Os zygomaticum**
6 **Maxilla**
7 Proc. frontalis maxillae
8 **Os ethmoidale**
9 Lamina orbitalis ossis ethmoidalis
10 Lamina perpendicularis ossis ethmoidalis
   Os lacrimale
11 Lücke für das Os lacrimale
12 Sulcus lacrimalis
13 Crista lacrimalis post.
14 Fossa sacci lacrimalis
15 Hamulus lacrimalis
16 Canalis nasolacrimalis
   Os nasale
17 Lücke für das Os nasale
18 Forr. nasalia
19 Spina nasalis ant.
20 **Vomer**
21 Os sphenoidale, Ala major
22 For. ethmoidale ant. et post.
23 Canalis opticus
24 Fissura orbitalis sup.
25 Fissura orbitalis inf.
26 Sulcus infraorbitalis
27 For. infraorbitale

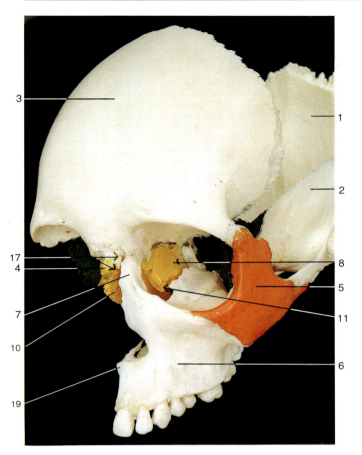

Zersprengter Schädel, Teil des **Gesichtsschädels** (von schräg vorne). **Os lacrimale** und **Os nasale** wurden aus dem Mosaik des Gesichtsschädels entfernt und isoliert abgebildet (vgl. Pfeile). **Os zygomaticum** (orange), **Os ethmoidale** (gelb), **Os sphenoidale** (grün).

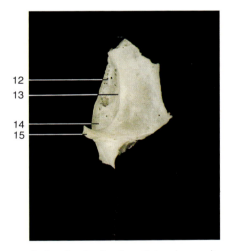

Os lacrimale sin. (von lateral vorne).

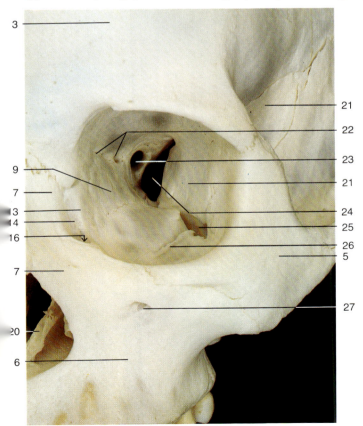

Linke Orbita und **Naseneingang** (von vorne).

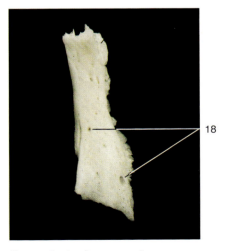

Os nasale sin. (von vorne).

Knöcherne Nasenhöhle

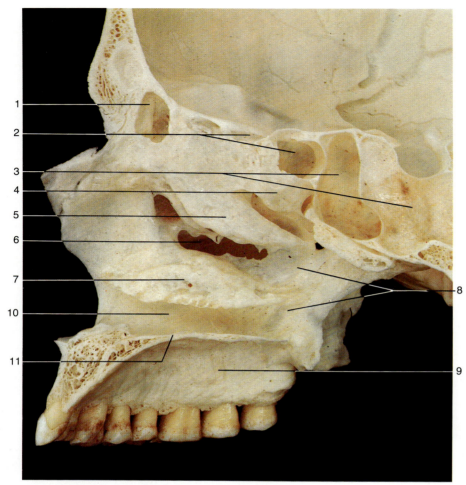

1. Sinus frontalis
2. Cellulae ethmoidales
3. Sinus sphenoidalis
4. Concha nasalis sup.
5. Concha nasalis media
6. Hiatus sinus maxillaris
7. Concha nasalis inf.
8. Os palatinum
9. Maxilla
10. Meatus nasi inf.
11. Proc. palatinus maxillae

▷

Zu Seite 47:
Os occipitale (blau)
Os parietale (hellgrün)
Os frontale (hellbraun)
Os temporale (dunkelbraun)
Os sphenoidale (rot)
Os ethmoidale (dunkelgrün)
Os nasale (hellblau)
Concha nasalis inf. (rosa)
Vomer (orange)
Maxilla (violett)
Os palatinum (weiß)
Mandibula (weiß)

Laterale Wand der knöchernen Nasenhöhle. Sagittalschnitt durch den Gesichtsschädel.

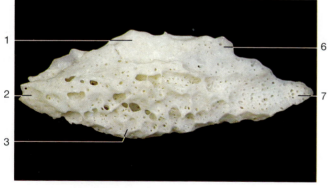

Concha nasalis inf. dext. (von medial). Die vordere Spitze zeigt nach links.

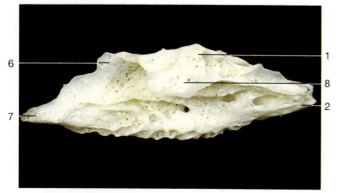

Concha nasalis inf. dext. (von lateral). Die vordere Spitze zeigt nach rechts.

1. Processus ethmoidalis
2. Vorderer Teil der Muschel
3. Unterer Rand der Muschel
4. Alae vomeris
5. Hinterer Rand des Nasenseptums
6. Processus lacrimalis
7. Hinterer Teil der Muschel
8. Processus maxillaris

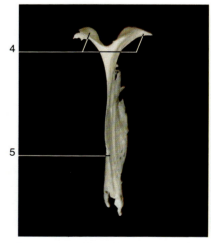

Vomer (von hinten).

Septum nasi, Cartilagines nasi

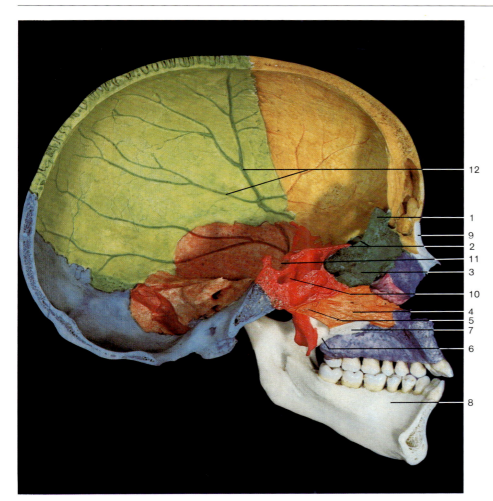

1 Crista galli
2 Lamina cribrosa ossis ethmoidalis
3 Lamina perpendicularis ossis ethmoidalis
4 Vomer
5 Ala vomeris
6 Lamina perpendicularis ossis palatini
7 Lamina horizontalis ossis palatini
8 Mandibula
9 Os nasale
10 Sinus sphenoidalis
11 Sella turcica
12 Sulci a. meningeae mediae

Cartilagines nasi
13 Cartilago nasi lat.
14 Cartilago alaris major mit Crus med. und lat.
15 Cartilagines alares minores
16 Septum nasi cartilaginei

Knochen der Nasenhöhle
17 Os nasale
18 Concha nasalis media
19 Proc. frontalis maxillae
20 Concha nasalis inf.
21 Proc. palatinus maxillae
22 Hiatus maxillaris
23 Lamina medialis proc. pterygoidei
24 Hamulus pterygoideus

Paramedianschnitt durch den Schädel mit Nasenseptum.

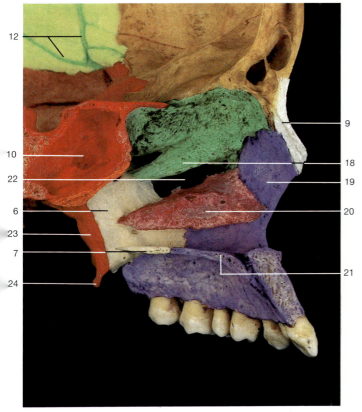

Knochen der linken Nasenhöhle (von medial), Septum entfernt.

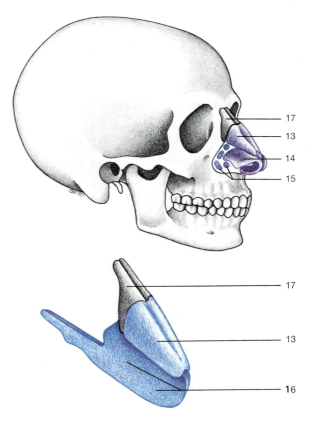

Form und Lage der **Nasenknorpel** (Schemazeichnung) (O.).

47

Schädelbasis

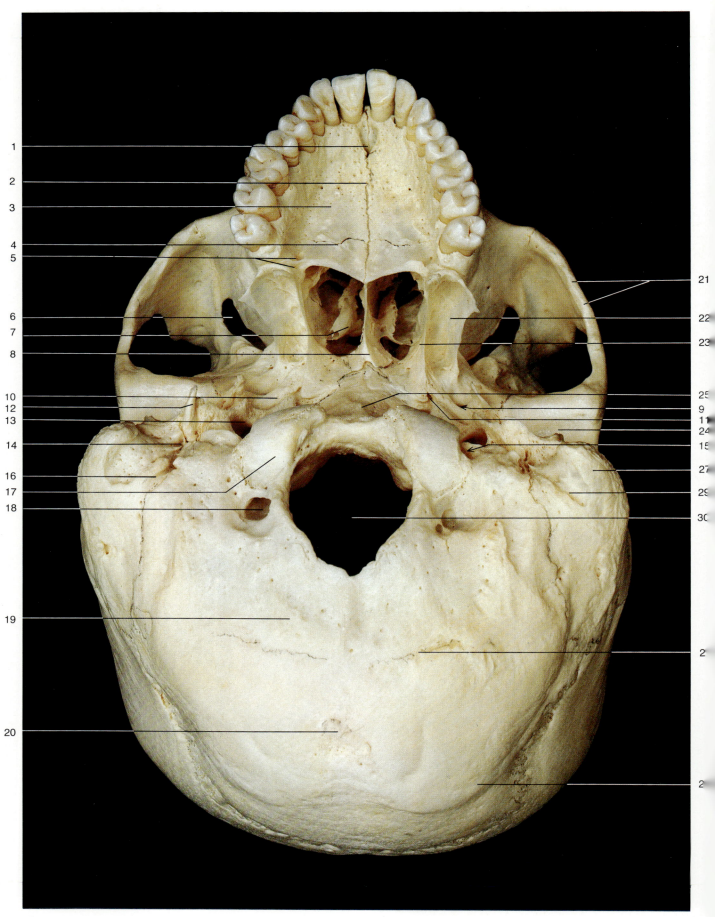

Schädelbasis, Basis cranii ext. (von unten).

48

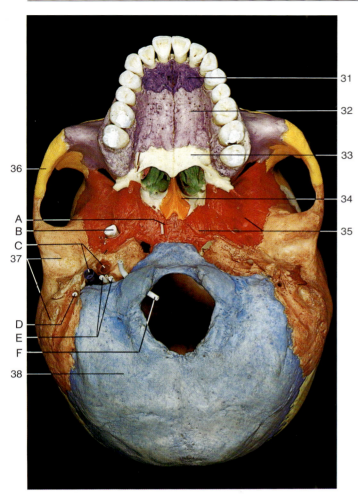

Schädelbasis, Basis cranii ext. (von unten). Die einzelnen Schädelknochen sind durch Farben gekennzeichnet.

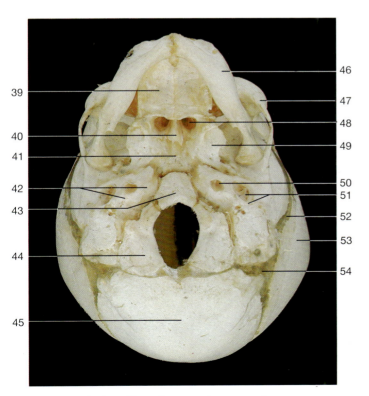

Schädelbasis eines Neugeborenen (von unten).

A = Canalis pterygoideus für N. petrosus major und A. canalis pterygoidea
B = Foramen ovale für N. mandibularis des N. trigeminus (N. V$_3$)
C = Canalis caroticus für A. carotis interna und Fossa jugularis für V. jugularis interna
D = Foramen stylomastoideum für N. facialis (N. VII)
E = Foramen jugulare für N. glossopharyngeus (N. IX), N. vagus (N. X) und N. accessorius (N. XI)
F = Canalis hypoglossi für N. hypoglossus (N. XII)

1 Canalis incisivus
2 Sutura palatina mediana
3 Palatum osseum
4 Sutura palatina transversa
5 For. palatinum majus et minus
6 Fissura orbitalis inf.
7 Concha nasalis media
8 Vomer
9 For. ovale
10 Sulcus tubae auditivae
11 Canalis pterygoideus
12 Proc. styloideus
13 Canalis caroticus
14 For. stylomastoideum
15 For. jugulare
16 Sulcus a. occipitalis
17 Condylus occipitalis
18 Canalis condylaris
19 Planum nuchale
20 Protuberantia occipitalis ext.
21 Arcus zygomaticus
22 Lamina lat. proc. pterygoidei
23 Lamina med. proc. pterygoidei
24 Fossa mandibularis
25 Tuberculum pharyngeum
26 Linea nuchae sup.
27 Proc. mastoideus
28 Linea nuchae inf.
29 Incisura mastoidea
30 For. magnum

Knochen
31 Os incisivum (dunkelviolett)
32 Maxilla (violett)
33 Os palatinum (weiß)
34 Vomer (orange)
35 Os sphenoidale (rot)
36 Os zygomaticum (gelb)
37 Os temporale (braun)
38 Os occipitale (blau)
39 Processus palatinus maxillae
40 Vomer
41 Os sphenoidale
42 Pars petrosa ossis temporalis
43 Pars basilaris ⎫
44 Pars lateralis ⎬ ossis occipitalis
45 Squama ⎭
46 Mandibula
47 Arcus zygomaticus
48 Choana
49 Processus pterygoideus ossis sphenoidalis
50 Canalis caroticus
51 Meatus acusticus ext., anulus tympanicus
52 Fonticulus sphenoidalis
53 Os parietale
54 Fonticulus mastoideus

49

Mandibula und Zähne

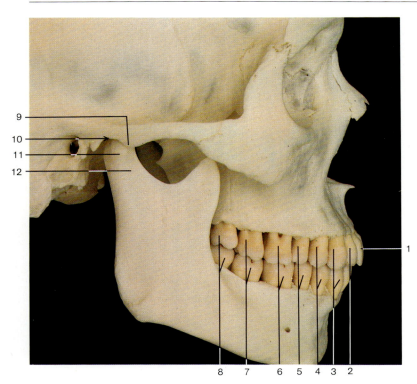

1 Erster Schneidezahn (Dens incisivus I)
2 Zweiter Schneidezahn (Dens incisivus II)
3 Eckzahn (Dens caninus)
4 Dentes praemolares I
5 Dentes praemolares II
6 Dentes molares I
7 Dentes molares II
8 Dentes molares III
9 Tuberculum articulare
10 Fossa mandibularis
11 Caput mandibulae
12 Proc. condylaris

Gebiß und Kiefergelenk (von lateral, Okklusionsstellung).

Oberkieferzähne und harter Gaumen (von unten).

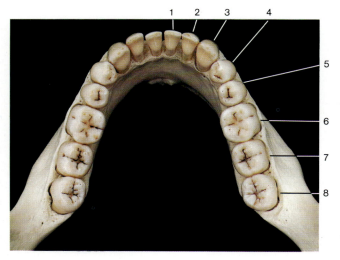

Unterkieferzähne und Mandibula (von oben).

Durchbruchszeiten für die 1. und 2. Dentition
(nach C. Röse aus A. Kröncke).

Dentes decidui (1. Dentition)	Oberkiefer (Monate)	Unterkiefer (Monate)
1. Dens incisivus I	10,3	8,6
2. Dens incisivus II	12,2	14,4
3. Dens caninus	19,5	20,1
4. Dens molaris I	15,5	16,5
5. Dens molaris II	24,8	24,5

Dentes permanentes (2. Dentition)	Jahre und Monate ♂	Jahre und Monate ♀	Jahre und Monate ♂	Jahre und Monate ♀
1. Dens incisivus I	7/8	7/5	6/10	6/7
2. Dens incisivus II	8/11	8/6	7/11	7/7
3. Dens caninus	12/2	11/7	11/12	10/3
4. Dens praemolaris I	10/5	10/1	11/3	10/8
5. Dens praemolaris II	11/4	11/1	12/0	11/7
6. Dens molaris I	6/7	6/6	6/5	6/3
7. Dens molaris II	12/9	12/5	12/3	11/9

Gebiß und Dentition

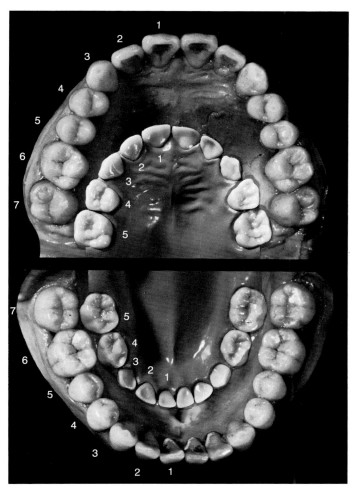

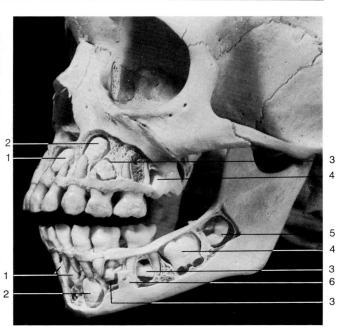

Milchzahngebiß, kindlicher Schädel. Die Anlagen der bleibenden Zähne (2. Dentition) innerhalb der Kieferknochen sind präpariert.
1 Anlagen der ersten permanenten Schneidezähne
2 Anlagen der permanenten Eckzähne
3 Anlagen der permanenten Prämolaren I
4 Anlagen der permanenten Molaren I
5 Anlage des permanenten zweiten Unterkiefermolaren
6 For. mentale

Vergleich des kindlichen und erwachsenen Gebisses. Man beachte, daß der kindliche Zahnbogen etwa die gleiche Größe und Form hat wie der entsprechende Abschnitt des erwachsenen Gebisses. Man beachte das Fehlen der Weisheitszähne.
(Die Zahlen entsprechen den Nummern der Zähne.)

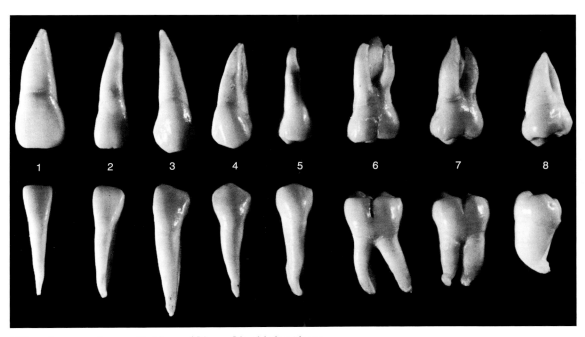

Zähne des erwachsenen Gebisses. (Oben: Oberkieferzähne; unten: Unterkieferzähne) (Ansicht von labial bzw. bukkal).

Mandibula

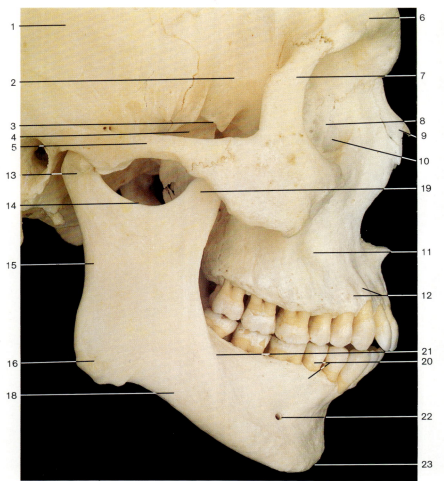

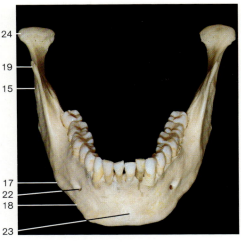

Mandibula (von vorne).

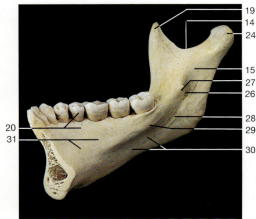

Mandibula, rechte Hälfte (von medial).

Gesichtsschädel (von lateral). Mandibula. Lage des Kiefergelenkes, Gebiß in Okklusionsstellung.

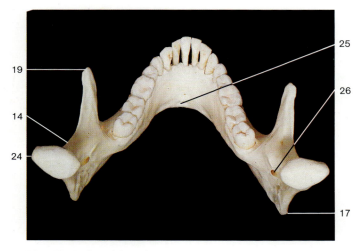

Mandibula (von hinten).

1 **Os temporale**
2 Fossa temporalis, Ala major ossis sphenoidalis
3 Crista infratemporalis
4 Fossa infratemporalis
5 Arcus zygomaticus
6 **Os frontale**
7 **Os zygomaticum,** proc. frontalis

8 **Os lacrimale**
9 **Os nasale**
10 Fossa sacci lacrimalis
11 **Maxilla,** fossa canina
12 Juga alveolaria

Mandibula
13 Proc. condylaris
14 Incisura mandibulae
15 Ramus mandibulae
16 Tuberositas masseterica
17 Basis mandibulae
18 Corpus mandibulae
19 Proc. coronoideus
20 Proc. alveolaris et Dentes
21 Linea obliqua
22 For. mentale
23 Protuberantia mentalis
24 Caput mandibulae
25 Spina mentalis
26 For. mandibulae
27 Lingula mandibulae
28 Sulcus mylohyoideus
29 Linea mylohyoidea
30 Fovea submandibularis
31 Fovea sublingualis

52

Kiefergelenk (Articulatio temporomandibularis)

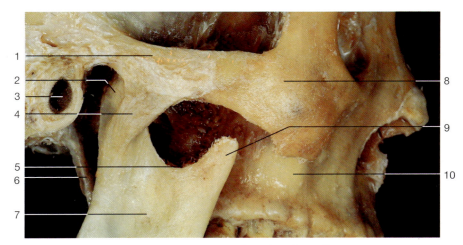

1 Arcus zygomaticus
2 Capsula articularis
3 Meatus acusticus ext.
4 **Lig. laterale**
5 Incisura mandibulae
6 **Lig. stylomandibulare**
7 Ramus mandibulae
8 Os zygomaticum
9 Proc. coronoideus
10 Maxilla
11 Cartilago articularis proc. condylaris
12 Proc. styloideus
13 Fossa mandibularis
14 **Discus articularis**
15 Tuberculum articulare
16 M. pterygoideus lat.
17 Proc. condylaris mandibulae

Articulatio temporomandibularis mit Bändern (von lateral).

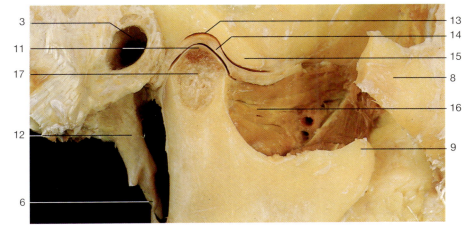

Articulatio temporomandibularis (Sagittalschnitt).

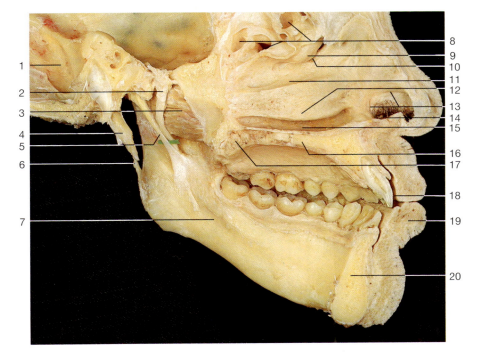

1 Sinus sigmoideus
2 N. mandibularis
3 M. pterygoideus lat.
4 Proc. styloideus
5 **Lig. sphenomandibulare**
6 **Lig. stylomandibulare**
7 Sulcus mylohyoideus
8 Cellulae ethmoidales
9 Bulla ethmoidalis
10 Hiatus semilunaris
11 Meatus nasi medius
12 Concha nasalis inf.
13 Limen nasi
14 Vestibulum, Vibrissae
15 Meatus nasi inf.
16 Palatum durum
17 Palatum molle
18 Vestibulum oris
19 Labium inf.
20 Mandibula

Bandapparat des Kiefergelenks (linke Kopfhälfte von medial).

53

Kiefergelenk (Articulatio temporomandibularis)

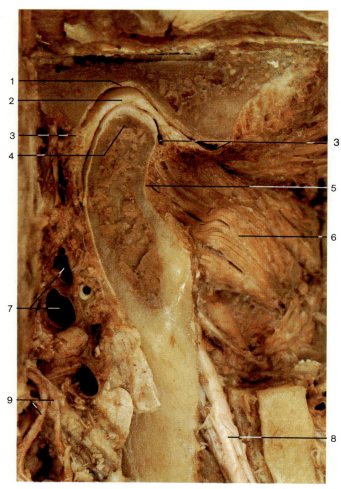

Sagittalschnitt durch das Kiefergelenk (Articulatio temporomandibularis). Canalis mandibulae von lateral eröffnet.

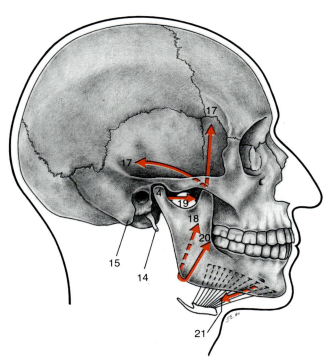

Wirkung der Kaumuskulatur auf die Kieferbewegungen (Schema) (Tr.).

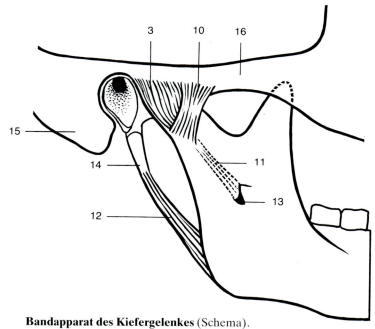

Bandapparat des Kiefergelenkes (Schema).
Die Mandibula ist durchsichtig gedacht, um die Lokalisation des Lig. sphenomandibulare darzustellen.

1 Gelenkknorpel der Fossa mandibularis
2 Discus articularis
3 Capsula articularis
4 Caput mandibulae
5 Fovea pterygoidea
6 M. pterygoideus lat.
7 Retroartikulärer Venenplexus
8 N. alveolaris inferior im Canalis mandibulae
9 N. facialis
10 Lig. laterale
11 Lig. sphenomandibulare
12 Lig. stylomandibulare
13 For. mandibulae
14 Proc. styloideus
15 Proc. mastoideus
16 Arcus zygomaticus
17 M. temporalis
18 M. pterygoideus med.
19 M. pterygoideus lat.
20 M. masseter
21 M. mylohyoideus

Kaumuskulatur

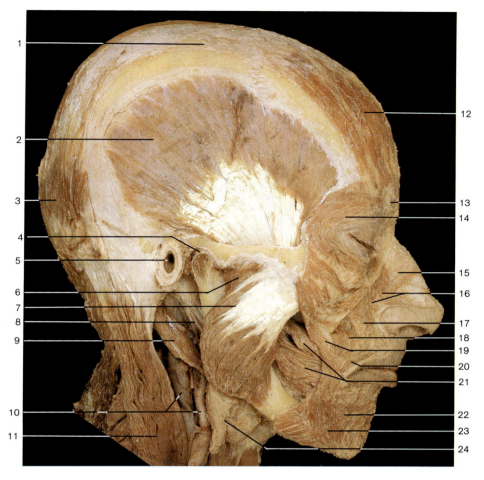

M. temporalis und **M. masseter.**
Die beiden Faszien des
M. temporalis wurden entfernt
und das Kiefergelenk eröffnet.

1 Galea aponeurotica
2 M. temporalis
3 Venter occipitalis m. occipitofrontalis
4 Articulatio temporomandibularis
5 Porus et Meatus acusticus ext.
6 Pars profunda m. masseteris
7 Pars superficialis m. masseteris
8 M. stylohyoideus
9 Venter post. m. digastrici
10 A. carotis ext., V. jugularis int.
11 M. sternocleidomastoideus
12 Venter frontalis m. occipitofrontalis
13 M. depressor supercilii
14 M. orbicularis oculi, pars orbitalis
15 Pars transversa m. nasalis
16 M. levator labii sup. alaeque nasi
17 M. levator labii sup.
18 M. levator anguli oris
19 M. zygomaticus major
20 M. orbicularis oris
21 M. buccinator
22 M. depressor labii inf.
23 M. depressor anguli oris
24 Gl. submandibularis
25 Cartilago nasi lat.
26 Crus laterale cartilaginis alaris majoris
27 Cartilagines alares minores
28 Crus mediale cartilaginis alaris majoris
29 N. infraorbitalis
30 Venter anterior m. digastrici
31 M. hyoglossus
32 A. thyroidea sup.
33 Arcus zygomaticus (durchtrennt)
34 A. carotis int. dext.
35 A. carotis communis dext.

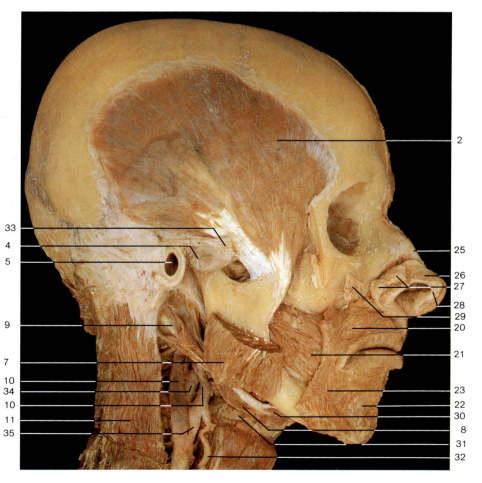

M. temporalis. Der Jochbogen wurde
teilweise entfernt, um den Ansatz
des M. temporalis zu zeigen.
Äußeres Ohr und M. masseter
wurden durchtrennt.

55

Musculi pterygoidei

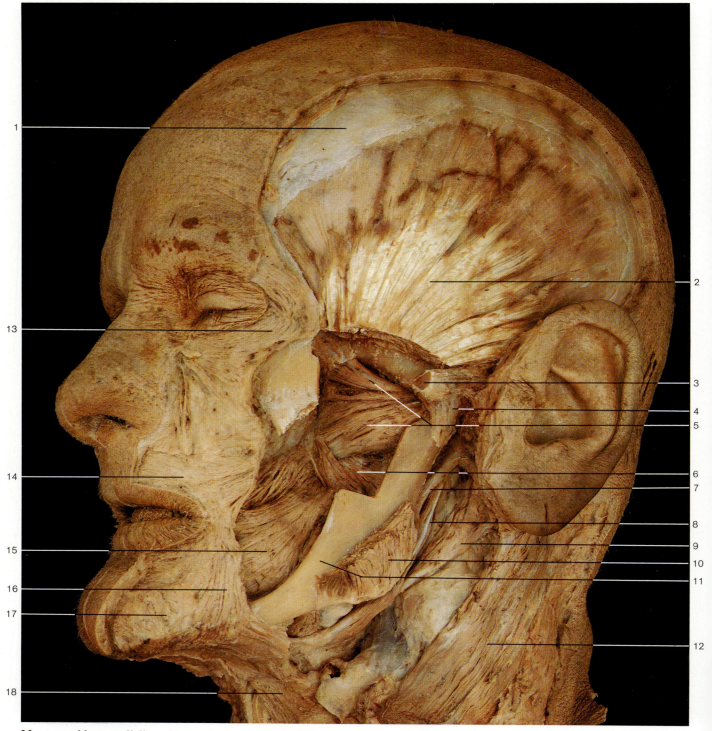

M. pterygoideus medialis und lateralis. Jochbogen und Proc. coronoideus mandibulae mit dem Ansatz des M. temporalis wurden entfernt, um die Mm. pterygoidei zeigen zu können.

1 Periosteum
2 **M. temporalis**
3 Arcus zygomaticus
4 Capsula articularis mit Lig. laterale
5 **M. pterygoideus lat.**
6 **M. pterygoideus med.**
7 M. styloglossus
8 M. stylohyoideus
9 Venter post. m. digastrici
10 **M. masseter**
11 Mandibula
12 M. sternocleidomastoideus
13 M. orbicularis oculi
14 M. orbicularis oris
15 M. buccinator
16 M. depressor anguli oris
17 M. depressor labii inf.
18 Platysma

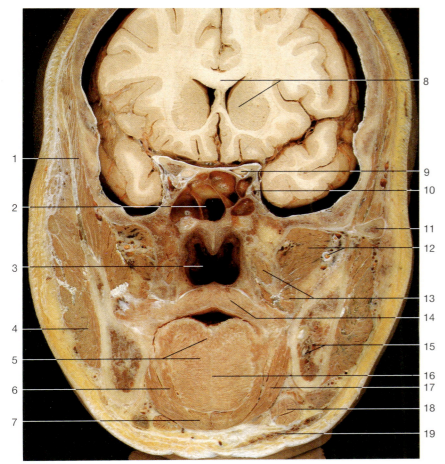

Frontalschnitt durch die Schädel-, Nasen- und Mundhöhle in Höhe des Sinus sphenoidalis

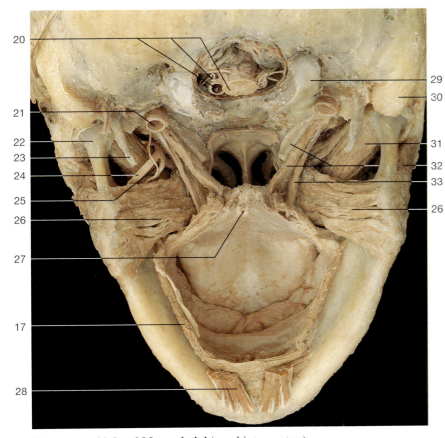

Mm. pterygoidei und Mm. palatini (von hinten unten).

1 M. temporalis
2 Sinus sphenoidalis
3 Pharynx (pars nasalis)
4 M. masseter
5 M. longitudinalis sup., M. transversus und verticalis linguae
6 M. hyoglossus
7 M. geniohyoideus
8 Corpus callosum, Nucleus caudatus
9 N. opticus
10 Sinus cavernosus
11 Arcus zygomaticus
12 M. pterygoideus lat. (Schnittfläche), A. maxillaris
13 M. pterygoideus med. (Schnittfläche)
14 Palatum molle
15 Mandibula, N. alveolaris inf.
16 Septum linguae
17 M. mylohyoideus
18 Gl. submandibularis
19 Platysma
20 For. magnum, A. vertebralis, Medulla oblongata
21 A. carotis int.
22 Caput mandibulae
23 Proc. styloideus
24 N. alveolaris inf.
25 N. lingualis, Chorda tympani
26 M. pterygoideus med.
27 Uvula
28 Venter ant. m. digastrici (durchtrennt)
29 Condylus occipitalis
30 Proc. mastoideus
31 M. pterygoideus lat.
32 Tuba auditiva, M. levator veli palatini
33 M. tensor veli palatini

57

Mimische Muskulatur

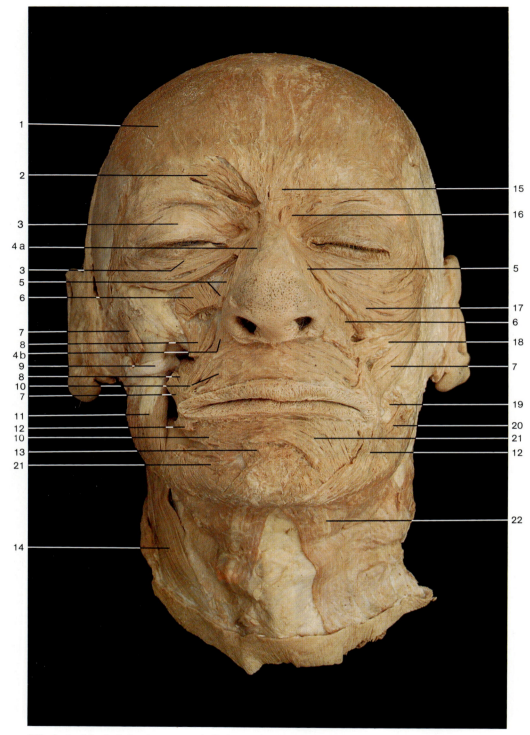

Mimische Muskulatur (von vorne); links = oberflächliche Schicht, rechts = tiefe Schicht.

1	Venter frontalis m. occipitofrontalis	10	M. orbicularis oris, pars labialis	20	M. risorius
2	M. corrugator supercilii	11	M. masseter	21	M. depressor labii inf.
3	Pars palpebralis m. orbicularis oculi	12	M. depressor anguli oris	22	Platysma
4a	M. nasalis, pars transversa	13	M. mentalis	23	Galea aponeurotica
4b	M. nasalis, pars alaris	14	M. sternocleidomastoideus	24	M. temporoparietalis
5	M. levator labii sup. alaeque nasi	15	M. procerus	25	Venter occipitalis m. occipitofrontalis
6	M. levator labii sup.	16	M. depressor supercilii	26	Gl. parotis
7	M. zygomaticus major	17	Pars orbitalis m. orbicularis oculi	27	Fascia temporalis
8	M. levator anguli oris	18	M. zygomaticus minor	28	M. orbicularis oculi
9	Ductus parotideus	19	M. buccinator	29	Ductus parotideus, M. masseter

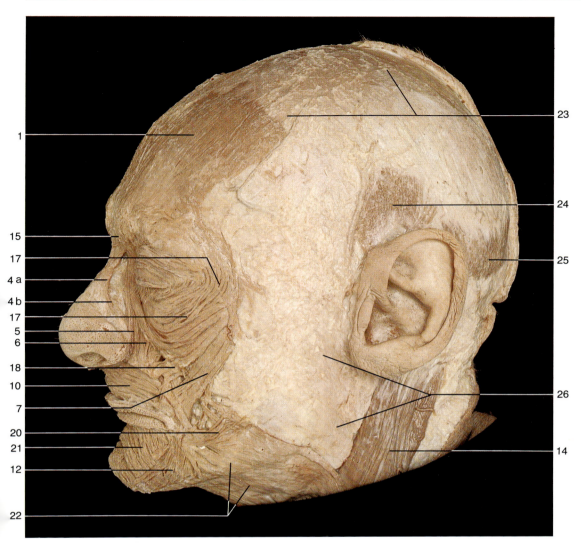

Mimische Muskulatur, oberflächliche Schicht (von lateral).

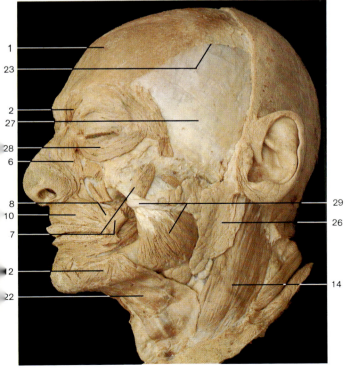

Mimische Muskulatur, Masseter und **Gl. parotis** (von lateral).

Die **mimischen Muskeln** sind Hautmuskeln, deren Sehnen in die Gesichtshaut ausstrahlen. Ursprünglich dienten sie als Sphinkteren oder Dilatatoren der 7 Gesichtsöffnungen, worauf noch ihre zirkuläre bzw. radiale Anordnung hinweist. Beim Menschen haben sie sekundär eine übertragene Bedeutung für den mimischen Ausdruck bekommen. Der M. buccinator setzt sich nach hinten in den Pharynx fort. Der M. occipitofrontalis spannt sich über das Schädeldach und kann die Kopfhaut bewegen.

59

Supra- und infrahyale Muskulatur

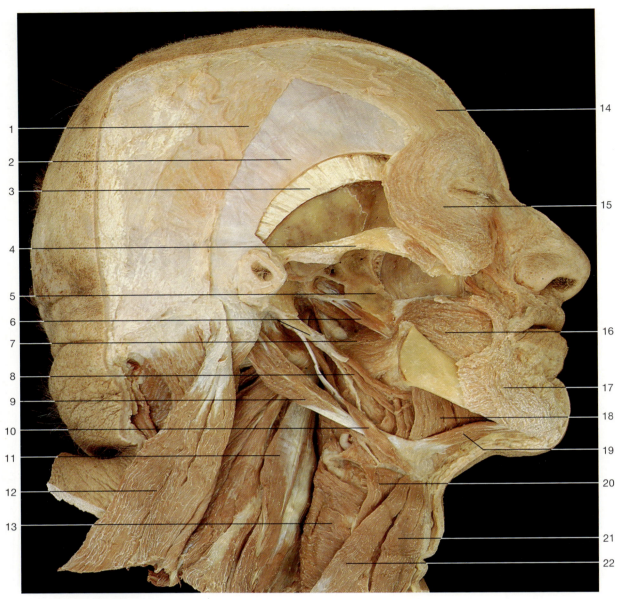

Supra- und infrahyale Muskulatur, Pharynx I (von lateral). Ramus mandibulae, Mm. pterygoidei und Ansatz des M. temporalis wurden entfernt.

1 Galea aponeurotica
2 Fascia temporalis
3 Sehne des M. temporalis
4 Arcus zygomaticus
5 Proc. pterygoideus ossis sphenoidalis
6 M. tensor veli palatini, Proc. styloideus
7 M. constrictor pharyngis sup.
8 M. styloglossus
9 Venter posterior m. digastrici
10 M. stylohyoideus
11 M. longus capitis
12 M. sternocleidomastoideus (zurückgeklappt)

13 M. constrictor pharyngis inf.
14 Venter frontalis m. occipitofrontalis
15 Pars orbitalis m. orbicularis oculi
16 M. buccinator
17 M. depressor anguli oris
18 M. mylohyoideus
19 Venter ant. m. digastrici
20 M. thyrohyoideus
21 M. sternohyoideus
22 M. omohyoideus

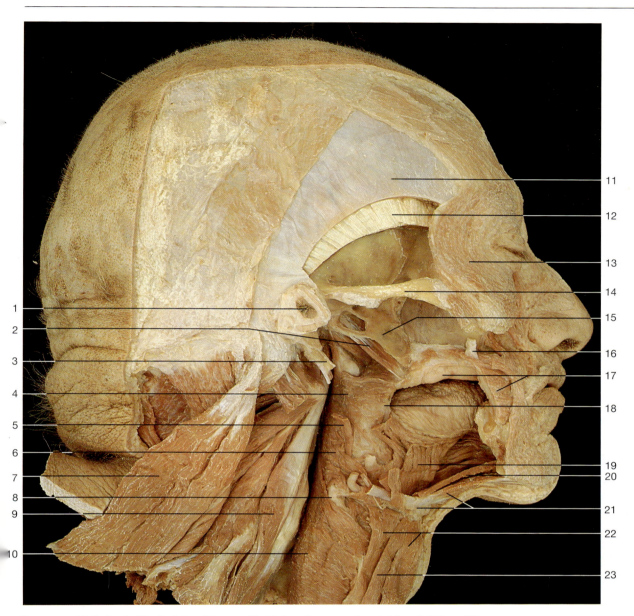

Supra- und infrahyale Muskulatur, Pharynx II. M. buccinator entfernt, Mundhöhle eröffnet.

1 Meatus acusticus ext.
2 M. tensor veli palatini
3 Proc. styloideus
4 **M. constrictor pharyngis sup.**
5 M. stylopharyngeus (durchtrennt)
6 **M. constrictor pharyngis med.**
7 M. sternocleidomastoideus
8 Cornu majus ossis hyoidei
9 M. longus capitis
10 **M. constrictor pharyngis inf.**
 Fascia temporalis
 Sehne des M. temporalis

13 M. orbicularis oculi
14 Arcus zygomaticus
15 Lamina lat. proc. pterygoidei
16 Ductus parotideus
17 Gingiva des Oberkiefers (ohne Zähne), M. buccinator (durchgeschnitten)
18 Raphe pterygomandibularis
19 M. hyoglossus
20 M. mylohyoideus
21 Venter ant. m. digastrici, Os hyoideum
22 M. sternohyoideus, M. thyrohyoideus
23 M. omohyoideus

Neugeborenen-Schädel

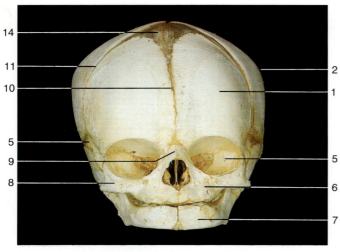

Schädel eines Neugeborenen (von vorne).

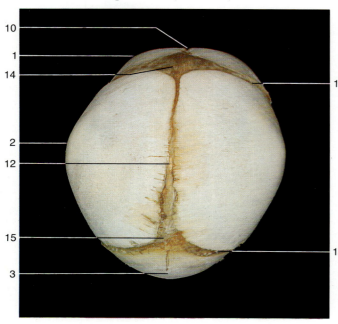

Schädel eines Neugeborenen (von oben).

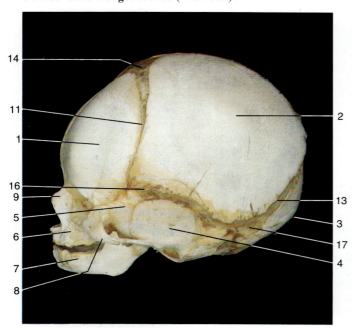

Schädel eines Neugeborenen (von lateral).

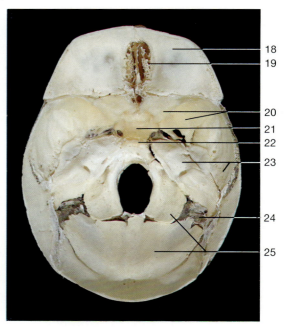

Schädelbasis eines Neugeborenen (von innen).

Neurocranium
1 Os frontale, Tuber frontale
2 Os parietale, Tuber parietale
3 Os occipitale
4 Pars squamosa ossis temporalis
5 Ala major ossis sphenoidalis

Splanchnocranium
6 Maxilla
7 Mandibula
8 Os zygomaticum
9 Os nasale

Suturae et Fonticuli
10 Sutura frontalis
11 Sutura coronalis
12 Sutura sagittalis
13 Sutura lambdoidea
14 Fonticulus ant. sive major
15 Fonticulus post. sive minor
16 Fonticulus sphenoidalis
17 Fonticulus mastoideus

Schädelbasis
18 Os frontale
19 Os ethmoidale
20 Os sphenoidale
21 Fossa hypophysialis
22 Dorsum sellae
23 Os temporale
24 Fonticulus mastoideus
25 Os occipitale

Beim Neugeborenen ist das Gesichtsskelett (Splanchnocranium) im Gegensatz zum Hirnschädel (Neurocranium) noch sehr klein, vergrößert sich aber mit dem Durchbruch der Zähne (Dentition) erheblich. Die schuppenartigen Knochen des Schädeldaches sind durch breite Suturen und Fontanellen voneinander getrennt.

A. maxillaris

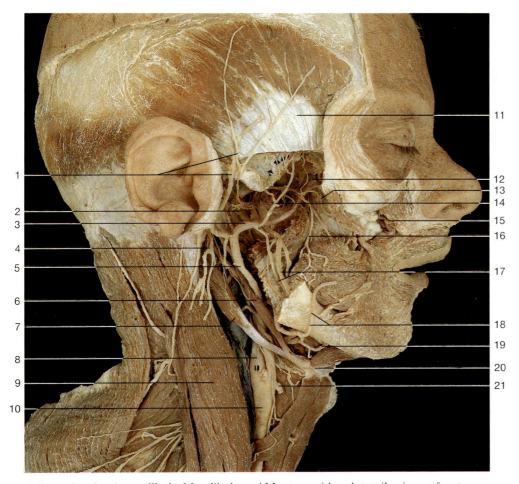

1 A. temporalis superf., N. auriculotemporalis
2 A. meningea media
3 **A. maxillaris**
4 N. facialis (durchtrennt)
5 **A. carotis ext.**
6 M. stylohyoideus
7 Venter posterior m. digastrici
8 A. carotis int., Ramus sinus carotici (aus N. glossopharyngeus)
9 M. sternocleidomastoideus
10 A. carotis communis
11 M. temporalis
12 Fossa pterygopalatina
13 A. alveolaris post. sup.
14 Ramus temporalis prof.
15 A. infraorbitalis
16 N. buccalis
17 A. und N. alveolaris inf.
18 **A. facialis**
19 A. submentalis
20 Os hyoideum
21 A. thyroidea sup. (durchtrennt)

Präparation der A. maxillaris. Mandibula und M. pterygoideus lat. teilweise entfernt.

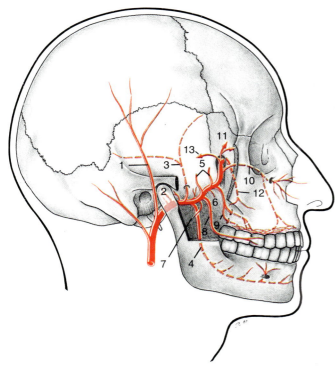

Äste der A. maxillaris (Schema) (O.).

1 A. temporalis superf.

A. maxillaris, pars mandibularis
2 A. auricularis prof., A. tympanica ant.
3 A. meningea media
4 A. alveolaris inf.

A. maxillaris, pars pterygoidea
5 Aa. temporales prof.
6 Rr. pterygoidei
7 A. masseterica
8 A. buccalis

A. maxillaris, pars pterygopalatina
9 A. alveolaris sup. post.
10 A. infraorbitalis
11 A. sphenopalatina, Aa. nasales post. lat. et septi
12 A. palatina descendens
13 A. canalis pterygoidei

63

Nervi craniales

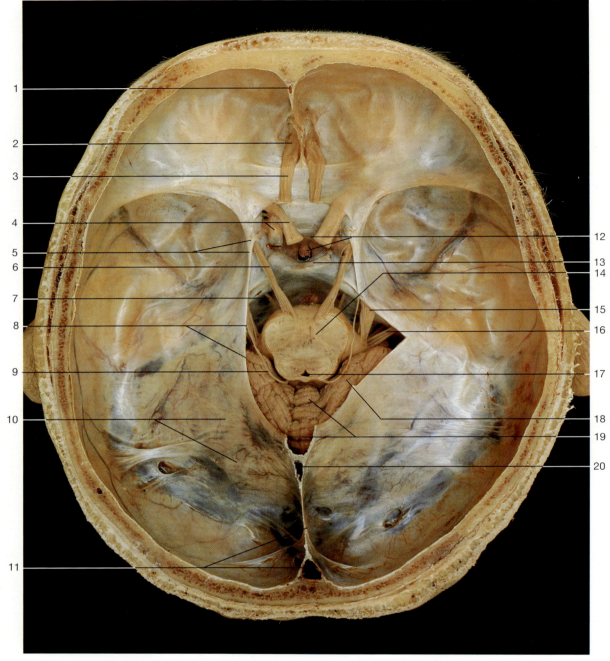

Schädelbasis mit Hirnnerven (von oben). Beide Großhirnhemisphären und der obere Teil des Hirnstammes wurden entfernt. Das rechte Tentorium cerebelli wurde etwas eingeschnitten, um die Hirnnerven im infratentorialen Raum zu zeigen.

1 Sinus sagittalis sup. mit Falx cerebri
2 Bulbus olfactorius
3 Tractus olfactorius
4 N. opticus (N. II), A. carotis int.
5 Proc. clinoideus ant., vorderer Ansatz des Tentorium cerebelli
6 N. oculomotorius (N. III)
7 N. abducens (N. VI)
8 Incisura tentorii
9 N. trochlearis (N. IV)
10 Tentorium cerebelli
11 Falx cerebri, confluens sinuum
12 Fossa hypophysialis, infundibulum, diaphragma sellae
13 Dorsum sellae
14 Mittelhirn (durchtrennt)
15 N. trigeminus (N. V)
16 N. facialis (N. VII), N. vestibulocochlearis (N. VIII)
17 Aquaeductus cerebri
18 Rechte Kleinhirnhemisphäre
19 Vermis cerebelli
20 Sinus sagittalis inf.

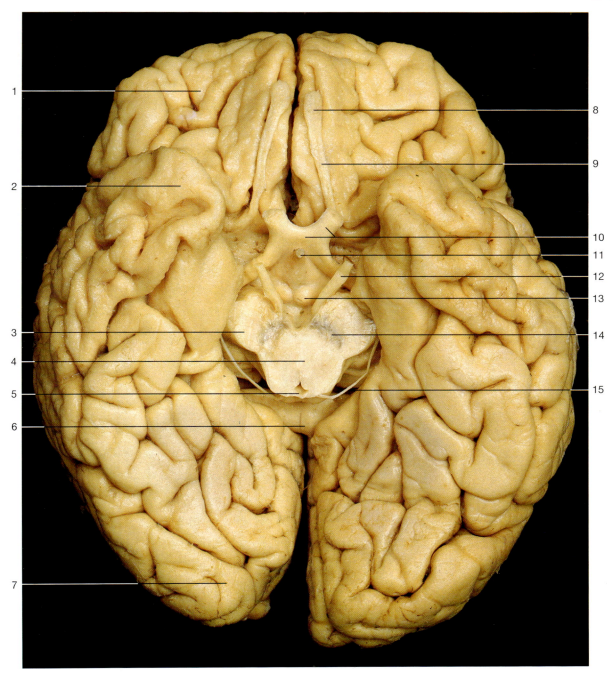

Gehirn, Darstellung der Hirnnerven (Ansicht von unten). Mittelhirn durchtrennt.

	Hirnnerven	
I =	Nn. olfactorii (zur Regio olfactoria der Nasenhöhle)	VII = N. facialis (zur mimischen Muskulatur)
II =	N. opticus (zur Netzhaut des Auges)	VIII = N. vestibulocochlearis (zum Gehör- und Gleichgewichtsorgan im Innenohr)
III =	N. oculomotorius (zu den äußeren Augenmuskeln)	IX = N. glossopharyngeus (zu den Geschmackspapillen der Zunge und zum Pharynx)
IV =	N. trochlearis (zum M. obliquus sup.)	X = N. vagus (zum Pharynx, Larynx, Verdauungstrakt)
V =	N. trigeminus (für die sensible Versorgung des Kopfes und zu den Kaumuskeln)	XI = N. accessorius (zum M. trapezius und M. sternocleidomastoideus)
VI =	N. abducens (zum M. rectus lat.)	XII = N. hypoglossus (zur Zunge und suprahyalen Muskulatur)

1 Lobus frontalis
2 Lobus temporalis
3 Pedunculus cerebri
4 Mittelhirn (durchtrennt)
5 Aquaeductus cerebri
6 Splenium corporis callosi
7 Lobus occipitalis
8 Bulbus olfactorius
9 Tractus olfactorius
10 N. opticus (N. II), Chiasma opticum
11 Infundibulum
12 N. oculomotorius (N. III)
13 Corpus mamillare
14 Substantia nigra
15 N. trochlearis (N. IV)

Hirnnerven

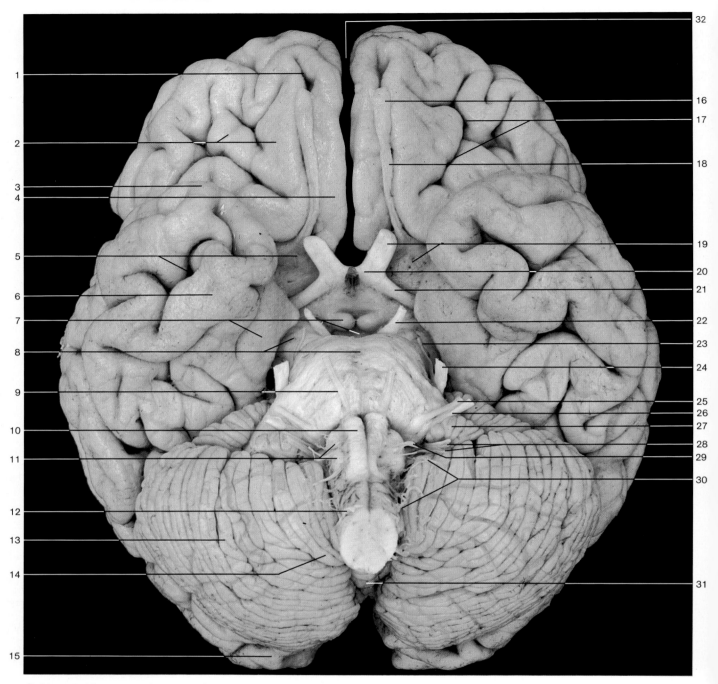

Gehirn mit Hirnnerven (von unten). Die Hirnhäute wurden entfernt.

1 Vorderes Ende vom Sulcus olfactorius
2 Gyri orbitales
3 Vorderer Pol vom Lobus temporalis
4 Gyrus rectus
5 Trigonum olfactorium, sulcus temporalis inf.
6 Gyrus occipitotemporalis med.
7 Gyrus parahippocampalis, corpus mamillare, fossa interpeduncularis
8 Pons und Crus cerebri
9 N. abducens (N. VI)
10 Pyramis
11 Oliva inf.
12 Nn. spinales cervicales
13 Cerebellum
14 Tonsilla cerebelli
15 Polus occipitalis cerebri
16 Bulbus olfactorius
17 Sulci orbitales lobi frontalis
18 Tractus olfactorius
19 N. opticus (N. II) und Substantia perforata ant.
20 Chiasma opticum
21 Tractus opticus
22 N. oculomotorius (N. III)
23 N. trochlearis (N. IV)
24 N. trigeminus (N. V)
25 N. facialis (N. VII)
26 N. vestibulocochlearis (N. VIII)
27 Flocculus cerebelli
28 N. glossopharyngeus (N. IX) und N. vagus (N. X)
29 N. hypoglossus (N. XII)
30 N. accessorius (N. XI)
31 Vermis cerebelli
32 Fissura longitudinalis

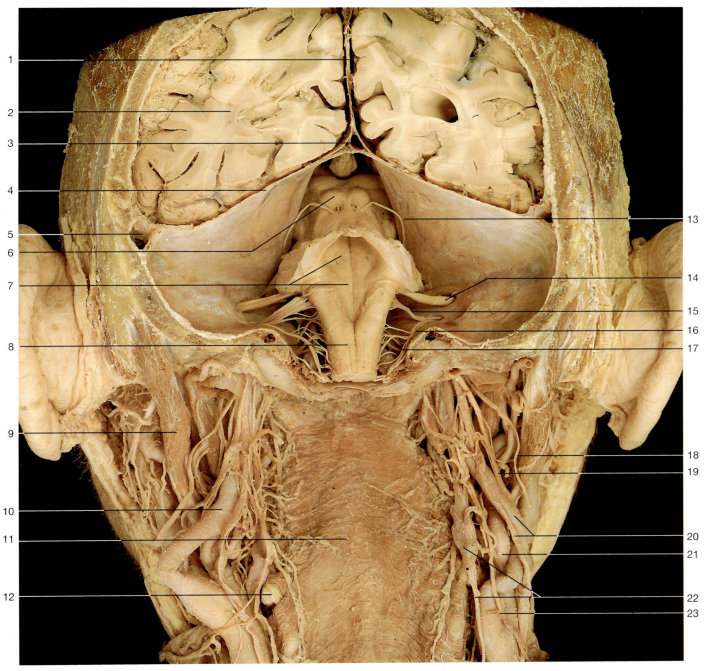

Hirnstamm mit Hirnnerven, Pharynx (von dorsal). Schädelhöhle eröffnet und Kleinhirn entfernt.

1 Falx cerebri
2 Lobus post.
3 Sinus sagittalis inf.
4 Tentorium cerebelli
5 Sinus transversus
6 Colliculus inf. mesencephali
7 **Fossa rhomboidea**
8 Medulla oblongata
9 Venter post. m. digastrici
10 A. carotis int.
11 Pharynx
12 Os hyoideum, cornu majus
13 **N. trochlearis** (N. IV)
14 **N. facialis** (N. VII),
   N. vestibulocochlearis (N. VIII)
15 **N. glossopharyngeus** (N. IX)
16 N. accessorius (N. XI), pars intracranialis
17 N. hypoglossus (N. XII), pars intracranialis
18 N. accessorius (N. XI), pars extracranialis
19 N. hypoglossus (N. XII), pars extracranialis
20 **N. vagus** (N. X), A. carotis int.
21 A. carotis ext.
22 **Truncus sympathicus,** Ggl. cervicale sup.
23 Ansa cervicalis

Hirnnerven der Orbita

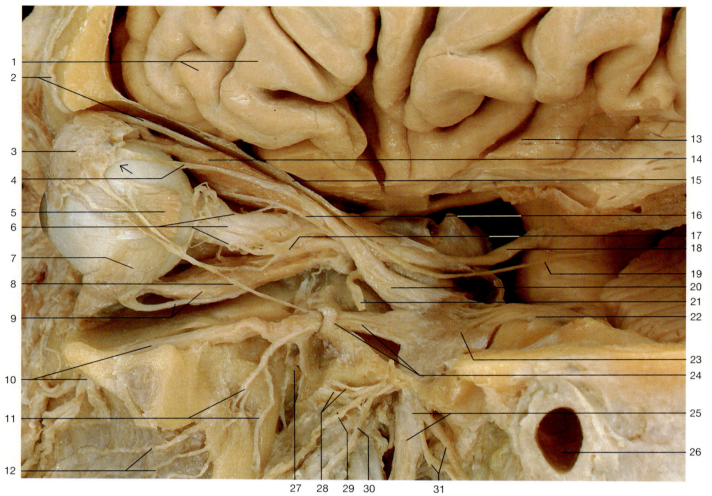

Hirnnerven der Orbita und Fossa pterygopalatina (linke Orbita von lateral). Pfeil: R. communicans cum n. zygomatico.

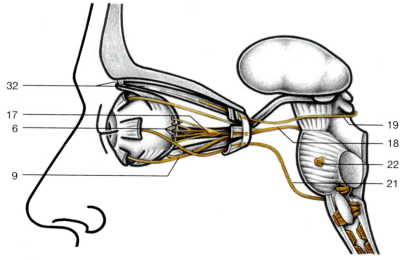

Schematische Darstellung der Hirnnerven der Orbita
(linke Orbita von lateral) (O.).

1 Lobus frontalis
2 N. supraorbitalis
3 Gl. lacrimalis
4 N. lacrimalis
5 M. rectus lat. (durchtrennt)
6 **N. opticus** (N. II),
 Nn. ciliares breves post.
7 M. obliquus inf.
8 N. zygomaticus
9 Ramus inf. n. oculomotorii (N. III),
 M. rectus inf.
10 N. infraorbitalis
11 Rami alveolares sup. post.
12 Äste des Plexus alveolaris sup.
 unter der Schleimhaut des Sinus maxillaris
13 Sulcus centralis insulae
14 M. rectus sup.
15 Periorbita, Orbitadach
16 N. nasociliaris
17 Ganglion ciliare
18 **N. oculomotorius** (N. III)
19 **N. trochlearis** (N. IV)
20 **N. ophthalmicus** (N. V$_1$)

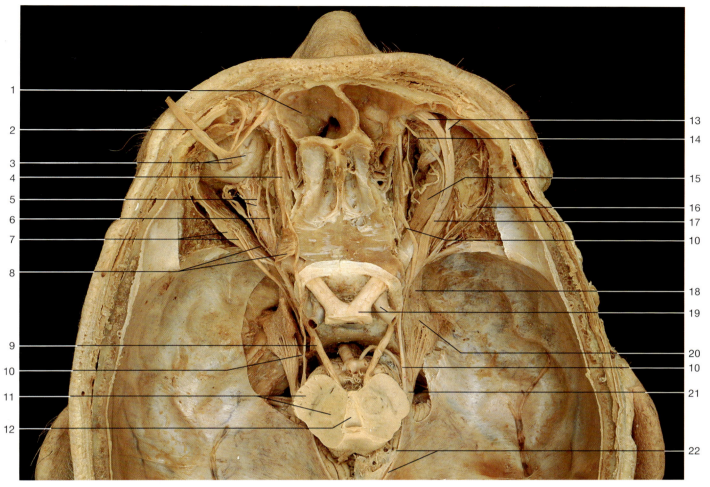

Hirnnerven der Orbita (von oben). Rechts: oberflächliche Schicht, links: mittlere Schicht der Augenhöhle. Das Dach der Augenhöhle wurde gefenstert, der M. rectus sup. und N. frontalis durchtrennt und zurückgeklappt, Tentorium und Dura mater teilweise entfernt.

◁ zu Seite 68

21 **N. abducens** (N. VI) (durchtrennt)
22 **N. trigeminus** (N. V)
23 Ggl. trigeminale
24 **N. maxillaris** (N. V$_2$), Foramen rotundum
25 **N. mandibularis** (N. V$_3$)
26 Meatus acusticus ext.
27 Nn. pterygopalatini
28 Nn. temporales prof.
29 N. buccalis
30 N. massetericus
31 N. auriculotemporalis
32 Trochlea, M. obliquus sup.

1 Sinus frontalis (vergrößert)
2 N. frontalis (durchtrennt)
3 M. rectus sup. (durchtrennt), Bulbus oculi
4 M. obliquus sup.
5 Nn. ciliares breves post., **N. opticus** (N. II)
6 N. nasociliaris
7 **N. abducens** (N. VI), M. rectus lat.
8 Ggl. ciliare, M. rectus sup. (zurückgeklappt)
9 **N. oculomotorius** (N. III)
10 **N. trochlearis** (N. IV)
11 Pedunculus cerebri, Mittelhirn
12 Wand des III. Ventrikels, Übergang in den Aquaeductus cerebri
13 Ramus lat. et med. n. supraorbitalis
14 N. supratrochlearis
15 M. rectus sup.
16 N. lacrimalis
17 N. frontalis
18 **N. ophthalmicus** (N. V$_1$)
19 Chiasma opticum, A. carotis int.
20 Ggl. trigeminale
21 **N. trigeminus** (N. V)
22 Incisura tentorii

69

N. trigeminus

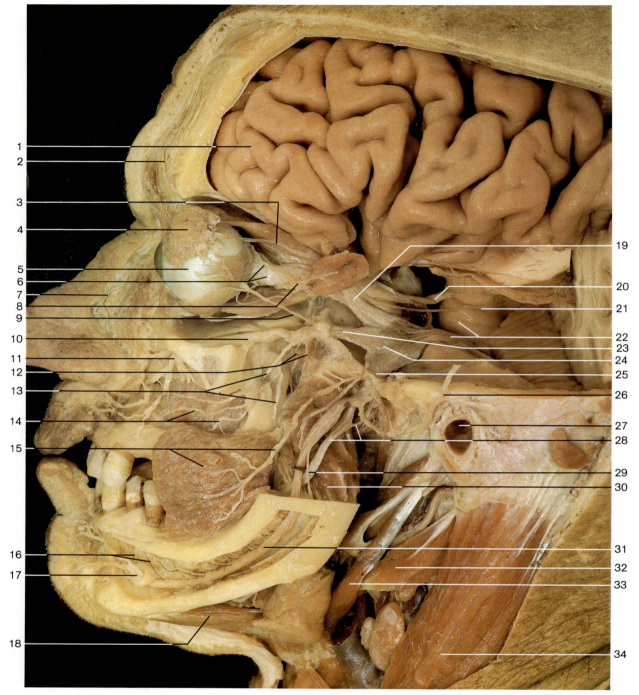

Präparation des N. trigeminus. Die laterale Wand des Gehirnschädels und der Orbita, der Arcus zygomaticus und der Ramus mandibulae wurden entfernt. Der Canalis mandibulae wurde eröffnet.

1 Lobus frontalis
2 N. supraorbitalis
3 N. lacrimalis
4 Gl. lacrimalis
5 Bulbus oculi
6 N. opticus, Nn. ciliares breves
7 R. nasalis ext. des N. ethmoidalis ant.
8 Ggl. ciliare
9 N. zygomaticus
10 N. infraorbitalis
11 For. infraorbitale, Endäste des N. infraorbitalis
12 Ggl. pterygopalatinum, Nn. pterygopalatini
13 Rr. alveolares sup. post.
14 Plexus dentalis sup.
15 M. buccinator
16 Plexus dentalis inf.
17 For. mentale, N. mentalis
18 M. digastricus, venter ant.
19 **N. ophthalmicus** (N. V$_1$)
20 **N. oculomotorius** (N. III)
21 **N. trochlearis** (N. IV)
22 N. trigeminus, Pons
23 **N. maxillaris** (N. V$_2$)
24 Ggl. trigeminale
25 **N. mandibularis** (N. V$_3$)
26 N. auriculotemporalis
27 Meatus acusticus ext. (angeschnitten)
28 N. lingualis, Chorda tympani
29 N. mylohyoideus
30 M. pterygoideus med.
31 N. alveolaris inf.
32 M. digastricus, venter post.
33 M. stylohyoideus
34 M. sternocleidomastoideus

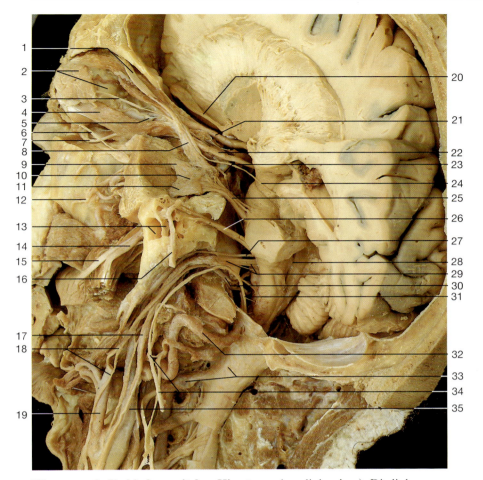

Hirnnerven in Verbindung mit dem Hirnstamm (von links oben). Die linke Schädelkalotte und Großhirnhemisphäre wurden teilweise entfernt. Man beachte die Lage des Ganglion trigeminale.

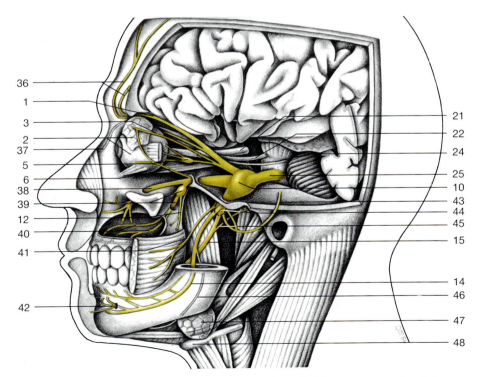

Hauptäste des N. trigeminus (N. V), (schematische Zeichnung entsprechend der nebenstehenden Abbildung) (O.).

1 N. frontalis
2 Gl. lacrimalis, bulbus oculi
3 N. lacrimalis
4 M. rectus bulbi lat.
5 **Ggl. ciliare** (lateral vom N. opticus)
6 N. zygomaticus
7 Ramus inf. n. oculomotorii (N. III)
8 **N. ophthalmicus** (N. V_1)
9 **N. maxillaris** (N. V_2)
10 **Ggl. trigeminale**
11 **N. mandibularis** (N. V_3)
12 Nn. alveolares post. sup.
13 Cavum tympani, meatus acusticus ext.
14 N. alveolaris inf.
15 N. lingualis
16 **N. facialis** (N. VII)
17 **N. vagus** (N. X)
18 **N. hypoglossus** (N. XII), Radix sup. der Ansa cervicalis
19 A. carotis ext.
20 **Tractus olfactorius** (N. I)
21 **N. opticus** (N. II), pars intracranialis
22 **N. oculomotorius** (N. III)
23 **N. abducens** (N. VI)
24 **N. trochlearis** (N. IV)
25 **N. trigeminus** (N. V)
26 **N. vestibulocochlearis** (N. VIII), **N. facialis** (N. VII)
27 **N. glossopharyngeus** (N. IX), Austritt aus dem Hirnstamm
28 Fossa rhomboidea
29 **N. vagus** (N. X), Austritt aus dem Hirnstamm
30 **N. hypoglossus** (N. XII), Austritt aus der Medulla oblongata
31 **N. accessorius** (N. XI), beim Eintritt in das Foramen magnum
32 A. vertebralis
33 Spinalganglion, Dura mater des Rückenmarks
34 **N. accessorius** (N. XI), pars extracranialis
35 A. carotis int.
36 Ramus lat. et med. n. supraorbitalis
37 N. supratrochlearis
38 N. infraorbitalis
39 **Ganglion pterygopalatinum, Nn. pterygopalatini**
40 Nn. alveolares med. sup. beim Eintritt in den Plexus dentalis sup.
41 N. buccalis
42 N. mentalis, Foramen mentale
43 N. auriculotemporalis
44 Ggl. oticum
45 Chorda tympani
46 N. mylohyoideus
47 Gl. submandibularis
48 Os hyoideum

71

N. facialis

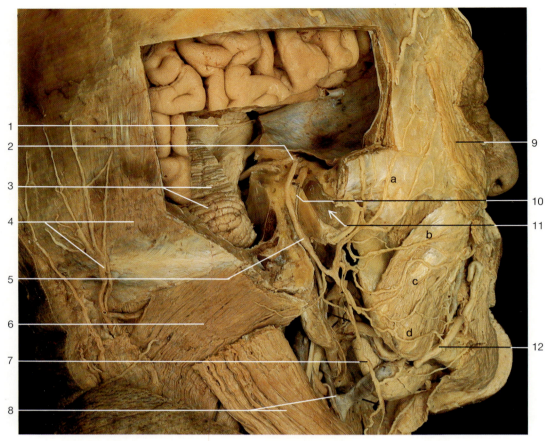

Präparation des gesamten N. facialis. Die Schädelhöhle wurde eröffnet, der Lobus temporalis teilweise entfernt. Der Canalis facialis und die Paukenhöhle wurden eröffnet, die Hinterwand des Meatus acusticus ext. abgetragen.

Äste des N. facialis: a = R. temporalis; b = Rr. zygomatici; c = Rr. buccales; d = R. marginalis mandibulae.

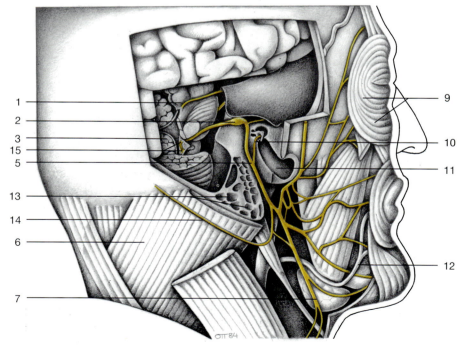

N. facialis (N. VII). Schematische Zeichnung nach obigem Präparat (O.).

1 N. trochlearis (N. IV)
2 N. facialis (N. VII) mit Ggl. geniculi
3 Rechte Kleinhirnhemisphäre
4 Venter occipitalis m. occipitofrontalis, N. occipitalis major (C_2)
5 N. facialis (N. VII) im Foramen stylomastoideum
6 M. splenius capitis
7 Ramus cervicalis nervi facialis (N. VII)
8 M. sternocleidomastoideus, V. retromandibularis
9 M. orbicularis oculi
10 Chorda tympani
11 Meatus acusticus ext.
12 A. facialis
13 Cellulae mastoideae
14 N. auricularis post.
15 Nucleus und Geniculum nervi facialis

N. glossopharyngeus, N. vagus und N. hypoglossus

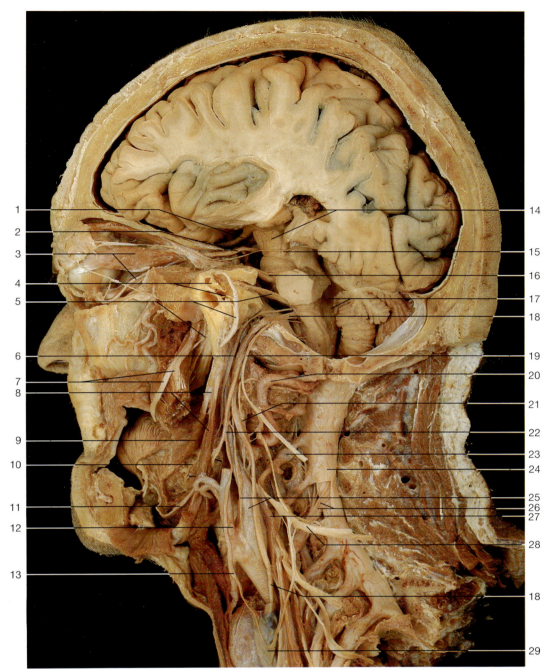

Hirnnerven in Verbindung mit dem Hirnstamm (schräg von der Seite). Schädel-, Mund- und Augenhöhle wurden eröffnet und das Mittelohr durchtrennt, um den Verlauf der Hirnnerven darstellen zu können.

1 Tractus opticus
2 **N. oculomotorius** (N. III)
3 M. rectus bulbi lat., Ramus inf. n. oculomotorii (N. III)
4 Hammer (Malleus), Chorda tympani
5 N. facialis (N. VII), Chorda tympani, N. vestibulocochlearis (N. VIII)
6 **N. glossopharyngeus** (N. XI)
7 N. lingualis, N. alveolaris inf.
8 Processus styloideus, M. stylohyoideus
9 M. styloglossus
10 Rami linguales n. glossopharyngei (N. IX)
11 Ramus lingualis n. hypoglossi (N. XII)
12 A. carotis ext.
13 Radix sup. ansae cervicalis (Ast des N. hypoglossus)
14 Seitenventrikel mit Plexus choroideus, Pedunculus cerebri
15 **N. trochlearis** (N. IV)
16 **N. trigeminus** (N. V)
17 Vierter Ventrikel, Rautengrube
18 **N. vagus** (N. X)
19 **N. accessorius** (N. XI)
20 A. vertebralis
21 Ggl. cervicale sup.
22 **N. hypoglossus** (N. XII)
23 Spinalganglion mit Durahülle
24 Dura mater des Rückenmarks
25 A. carotis int., Ramus sinus carotici n. glossopharyngei (N. IX)
26 Fila radicularia dors. der Spinalnerven
27 Truncus sympathicus
28 Plexus cervicalis
29 Ansa cervicalis

Präparation des Kopfes

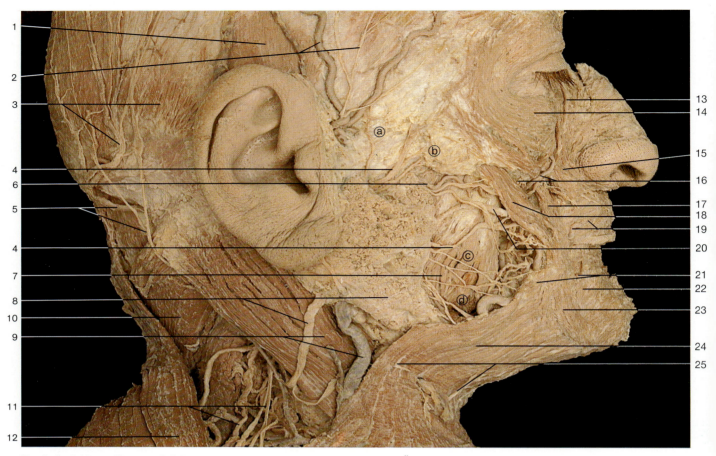

Regio faciei lateralis superficialis I. Präparation des N. facialis. Periphere Äste des N. facialis: a = Ramus temporalis; b = Rami zygomatici; c = Rami buccales; d = Ramus marginalis mandibulae.

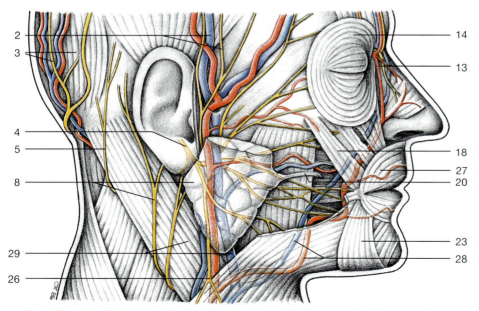

Oberflächliche Schicht des Gesichts (schematische Zeichnung) (O.). Beachte den Plexus parotideus n. facialis.

1 M. temporoparietalis
2 R. parietalis
   a. temporalis superf.,
   N. auriculotemporalis
3 Venter occipitalis m. occipitofrontalis,
   N. occipitalis major
4 **N. facialis**
5 N. occipitalis minor,
   A. occipitalis
6 A. transversa faciei
7 M. masseter
8 Gl. parotis, N. auricularis magnus
9 M. sternocleidomastoideus,
   V. retromandibularis
10 M. splenius capitis
11 Plexus cervicalis
12 M. trapezius
13 A. angularis
   (Endast der A. facialis)
14 M. orbicularis oculi
15 M. levator labii sup.
16 A. facialis, M. zygomaticus minor
17 M. levator anguli oris
18 M. zygomaticus major
19 A. labialis sup.,
   M. orbicularis oris
20 Ductus parotideus
21 M. risorius, A. labialis inf.

Regio faciei lateralis superficialis

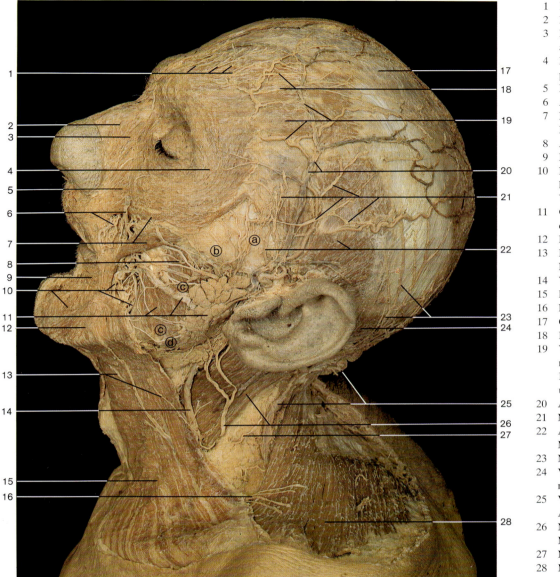

1 Rr. med. n. supraorbitalis
2 M. nasalis, pars transversa
3 M. levator labii sup. alaeque nasi
4 M. orbicularis oculi, pars orbitalis
5 M. levator labii sup.
6 A., V. facialis
7 M. zygomaticus minor, M. zygomaticus major
8 A. transversa faciei
9 M. orbicularis oris
10 Nn. buccales, M. depressor labii inf., A. und V. facialis
11 Gl. parotis, ductus parotideus und M. masseter
12 M. depressor anguli oris
13 Endäste des N. transversus colli
14 V. retromandibularis
15 Platysma
16 N. supraclavicularis post.
17 Galea aponeurotica
18 Rr. lat. n. supraorbitalis
19 Venter frontalis m. occipitofrontalis, R. frontalis der A. und V. temporalis superf.
20 A., V. temporalis superf.
21 N. auriculotemporalis
22 A. zygomaticoorbitalis, M. temporoparietalis
23 N. occipitalis minor
24 Venter occipitalis m. occipitofrontalis
25 V. jugularis ext., A. occipitalis
26 N. auricularis magnus, M. sternocleidomastoideus
27 N. occipitalis minor
28 M. trapezius

Regio faciei lat. superficialis II. Fascia parotideomasseterica teilweise entfernt.
a–d = Äste des N. facialis: a = Rr. temporales; b = Rr. zygomatici; c = Rr. buccales; d = R. marginalis mandibulae.

◁ **zu Seite 74**
2 M. depressor labii inf.
3 M. depressor anguli oris
4 Platysma
5 Endäste des N. transversus colli
6 Ramus colli n. facialis
7 M. orbicularis oris
8 A. und V. facialis
9 M. sternocleidomastoideus, V. retromandibularis

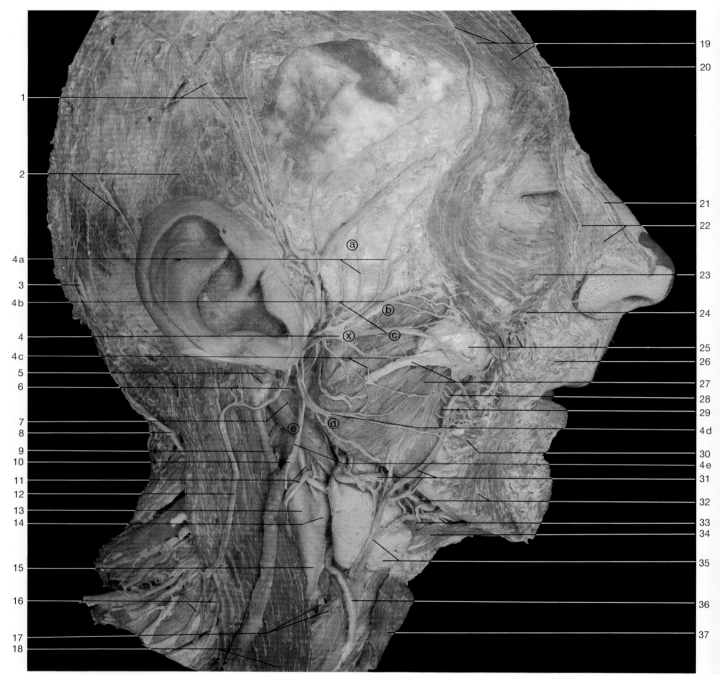

Regio faciei lateralis superficialis III. Die Gl. parotis wurde entfernt, um den Plexus parotideus des N. facialis (x) darzustellen. Äste des N. facialis: a = R. temporalis; b = Rr. zygomatici; c = R. buccalis; d = R. marginalis mandibulae.

1. A. temporalis superf., N. auriculotemporalis
2. A., N. auricularis post., M. temporoparietalis
3. A. occipitalis
4. N. facialis (N. VII), Plexus parotideus
   a) Rr. temporales
   b) Rr. zygomatici
   c) Rr. buccales
   d) R. marginalis mandibulae
   e) R. colli
5. N. auricularis post.
6. A. auricularis post.
7. M. digastricus, venter post.
8. N. occipitalis minor
9. V. auricularis post.
10. V. retromandibularis
11. N. hypoglossus (N. XII) mit A. sternocleidomastoidea
12. N. auricularis magnus
13. A. carotis int.
14. A. carotis ext.
15. A. carotis communis
16. Plexus cervicalis
17. A., V. laryngea sup.
18. V. jugularis ext. (var.), M. sternocleidomastoideus
19. R. frontalis a. temporalis superf., R. lat. n. supraorbitalis, venter frontalis m. occipitofrontalis
20. Ramus med. n. supraorbitalis
21. A. dorsalis nasi
22. A. angularis, M. nasalis, pars transversa
23. Pars orbitalis, m. orbicularis oculi
24. M. zygomaticus minor
25. Corpus adiposum buccae, M. zygomaticus major, N. infraorbitalis
26. M. orbicularis oris
27. Ductus parotideus, M. masseter
28. A., N. buccalis
29. M. buccinator
30. M. risorius
31. A. und V. facialis
32. A. submentalis, M. depressor anguli oris
33. M. mylohyoideus, N. mylohyoideus
34. Venter ant. m. digastrici
35. V. facialis, Gl. submandibularis
36. A. thyroidea sup.
37. M. sternohyoideus

76

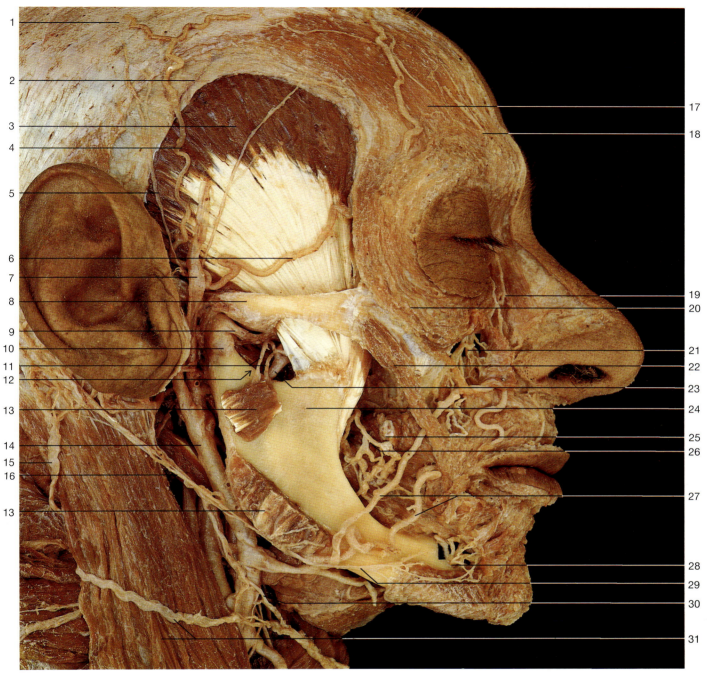

Regio faciei lateralis superficialis IV. M. masseter und Fascia temporalis teilweise entfernt, um die A. masseterica und den N. massetericus zu zeigen.

1	Galea aponeurotica	11	A. masseterica, N. massetericus	22	M. zygomaticus major
2	Fascia temporalis	12	Incisura mandibulae (Pfeil)	23	A. maxillaris
3	M. temporalis	13	M. masseter (durchtrennt)	24	Processus coronoideus
4	Ramus parietalis a. temporalis superf.	14	A. carotis ext.	25	Ductus parotideus (durchtrennt)
5	N. auriculotemporalis (N. V$_3$)	15	N. auricularis magnus	26	N. buccalis
6	Ramus frontalis a. temporalis superf.	16	N. facialis (N. VII) (zurückgeklappt)	27	A. und V. facialis
7	V. temporalis superf.	17	Venter frontalis m. occipitofrontalis	28	N. mentalis
8	Arcus zygomaticus	18	Ramus medialis n. supraorbitalis	29	Ramus marginalis mandibulae n. facialis
9	Discus articularis des Kiefergelenks	19	A. angularis	30	Ramus cervicalis n. facialis
10	Processus condylaris	20	M. orbicularis oculi	31	N. transversus colli, M. sternocleidomastoideus
		21	N. infraorbitalis		

Regio faciei lateralis profunda

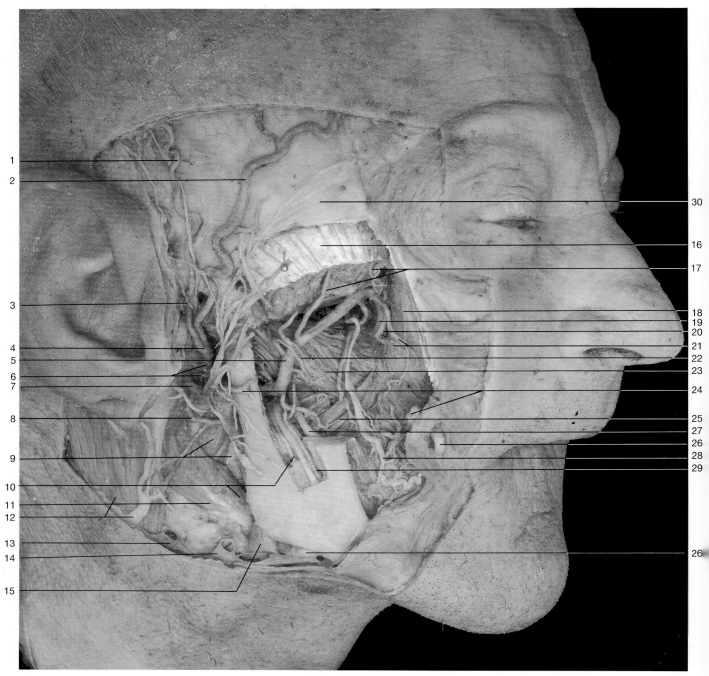

Regio faciei lateralis profunda und retromandibularis. Der Jochbogen und der Processus coronoideus mandibulae wurden entfernt und der Anfangsteil des Canalis mandibulae eröffnet. Man beachte den Verlauf der A. maxillaris.

1 R. parietalis a. temporalis superf.
2 R. frontalis a. temporalis superf.
3 A. auriculotemporalis
4 A. temporalis superf.
5 A. maxillaris
6 Rr. communicantes zwischen N. facialis und N. auriculotemporalis
7 N. facialis
8 A. auricularis post.
9 V. jugularis int.
10 N. mylohyoideus, M. stylohyoideus
11 M. digastricus, venter post.
12 N. auricularis magnus, M. sternocleidomastoideus
13 V. jugularis ext.
14 V. retromandibularis
15 Gl. submandibularis
16 M. temporalis
17 Aa. temporales prof.
18 N. alveolaris sup. post.
19 A. sphenopalatina
20 A. alveolaris sup. post.
21 Nn. alveolares sup. post.
22 A. masseterica, N. massetericus
23 M. pterygoideus lat.
24 A. transversa faciei und Ductus parotideus (durchtrennt)
25 M. pterygoideus med.
26 A. facialis
27 N. lingualis
28 A. und N. buccalis
29 N. und A. alveolaris inf.
30 Fascia temporalis (Lamina superficialis)

Regio retromandibularis

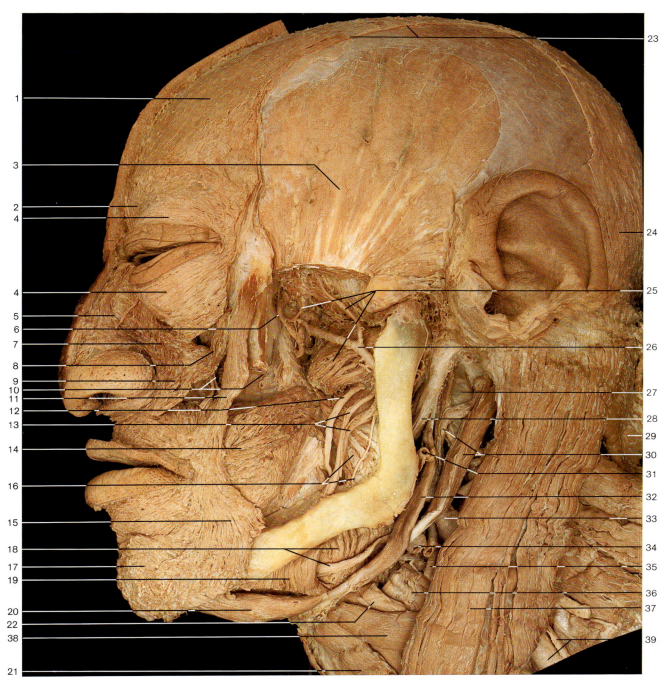

Regio retromandibularis mit A. maxillaris und Trigeminusästen.

1	Venter frontalis m. occipitofrontalis	14	M. buccinator	28	M. styloglossus
2	M. depressor supercilii	15	M. depressor anguli oris	29	M. splenius capitis
3	M. temporalis	16	M. pterygoideus med., N. mylohyoideus	30	M. digastricus venter post., A. occipitalis
4	M. orbicularis oculi, pars orbitalis	17	M. depressor labii inf.	31	A. temporalis superf. (durchtrennt)
5	M. nasalis, pars transversa	18	N. hypoglossus, M. hyoglossus	32	M. stylohyoideus
6	A. infraorbitalis	19	M. mylohyoideus	33	A. carotis ext.
7	M. levator labii sup. alaeque nasi	20	M. digastricus, venter ant.	34	V. retromandibularis
8	M. zygomaticus minor	21	M. sternohyoideus	35	A. thyroidea sup.
9	M. levator labii sup.	22	M. thyrohyoideus	36	M. constrictor pharyngis inf.
10	A., N. infraorbitalis, A. alveolaris sup. post.	23	Galea aponeurotica	37	M. sternocleidomastoideus
11	M. zygomaticus major	24	Venter occipitalis m. occipitofrontalis	38	M. omohyoideus
12	N. lingualis	25	M. pterygoideus lat., Aa. temporales prof.	39	A. carotis comm. und N. vagus
13	A., N. alveolaris inf.	26	A. maxillaris		
		27	V. jugularis int.		

Regio para- et retropharyngea

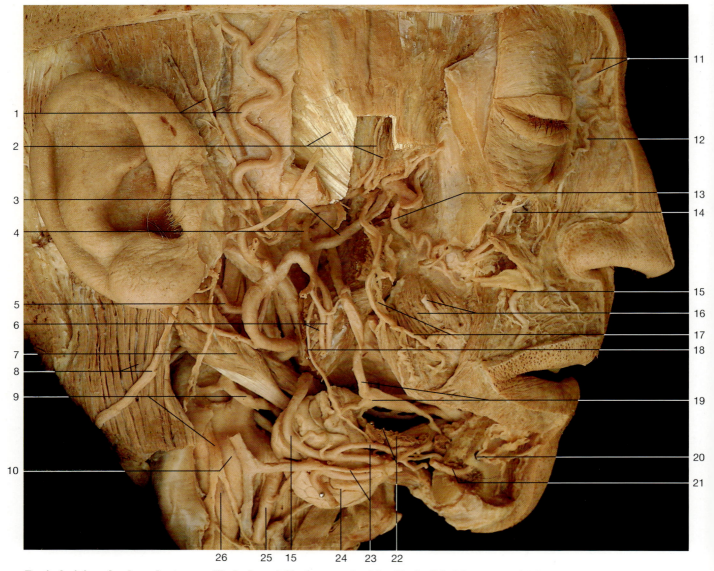

Regio faciei profunda und retromandibularis nach Entfernung der Mandibula. Die Mm. pterygoidei wurden entfernt, der M. temporalis gefenstert.

1 **A. und V. temporalis superf., N. auriculotemporalis**
2 M. temporalis, A. und Nn. temporales prof.
3 **A. maxillaris**
4 A. meningea media
5 A. occipitalis
6 A. und N. alveolaris inf. (durchtrennt)
7 Venter post. m. digastrici
8 N. auricularis major, M. sternocleidomastoideus
9 N. hypoglossus (N. XII), Radix sup. ansae cervicalis
10 **A. carotis ext.**
11 N. supratrochlearis, Ramus med. a. supraorbitalis
12 A. angularis
13 A. alveolaris post. sup.
14 N. infraorbitalis
15 **A. facialis**
16 Ductus parotideus (durchtrennt), M. buccinator
17 A. und N. buccalis
18 N. mylohyoideus
19 **N. lingualis, Ggl. submandibulare**
20 N. mentalis, Foramen mentale
21 N. alveolaris inf.
22 M. mylohyoideus (durchtrennt), N. hypoglossus (N. XII)
23 A. und V. submentalis
24 Gl. submandibularis
25 A. thyroidea sup.
26 A. carotis communis

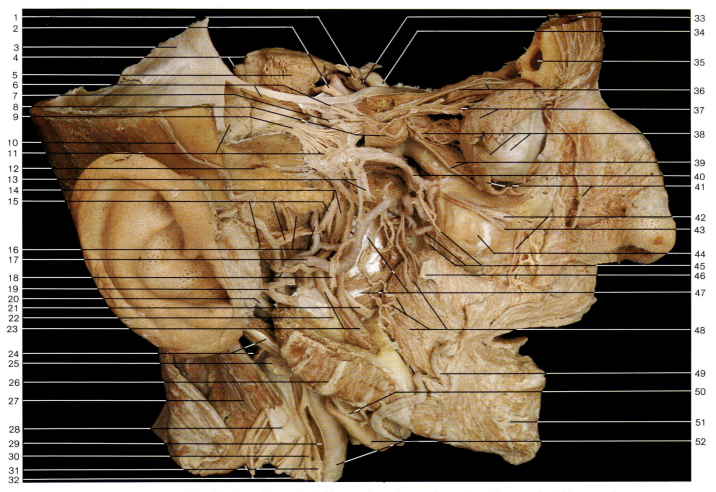

Präparation des N. trigeminus. Mandibula und laterale Orbitawand wurden entfernt. Der M. rectus bulbi lat. wurde durchtrennt und nach hinten geklappt.

1 A. cerebri media
2 N. oculomotorius (N. III)
3 Tentorium cerebelli
4 Lamina tecti (Mittelhirn)
5 Crus cerebri
6 N. trochlearis (N. IV)
7 N. abducens (N. VI)
8 M. rectus bulbi lat., N. abducens (N. VI)
9 N. trigeminus (N. V)
10 A. temporalis superf.
11 Ggl. trigeminale und Cerebellum
12 Sulcus n. petrosi majoris
13 A. und N. temporalis prof.
14 N. mandibularis (N. V₃)
15 N. auriculotemporalis
16 A. meningea media, Lig. sphenomandibulare
17 A. maxillaris
18 A. und N. massetericus, A. transversa faciei
19 N. facialis (N. VII)
20 A. occipitalis
21 N. lingualis
22 N. mylohyoideus
23 A. und N. alveolaris inf.
24 M. digastricus, venter post., N. accessorius (N. XI)
25 Nodi lymphatici submandibulares
26 M. masseter (durchtrennt)
27 M. sternocleidomastoideus
28 V. jugularis int.
29 R. thyrohyoideus ansae cervicalis
30 N. vagus (N. X)
31 Radix sup. ansae cervicalis
32 Plexus cervicalis
33 A. carotis int.
34 N. opticus (N. II)
35 Sinus frontalis
36 N. frontalis, M. levator palpebrae sup.
37 M. rectus bulbi sup., A., N. lacrimalis, Gl. lacrimalis
38 Ggl. ciliare, Nn. ciliares breves. N. opticus, Bulbus oculi, M. rectus bulbi lat.
39 M. rectus bulbi inf., R. inf. n. oculomotorii
40 N. maxillaris
41 M. obliquus bulbi inf., A. angularis
42 A., N. infraorbitalis
43 N. und A. alveolaris sup. ant.
44 Schleimhaut des Sinus maxillaris
45 A. und N. alveolaris sup. post.
46 Ductus parotideus
47 M. pterygoideus med.
48 A. und N. buccalis, M. buccinator
49 A. facialis
50 N. hypoglossus (N. XII)
51 N. mentalis
52 Gl. submandibularis, A. carotis communis

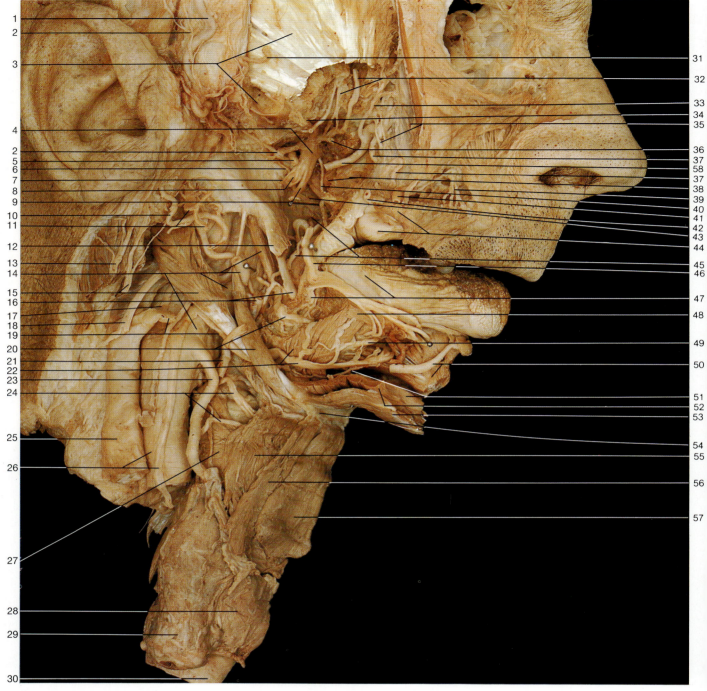

Regio parapharyngea und sublingualis. Arcus zygomaticus und Mandibula wurden vollständig entfernt.

1 A. temporalis superf.
2 N. auriculotemporalis
3 M. temporalis, arcus zygomaticus (Schnittfläche)
4 N. mandibularis (N. V$_3$)
5 A. meningea media
6 Chorda tympani
7 N. mylohyoideus
8 N. alveolaris inf.
9 N. lingualis
10 A. auricularis post.
11 N. facialis (N. VII)
12 M. styloglossus
13 N. auricularis magnus
14 A. maxillaris, A. carotis ext., M. stylopharyngeus
15 M. digastricus, venter post.
16 Proc. styloideus, A. facialis
17 N. vagus (N. X)
18 N. accessorius (N. XI)
19 N. hypoglossus (N. XII)
20 M. stylohyoideus, N. glossopharyngeus (N. IX)
21 V. facialis
22 N. hypoglossus (N. XII), M. hyoglossus
23 A. thyroidea sup.
24 N. laryngeus sup., A. laryngea sup.
25 V. jugularis int.
26 A. carotis communis, Radix sup. ansae cervicalis
27 M. constrictor pharyngis inf.
28 Gl. thyroidea
29 Oesophagus
30 Trachea

Präparation der Kopfhaut

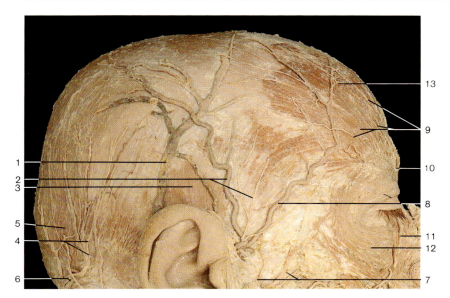

1 V. auricularis post.
2 R. parietalis a. temporalis superf., N. auriculotemporalis
3 M. temporoparietalis
4 N. occipitalis major
5 Venter occipitalis m. occipitofrontalis
6 A. occipitalis
7 Rr. temporales n. facialis
8 R. frontalis a. temporalis superf.
9 R. lat. et med. n. supraorbitalis
10 N. supratrochlearis
11 A. angularis
12 M. orbicularis oculi
13 Venter frontalis m. occipitofrontalis

Nerven und Gefäße der Kopfhaut.

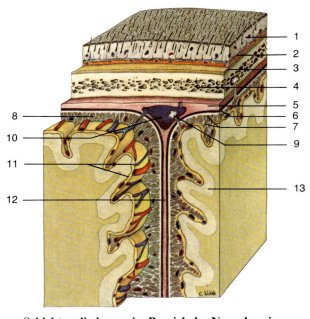

1 Kopfhaut
2 Galea aponeurotica
3 Pericranium = Periosteum
4 Calvaria mit Diploe
5 Dura mater
6 Spatium subdurale
7 Arachnoidea
8 Cavum subarachnoideale
9 Granulatio arachnoidealis
10 Sinus sagittalis sup.
11 Pia mater
12 Falx cerebri
13 Cortex cerebri

Schichtengliederung im Bereich des Neurokraniums
(Kopfhaut, Schädeldach und Hirnhäute).
(Schematischer Frontalschnitt in Höhe des Sinus sagittalis sup.)

◁ **zu Seite 82**

31 A. temporalis media
32 Nn. temporales prof., A. temporalis prof. post.
33 A. temporalis prof. ant.
34 N. massetericus
35 Rr. alveolares sup. post.
36 Rr. pterygoidei des N. mandibularis
37 A. alveolaris sup. post.
38 Lamina lat. proc. pterygoidei, M. pterygoideus med.
39 N. infraorbitalis
40 N. buccalis
41 A. facialis
42 Ductus parotideus
43 M. levator veli palatini
44 Gingiva, M. buccinator

45 A. pharyngea ascendens, M. constrictor pharyngis sup. pars pterygopharyngea
46 N. lingualis
47 Ggl. submandibulare und Zunge
48 M. palatoglossus
49 A. profunda linguae
50 Ductus submandibularis, M. genioglossus
51 N. und M. geniohyoideus
52 M. mylohyoideus
53 M. digastricus, venter ant.
54 Os hyoideum
55 M. thyrohyoideus
56 M. omohyoideus, venter sup.
57 M. sternohyoideus
58 A. maxillaris

Dura mater und Sinus durae matris

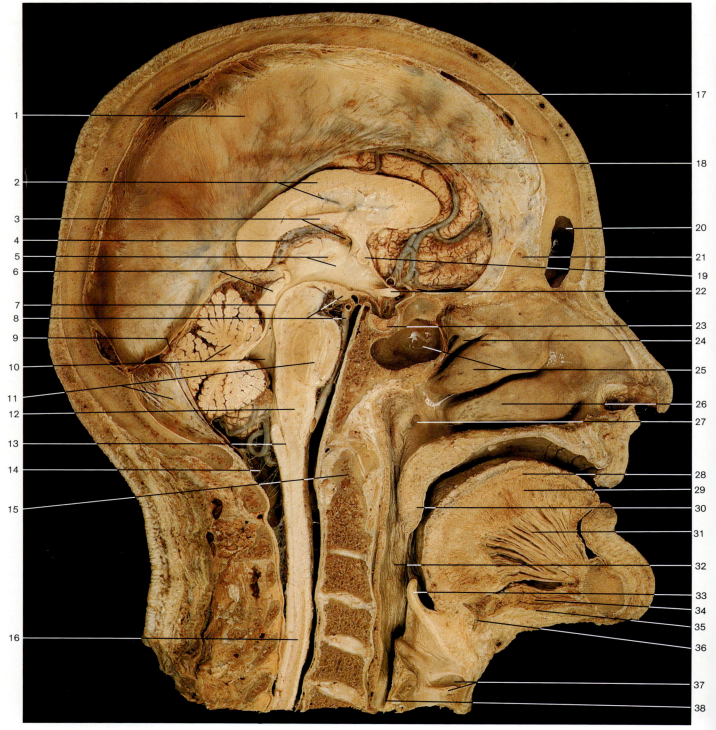

Mediansagittalschnitt durch den Kopf.

1 Falx cerebri
2 Corpus callosum, Septum pellucidum
3 Fornix, For. interventriculare
4 Plexus choroideus ventriculi tertii
5 Adhaesio interthalamica, Ventriculus tertius
6 Corpus pineale (Epiphysis), Lamina tecti
7 Aquaeductus cerebri
8 Corpus mamillare, A. basilaris
9 Sinus rectus
10 Vermis cerebelli, Ventriculus quartus
11 Pons, Falx cerebelli
12 Medulla oblongata
13 Canalis centralis
14 Cisterna cerebellomedullaris
15 Axis (Dens)
16 Medulla spinalis
17 Sinus sagittalis sup.
18 A. cerebri ant.
19 Commissura ant.
20 Sinus frontalis
21 Crista galli
22 Chiasma opticum
23 Hypophysis
24 Concha nasalis sup.
25 Concha nasalis media, Sinus sphenoidalis
26 Concha nasalis inf.
27 Ostium pharyngeum tubae
28 M. longitudinalis sup. linguae
29 M. verticalis linguae
30 Uvula
31 M. genioglossus
32 Pharynx (pars oralis)
33 Epiglottis
34 M. geniohyoideus
35 M. mylohyoideus
36 Os hyoideum
37 Plica vocalis, Ventriculus laryngis
38 Oesophagus

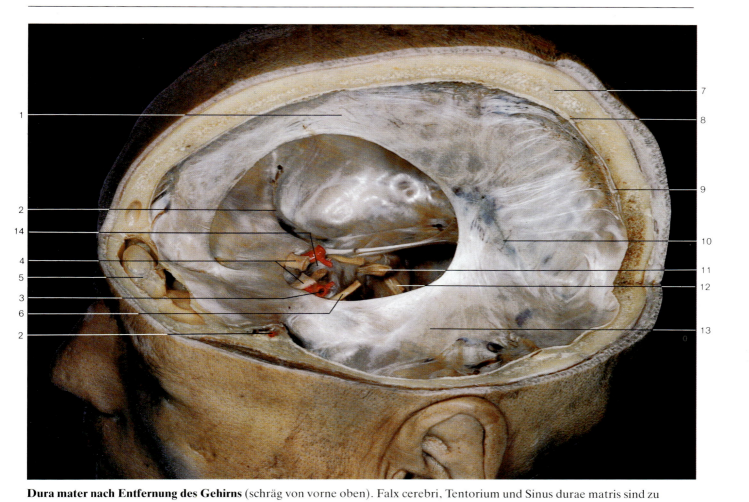

Dura mater nach Entfernung des Gehirns (schräg von vorne oben). Falx cerebri, Tentorium und Sinus durae matris sind zu erkennen.

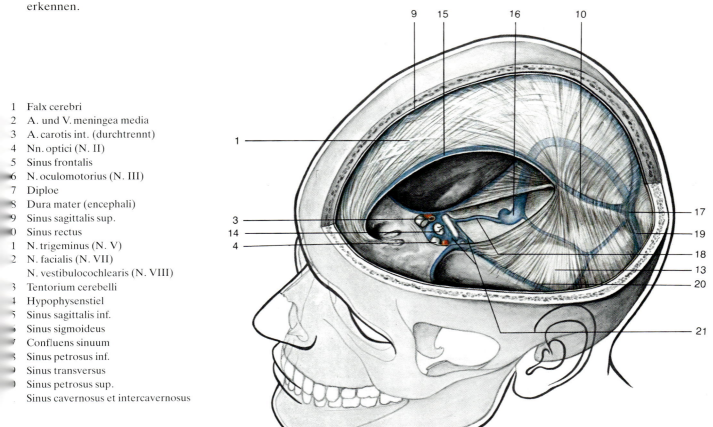

1 Falx cerebri
2 A. und V. meningea media
3 A. carotis int. (durchtrennt)
4 Nn. optici (N. II)
5 Sinus frontalis
6 N. oculomotorius (N. III)
7 Diploe
8 Dura mater (encephali)
9 Sinus sagittalis sup.
10 Sinus rectus
11 N. trigeminus (N. V)
12 N. facialis (N. VII)
  N. vestibulocochlearis (N. VIII)
13 Tentorium cerebelli
14 Hypophysenstiel
15 Sinus sagittalis inf.
16 Sinus sigmoideus
17 Confluens sinuum
18 Sinus petrosus inf.
19 Sinus transversus
20 Sinus petrosus sup.
21 Sinus cavernosus et intercavernosus

Dura mater und Sinus durae matris (Schema).

85

Meninges

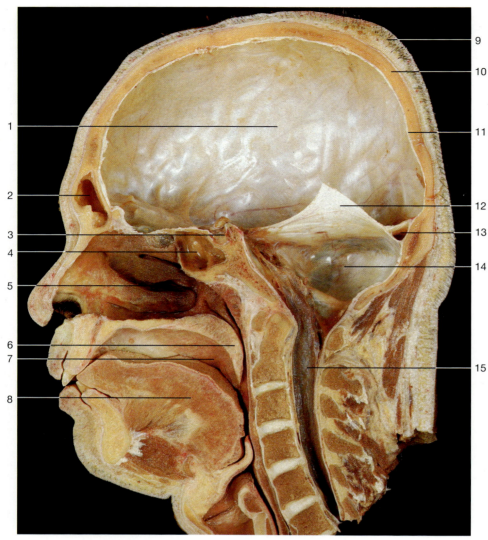

Median-Sagittalschnitt durch den Kopf. Darstellung der Dura mater. Das Gehirn wurde herausgenommen (von lateral).

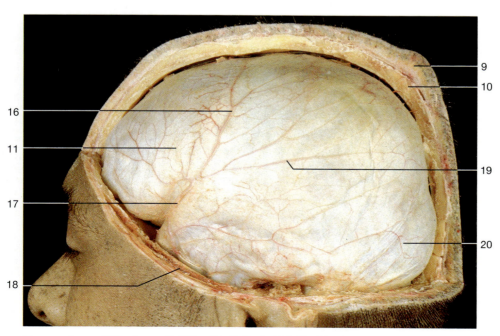

Dura mater und Meningea-Gefäße. Die linke Schädeldachhälfte wurde entfernt.

1 **Cavum cranii** mit Dura mater
2 Sinus frontalis
3 Fossa hypophysialis mit Hypophyse
4 Sinus sphenoidalis
5 **Cavum nasi**
6 Palatum molle
7 **Cavum oris**
8 Lingua
9 Haut
10 Calvaria
11 **Dura mater**
12 Tentorium cerebelli
13 Confluens sinuum
14 Infratentorieller Raum
15 Canalis vertebralis mit Rückenmark
16 Ramus frontalis der A. und V. meningea media
17 **A. meningea media**
18 Diploe
19 Ramus parietalis der A. und V. meningea media
20 Polus occipitalis der linken Hemisphäre (von Dura bedeckt)

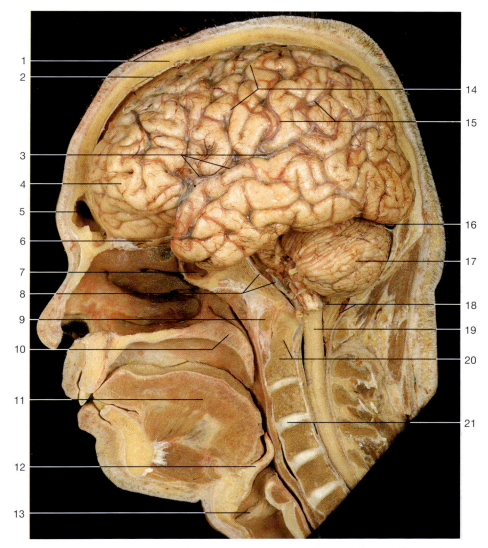

1	Calvaria und Kopfhaut
2	Dura mater (durchtrennt)
3	Lage des Sulcus lat.
4	Lobus frontalis mit Pia mater
5	Sinus frontalis
6	Bulbus olfactorius
7	Sinus sphenoidalis
8	Clivus, A. basilaris
9	Arcus ant. des Atlas (durchtrennt)
10	Palatum molle
11	Zunge (Lingua)
12	Epiglottis
13	Plica vocalis
14	Lage des Sulcus centralis
15	Vv. cerebri superiores
16	Tentorium (durchtrennt)
17	Cerebellum
18	Cisterna cerebello-medullaris
19	Lage des Foramen magnum, Rückenmark
20	Dens axis
21	Discus intervertebralis

Präparation des Gehirns mit Pia mater in situ. Der Gesichtsteil des Kopfes wurde halbiert. Das Gehirn wurde als Ganzes erhalten, der übrige Kopf halbiert.

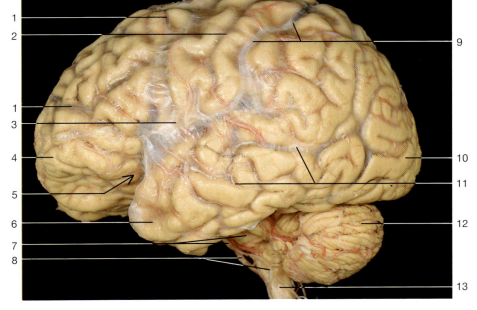

1	Vv. cerebri sup.
2	Lage des Sulcus centralis
3	Lage des Sulcus lat.
4	Polus frontalis
5	Sulcus lat. (Pfeil)
6	Polus temporalis
7	Pons, A. basilaris
8	Aa. vertebrales
9	V. anastomotica sup.
10	Polus occipitalis
11	Vv. cerebri inf.
12	Kleinhirnhemisphäre
13	Medulla oblongata

Gehirn mit Pia mater. Das Stirnhirn zeigt nach links.

87

Sagittalschnitte durch das Gehirn

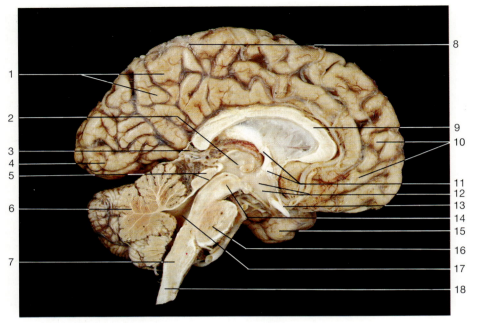

Medianschnitt durch das Gehirn (von medial). Das Stirnhirn zeigt nach rechts.

1 Lobus parietalis
2 Thalamus, III. Ventrikel
3 V. cerebri magna
4 Lobus occipitalis
5 Lamina tecti und Aquaeductus cerebri
6 Cerebellum
7 Medulla oblongata
8 Sulcus centralis
9 Corpus callosum
10 Lobus frontalis cerebri
11 Fornix und Commissura ant.
12 Hypothalamus
13 Chiasma opticum
14 Mittelhirn
15 Lobus temporalis
16 Pons
17 Ventriculus quartus
18 Medulla spinalis
19 Concha inf., Cavum nasi
20 Processus alveolaris maxillae
21 Apex linguae
22 Dens axis
23 Pars oralis des Pharynx
24 Processus alveolaris mandibulae
25 Epiglottis

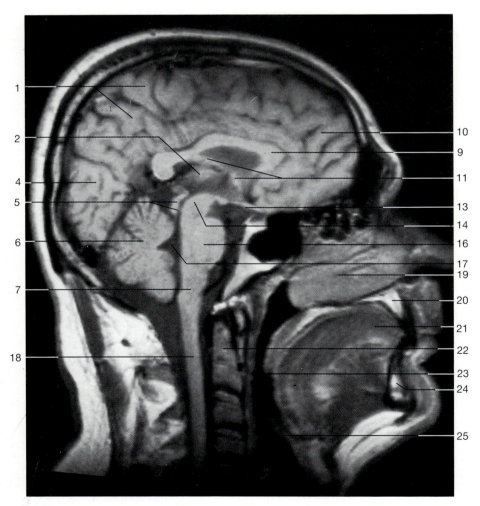

Medianschnitt durch den Kopf. Kernspintomogramm (vgl. mit dem Schnitt auf der gegenüberliegenden Seite).

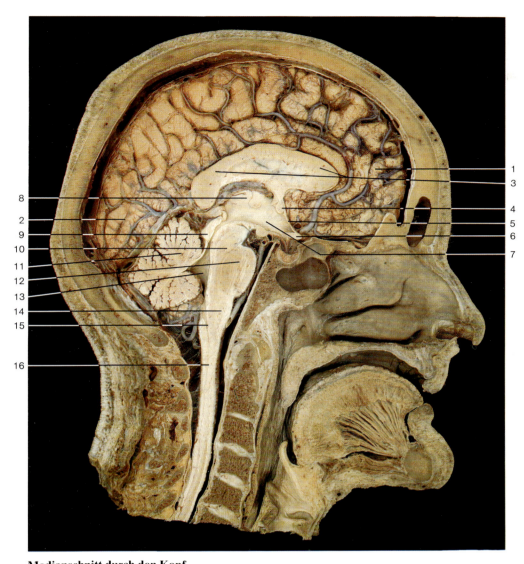

1	Lobus frontalis
2	Lobus occipitalis
3	Corpus callosum
4	Commissura ant.
5	Lamina terminalis
6	Chiasma opticum
7	Hypothalamus
8	Thalamus, Ventriculus tertius
9	Lamina tecti
10	Mittelhirn
11	Kleinhirn (Cerebellum)
12	Pons
13	Ventriculus quartus
14	Medulla oblongata
15	Canalis centralis
16	Medulla spinalis

Medianschnitt durch den Kopf.

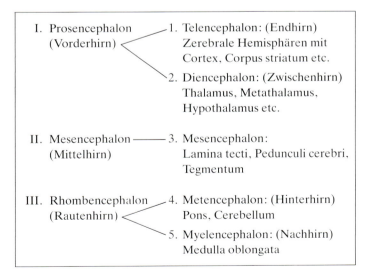

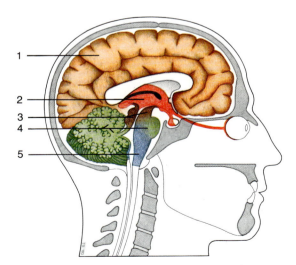

Strukturelle Gliederung des Gehirns (Schema) (O.). Mittelhirn, Brücke und Medulla oblongata werden zusammenfassend auch als Hirnstamm bezeichnet. I–III = Primäre Hirnbläschen, 1–5 = Sekundäre Hirnbläschen.

89

Arterien und Venen des Gehirns

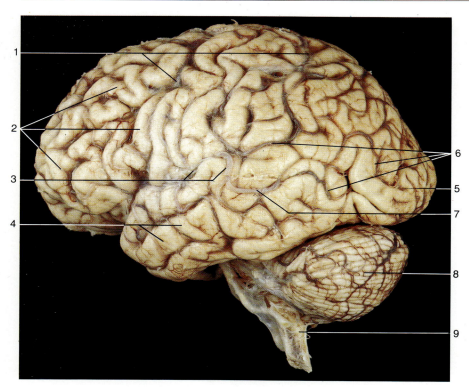

1 Vv. cerebri sup., Lobus parietalis
2 Lobus frontalis
3 V. cerebri media superf.
4 Lobus temporalis
5 Lobus occipitalis
6 Vv. cerebri inf.
  und Sulcus occipitalis transversus
7 V. anastomotica inf. (Rolandi)
8 Cerebellum
9 Medulla oblongata

Gehirn mit Pia mater und Arachnoidea (von lateral).
Hirnvenen (blau). Die Cisterna fossae lat. cerebri ist deutlich erkennbar.
Der Lobus frontalis zeigt nach links.

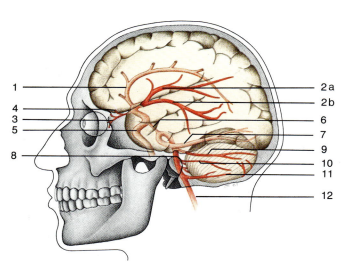

Hirnarterien. Hauptäste der A. carotis int. und A. vertebralis (von lateral) (O.).

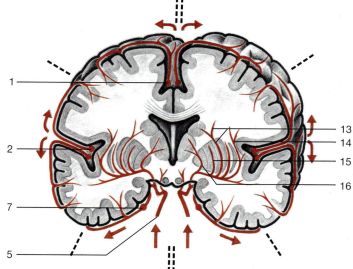

Darstellung der kortikalen und zentralen Arterien des Gehirns am Frontalschnitt (O.). Die gestrichelten Linien markieren die Grenzen der Versorgungsgebiete.

1 A. cerebri ant.	5 A. carotis int.	11 A. cerebelli inf. post.
2 A. cerebri media	6 A. communicans post.	12 A. vertebralis
a) Rr. parietales	7 A. cerebri post.	13 A. striata post.
b) Rr. temporales	8 A. basilaris	14 A. insularis
3 A. ophthalmica	9 A. cerebelli sup.	15 A. pallidostriata
4 Aa. ethmoidales ant. et post.	10 A. cerebelli inf. ant.	16 A. thalamica

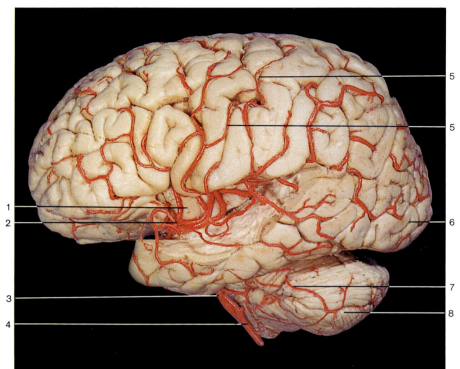

1	Insula
2	A. cerebri media (2 Äste)
3	A. basilaris
4	A. vertebralis
5	Sulcus centralis
6	Lobus occipitalis cerebri
7	A. cerebelli sup.
8	Cerebellum

Hirnarterien (von lateral). Der obere Teil des Temporallappens wurde entfernt, um die A. cerebri media und die Insel zu zeigen.

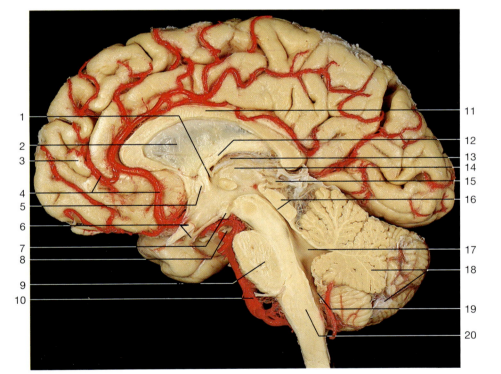

1	For. interventriculare
2	Septum pellucidum
3	Lobus frontalis
4	A. cerebri ant.
5	Commissura ant.
6	Chiasma opticum, Infundibulum
7	Corpus mamillare
8	N. oculomotorius (N. III)
9	Pons
10	A. basilaris
11	Corpus callosum
12	Fornix
13	Plexus choroideus
14	Ventriculus III
15	Corpus pineale
16	Lamina tecti und Aquaeductus cerebri
17	Ventriculus IV
18	Cerebellum (Arbor vitae, Vermis)
19	For. Magendi (Apertura mediana rhombencephali)
20	Medulla oblongata

Medianschnitt durch das Gehirn mit Pia mater und Hirnarterien.

Das Gehirn wird von einer großen Zahl kräftiger **Arterien** versorgt. Von außen dringen die kortikalen, von innen die zentralen Arterien, die auch die Stammganglien versorgen, in die Hirnsubstanz ein. Die Grenzzone zwischen beiden Versorgungsgebieten liegt im Bereich des Marklagers (sog. »Wasserscheide« der Hirnzirkulation).

Circulus arteriosus cerebri

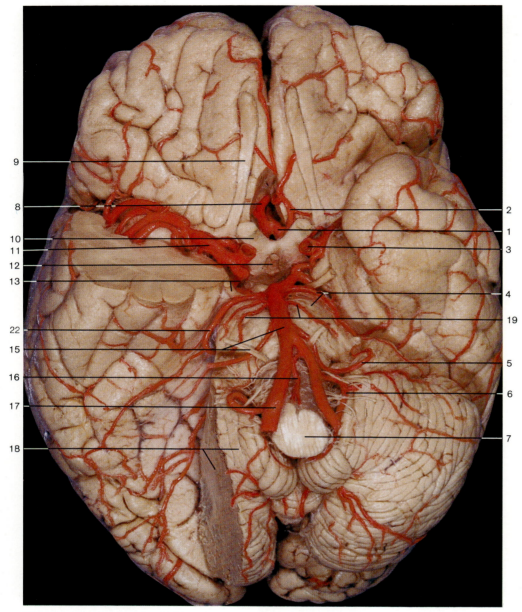

1 A. communicans ant.
2 A. cerebri ant. sin.
3 A. carotis int.
4 A. cerebelli sup. und Pons
5 A. cerebelli inf. ant.
6 A. cerebelli inf. post.
7 Medulla oblongata
8 A. cerebri ant. dext.
9 Tractus olfactorius
10 N. opticus (N. II)
11 A. cerebri media
12 Infundibulum
13 A. communicans post., N. oculomotorius (N. III)
14 A. cerebri post.
15 A. basilaris, N. abducens (N. VI)
16 A. spinalis ant.
17 A. vertebralis
18 Cerebellum
19 Rr. ad pontem
20 A. ophthalmica
21 A. spinalis post.
22 A. cerebelli sup. dext.

Hirnarterien. Ansicht des Gehirns (von unten). Der rechte Temporallappen wurde teilweise entfernt, um die **A. cerebri media,** das rechte Kleinhirn und die **A. cerebri post.** zu zeigen.

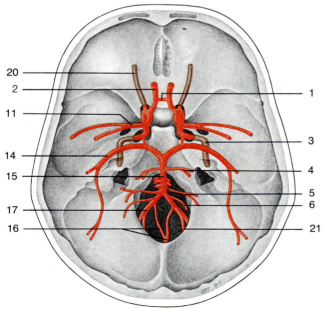

Circulus arteriosus cerebri (von oben), Schemazeichnung (O.).

92

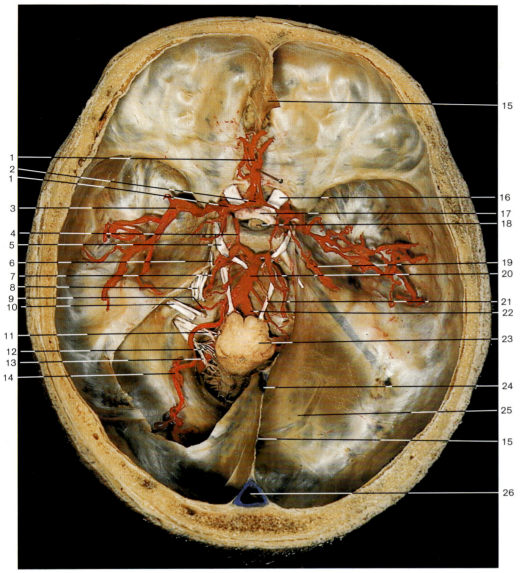

1 A. cerebri ant.
2 A. communicans ant.
3 A. cerebri media
4 A. communicans post.
5 N. oculomotorius (N. III)
6 N. trochlearis (N. IV)
7 A. cerebri post.
8 N. trigeminus (N. V)
9 A. labyrinthi
10 N. facialis (N. VII), N. vestibulocochlearis (N. VIII)
11 N. glossopharyngeus (N. IX), N. vagus (N. X)
12 N. hypoglossus (N. XII)
13 N. accessorius (N. XI)
14 A. cerebelli inf. ant.
15 Ansatz der Falx cerebri
16 N. opticus (N. II)
17 Chiasma opticum
18 Infundibulum, Hypophyse
19 A. choroidea ant., Plexus choroideus
20 A. basilaris
21 N. abducens (N. VI)
22 A. vertebralis dext. et sin.
23 Medulla oblongata (Schnittfläche)
24 Sinus sagittalis inf.
25 Tentorium cerebelli
26 Sinus sagittalis sup., Confluens sinuum
27 A. cerebelli inf. post.
28 A. carotis int.

Schädelbasis mit Hirnnerven und Gefäßen (von oben).
Man beachte den Circulus arteriosus cerebri.

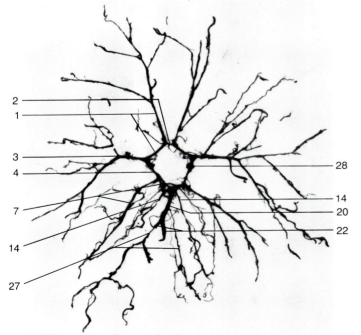

Circulus arteriosus cerebri (isoliert und auf einen Karton montiert).

93

Lappengliederung des Großhirns

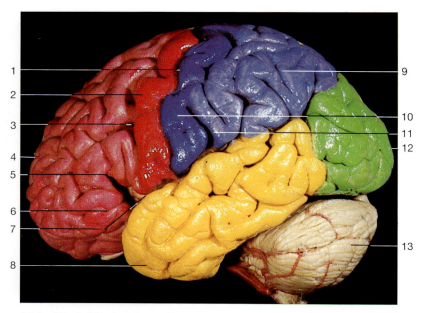

1 Sulcus centralis
2 Gyrus praecentralis
3 Sulcus praecentralis
4 Lobus frontalis
5 Ramus ascendens ⎫ sulci lat.
6 Ramus ant. ⎭
7 Sulcus lateralis
8 Lobus temporalis
9 Lobus parietalis
10 Gyrus postcentralis
11 Sulcus postcentralis
12 Lobus occipitalis
13 Cerebellum
14 Sulcus frontalis sup.
15 Gyrus frontalis med.
16 Sulcus lunatus
17 Fissura longitudinalis
18 Granulationes arachnoideales

Linke Hirnhälfte (von lateral).

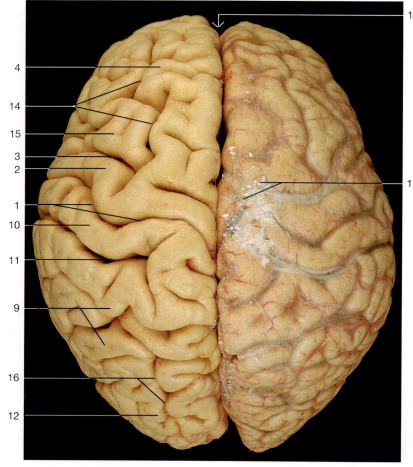

Lobus frontalis (rot)
Lobus parietalis (blau)
Lobus occipitalis (grün)
Lobus temporalis (gelb)
Gyrus praecentralis (dunkelrot)
Gyrus postcentralis (dunkelblau)

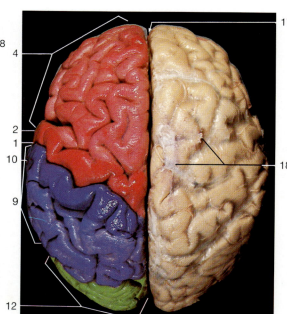

Großhirn (von oben). Die rechte Hemisphäre ist noch von Pia und Arachnoidea überzogen.

Großhirn (von oben). Die rechte Hemisphäre ist von Pia und Arachnoidea überzogen. Man beachte die Granulationes arachnoideales.

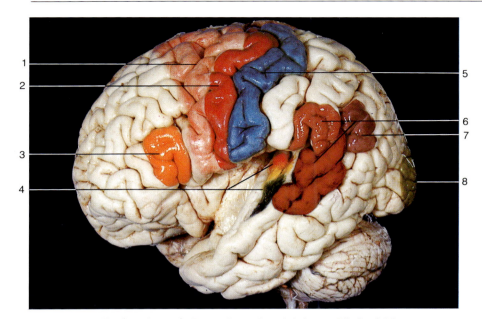

1 Prämotorische Rindenfelder
2 Somatomotorische Felder (Gyrus praecentralis)
3 Motorisches Sprachzentrum (Broca)
4 Primäre auditive Rindenfelder (rot = hohe Töne, blau = tiefe Töne)
5 Körperfühlsphäre, somatosensorische Rindenfelder (Gyrus postcentralis)
6 Sensorisches Sprachzentrum (Wernicke)
7 Tertiäre optische Rindenfelder (Lesezentrum)
8 Primäre visuelle Rindenzentren (Sehzentrum, Area calcarina)

Linke Hirnhälfte (von lateral). Darstellung der wichtigsten **Rindenfelder.** Die Opercula wurden zur Seite gedrängt und der Sulcus lateralis erweitert, so daß die **Insel** sichtbar geworden ist.

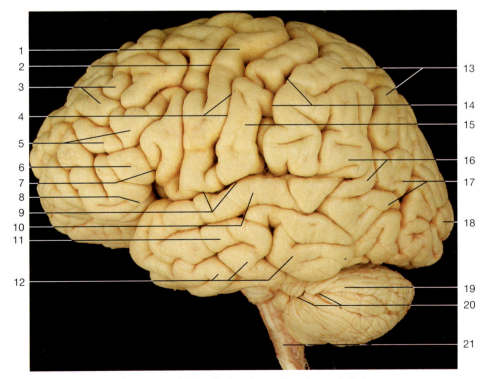

1 Gyrus praecentralis
2 Sulcus praecentralis
3 Gyrus frontalis sup.
4 **Sulcus centralis**
5 Gyrus frontalis med.
6 Gyrus frontalis inf.
7 Ramus ascendens ⎫
8 Ramus anterior ⎬ sulci lat.
9 Ramus posterior ⎭
10 Gyrus temporalis sup.
11 Gyrus temporalis med.
12 Gyrus temporalis inf.
13 Lobulus parietalis sup.
14 Sulcus postcentralis
15 Gyrus postcentralis
16 Gyrus supramarginalis
17 Gyrus angularis
18 **Lobus occipitalis**
19 **Cerebellum**
20 Fissura horizontalis cerebelli
21 Medulla oblongata

Linke Hirnhälfte (von lateral). Der Lobus frontalis zeigt nach links.

95

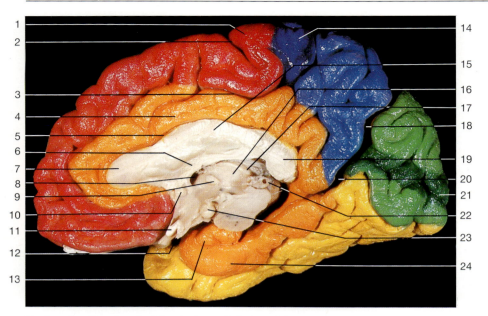

Rechte Großhirnhemisphäre (von medial). Der Stirnpol zeigt nach links. Das Mittelhirn wurde durchtrennt, Cerebellum und unterer Teil des Hirnstamms wurden entfernt.

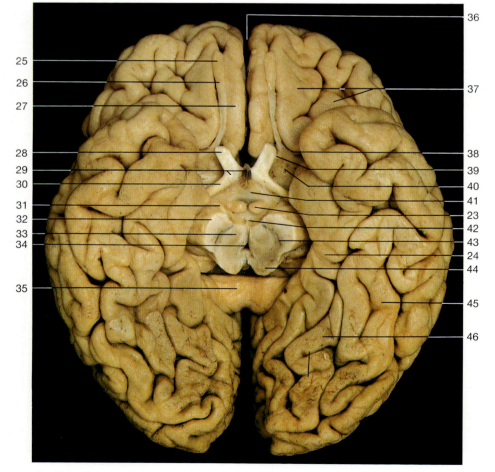

Großhirn (von unten). Das Mittelhirn wurde durchtrennt, Cerebellum und unterer Teil des Hirnstamms wurden entfernt. Der Stirnpol zeigt nach oben.

1 Gyrus praecentralis
2 Sulcus praecentralis
3 Sulcus cinguli
4 Gyrus cinguli
5 Sulcus corporis callosi
6 Fornix
7 Genu corporis callosi
8 Foramen interventriculare
9 Massa intermedia
10 Commissura ant.
11 Chiasma opticum
12 **Infundibulum**
13 Uncus hippocampi
14 Gyrus postcentralis
15 Truncus corporis callosi
16 Ventriculus tertius; Thalamus
17 Stria medullaris
18 Sulcus parietooccipitalis
19 Splenium corporis callosi
20 Verbindung von Sulcus calcarinus und Sulcus parietooccipitalis
21 Polus occipitalis
22 Corpus pineale (Epiphyse)
23 Corpus mamillare
24 **Gyrus parahippocampalis**
25 **Bulbus olfactorius**
26 Tractus olfactorius
27 Gyrus rectus
28 N. opticus
29 Infundibulum, Chiasma opticum
30 **Tractus opticus**
31 N. oculomotorius
32 Crus cerebri
33 **Nucleus ruber**
34 Aquaeductus cerebri
35 Splenium corporis callosi
36 Fissura longitudinalis
37 Gyrus orbitalis
38 Radix lat. tractus olfactorius
39 Radix med. tractus olfactorius
40 Tuberculum olfactorium, Area perforata ant.
41 Tuber cinereum
42 Fossa interpeduncularis
43 **Substantia nigra**
44 Lamina tecti
45 Gyrus occipitotemporalis lat.
46 Gyrus occipitotemporalis med.

rot:	Lobus frontalis
blau:	Lobus parietalis
grün:	Lobus occipitalis
gelb:	Lobus temporalis
dunkelrot:	Gyrus praecentralis
dunkelblau:	Gyrus postcentralis
orange:	Gyrus cinguli und parahippocampalis

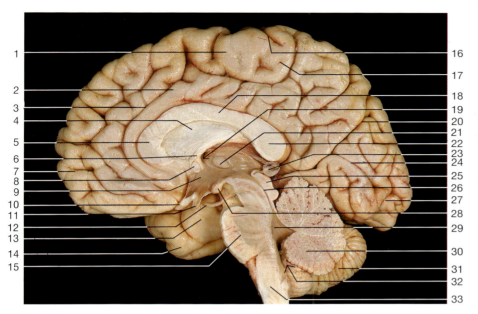

Rechte Hirnhälfte (von medial). Der Stirnpol zeigt nach links.

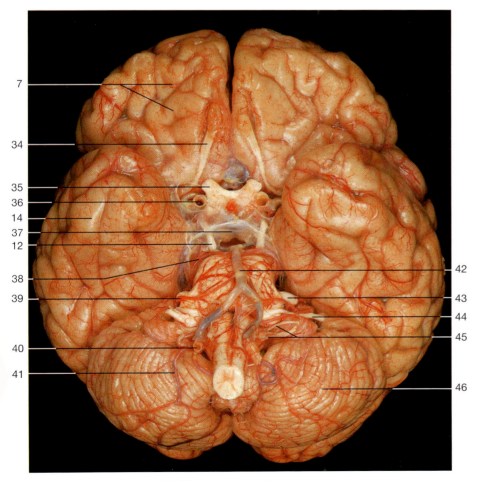

Gehirn mit Pia mater und Gefäßen (von unten).

1 Gyrus praecentralis
2 Gyrus cinguli
3 Sulcus cinguli
4 Septum pellucidum
5 Genu corporis callosi
6 Fornix
7 **Lobus frontalis**
8 Commissura ant.
9 **Hypothalamus**
10 Chiasma opticum
11 Infundibulum
12 N. oculomotorius
13 Uncus hippocampi
14 **Lobus temporalis**
15 Pons
16 Sulcus centralis
17 Gyrus postcentralis
18 Truncus corporis callosi
19 Foramen interventriculare (Pfeil)
20 Sulcus parietooccipitalis
21 Massa intermedia
22 Splenium corporis callosi
23 Corpus pineale
24 Sulcus calcarinus
25 Lamina tecti
26 Aquaeductus cerebri
27 **Lobus occipitalis**
28 Corpus mamillare
29 Ventriculus quartus
30 Vermis cerebelli
31 Rechte Kleinhirnhemisphäre
32 Apertura mediana ventriculi quarti
33 Medulla oblongata
34 Tractus olfactorius
35 N. opticus
36 **A. carotis int.**
37 Cisterna interpeduncularis
38 A. cerebri sup.
39 A. cerebelli inf. ant.
40 **A. vertebralis**
41 A. cerebelli inf. post.
42 **A. basilaris**
43 N. trigeminus (N. V)
44 N. facialis (N. VII)
45 N. accessorius (N. XI), N. hypoglossus (N. XII)
46 Cerebellum

Kleinhirn (Cerebellum)

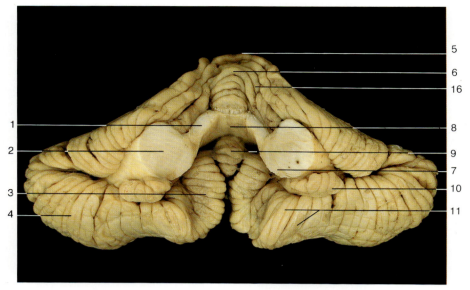

Cerebellum (von vorne unten). Kleinhirnstiele durchtrennt.

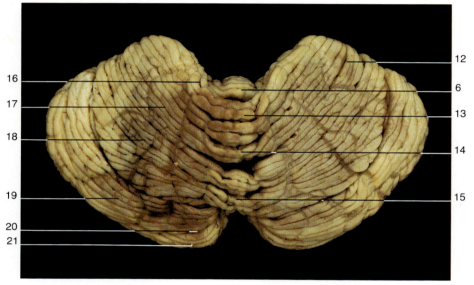

Cerebellum (von oben).

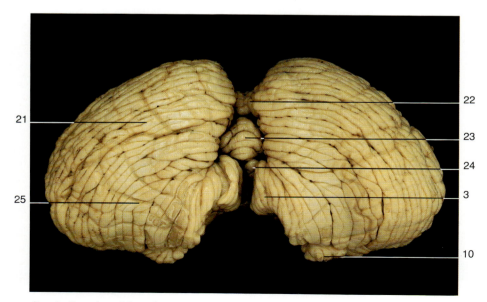

Cerebellum (von hinten).

1 Pedunculus cerebellaris sup.
2 Pedunculus cerebellaris medius
3 Tonsilla cerebelli
4 Lobulus semilunaris inf.
5 Culmen (Vermis)
6 Lobulus centralis (Vermis)
7 Pedunculus cerebellaris inf.
8 Velum medullare sup.
9 Nodulus (Vermis)
10 Flocculus
11 Lobulus biventer
12 Fissura prima
13 Culmen (Vermis)
14 Declive (Vermis)
15 Folium vermis
16 Ala lobuli centralis
17 Lobulus quadrangularis
18 Lobulus simplex
19 Lobulus semilunaris sup.
20 Fissura horizontalis
21 Lobulus semilunaris inf.
22 Tuber (Vermis)
23 Pyramis (Vermis)
24 Uvula (Vermis)
25 Lobulus biventer

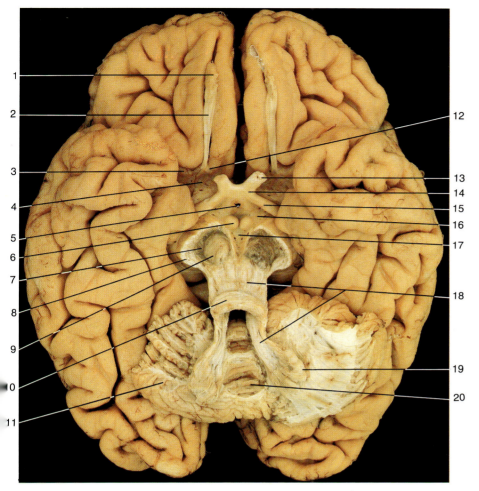

Kleinhirnbahnen, Tractus cerebellorubralis und Pons (von unten). Teile der Kleinhirnhemisphären und des Wurms wurden entfernt. Der Nucleus dentatus wurde herauspräpariert.

1 Bulbus olfactorius
2 Tractus olfactorius
3 Stria olfactoria lat.
4 Area perforata ant.
5 Hypophysenstiel
6 Corpus mamillare
7 Substantia nigra
8 Crus cerebri
9 Nucleus ruber
10 Decussatio pedunculorum cerebellarium sup.
11 Cerebellum (Hemisphäre)
12 Stria olfactoria med.
13 N. opticus (N. II)
14 Chiasma opticum
15 Tractus opticus
16 Fossa interpeduncularis
17 Substantia perforata post.
18 Pedunculus cerebellaris sup., Tractus cerebellorubralis
19 Nucleus dentatus cerebelli
20 Vermis cerebelli
21 Kleinhirnhemisphäre
22 Vermis, lobulus centralis
23 Lingula cerebelli
24 Ala lobuli centralis
25 Pedunculus cerebellaris sup. (Schnittfläche)
26 Fastigium
27 Ventriculus quartus
28 Pedunculus cerebellaris medius
29 Nodulus
30 Flocculus cerebelli
31 Tonsilla cerebelli
32 Culmen (Vermis)
33 Declive (Vermis)
34 Tuber (Vermis)
35 Lobulus semilunaris inf.
36 Pyramis (Vermis)
37 Uvula (Vermis)

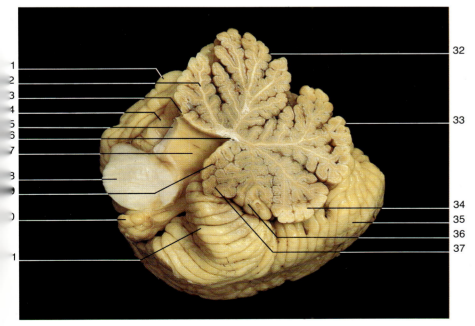

Sagittalschnitt durch das Kleinhirn. Die Kleinhirnstiele wurden durchtrennt.

Hirnsektion

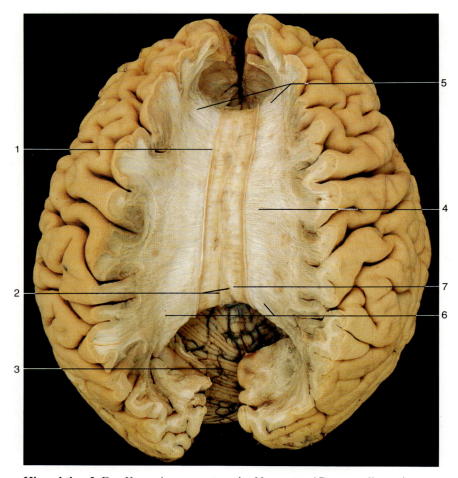

1 Stria longitudinalis lat.
2 Striae longitudinales med.
3 Cerebellum
4 Radiatio corporis callosi
5 Forceps minor corporis callosi
6 Forceps major
7 Splenium corporis callosi

Hirnsektion I. Das Kommissurensystem des Neocortex (Corpus callosum) wurde herausgefasert. Der Frontallappen liegt am oberen Bildrand.

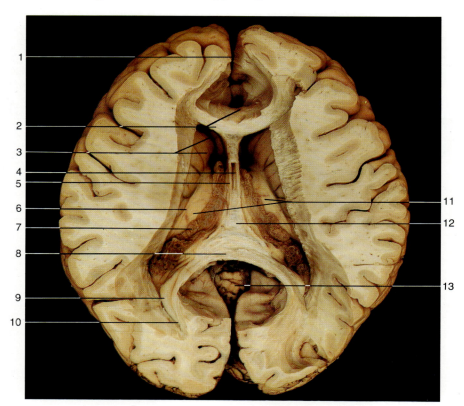

1 Fissura longitudinalis cerebri
2 Genu corporis callosi
3 Caput nuclei caudati, Cornu ant. ventriculi lat.
4 Cavum septi pellucidi
5 Lamina septi pellucidi
6 Stria terminalis
7 Plexus choroideus ventriculi lat.
8 Splenium corporis callosi
9 Calcar avis
10 Cornu post. ventriculi lat.
11 Thalamus, lamina affixa
12 Commissura fornicis
13 Vermis cerebelli

Hirnsektion II. Die beiden Seitenventrikel wurden von oben eröffnet. Das Corpus callosum wurde größtenteils entfernt. Der Frontallappen liegt am oberen Bildrand.

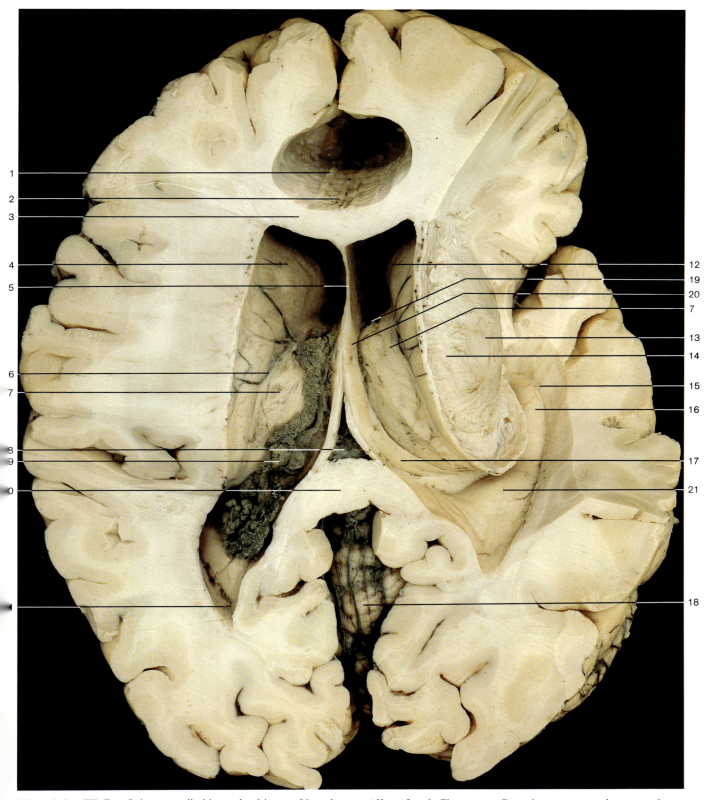

Hirnsektion III. Der Seitenventrikel ist rechts bis zum Unterhorn eröffnet; Insel, Claustrum, Capsula extrema und ext. wurden entfernt, so daß Nucleus lentiformis und Capsula int. sichtbar geworden sind.

1	Stria longitudinalis lat.	9	Plexus choroideus ventriculi lat.	16	Hippocampus
2	Stria longitudinalis med.	10	Splenium corporis callosi	17	Crus fornicis
3	Genu corporis callosi	11	Cornu post. ventriculi lat.	18	Vermis cerebelli, Pia mater
4	Caput nuclei caudati	12	Cornu ant. ventriculi lat. (Caput nuclei caudati)	19	For. interventriculare
5	Septum pellucidum	13	Putamen nuclei lentiformis	20	Columna fornicis dext.
6	Stria terminalis	14	Capsula int.	21	Eminentia collateralis
7	Thalamus, lamina affixa	15	Cornu inf. ventriculi lat.		
8	Plexus choroideus ventriculi tertii				

101

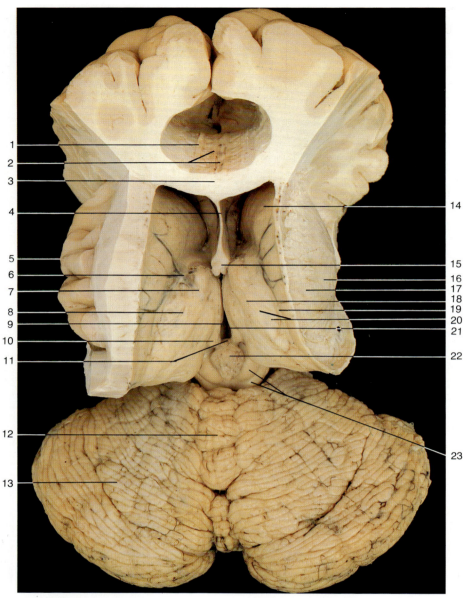

1 Stria longitudinalis lat.
2 Striae longitudinales med.
3 Corpus callosum
4 Lamina septi pellucidi
5 Insula
6 V. thalamostriata, Stria terminalis (links)
7 Tuberculum ant. thalami
8 Thalamus
9 Stria medullaris thalami (Taenia thalami)
10 Trigonum habenulae
11 Commissura habenularum
12 Vermis cerebelli
13 Hemispherium cerebelli
14 Caput nuclei caudati
15 Columnae fornicis
16 Nucleus lentiformis (Putamen)
17 Capsula int.
18 Taenia choroidea
19 Stria terminalis, V. thalamostriata (rechts)
20 Lamina affixa
21 Ventriculus tertius
22 Corpus pineale (Epiphysis cerebri)
23 Lamina tecti (Colliculus sup. et inf.)

Hirnsektion IVa. Die beiden Temporallappen zusammen mit dem Fornixsystem wurden entfernt (siehe untenstehende Abb.).
Der Plexus choroideus im Dach des III. Ventrikels wurde entfernt.

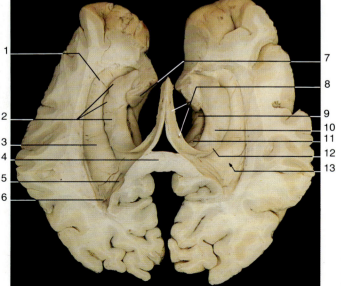

1 Cornu inf. ventriculi lat.
2 Digitationes hippocampi
3 Eminentia collateralis
4 Splenium corporis callosi
5 Calcar avis
6 Cornu post. ventriculi lat.
7 Uncus gyri parahippocampalis
8 Corpus fornicis
9 Gyrus parahippocampalis
10 Hippocampus, Pes hippocampi
11 Gyrus dentatus
12 Fimbria hippocampi
13 Ventriculus lat.

Hirnsektion IVb. Der im oben abgebildeten Präparat entfernte Hirnteil, der die Reste von Temporallappen, Fornix und limbischem System umfaßt, wurde abgebildet.

Limbisches System

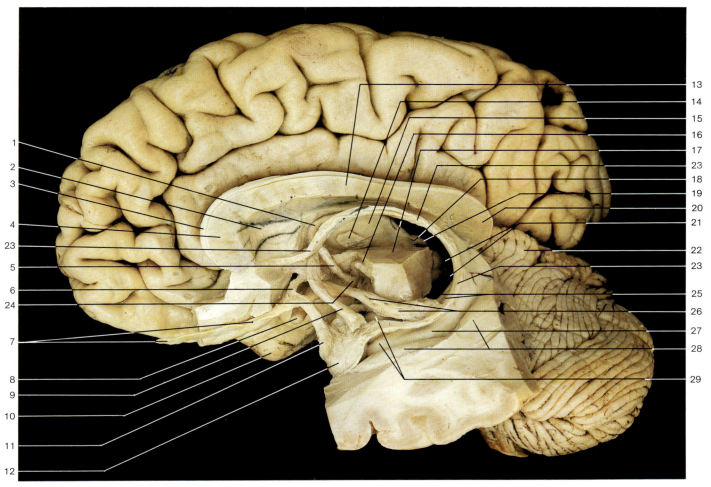

Faserpräparat des limbischen Systems (von lateral). In der linken Hirnhälfte wurden die Hauptfaserzüge und Kerne des limbischen Systems herauspräpariert.

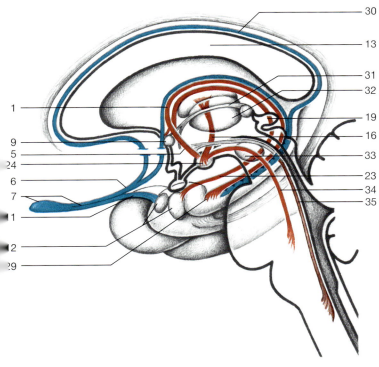

Bahnen des limbischen und olfaktorischen Systems (Schemazeichnung) (O.). Blau = afferente Bahnen; rot = efferente Bahnen.

1 Corpus fornicis
2 Lamina septi pellucidi
3 Stria longitudinalis lat. dext.
4 Genu corporis callosi
5 Columna fornicis
6 Stria olfactoria med. sin.
7 Bulbus olfactorius und Tractus olfactorius sin.
8 N. opticus sin.
9 Commissura ant. (linker Abschnitt)
10 Lobus temporalis dext.
11 Stria olfactoria lat. sin.
12 Corpus amygdaloideum sin.
13 Truncus corporis callosi
14 Adhaesio interthalamica
15 Ventriculus tertius, Thalamus dext.
16 Fasciculus mamillothalamicus sin.
17 Thalamus sin.
18 Commissura habenularum
19 Corpus pineale
20 Splenium corporis callosi
21 Lamina tecti (Mittelhirn)
22 Vermis cerebelli
23 Stria terminalis
24 Corpus mamillare
25 Fimbria hippocampi, Pes hippocampi
26 Tractus opticus, Corpus geniculatum lat. sin.
27 Ventriculus lateralis, Gyrus parahippocampalis sin.
28 Eminentia collateralis sin.
29 Digitationes hippocampi
30 Gyrus supracallosus (Stria longitudinalis)
31 Stria medullaris thalami
32 Thalamus
33 Nucleus ruber
34 Tractus mamillotegmentalis
35 Fasciculus longitudinalis dorsalis (Schütz)

Hypothalamus

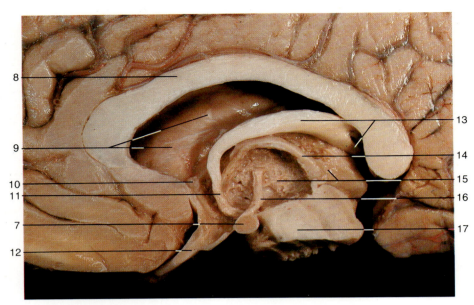

Medianschnitt durch das Zwischenhirn. Die medialen Anteile des Thalamus wurden entfernt, um die Fornixsäulen und den Tractus mamillothalamicus darzustellen. Das Septum pellucidum wurde ebenfalls entfernt.

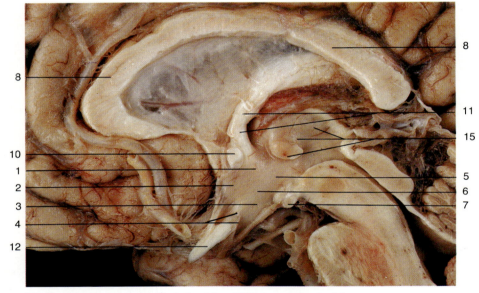

Medianschnitt durch das Zwischenhirn, Mittel- und Rautenhirn.
Lokalisation der hypothalamischen Kerne.

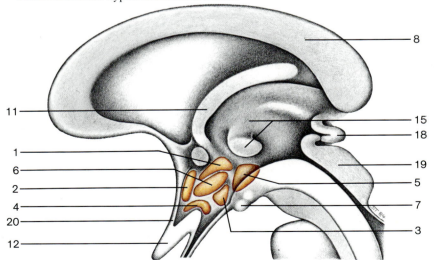

Lokalisation der **wichtigsten hypothalamischen Kerne** (Schema) (O.).

1 Lokalisation des Nucleus paraventricularis ⎫
2 Lokalisation des Nucleus praeopticus
3 Lokalisation des Nucleus ventromedialis ⎬ Hypothalamuskerne
4 Lokalisation des Nucleus supraopticus
5 Lokalisation des Nucleus post.
6 Lokalisation des Nucleus dorsomedialis ⎭
7 Corpus mamillare
8 Corpus callosum
9 Ventriculus lat.
10 Commissura ant.
11 Columna fornicis
12 Chiasma opticum
13 Crus fornicis
14 Stria medullaris thalami
15 Thalamus und Adhaesio interthalamica
16 Tractus mamillothalamicus (Fascia mamillothalamica)
17 Crus cerebri
18 Corpus pineale
19 Tectum mesencephali
20 Lamina terminalis

104

Subkortikale Kerne. Aufeinanderfolgende Präparationsschritte

1 Sulcus circularis insulae
2 Gyrus longus insulae
3 Gyri breves insulae
4 Limen insulae
5 Opercula
   a) Operculum frontale
   b) Operculum parietale
   c) Operculum temporale
6 Corona radiata
7 Nucleus lentiformis, Putamen
8 Commissura ant.
9 Tractus olfactorius
10 Fibrae arcuatae cerebri
11 Radiatio optica
12 Crus cerebri
13 N. trigeminus (N. V)
14 Flocculus
15 Tractus pyramidalis
16 Decussatio pyramidum
17 Capsula int.
18 Tractus opticus
19 N. opticus (N. II)
20 Infundibulum
21 Lobus temporalis
22 Corpora mamillaria
23 N. oculomotorius dext. et sin. (N. III)
24 Fibrae pontis transversae

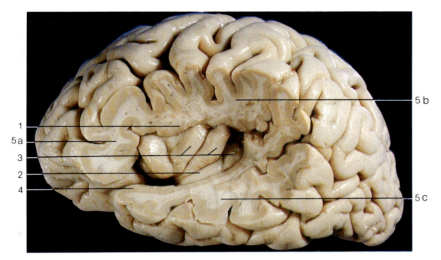

Insula. Operculum frontale, parietale und temporale wurden entfernt, um die Insel zu zeigen.

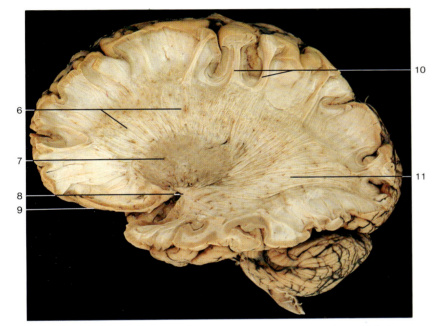

Corona radiata der linken Großhirnhemisphäre (von lateral). Inselrinde und Claustrum wurden entfernt.

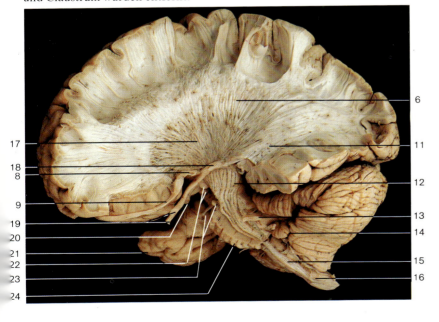

◁ **Corona radiata, Capsula interna und Projektionsfasersysteme** der linken Großhirnhemisphäre. Zusätzlich zum oben abgebildeten Präparat wurden hier der Nucleus lentiformis entfernt und die Crura cerebri präpariert.

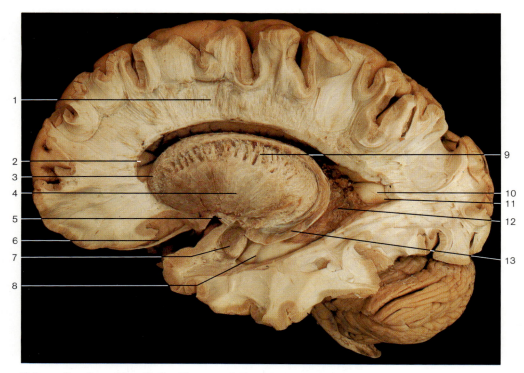

Präparation der subkortikalen Kerne und Capsula interna I (von lateral). Linke Großhirnhemisphäre. Der Seitenventrikel wurde eröffnet; die Inselrinde mit Claustrum wurde entfernt.

1 Corona radiata
2 Cornu ant. ventriculi lat.
3 Caput nuclei caudati
4 Putamen nuclei lentiformis
5 Commissura ant.
6 Tractus olfactorius
7 Corpus amygdaloideum
8 Digitationes hippocampi
9 Capsula int.
10 Calcar avis
11 Cornu post. ventriculi lat.
12 Plexus choroideus
13 Cauda nuclei caudati
14 Thalamus
15 Fibrae arcuatae cerebri
16 Globus pallidus (Rest)

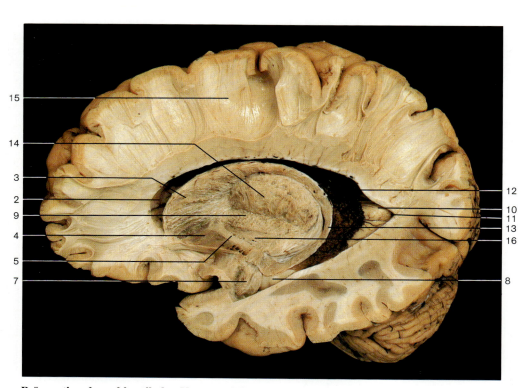

Präparation der subkortikalen Kerne und Capsula interna II (von lateral). Zusätzlich zum oben abgebildeten Präparat wurde hier auch der größte Teil des Nucleus lentiformis entfernt.

106

Capsula interna

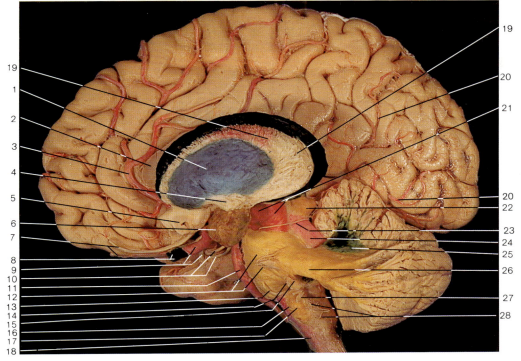

Subkortikale Kerne und ihre Bahnverbindungen im Verhältnis zum Gesamtgehirn.

Tractus pyramidalis (rot)
Pedunculus cerebellaris med. (gelb)
Pedunculus cerebellaris sup. (rosa)
Pedunculus cerebellaris inf. (grün)

1 Putamen
2 Genu corporis callosi
3 A. cerebri ant.
4 Commissura ant.
5 Area subcallosa
6 Corpus amygdaloideum
7 Tractus olfactorius
8 N. opticus (N. II)
9 A. carotis int., Infundibulum
10 N. oculomotorius dext. et sin. (N. III)
11 A. basilaris
12 Pons, N. trigeminus (N. V)
13 N. abducens (N. VI)
14 N. facialis (N. VII)
15 N. vestibulocochlearis (N. VIII)
16 N. hypoglossus (N. XII)
17 Oliva
18 Pyramis medullae oblongatae
19 Capsula int.
20 Endäste der A. cerebri post.
21 Pedunculi cerebri
22 Lamina tecti
23 N. trochlearis (N. IV)
24 Pedunculus cerebellaris sup.
25 Pedunculus cerebellaris inf.
26 Pedunculus cerebellaris medius
27 N. glossopharyngeus (N. IX)
28 N. vagus (N. X) und N. accessorius (N. XI)
29 Corpus callosum
30 Ventriculus lat., cornu ant.
31 Nucleus caudatus
32 Crus ant. capsulae int.
33 Insula
34 Claustrum
35 Thalamus
36 Colliculus sup. et inf. laminae tecti
37 Cerebellum
38 Pedunculus cerebellaris medius (ponto-zerebellare Bahnen rot)
39 Medulla oblongata (Hinterstrangbahnen blau)
40 Putamen
41 Globus pallidus
42 Genu et Crus post. capsulae int.

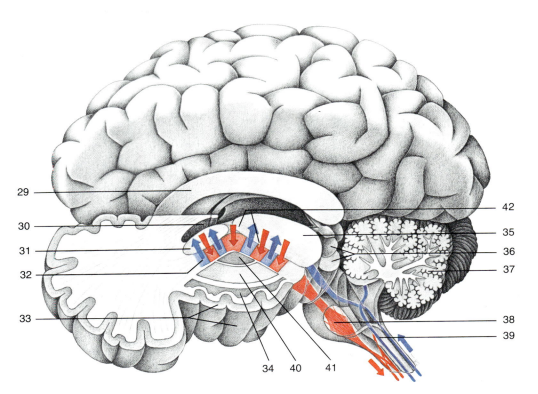

Lage und Gliederung der Capsula interna. Horizontalschnitt (Schema) (O.).
Efferente Bahnsysteme (rot); afferente Bahnsysteme (blau).

Ventrikelsystem

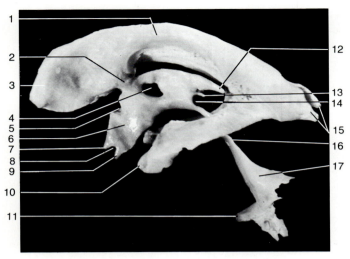

1 Pars centralis ventriculi lat.
2 For. interventriculare
3 Cornu ant. ventriculi lat.
4 Adhaesio interthalamica (Abdruck)
5 Commissura ant. (Abdruck)
6 Ventriculus tertius
7 Recessus opticus
8 Chiasma opticum (Abdruck)
9 Recessus infundibuli
10 Cornu inf. ventriculi lat.
11 Apertura lat. ventriculi quarti
12 Recessus suprapinealis
13 Recessus pinealis
14 Lokalisation der Commissura post.
15 Cornu post. ventriculi lat.
16 Aquaeductus cerebri
17 Ventriculus quartus
18 Apertura mediana ventriculi quarti
19 Cisterna cerebellomedullaris

Ausgußpräparat vom Ventrikelsystem (von lateral).

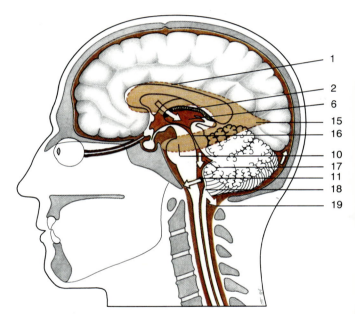

Lage der Hirnventrikel am Medianschnitt (Schema) (O.).
Punktierte Linie: Lage des rechten Seitenventrikels;
Pfeile: Strömungsrichtung des Liquor cerebrospinalis.

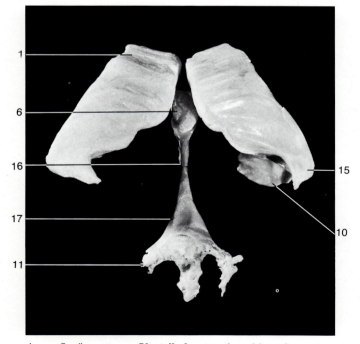

Ausgußpräparat vom Ventrikelsystem (von hinten).

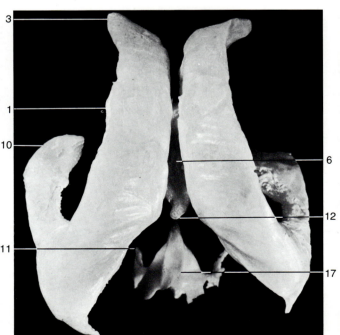

Ausgußpräparat vom Ventrikelsystem (von oben).

108

Hirnstamm

1	Capsula int.
2	Caput nuclei caudati
3	Trigonum olfactorium
4	Tractus olfactorius dext. et sin.
5	N. opticus (N. II) dext. et sin.
6	Infundibulum
7	N. oculomotorius (N. III) dext. et sin.
8	Corpus amygdaloideum
9	Pons
10	N. trigeminus (N. V)
11	N. facialis (N. VII), N. vestibulocochlearis (N. VIII)
12	N. hypoglossus (N. XII)
13	N. glossopharyngeus (N. IX), N. vagus (N. X)
14	Oliva
15	Medulla oblongata
16	Nucleus lentiformis
17	Commissura ant.
18	Cauda nuclei caudati
19	Lamina tecti, colliculus sup.
20	Lamina tecti, colliculus inf.
21	N. trochlearis (N. IV)
22	Pedunculus cerebellaris sup.
23	Pedunculus cerebellaris inf.
24	Pedunculus cerebellaris medius
25	N. accessorius, N. XI (radix spinalis)
26	Fornix, Columnae fornicis
27	Lamina affixa
28	Ventriculus tertius
29	Pulvinar thalami
30	Brachium colliculi inf.
31	Frenulum veli medullaris sup.
32	Velum medullare sup.
33	Colliculus facialis
34	Striae medullares, Fossa rhomboidea
35	Trigonum n. hypoglossi
36	Stria terminalis und V. thalamostriata
37	Trigonum habenulae
38	Plexus choroideus ventriculi lat.
39	Corpus pineale (Epiphyse)
40	Corpus geniculatum lat.
41	Crus cerebri
42	Plexus choroideus ventriculi quarti
43	Tuberculum nuclei gracilis (Clava)
44	Radices dorsales der zervikalen Spinalnerven
45	Tuberculum nuclei cuneati

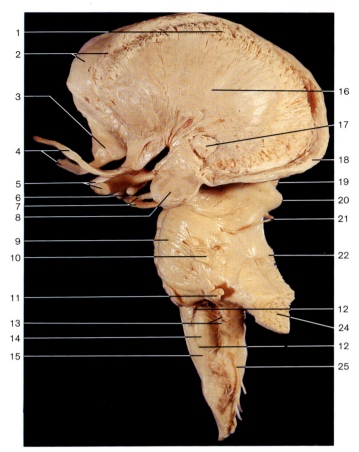

Hirnstamm (von lateral). Großhirnrinde und Kleinhirn entfernt.

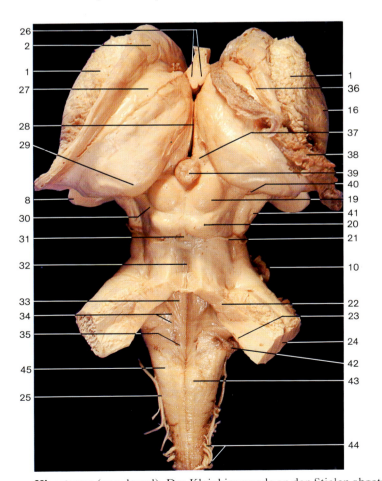

Hirnstamm (von dorsal). Das Kleinhirn wurde an den Stielen abgetrennt.

Frontalschnitte durch das Gehirn

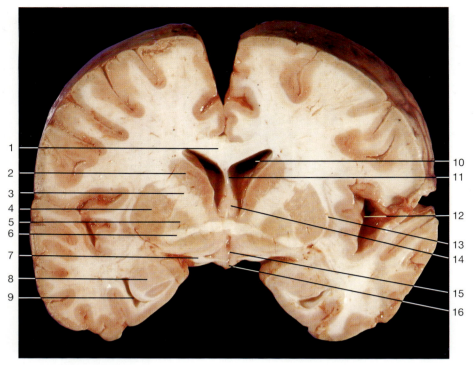

Frontalschnitt durch das Gehirn auf der Höhe der vorderen Kommissur. (Schnittebene 1).

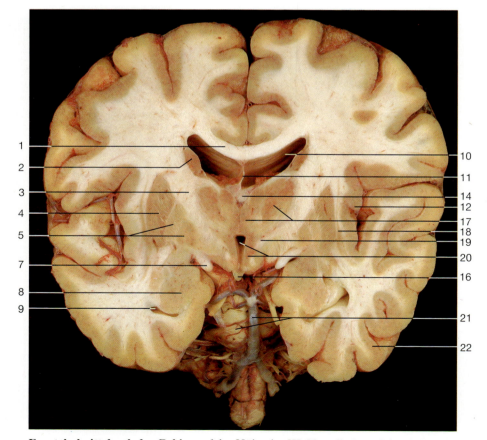

Frontalschnitt durch das Gehirn auf der Höhe des III. Ventrikels und der Adhaesio interthalamica. (Schnittebene 2.)

1 Corpus callosum
2 **Caput nuclei caudati**
3 **Capsula interna**
4 **Putamen**
5 **Globus pallidus**
6 Commissura anterior
7 Tractus opticus
8 Corpus amygdaloideum
9 Cornu inf. ventriculi lat.
10 Ventriculus lat.
11 Septum pellucidum
12 Insula
13 Capsula externa
14 Columna fornicis
15 Recessus opticus
16 Infundibulum
17 **Thalamus**
18 Claustrum
19 Ansa lenticularis
20 **Ventriculus tertius, Hypothalamus**
21 A. basilaris, Pons
22 Cortex lobi temporalis
23 Colliculus inf.
24 Colliculus sup.
25 Aquaeductus cerebri
26 Nucleus ruber
27 Substantia nigra
28 Crus cerebri
29 N. trochlearis (N. IV)
30 Substantia grisea
31 Nucleus n. oculomotorii (Edinger-Westphal)
32 Radix n. oculomotorii (N. III)
33 Vermis cerebelli
34 Ventriculus quartus
35 Formatio reticularis
36 Pons, Fibrae pontis transversae
37 Nucleus emboliformis
38 Nucleus dentatus
39 Pedunculus cerebellaris med.
40 Plexus choroideus
41 Nucleus hypoglossi in der Fossa rhomboidea
42 Fasciculus longitudinalis med.
43 N. trigeminus (N. V)
44 Nucleus olivaris inf.
45 Fibrae corticospinales, Fibrae arcuatae cerebri
46 Ventriculus quartus mit Plexus choroideus
47 Nuclei vestibulares
48 Nucleus und Tractus solitarius
49 Pedunculus cerebellaris inf.
50 Formatio reticularis
51 Lemniscus medialis
52 Nucleus cuneatus (Burdach)
53 Canalis centralis
54 **Tractus pyramidalis**
55 Flocculus cerebelli
56 Kleinhirnhemisphäre mit Pia mater
57 Arbor vitae cerebelli
58 Nucleus gracilis (Goll)
59 Plexus choroideus im Recessus lat. ventriculi quarti
60 A. cerebelli post. inf.

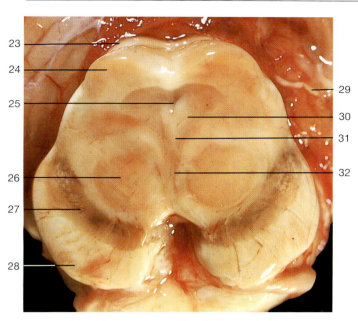

Querschnitt durch das Mittelhirn in Höhe der Colliculi superiores (von vorne). (Schnittebene 3.)

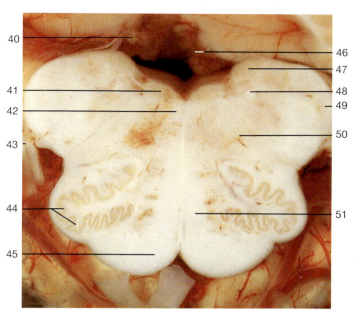

Querschnitt durch das Rautenhirn in Höhe der Olive. (Schnittebene 5.)

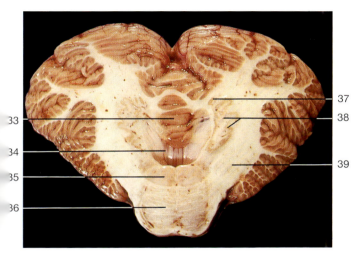

Querschnitt durch das Rautenhirn in Höhe von Pons und Cerebellum. (Schnittebene 4.)

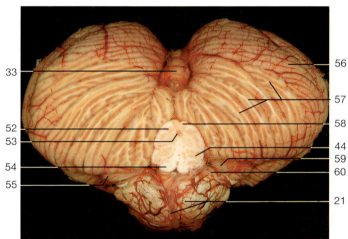

Querschnitt durch Medulla oblongata und Cerebellum. (Schnittebene 6.)

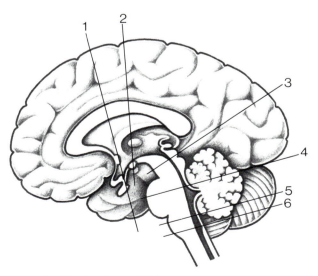

Lage der Schnittebenen (O.).

111

Horizontalschnitte durch das Gehirn

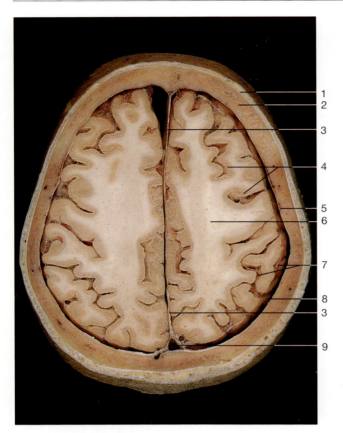

Horizontalschnitt durch den Kopf (Schnittebene 1).

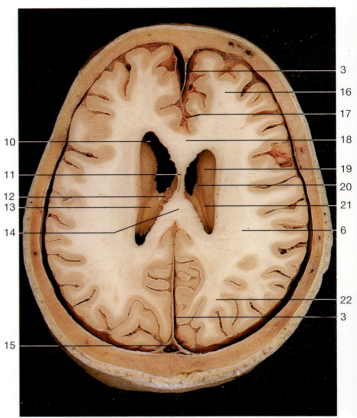

Horizontalschnitt durch den Kopf (Schnittebene 2).

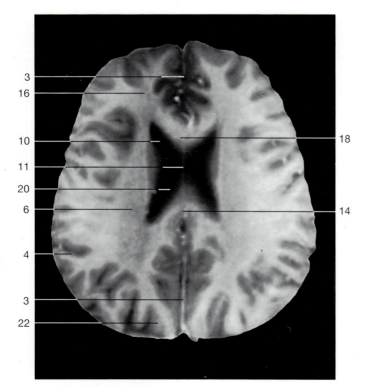

Horizontalschnitt durch den Kopf, Kernspintomogramm (Schnittebene 2).

1 Kopfhaut
2 Calvaria (Diploe)
3 **Falx cerebri**
4 Graue Substanz des Großhirns (Cortex cerebri)
5 Dura mater
6 **Weiße Substanz des Großhirns**
7 Pia mater mit Gefäßen
8 Spatium subarachnoideale
9 Sinus sagittalis sup.
10 Cornu ant. ventriculi lat.
11 **Septum pellucidum**
12 Plexus choroideus
13 Thalamus
14 Splenium corporis callosi
15 Confluens sinuum
16 Lobus frontalis
17 A. cerebri ant.
18 Genu corporis callosi
19 Nucleus caudatus
20 **Pars centralis ventriculi lat.**
21 Sulcus terminalis
22 Lobus occipitalis

112

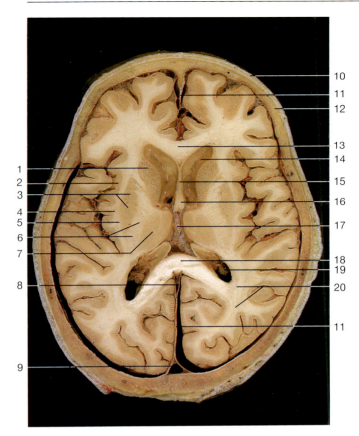

1	**Nucleus caudatus,** Caput
2	Insula
3	Nucleus caudatus, Corpus
4	Claustrum
5	Capsula externa
6	Capsula interna
7	**Thalamus**
8	Sinus rectus
9	Sinus sagittalis sup., Confluens sinuum
10	Kopfhaut
11	Falx cerebri
12	Calvaria (Diploe)
13	Genu corporis callosi
14	Cornu ant. ventriculi lat.
15	**Septum pellucidum**
16	Columna fornicis
17	Plexus choroideus ventriculi tertii
18	Splenium corporis callosi
19	Eingang zum Cornu inf. ventriculi lat.
20	Radiatio optica
21	**Ventriculus tertius**

Horizontalschnitt durch den Kopf auf der Höhe des III. Ventrikels mit Capsula interna und benachbarten Kernen (Schnittebene 3).

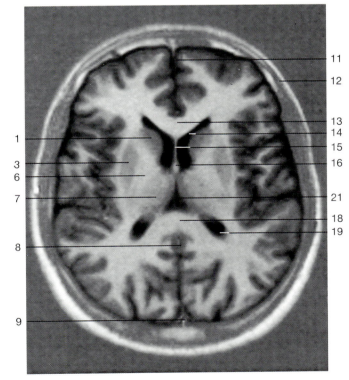

Horizontalschnitt durch den Kopf, Kernspintomogramm (Schnittebene 3).

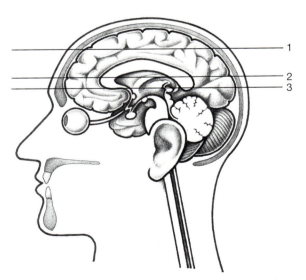

Sagittalschnitt durch den Kopf. Lage der Schnittebenen (O.).

113

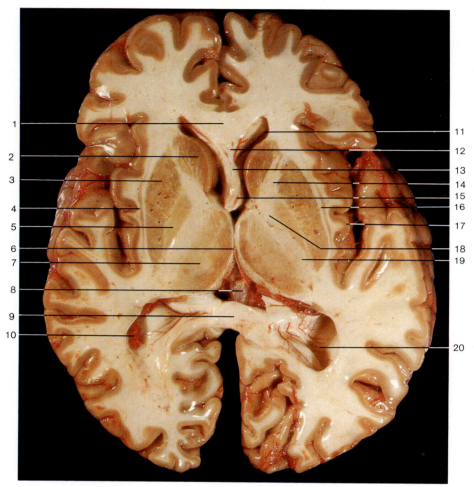

Horizontalschnitt durch das Gehirn in Höhe der subkortikalen Kerne (Schnittebene 1).

1 Genu corporis callosi
2 Caput nuclei caudati
3 Putamen
4 Claustrum
5 Globus pallidus
6 Ventriculus tertius
7 Thalamus
8 Corpus pineale
9 Splenium corporis callosi
10 Plexus choroideus ventriculi lat.
11 Cornu ant. ventriculi lat.
12 Cavum septi pellucidi
13 Septum pellucidum
14 Crus ant. capsulae int.
15 Columnae fornicis
16 Capsula ext.
17 Insula
18 Genu capsulae int.
19 Crus post. capsulae int.
20 Cornu post. ventriculi lat.
21 Commissura ant.
22 Radiatio optica
23 Falx cerebri
24 Sinus maxillaris
25 Tuba auditiva
26 Cavum tympani
27 Meatus acusticus ext.
28 Medulla oblongata
29 Ventriculus quartus
30 Linke Kleinhirnhemisphäre
31 Articulatio temporomandibularis
32 Membrana tympani
33 Basis cochleae
34 Cellulae mastoideae
35 Sinus sigmoideus
36 Vermis cerebelli
37 Massa intermedia

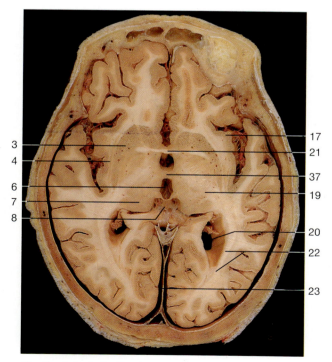

Horizontalschnitt durch den Kopf (Schnittebene 2).

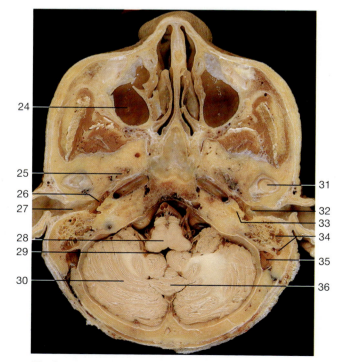

Horizontalschnitt durch den Kopf (Schnittebene 4).

114

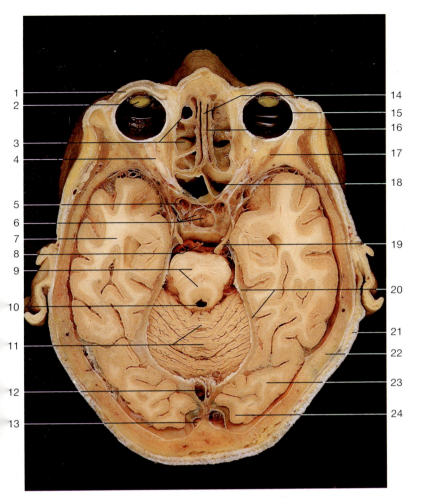

1 Oberlid (Tarsus)
2 Linse
3 Sinus ethmoidalis
4 **N. opticus** (N. II)
5 A. carotis int.
6 Infundibulum, **Hypophyse**
7 Lobus temporalis
8 A. basilaris
9 Pons (Querschnitt durch den Hirnstamm)
10 Aquaeductus cerebri, Übergang in IV. Ventrikel
11 Vermis cerebelli
12 Sinus rectus
13 Sinus transversus
14 Septum nasi
15 **Augapfel** (Sklera)
16 Cavum nasi
17 M. rectus lat.
18 Sinus sphenoidalis
19 N. oculomotorius (N. III)
20 Tentorium cerebelli
21 Kopfhaut
22 Calvaria
23 Lobus occipitalis
24 Area striata (Sehrinde)

Horizontalschnitt durch den Kopf (Schnittebene 3).

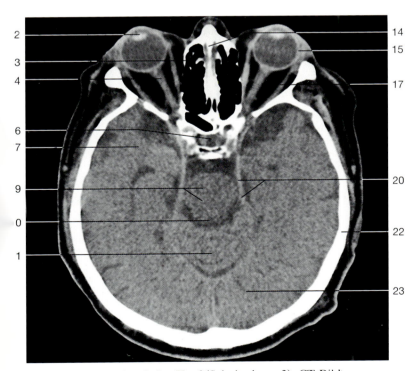

Horizontalschnitt durch den Kopf (Schnittebene 3). CT-Bild.

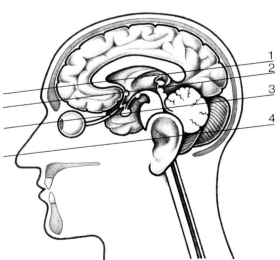

Sagittalschnitt durch den Kopf.
Lage der Schnittebenen (O.).

115

Gehör- und Gleichgewichtsorgan

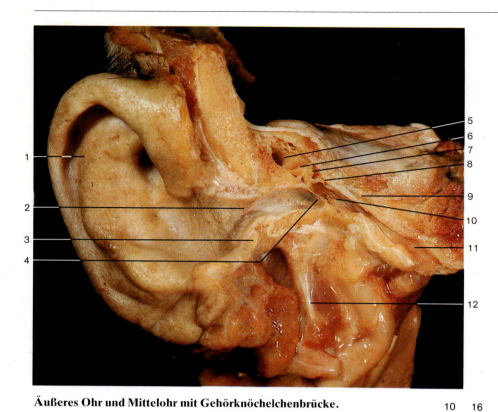

1 Auricula
2 Meatus acusticus ext., pars ossea
3 Meatus acusticus ext., pars cartilaginea
4 Membrana tympani
5 Antrum mastoideum
6 Incus
7 Caput mallei
8 Stapes
9 M. tensor tympani (angeschnitten)
10 Cavum tympani
11 Tuba auditiva
12 Proc. styloideus

Äußeres Ohr und Mittelohr mit Gehörknöchelchenbrücke.
Längsschnitt durch Felsenbein und äußeren Gehörgang.
Mittelohr und Tuba auditiva sind durchschnitten.

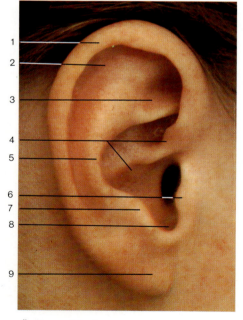

Äußeres Ohr (von lateral).

1 Helix
2 Scapha
3 Fossa triangularis
4 Concha
5 Anthelix
6 Tragus
7 Antitragus
8 Incisura intertragica
9 Lobulus auriculae

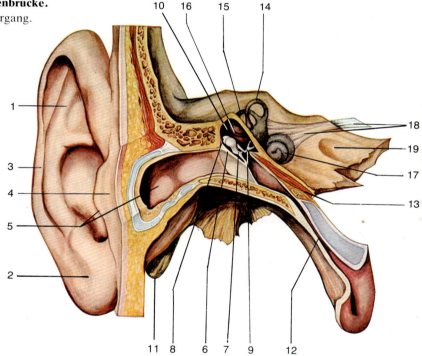

Lokalisation von Gehör- und Gleichgewichtsorgan (Schema).

Äußeres Ohr (Auris externa)
1 Auricula
2 Lobulus auriculae
3 Helix
4 Tragus
5 Meatus acusticus ext.

Mittelohr (Auris media)
6 Membrana tympani
7 Malleus
8 Incus
9 Stapes
10 Cavum tympani
11 Proc. mastoideus
12 Tuba auditiva
13 M. tensor tympani

Innenohr (Auris interna)
14 Ductus semicircularis ant.
15 Ductus semicircularis post.
16 Ductus semicircularis lat.
17 Cochlea
18 N. vestibulocochlearis (N. VIII)
19 Pars petrosa ossis temporalis, impressio trigemini

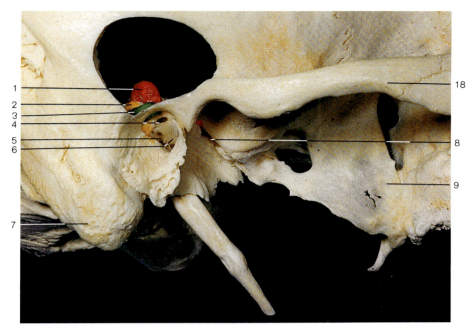

1 Canalis semicircularis ant.
2 Canalis semicircularis post.
3 Canalis semicircularis lat.
4 Fenestra vestibuli
5 Fenestra cochleae
6 Cavum tympani
7 Proc. mastoideus
8 Fissura petrotympanica
  (rote Sonde: Chorda tympani)
9 Lamina lateralis proc. pterygoidei
10 Cellulae mastoideae
11 Canalis facialis
12 For. ovale
13 Canalis caroticus
14 Anulus tympanicus
15 Pars petromastoidea
16 Os temporale, pars squamosa
17 Sutura petrosquamosa
18 Proc. zygomaticus
19 Incisura tympanica
20 Promontorium
21 Cupula cochleae (Schneckenspitze)
22 Canalis spiralis und Basis cochleae
23 Recessus epitympanicus
24 Ossicula auditus, Cavum tympani
25 Recessus hypotympanicus

Os temporale dext. (von lateral). Squama gefenstert, um die Canales semicirculares zu zeigen. Darstellung der medialen Wand der Paukenhöhle.

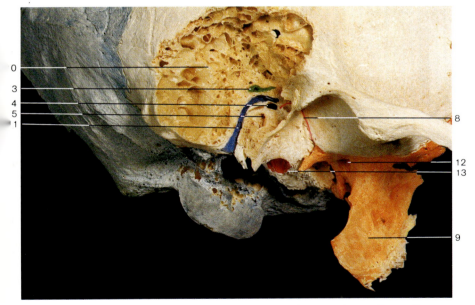

Os temporale dext. (von lateral). Der Proc. mastoideus wurde zur Darstellung der Cellulae mastoideae aufgemeißelt. Der Canalis facialis wurde eröffnet.

Os temporale dext. eines Neugeborenen (von lateral).

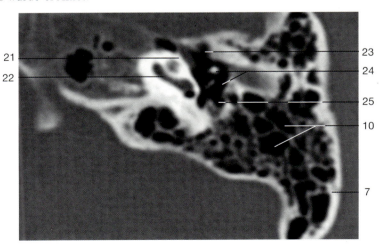

Frontalschnitt durch das Felsenbein, Kernspintomogramm.

117

Mittelohr (Cavum tympani)

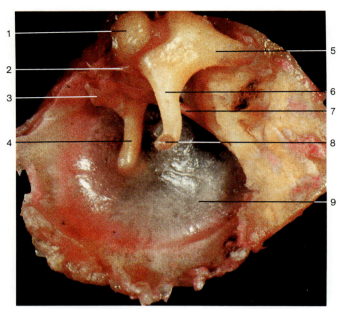

1 Caput mallei
2 Lig. ant. mallei
3 Tendo m. tensoris tympani
4 Manubrium mallei
5 Crus breve incudis
6 Crus longum incudis
7 Chorda tympani
8 Proc. lenticularis
9 Membrana tympani

Trommelfell, Hammer und Amboß (von innen gesehen).

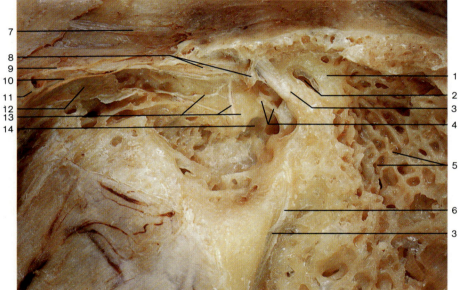

1 Antrum mastoideum
2 Canalis semicircularis lat. (eröffnet)
3 Lokalisation des Canalis facialis
4 Stapes und Tendo m. stapedii, Eminentia pyramidalis
5 Cellulae mastoideae
6 Chorda tympani (intrakranial)
7 N. petrosus major
8 M. tensor tympani, proc. cochleariformis
9 N. petrosus minor
10 A. tympani ant.
11 A. meningea media
12 Semicanalis tubae auditivae
13 Promontorium, plexus tympanicus
14 Fenestra cochleae

Cavum tympani (linke Seite); mediale Wand mit Stapes. Trommelfell, Hammer und Amboß und der angrenzende Knochen wurden entfernt.

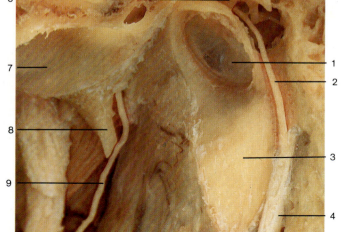

1 Membrana tympani (Trommelfell)
2 Chorda tympani (intrakranieller Teil)
3 Meatus acusticus ext.
4 N. facialis (kurz vor dem Austritt aus dem For. stylomastoideum)
5 Incus
6 Caput mallei
7 Fossa mandibularis
8 Spina ossis sphenoidalis
9 Chorda tympani (extrakranieller Teil)
10 Processus styloideus

Membrana tympani, Canalis facialis und Chorda tympani (von lateral). Äußerer Gehörgang größtenteils entfernt (1,5×).

Gehörknöchelchen

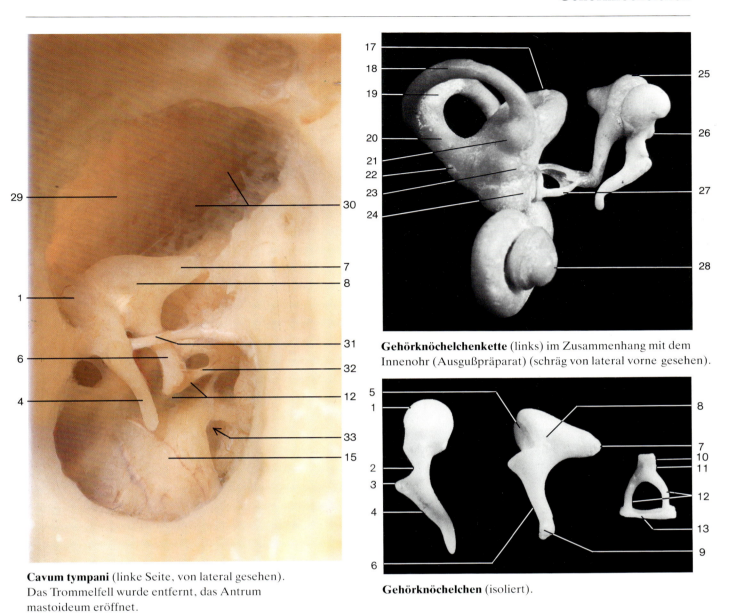

Cavum tympani (linke Seite, von lateral gesehen). Das Trommelfell wurde entfernt, das Antrum mastoideum eröffnet.

Gehörknöchelchenkette (links) im Zusammenhang mit dem Innenohr (Ausgußpräparat) (schräg von lateral vorne gesehen).

Gehörknöchelchen (isoliert).

Bewegungen von Trommelfell und Gehörknöchelchen bei der Schallwellenübertragung (Schema).

Malleus
1 Caput mallei
2 Collum mallei
3 Processus lat.
4 Manubrium mallei

Incus
5 Facies articularis
6 Crus longum
7 Crus breve
8 Corpus incudis
9 Processus lenticularis

Stapes
10 Caput stapedis
11 Collum stapedis
12 Crus ant. et post.
13 Basis stapedis

Wände des Mittelohres
14 Membrana tympani
15 Promontorium
16 Recessus hypotympanicus

Innenohr (Labyrinth)
17 Canalis semicircularis lat.
18 Canalis semicircularis ant.
19 Canalis semicircularis post.
20 Crus commune
21 Ampula ossea ant.
22 Aquaeductus vestibuli (Anfangsteil)
23 Utriculus
24 Sacculus
25 Incus
26 Malleus
27 Stapes
28 Cochlea

Cavum tympani
29 Recessus epitympanicus
30 Antrum mastoideum
31 Chorda tympani
32 Tendo m. stapedii
33 Fenestra cochleae (rotunda)

Innenohr

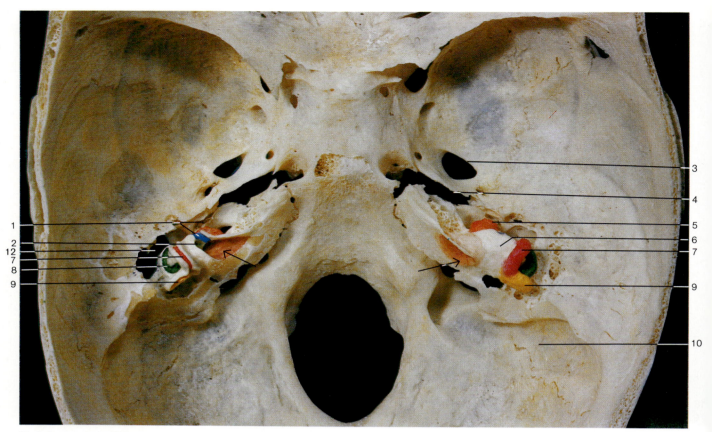

Knöchernes Labyrinth in situ (von oben); Schädelbasis. Linkes Felsenbein aufgemeißelt. Pfeile: Meatus acusticus int.

1	Canalis facialis	9	Canalis semicircularis post.
2	Area vestibularis sup.	10	Sulcus sinus sigmoidei
3	For. ovale	11	Sinus sigmoideus
4	For. lacerum	12	Cavum tympani
5	Cochlea	13	Tuba auditiva
6	Lage des Vestibulum	14	Cellulae mastoideae
7	Canalis semicircularis ant.	15	N. facialis (N. VII), N. vestibulocochlearis (N. VIII) und N. intermedius
8	Canalis semicircularis lat.		

16	Os temporale, pars squamosa
17	Fenestra vestibuli
18	Promontorium
19	Proc. zygomaticus
20	Fenestra cochleae
21	Proc. mastoideus

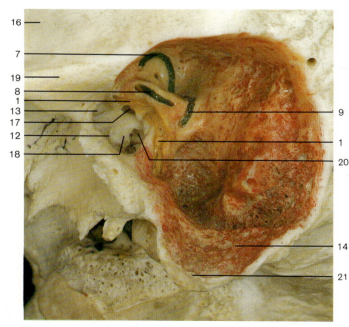

Knöchernes Labyrinth in situ (linke Seite) (von lateral). Canales semicirculares aufgemeißelt.

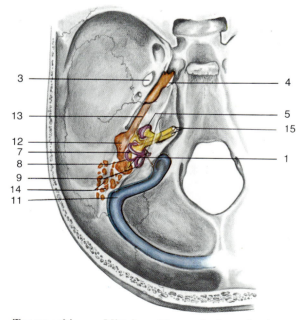

Topographie von Mittel- und Innenohr (von oben) (Schemazeichnung).

120

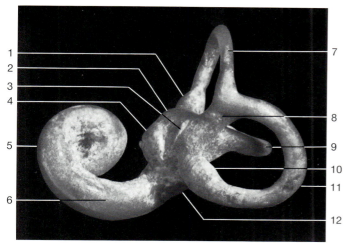

1	Ampulla ossea ant.	17	Cellulae mastoideae
2	Recessus ellipticus	18	Cavum tympani, Fenestra cochleae (Sonde)
3	Aquaeductus vestibuli (Anfangsteil)	19	Meatus acusticus ext.
4	Recessus sphericus	20	Canalis facialis
5	Cochlea	21	Basis cochleae, Canalis musculotubarius
6	Basis chochleae		
7	Canalis semicircularis ant.	22	Malleus und Incus
8	Crus commune	23	Stapes
9	Canalis semicircularis lat.	24	Membrana tympani
10	Ampulla ossea post.	25	Cavum tympani
11	Canalis semicircularis post.	26	Aquaeductus cochleae
12	Fenestra cochleae	27	Saccus endolymphaticus
13	Ampulla ossea lat.	28	Ductus endolymphaticus
14	Fenestra vestibuli	29	Macula utriculi
15	Apex, cupula cochleae	30	Macula sacculi
16	Meatus acusticus ext.		

Ausguß vom rechten Labyrinth (von hinten medial).

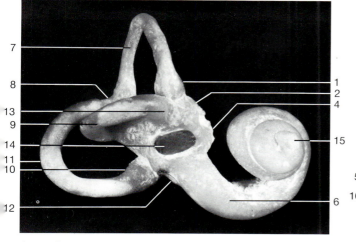

Ausguß vom rechten Labyrinth (von lateral).

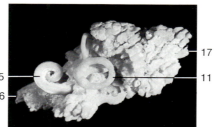

Ausgußpräparat vom Labyrinthorgan und den Cellulae mastoideae (natürliche Größe).

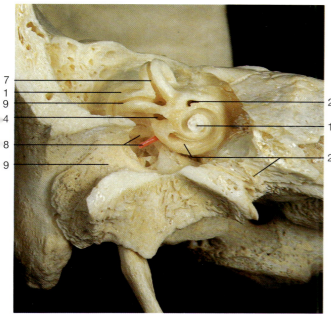

Präparation des knöchernen Labyrinths in situ. Die Bogengänge und der Ductus cochlearis wurden eröffnet.

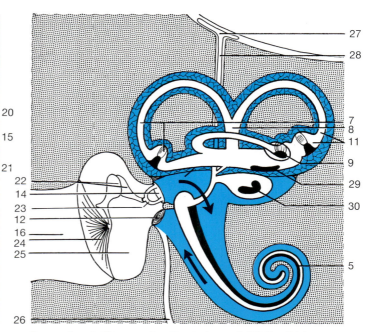

Innenohr mit Sinnesendstellen (schwarz). Pfeile: Richtung der Schallwellenbewegungen. Blau = Perilymphräume.

Sehorgan und Orbita

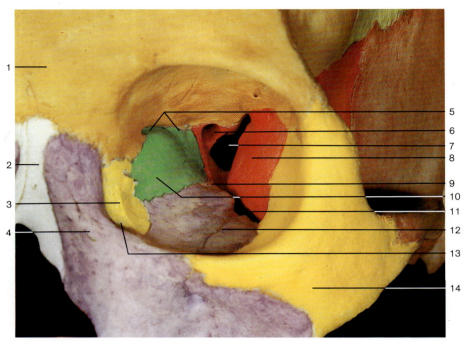

Linke Orbita (von vorne). Die Knochen sind durch verschiedene Farben gekennzeichnet.

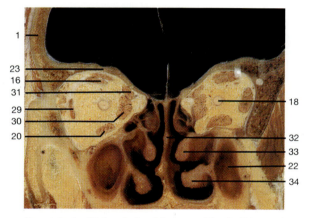

Frontalschnitt durch den hinteren Abschnitt von Augen- und Nasenhöhle.

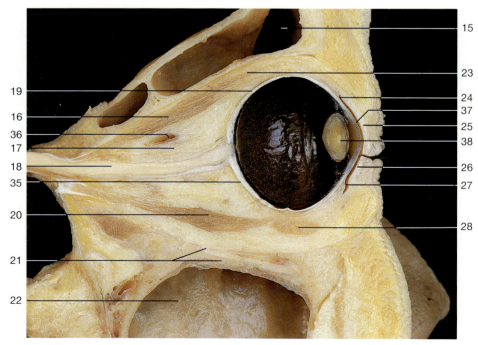

Sagittalschnitt durch Orbita und Bulbus oculi.

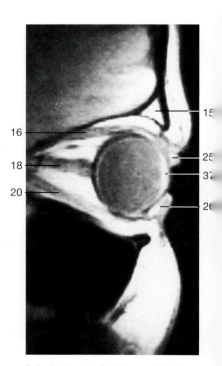

Schnitt durch Orbita und Bulbus oculi, Kernspintomogramm.

1 Os frontale
2 Os nasale
3 Os lacrimale
4 Proc. frontalis maxillae
5 For. ethmoidale ant. et post.
6 Ala minor ossis sphenoidalis und Canalis opticus
7 Fissura orbitalis sup.
8 Ala major ossis sphenoidalis
9 Proc. orbitalis ossis palatini
10 Lamina orbitalis ossis ethmoidalis
11 Fissura orbitalis inf.
12 Sulcus infraorbitalis
13 Fossa sacci lacrimalis
14 Os zygomaticum
15 Sinus frontalis
16 M. rectus sup.
17 Corpus adiposum orbitae
18 N. opticus (N. II)
19 Spatium episclerale (Tenonsche Kapsel)
20 M. rectus inf.
21 Periorbita und Maxilla
22 Sinus maxillaris
23 M. levator palpebrae sup.
24 Fornix conjunctivae sup.
25 Palpebra sup. (Tarsus)
26 Palpebra inf. (Tarsus)
27 Fornix conjunctivae inf.
28 M. obliquus inf.
29 M. rectus lat.
30 M. rectus med.
31 M. obliquus sup.
32 Septum nasi
33 Concha nasalis media
34 Concha nasalis inf.
35 Sclera
36 A. ophthalmica
37 Cornea
38 Linse

Augenlider und Tränenapparat

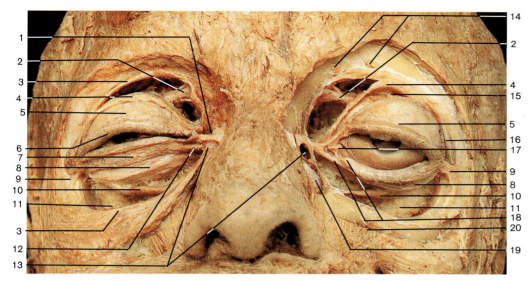

Augenlider und Tränenapparat. Links wurde der Saccus und Ductus nasolacrimalis dargestellt.

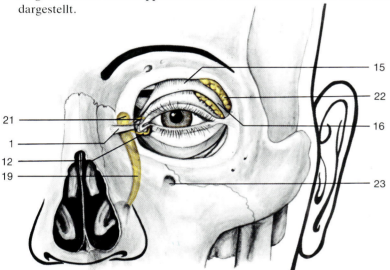

Tränenapparat (Schema).

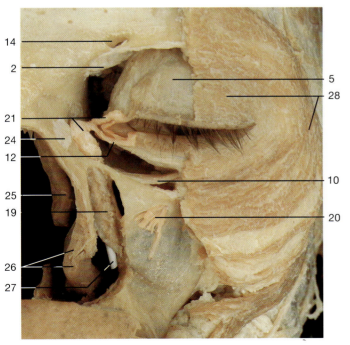

Tränenapparat des linken Auges (von vorn).

1 **Lig. palpebrale med.**
2 Tendo m. obliqui sup.
3 Septum orbitale (durchtrennt)
4 Aponeurosis des M. levator palpebrae sup.
5 Tarsus sup.
6 Gl. lacrimalis bzw. Lidrand mit Zilien
7 Tarsus inf.
8 M. tarsalis inf.
9 Lig. palpebrale lat.
10 M. obliquus inf.
11 Corpus adiposum orbitae
12 **Canaliculus lacrimalis inf.**
13 Saccus lacrimalis
14 For. supraorbitale und frontale
15 M. levator palpebrae sup.
16 Velum laterale der Levatoraponeurose
17 Plica semilunaris conjunctivae
18 Punctum und Canaliculus lacrimalis inf.
19 **Ductus nasolacrimalis**
20 N. infraorbitalis
21 **Saccus lacrimalis, Canaliculus lacrimalis sup.**
22 Gl. lacrimalis
23 Foramen infraorbitale
24 Lig. palpebrale med. (durchtrennt)
25 Concha nasalis med.
26 **Concha nasalis inf.**
27 Öffnung des Ductus nasolacrimalis (Sonde)
28 M. orbicularis oculi

Bulbus oculi

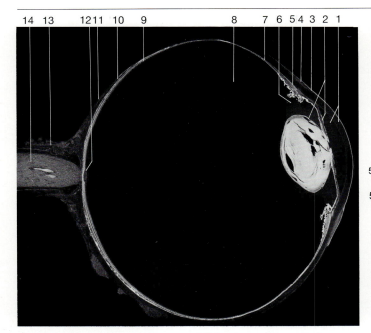

Horizontalschnitt durch das menschliche Auge (Vergr. 2×).

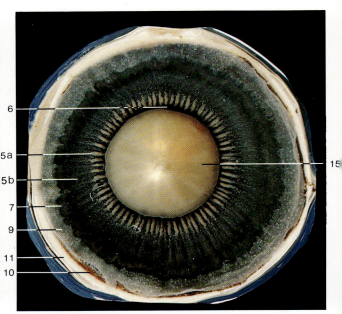

Vorderes Augensegment mit Linse und Corona ciliaris (Ansicht von hinten).

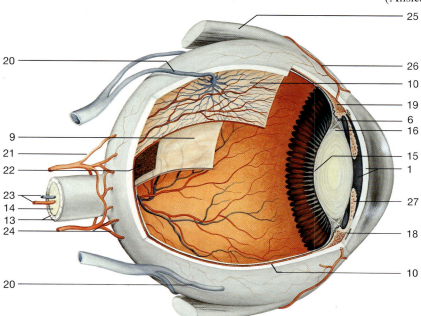

Bau des Augapfels. Schichtengliederung und Gefäßversorgung. Schemazeichnung.

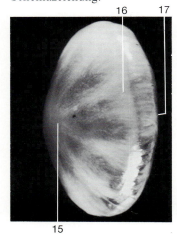

Linse (von lateral).

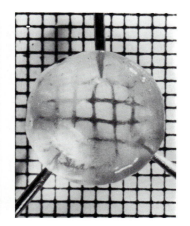

Linse (von vorne). Man beachte den Vergrößerungseffekt.

1 Cornea und Augenvorderkammer (Angulus iridocornealis)
2 Iris, Linse (Lens)
3 Limbus corneae
4 Conjunctiva bulbi
5 Corpus ciliare
   a) Corona ciliaris mit den Processus ciliares
   b) Pars plana (Orbiculus ciliaris)
6 Zonula ciliaris
7 Ora serrata
8 Corpus vitreum
9 Retina, pars optica
10 Choroidea
11 Sclera
12 Papilla n. optici
13 Dura mater und Spatium intervaginale
14 N. opticus (N. II)
15 Facies post. lentis
16 Aequator lentis
17 Linse, Facies ant. lentis
18 Schlemmscher Kanal (Sinus venosus sclerae)
19 M. ciliaris
20 V. vorticosa
21 A. ciliaris post. longa
22 Pigmentepithel der Netzhaut
23 A., V. centralis retinae
24 Aa. ciliares post. breves
25 Äußerer Augenmuskel
26 A. ciliaris ant.
27 Iris

124

Gefäße des Auges

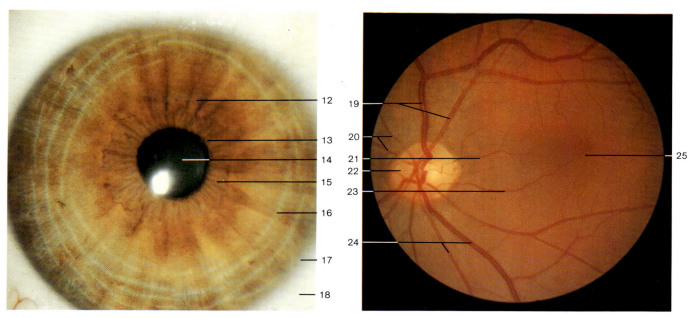

Vorderes Augensegment (Aufnahme: Prof. G. O. H. Naumann, Universitäts-Augenklinik, Erlangen).

Augenhintergrund, Fundus oculi mit Papilla n. optici (Aufnahme: Prof. G. O. H. Naumann, Universitäts-Augenklinik, Erlangen).

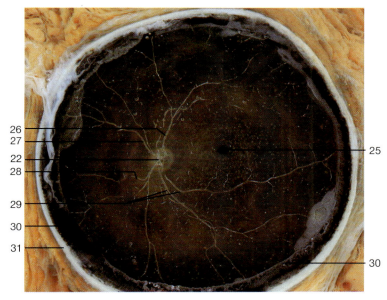

Hinteres Augensegment (linkes Auge).

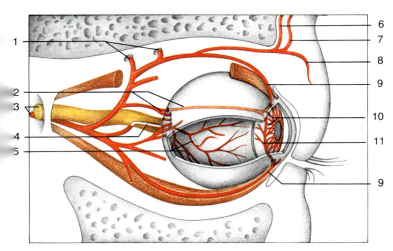

Äste der A. ophthalmica (Schema) (O.).

1	A. ethmoidalis ant. et post.
2	Aa. ciliares post. longi et breves
3	N. opticus, A. ophthalmica
4	A. centralis retinae
5	Aa. retinae
6	A. supratrochlearis
7	A. supraorbitalis
8	A. dorsalis nasi
9	A. ciliaris ant.
10	Aa. iridicae
11	Circulus arteriosus iridis major
12	Plica iridis
13	Margo pupillaris iridis
14	Facies ant. lentis
15	Anulus iridis minor
16	Anulus iridis major
17	Limbus corneae
18	Sclera
19	A., V. temporalis sup. retinae
20	A., V. med. retinae
21	A. macularis sup.
22	**Discus n. optici**
23	A. macularis inf.
24	A., V. temporalis inf. retinae
25	Macula lutea, Fovea centralis
26	A. temporalis sup. ⎫
27	A. nasalis sup. ⎬ retinae
28	A. nasalis inf. ⎪
29	A. temporalis inf. ⎭
30	Retina
31	Sclera

125

Augenmuskulatur

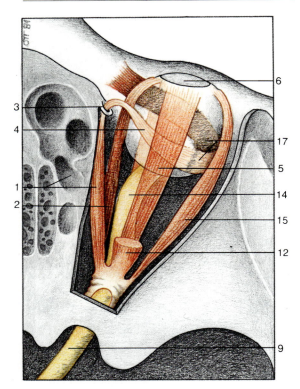

Augenmuskulatur (von oben) (Schemazeichnung).

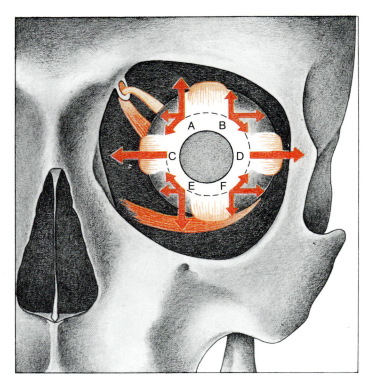

Wirkung der Augenmuskeln (symbolisiert durch die Länge und Richtung der Pfeile) (Schemazeichnung) (O.).

A M. rectus sup. C M. rectus med. E M. rectus inf.
B M. obliquus inf. D M. rectus lat. F M. obliquus sup.

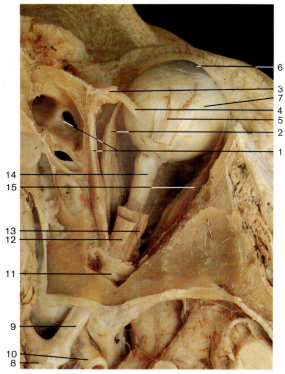

Rechte Orbita mit Bulbus oculi und Augenmuskeln (von oben). Das Dach der Orbita wurde eröffnet, M. rectus bulbi sup. und M. levator palpebrae sup. wurden durchtrennt und größtenteils entfernt.

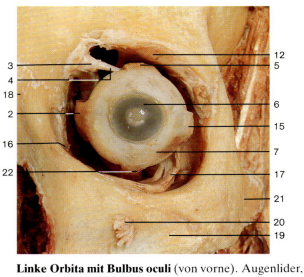

Linke Orbita mit Bulbus oculi (von vorne). Augenlider, Tränenapparat und orbitales Fettgewebe wurden entfernt.

1 M. obliquus sup., Cellulae ethmoidales
2 M. rectus med.
3 Trochlea
4 Tendo m. obliqui sup.
5 M. rectus sup. (durchtrennt)
6 Cornea
7 Sclera
8 Chiasma opticum
9 N. opticus (N. II) (intrakranieller Teil)
10 A. carotis int.
11 Anulus tendineus communis
12 M. levator palpebrae sup. (durchtrennt)
13 M. rectus sup.
14 N. opticus (N. II) (extrakranieller Teil)
15 M. rectus lat.
16 Canalis nasolacrimalis
17 M. obliquus inf.
18 Os nasale
19 Maxilla
20 Nn. infraorbitales
21 Os zygomaticum
22 M. rectus inf.

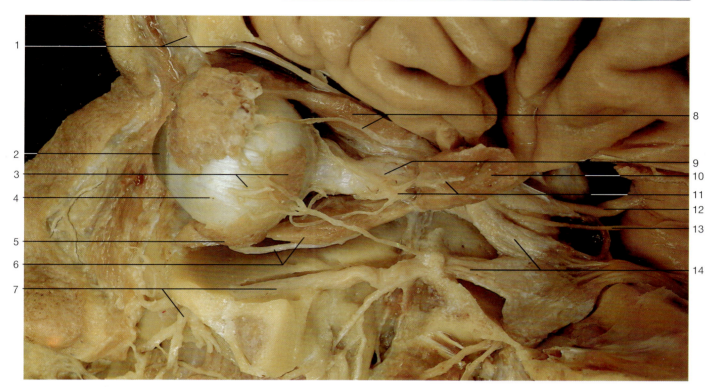

Augenmuskeln und zugehörige Nerven. Linke Orbita (von lateral). Der M. rectus lat. wurde durchtrennt und zurückgeklappt.

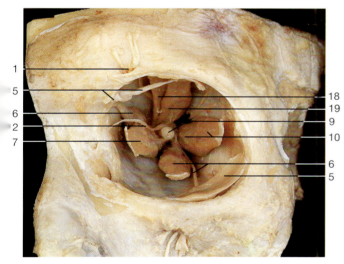

Linkes Auge mit Augenmuskeln (von vorn). Der Bulbus wurde entfernt.

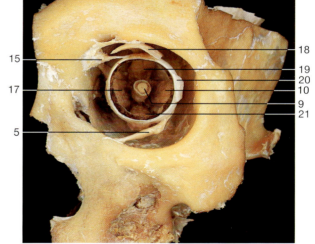

Linkes Auge mit Augenmuskeln (von vorn). Der Augapfel wurde bis auf einen ringförmigen Sklerastreifen entfernt.

1 N. supraorbitalis
2 Cornea
3 Ansatz des M. rectus lat.
4 Bulbus oculi
5 **M. obliquus inf.**
6 M. rectus inf., Ramus inf. n. oculomotorii (N. III)
7 N. infraorbitalis
8 M. rectus sup., N. lacrimalis
9 N. opticus (N. II)
10 **M. rectus lat.** (durchtrennt)
11 Ggl. ciliare, N. abducens (N. VI)
12 Ramus sup. n. oculomotorii (N. III)
13 N. trochlearis (N. IV)
14 N. ophthalmicus (N. V₁), N. maxillaris (N. V₂)
15 Trochlea, Sehne des M. obliquus sup.
16 **M. obliquus sup.**
17 **M. rectus med.**
18 M. levator palpebrae sup.
19 **M. rectus sup.**
20 Ringförmiger Sklerastreifen
21 **M. rectus inf.**

127

Sehbahn

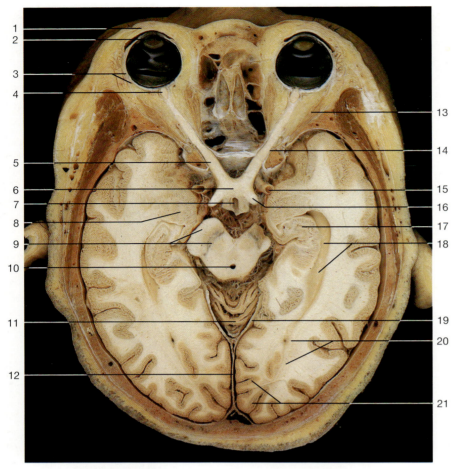

Horizontalschnitt durch den Kopf in Höhe von Chiasma opticum und Area striata. Man beachte die enge Nachbarschaft von Infundibulum und Chiasma.

1 Oberlid
2 Cornea
3 **Bulbus** (Sclera, Retina)
4 Sehnervenkopf (Discus n. optici)
5 **N. opticus** (N. II)
6 **Chiasma opticum**
7 Recessus infundibuli
8 Corpus amygdaloideum
9 Substantia nigra, Pedunculus cerebri
10 Aquaeductus cerebri
11 Vermis cerebelli
12 Falx cerebri
13 M. rectus lat.
14 Canalis opticus
15 A. carotis int.
16 **Tractus opticus**
17 Hippocampus
18 Cornu inf. ventriculi lat.
19 Tentorium cerebelli
20 Radiatio optica
21 **Area striata** (Sehrinde)

Schema von der Sehbahn einschließlich Reflexbahnen (O.).

1 Gesichtsfelder
2 Retina
3 N. opticus (N. II)
4 Chiasma opticum
5 Tractus opticus
6 Corpus geniculatum lat.
7 Radiatio optica
8 Area striata
9 Nn. ciliares longi et breves
10 Ggl. ciliare
11 N. oculomotorius (N. III)
12 Nucleus accessorius n. oculomotorii
13 Colliculi des Mittelhirns
14 Corpus callosum

128

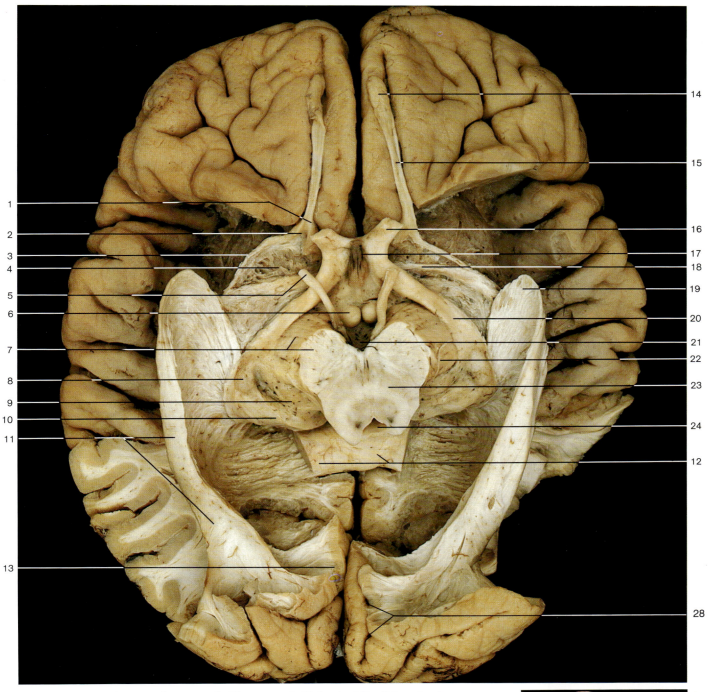

Faserpräparat der Sehbahn (von unten). Hirnstamm in Höhe des Mittelhirns durchtrennt

1 Stria olfactoria med.
2 Trigonum olfactorium
3 Stria olfactoria lat.
4 Substantia perforata ant.
5 N. oculomotorius (N. III)
6 Corpus mamillare
7 Crus cerebri
8 Corpus geniculatum lat.
9 Corpus geniculatum med.
10 Pulvinar thalami
11 Radiatio optica
12 Splenium corporis callosi, fibrae commissurales
13 Cuneus
14 Bulbus olfactorius
15 Tractus olfactorius

16 N. opticus (N. II)
17 Infundibulum
18 Commissura ant.
19 Radiatio optica (Genu)
20 Tractus opticus
21 Substantia perforata post. und Fossa interpeduncularis
22 N. trochlearis (N. IV)
23 Substantia nigra
24 Aquaeductus cerebri
25 Area striata
26 Stria ext. (Vicq d'Azyrscher oder Baillargerscher Streifen)
27 Gyrus der Area striata
28 Sulcus calcarinus

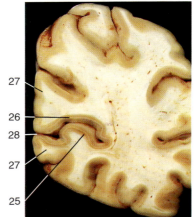

Horizontalschnitt durch die Sehrinde des Okzipitallappens (Area calcarina). Man beachte den Vicq d'Azyrschen Streifen.

Orbita

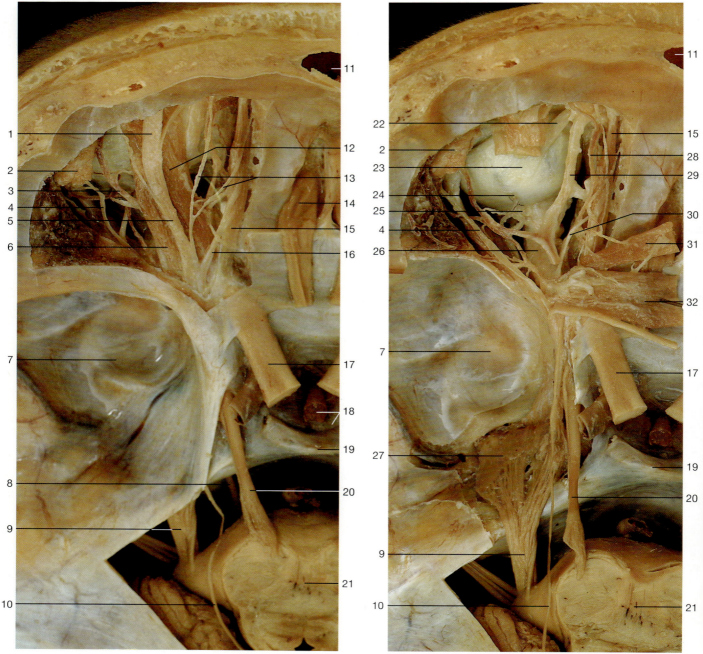

Oberflächliche Schicht der linken Orbita (von oben). Das Dach der Orbita wurde entfernt, das linke Tentorium gefenstert.

Mittlere Schicht der linken Orbita (von oben). Das Orbitadach wurde entfernt, die oberen Augenmuskeln durchtrennt und zurückgeschlagen.

1	R. lat. n. frontalis	10	**N. trochlearis** (pars intracranialis) (N. IV)	19	Dorsum sellae
2	Gl. lacrimalis	11	Sinus frontalis	20	**N. oculomotorius** (N. III)
3	V. lacrimalis	12	M. levator palpebrae sup.	21	Mesencephalon
4	N. lacrimalis	13	Äste des N. supratrochlearis	22	Sehne des M. obliquus sup.
5	**N. frontalis**	14	Bulbus olfactorius	23	Bulbus oculi
6	M. rectus sup.	15	M. obliquus sup.	24	V. vorticosa
7	Fossa cranii media	16	**N. trochlearis** (pars intraorbitalis) (N. IV)	25	Nn. ciliares breves post.
8	**N. abducens** (N. VI)	17	**N. opticus** (Pars intracranialis) (N. II)	26	N. opticus (pars extracranialis) (N. II)
9	N. trigeminus (N. V)	18	Hypophyse, Infundibulum	27	**Ggl. trigeminale**

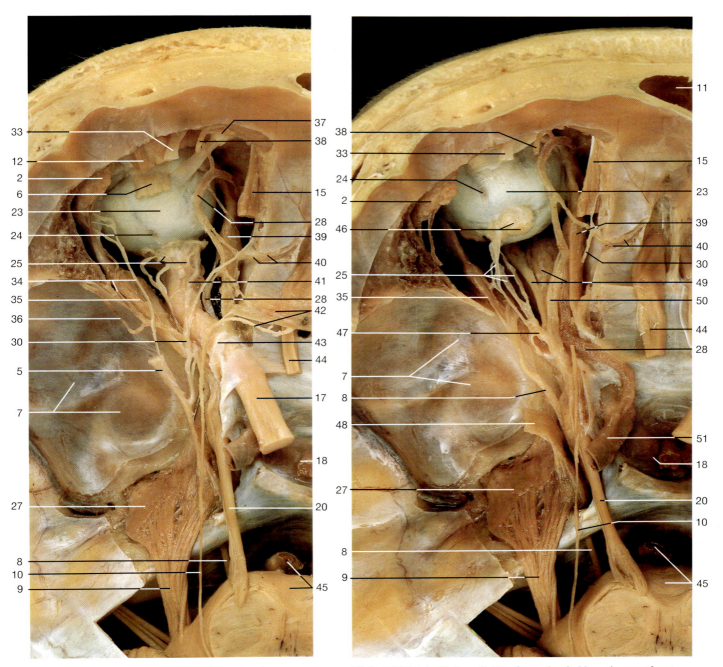

Mittlere Schicht der linken Orbita (von oben). Orbitadach und oberflächliche Muskulatur entfernt.

Tiefe Schicht der linken Orbita (von oben). N. opticus entfernt.

- **A. ophthalmica**
- V. ophthalmica sup.
- **N. nasociliaris** (N. V$_1$)
- M. levator palpebrae sup. (zurückgeklappt)
- M. rectus sup. (zurückgeklappt)
- R. lat. n. supraorbitalis
- A., N. lacrimalis
- M. rectus lat.
- A. meningolacrimalis (Anastomose mit der A. meningea med.)

37 Trochlea
38 R. med. n. supraorbitalis
39 M. rectus med.
40 A., N. ethmoidalis ant.
41 N. ciliaris post. longus
42 M. obliquus sup., N. trochlearis
43 Anulus tendineus communis
44 Tractus olfactorius
45 A. basilaris, Pons
46 N. opticus mit Durascheide (durchtrennt)

47 **Ggl. ciliare**
48 N. ophthalmicus (durchtrennt und zurückgeklappt) (N. V$_1$)
49 R. inf. n. oculomotorii, M. rectus inf.
50 R. sup. n. oculomotorii
51 A. carotis int.

131

Nasenhöhle

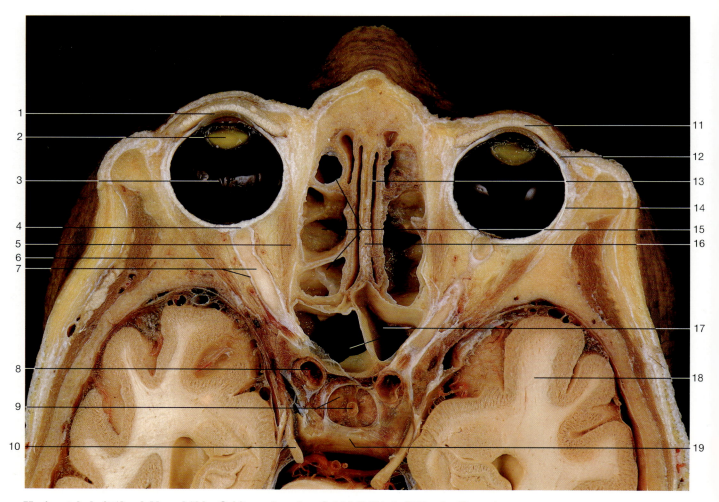

Horizontalschnitt durch Nasenhöhle, Orbita und vordere Schädelhöhle in Höhe der Hypophyse.

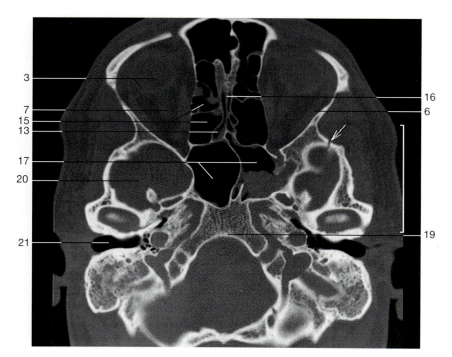

Horizontalschnitt durch den Kopf, CT-bild.
(Markierung: 2 cm, Pfeil: Fraktur).

1 Cornea
2 Linse (Lens)
3 Glaskörper, Bulbus oculi
4 Sehnervenkopf (Discus n. optici)
5 M. rectus med.
6 M. rectus lat.
7 N. opticus mit Durascheide
8 A. carotis int.
9 Hypophyse, Recessus infundibuli
10 N. oculomotorius
11 Tarsus des Oberlides
12 Fornix conjunctivae
13 Meatus nasi communis
14 Sclera
15 Sinus ethmoidalis
16 Septum nasi
17 Sinus sphenoidalis
18 Lobus temporalis
19 Clivus
20 Sinus maxillaris
21 Meatus acusticus ext.

132

Nasenscheidewand

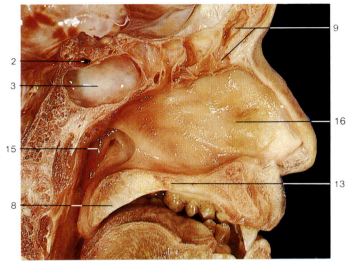

Nasenscheidewand mit Schleimhaut.

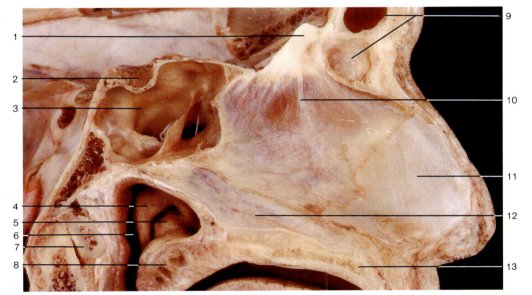

Knöchernes Nasenseptum, Septum nasi (Schleimhaut entfernt).

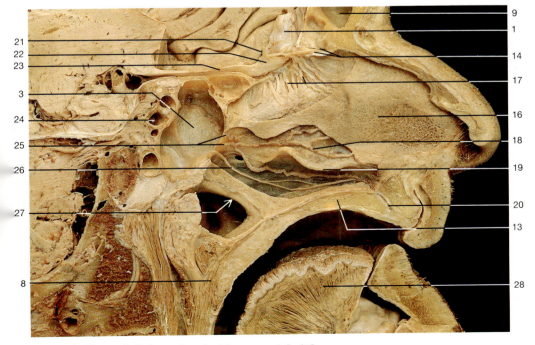

Nasenscheidewand. Präparation der Nerven und Gefäße.

1 Crista galli
2 Hypophysis und Sella turcica
3 Sinus sphenoidalis
4 Torus tubarius
5 Ostium pharyngeum tubae auditivae (Levatorwulst)
6 Recessus pharyngeus
7 Arcus ant. atlantis
8 Palatum molle
9 Sinus frontalis
10 Lamina perpendicularis ossis ethmoidalis
11 Cartilago septi nasi
12 Vomer
13 Palatum osseum
14 A. und N. ethmoidalis ant., R. nasalis
15 Pars nasalis pharyngis
16 Septum nasi
17 Nn. olfactorii
18 A. nasalis septi
19 Crista des Septum nasi
20 Canalis incisivus
21 A. ethmoidalis ant.
22 Bulbus olfactorius
23 Tractus olfactorius
24 A. carotis interna
25 Aa. nasales post. et septi
26 N. nasopalatinus
27 Choanae
28 Zunge

133

Nasenhöhle und Nasennebenhöhlen

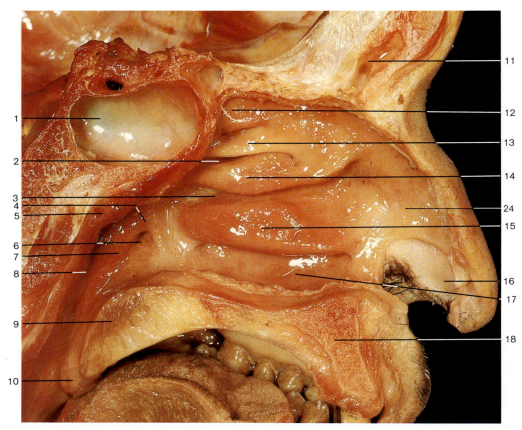

Laterale Wand der Nasenhöhle (Nasenseptum entfernt).

1 Sinus sphenoidalis
2 Meatus nasi sup.
3 Meatus nasi medius
4 Torus tubarius
5 Tonsilla pharyngea
6 Ostium pharyngeum tubae auditivae (weiße Sonde)
7 Plica salpingopharyngea
8 Recessus pharyngeus
9 Palatum molle
10 Uvula
11 Sinus frontalis
12 Recessus sphenoethmoidalis
13 Concha nasalis sup.
14 Concha nasalis media
15 Concha nasalis inf.
16 Vestibulum nasi
17 Meatus nasi inf.
18 Palatum osseum
19 Apertura sinus sphenoidalis (gelbe Sonde)
20 Hiatus semilunaris (schwarze Sonde)
21 Tonsilla palatina
22 Zugänge zu den Cellulae ethmoidales (grüne Sonden)
23 Ductus nasofrontalis (rote Sonde)
24 Atrium
25 Ostium ductus nasolacrimalis (Metallsonde)
26 Cellulae ethmoidales
27 Sinus maxillaris
28 Septum nasi

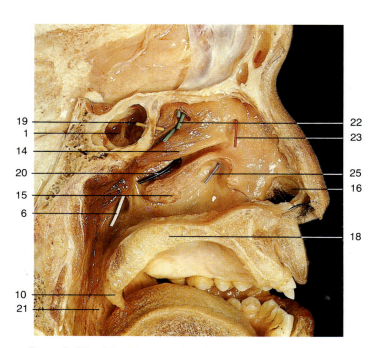

Laterale Wand der Nasenhöhle mit den Zugängen zu den Nasennebenhöhlen (durch Sonden gekennzeichnet). Concha nasalis media und inf. wurden teilweise entfernt.

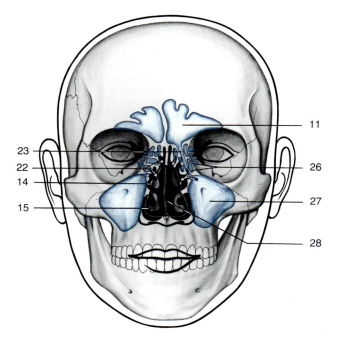

Nebenhöhlen der Nase und ihre Verbindungen mit der Nasenhöhle (Schema).

Ganglion pterygopalatinum

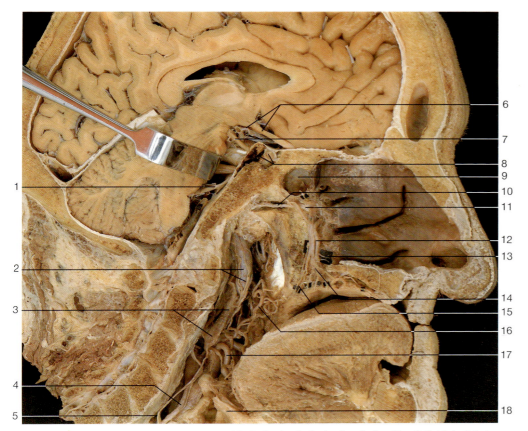

Nerven der lateralen Wand der Nasenhöhle I. Sagittalschnitt durch den Kopf. Schleimhäute teilweise entfernt, Canalis pterygopalatinus eröffnet.

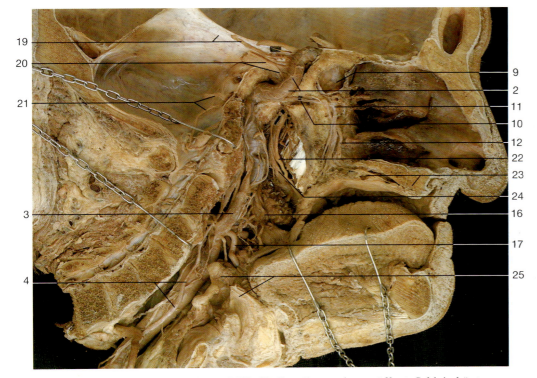

Nerven der lateralen Wand der Nasenhöhle II. Canalis caroticus eröffnet, Schleimhäute von Pharynx und Nasenhöhle teilweise entfernt.

1 N. facialis (N. VII)
2 A. carotis int., Plexus caroticus int.
3 **Ggl. cervicale sup.**
4 N. vagus (N. X)
5 Truncus sympathicus
6 N. opticus (N. II), A. ophthalmica
7 N. oculomotorius (N. III)
8 A. carotis int., Sinus cavernosus
9 Sinus sphenoidalis
10 N. canalis pterygoidei
11 **Ggl. pterygopalatinum**
12 A. palatina descendens
13 Rami nasales post. inf., Aa. nasales lat. post. et septi
14 Nn. palatini majores, A. palatina major
15 Nn. und Aa. palatinae minores
16 Äste der A. pharyngea ascendens
17 **A. lingualis**
18 Epiglottis
19 Tentorium cerebelli, N. trochlearis (N. IV)
20 Radix motoria n. trigemini (N. V)
21 N. vagus (N. X), N. glossopharyngeus (N. IX) und N. accessorius (N. XI)
22 N. lingualis mit Chorda tympani
23 Ast der A. palatina major, Palatum durum
24 N. alveolaris inf.
25 Os hyoideum, Epiglottis

135

Mundhöhle

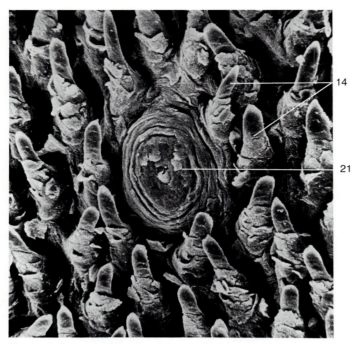

Rasterelektronenmikroskopische Aufnahme von der **Zungenoberfläche** mit zahlreichen Papillae filiformes und einer Papilla fungiformis.

1 Palatum durum
2 M. longitudinalis sup. linguae
3 Septum linguae
4 M. longitudinalis inf. linguae
5 Gl. sublingualis
6 Mandibula
7 M. geniohyoideus
8 M. mylohyoideus
9 Platysma
10 M. verticalis linguae, M. transversus linguae
11 M. buccinator
12 M. genioglossus
13 Venter ant. m. digastrici
14 Papillae filiformes
15 For. caecum linguae
16 Tonsilla lingualis (Radix linguae)
17 Tonsilla palatina
18 Vallecula epiglottica
19 Vestibulum laryngis
20 Sulcus medianus linguae
21 Papillae fungiformes
22 Papillae foliatae
23 Papilla vallata
24 Sulcus terminalis
25 Epiglottis
26 Cornu majus ossis hyoidei

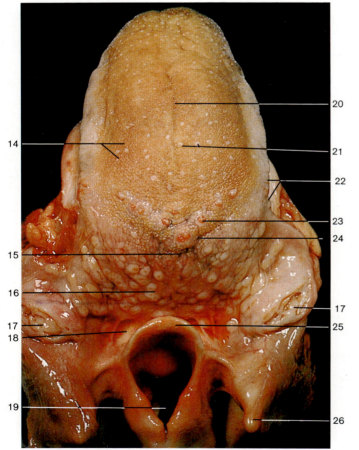

Zungenrücken und Kehlkopfeingang (von oben).

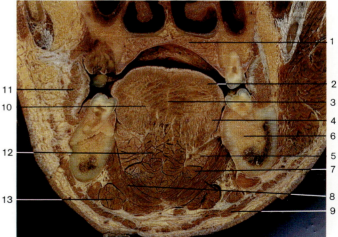

Frontalschnitt durch die Mundhöhle.

136

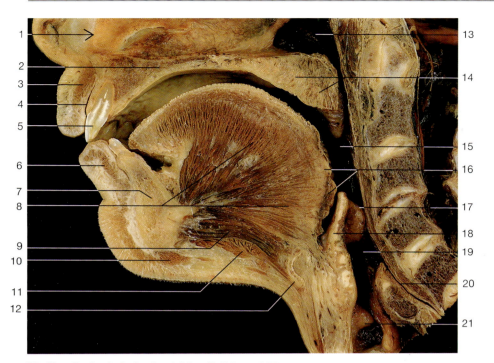

1	Cavum nasi
2	Palatum durum
3	Oberlippe
4	Vestibulum oris
5	Erster Schneidezahn
6	M. orbicularis oris
7	Mandibula
8	M. genioglossus
9	M. geniohyoideus
10	Venter ant. m. digastrici
11	M. mylohyoideus
12	Os hyoideum
13	Pars nasalis pharyngis
14	Palatum molle und Uvula
15	Pars oralis pharyngis
16	Tonsilla lingualis
17	Pars laryngea pharyngis
18	Epiglottis
19	Plica aryepiglottica
20	Oesophagus
21	Larynx

Median-Sagittalschnitt durch Mundhöhle und Pharynx.

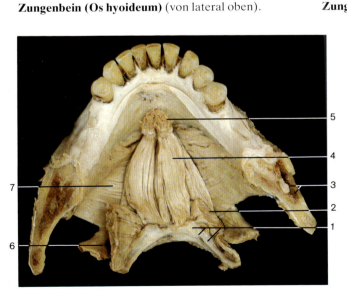

Zungenbein (Os hyoideum) (von lateral oben).

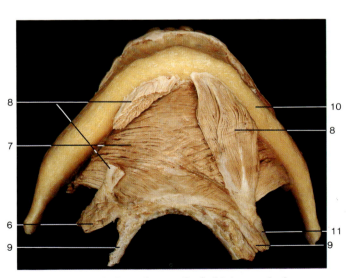

Zungenbein (Os hyoideum) (von vorne oben).

1 Cornu majus
2 Cornu minus
3 Corpus

Mundbodenmuskulatur (von innen).

1 Cornu minus und Corpus ossis hyoidei
2 M. hyoglossus (durchtrennt)
3 Mandibula mit N. alveolaris inf.
4 M. geniohyoideus
5 M. genioglossus (durchtrennt)
6 M. stylohyoideus (durchtrennt)

Mundbodenmuskulatur (von außen). Links wurde der vordere Bauch des M. digastricus durchtrennt.

7 M. mylohyoideus
8 M. digastricus, venter anterior
9 Os hyoideum
10 Mandibula
11 Zwischensehne des M. digastricus

137

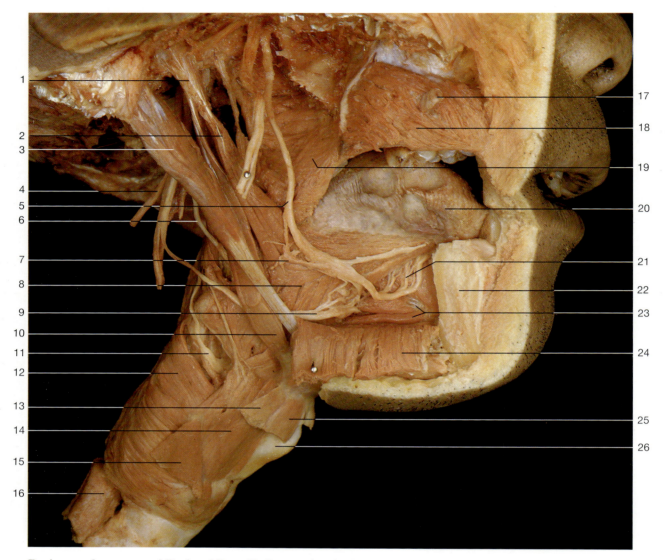

Regio parapharyngea und Regio sublingualis. Innervation der Zunge. Die rechte Gesichtshälfte einschließlich Unterkiefer wurde teilweise entfernt, die Mundhöhle eröffnet.

1 Proc. styloideus
2 M. styloglossus
3 Venter post. m. digastrici
4 N. vagus (N. X)
5 **N. lingualis** (N. V₃)
6 **N. glossopharyngeus** (N. IX)
7 Ggl. submandibulare
8 M. hyoglossus
9 **N. hypoglossus** (N. XII)
10 M. stylohyoideus
11 N. laryngeus sup.
12 M. constrictor pharyngis medius
13 M. omohyoideus (durchtrennt)
14 M. thyrohyoideus
15 M. sternothyroideus
16 Oesophagus
17 Ductus parotideus
18 M. buccinator
19 M. constrictor pharyngis sup.
20 Zunge (Lingua)
21 Endäste des N. lingualis
22 Mandibula (durchtrennt)
23 M. genioglossus, M. geniohyoideus
24 M. mylohyoideus (durchtrennt und zurückgeklappt)
25 M. sternohyoideus (durchtrennt)
26 Cartilago thyroidea

Trigonum submandibulare

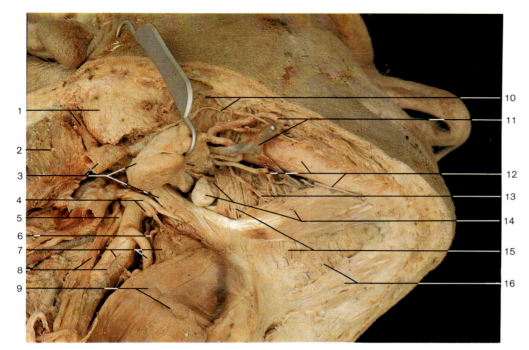

Trigonum submandibulare, oberflächliche Schicht.
Die Gl. submandibularis wurde nach hinten gezogen.

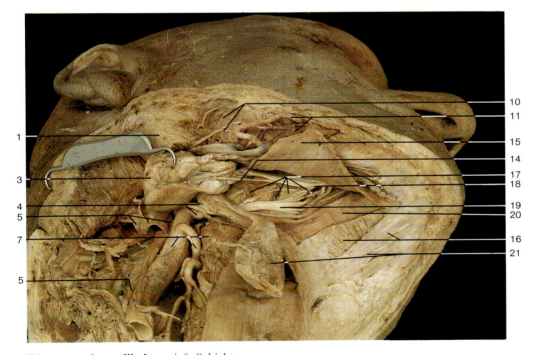

Trigonum submandibulare, tiefe Schicht.
Der M. mylohyoideus wurde durchtrennt und zur Seite geklappt.

1 Gl. parotis, V. retromandibularis
2 M. sternocleidomastoideus (durchtrennt)
3 V. retromandibularis, Gl. submandibularis, M. stylohyoideus
4 N. hypoglossus (N. XII), A. lingualis
5 N. vagus (N. X), V. jugularis int.
6 A. laryngea sup.
7 A. carotis ext., M. thyrohyoideus, A. thyroidea sup.
8 A. carotis communis und Radix sup. ansae cervicalis
9 M. omohyoideus und M. sternohyoideus
10 M. masseter, R. marginalis mandibulae n. facialis
11 A. und V. facialis
12 A. und V. submentalis, Mandibula
13 N. mylohyoideus
14 Ductus submandibularis, Gl. sublingualis, M. digastricus sin., venter anterior
15 M. mylohyoideus
16 M. mylohyoideus und M. digastricus dext.
17 M. hyoglossus und A. lingualis
18 N. lingualis
19 N. hypoglossus (N. XII)
20 M. geniohyoideus
21 M. digastricus sin., venter anterior (zurückgeklappt)

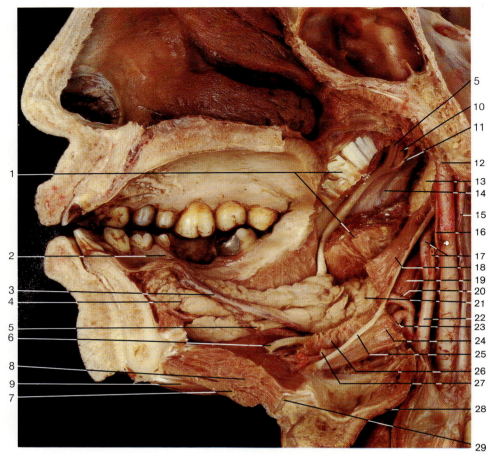

Mundhöhle (von innen). Zunge und Pharynxwand wurden entfernt.

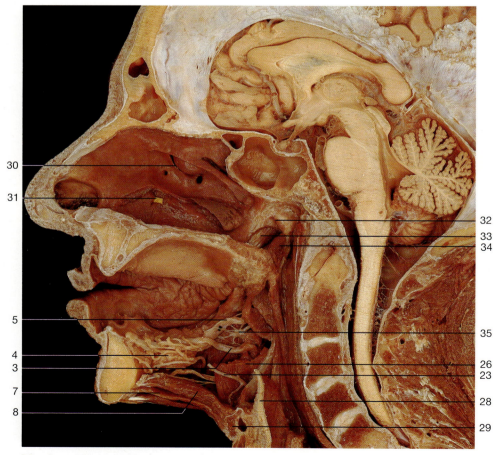

Mund- und Nasenhöhle (von innen). Die Zunge wurde entfernt.

1 M. pterygoideus med.
2 Caruncula sublingualis dext.
3 Ductus submandibularis
4 Gl. sublingualis
5 N. lingualis
6 N. hypoglossus (N. XII)
7 M. mylohyoideus
8 M. geniohyoideus
9 M. digastricus, venter anterior
10 N. alveolaris inf.
11 Chorda tympani
12 A. carotis int.
13 Gl. parotis
14 Lig. sphenomandibulare
15 N. vagus (N. X)
16 N. glossopharyngeus (N. IX)
17 A. temporalis superf., A. pharyngea ascendens
18 M. styloglossus
19 M. digastricus, venter posterior
20 A. facialis
21 Glandula submandibularis
22 A. carotis ext.
23 A. lingualis
24 M. constrictor pharyngis medius
25 Lig. stylohyoideum
26 M. hyoglossus
27 A. prof. linguae
28 Epiglottis
29 Os hyoideum
30 Hiatus semilunaris
31 Öffnung des Ductus nasolacrimalis
32 Tuba auditiva
33 M. levator veli palatini
34 M. tensor veli palatini
35 Ggl. submandibulare

140

Kapitel III
Hals

Allgemeine Gliederung des Halses

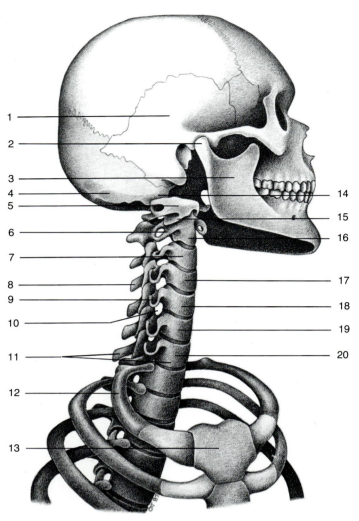

1	Os temporale
2	Articulatio temporomandibularis
3	Mandibula
4	Os occipitale
5	Atlas
6	Axis
7	Dritter Halswirbel
8	Proc. spinosus des 4. Halswirbels
9	Proc. transversus des 5. Halswirbels
10	For. intervertebrale
11	Siebter Halswirbel (Vertebra prominens)
12	1. Rippe (Costa I)
13	Manubrium sterni
14	Articulatio atlantooccipitalis
15	Articulatio atlantoaxialis lat.
16	Corpus axis
17	Corpus vertebrae des 4. Halswirbels
18	Corpus vertebrae des 5. Halswirbels
19	Corpus vertebrae des 6. Halswirbels
20	Corpus vertebrae des 7. Halswirbels

Halswirbelsäule (schräg von lateral vorne, modif. nach Lanz-Wachsmuth) (O.).

Topographische Gliederung des Halses, Halsquerschnitt in Höhe der Schilddrüse (O.).

1	M. sternohyoideus, M. sternothyroideus
2	M. omohyoideus
3	Trachea und Gl. thyroidea
4	M. sternocleidomastoideus
5	N. laryngeus recurrens
6	Gefäßnervenscheide des Halses (Vagina carotica) mit A. carotis communis, V. jugularis int., N. vagus
7	M. longus colli, M. longus capitis
8	Truncus sympathicus
9	N. spinalis cervicalis
10	Radix vent. und dors. eines zervikalen Spinalnerven
11	Autochthone Rückenmuskulatur
12	M. trapezius
13	Corpus vertebrae
14	Tuberculum ant. vertebrae cervicalis, Ursprung der Mm. scaleni ant. und med.
15	A. und V. vertebralis im For. transversarium
16	Tuberculum post. vertebrae cervicalis, Ursprung des M. scalenus post.
17	Facies articularis sup.
18	Medulla spinalis
19	Processus spinosus vertebrae cervicalis

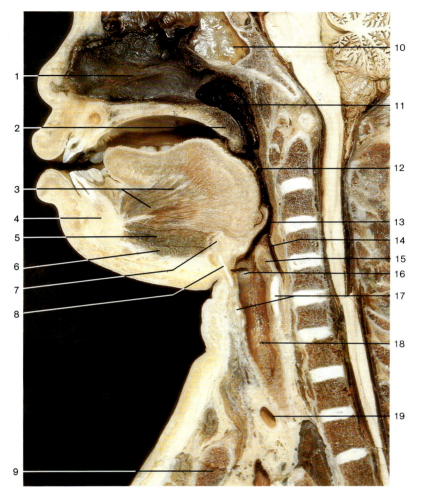

1 Septum nasi
2 Palatum molle mit Uvula
3 M. genioglossus und Zunge
4 Mandibula
5 M. geniohyoideus
6 M. mylohyoideus
7 Os hyoideum
8 Cartilago thyroidea
9 Manubrium sterni
10 Sinus sphenoidalis
11 Pars nasalis pharyngis
12 Pars oralis pharyngis
13 Epiglottis
14 Pars laryngea pharyngis
15 M. arytenoideus
16 Plica vocalis
17 Cartilago cricoidea
18 Trachea
19 V. brachiocephalica sin.
20 Thymus
21 Oesophagus
22 Lobus occipitalis
23 Cerebellum, IV. Ventrikel
24 Medulla oblongata
25 Dens axis
26 Disci intervertebrales der Halswirbelsäule

Medianschnitt durch Kopf und Hals eines Erwachsenen. Beachte den Descensus des Kehlkopfs (vgl. untere Abbildung).

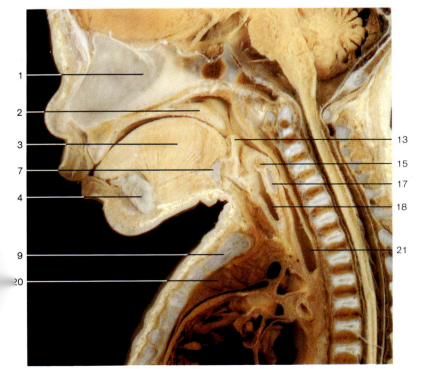

Medianschnitt durch Kopf und Hals eines Neugeborenen. Im Vergleich zum Erwachsenen steht der Kehlkopf beim Neugeborenen noch wesentlich höher, so daß Epiglottis und Uvula sich fast berühren.

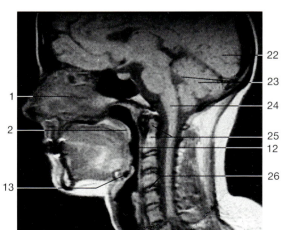

Sagittalschnitt durch den Kopf, Kernspintomogramm.

143

Nackenmuskulatur

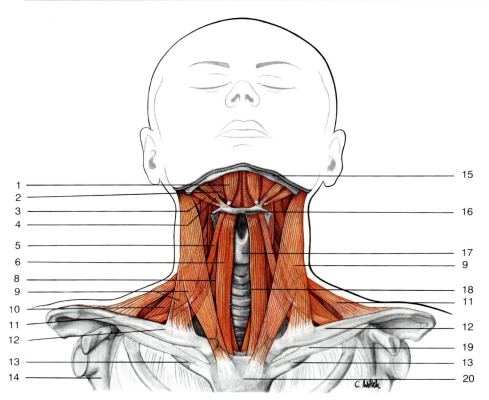

Muskeln des Halses (von vorne) (W.).

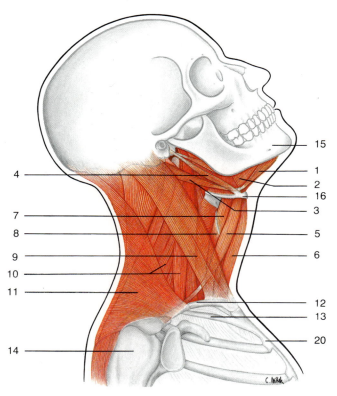

Muskeln des Halses (von lateral) (W.).

1	Venter ant. m. digastrici	⎫
2	M. mylohyoideus	⎬ Suprahyale
3	Venter post. m. digastrici	⎬ Muskulatur
4	M. stylohyoideus	⎭
5	M. omohyoideus, venter sup.	⎫
6	M. sternohyoideus	⎬ Infrahyale
7	M. thyrohyoideus	⎬ Muskulatur
8	M. sternothyroideus	⎭
9	M. sternocleidomastoideus	
10	Mm. scaleni	
11	M. trapezius	
12	Clavicula	
13	Costa I	
14	Scapula	
15	Mandibula	
16	Os hyoideum	
17	Larynx (Cartilago thyroidea)	
18	Trachea	
19	M. subclavius	
20	Sternum	

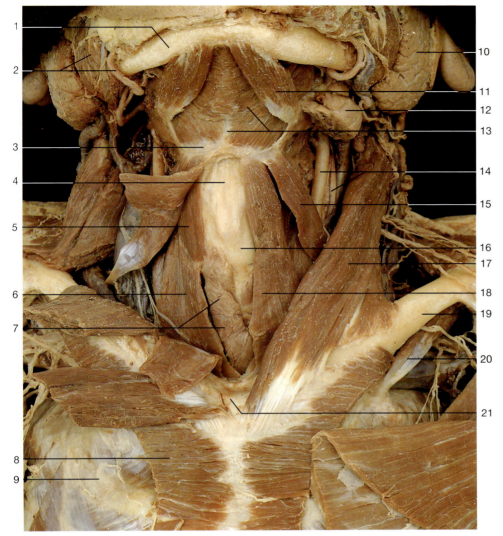

1	Mandibula
2	M. masseter, A. facialis
3	Os hyoideum
4	Lig. thyrohyoideum medianum
5	M. thyrohyoideus
6	M. sternothyroideus
7	Gl. thyroidea (lobus pyramidalis)
8	M. pectoralis major
9	Zweite Rippe
10	Gl. parotis
11	Venter ant. m. digastrici
12	Gl. submandibularis (durchtrennt)
13	M. mylohyoideus, Raphe mylohyoidea
14	A. carotis ext., N. vagus (N. X)
15	M. omohyoideus
16	Cartilago thyroidea
17	M. sternocleidomastoideus
18	M. sternohyoideus
19	Clavicula
20	M. subclavius
21	Fossa jugularis

Halsmuskulatur (von vorne). Der rechte M. sternocleidomastoideus und M. sternohyoideus wurden durchtrennt und zurückgeklappt.

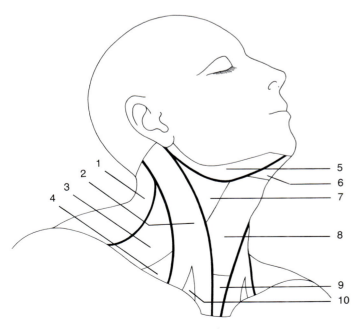

1	M. trapezius
2	M. sternocleidomastoideus
3	Trigonum omotrapezoideum
4	Trigonum omoclaviculare (Fossa supraclavicularis major) } Trig. colli lat.
5	Trig. submandibulare
6	Trig. submentale
7	Trig. caroticum
8	Regio colli ant.
9	Fossa jugularis
10	Fossa supraclavicularis minor

Regionen des Halses (Schemazeichnung).

Kehlkopf (Larynx)

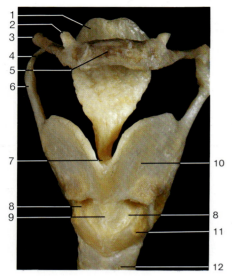
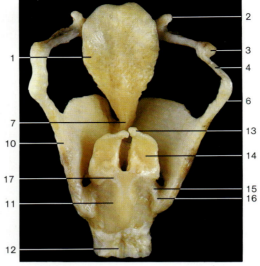

1	Epiglottis
2	Cornu minus } ossis hyoidei
3	Cornu majus
4	Lig. thyrohyoideum
5	Os hyoideum (Corpus)
6	Cornu sup. cartilaginis thyroideae
7	Lig. thyroepiglotticum
8	Conus elasticus
9	Lig. cricothyroideum
10	Cartilago thyroidea
11	Cartilago cricoidea
12	Trachea
13	Cartilago corniculata
14	Cartilago arytaenoidea
15	Lig. cricoarytenoideum post.
16	Articulatio cricothyroidea
17	Articulatio cricoarytaenoidea

Kehlkopfknorpel und Zungenbein (von vorne).

Kehlkopfknorpel mit Zungenbein und Epiglottis (von hinten).

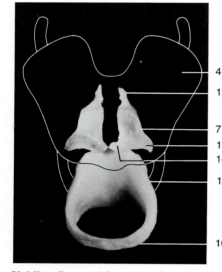
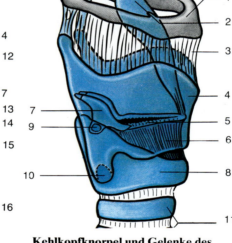

1	Os hyoideum
2	Epiglottis
3	Membrana thyrohyoidea
4	Cartilago thyroidea
5	Lig. vocale
6	Conus elasticus
7	Cartilago arytaenoidea
8	Cartilago cricoidea
9	Articulatio cricoarytaenoidea
10	Articulatio cricothyroidea
11	Cartilagines tracheales
12	Cartilago corniculata
13	Proc. muscularis } des Aryknorpels
14	Proc. vocalis
15	Lamina cartilaginis cricoideae
16	Arcus cartilaginis cricoideae

Kehlkopfknorpel (von vorne). Cartilago thyroidea nur als Umrißlinie gezeichnet.

Kehlkopfknorpel und Gelenke des Kehlkopfes (Schemazeichnung) (W.).

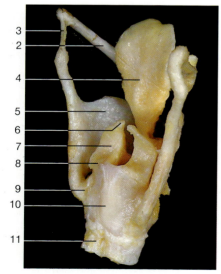
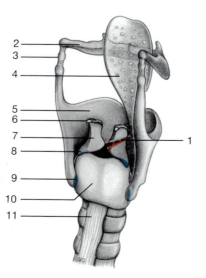

1	Lig. vocale
2	Cornu majus ossis hyoidei
3	Lig. thyrohyoideum lat.
4	Epiglottis
5	Cartilago thyroidea
6	Cartilago corniculata
7	Cartilago arytaenoidea
8	Articulatio cricoarytaenoidea
9	Articulatio cricothyroidea
10	Cartilago cricoidea
11	Trachea

Kehlkopfknorpel, Zungenbein und Epiglottis (von schräg hinten).

Kehlkopfknorpel, Zungenbein und Epiglottis (von schräg hinten) (Schemazeichnung) (W.).

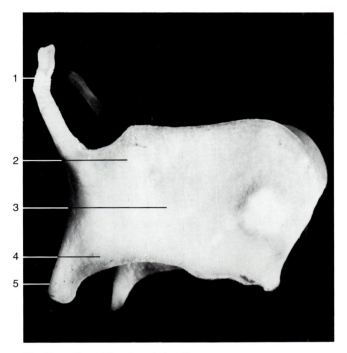

Cartilago thyroidea (von lateral).

1 Cornu sup.
2 Tuberculum thyroideum sup.
3 Lamina thyroidea

Cartilago thyroidea (von vorne).

4 Tuberculum thyroideum inf.
5 Cornu inf.
6 Incisura thyroidea sup.

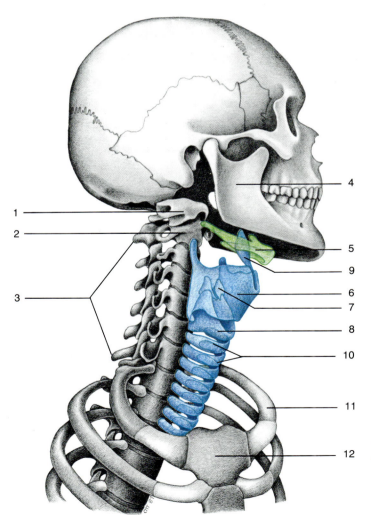

1 Atlas
2 Axis
3 Vertebrae cervicales III–VII
4 Mandibula
5 Os hyoideum
6 Cartilago thyroidea
7 Cartilago arytaenoidea
8 Cartilago cricoidea
9 Epiglottis
10 Cartilagines tracheales
11 Costa I
12 Manubrium sterni

Lage von Kehlkopf und Zungenbein im Verhältnis zur Halswirbelsäule (Schema) (O.).

Kehlkopfmuskulatur

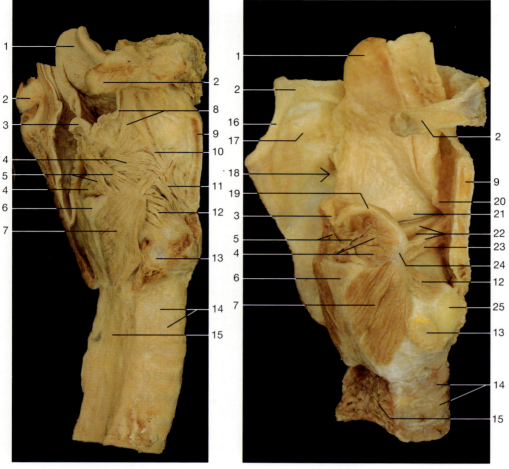

1 Epiglottis
2 **Cornu majus ossis hyoidei**
3 Cartilago corniculata (Santorini)
4 M. arytaenoideus transversus
5 M. arytaenoideus obliquus
6 Lamina cartilaginis cricoideae
7 **M. cricoarytaenoideus post.**
8 Plica aryepiglottica, M. aryepiglotticus
9 Lamina cartilaginis thyroideae
10 M. thyroepiglotticus
11 M. thyroarytaenoideus lat.
12 **M. cricoarytaenoideus lat.**
13 Facies articularis cartilaginis thyroideae
14 Cartilagines tracheae
15 Pars membranacea tracheae
16 Lig. thyrohyoideum
17 Membrana thyrohyoidea
18 Lage des Recessus piriformis
19 Cartilago arytaenoidea
20 Petiolus epiglottidis
21 **Plica vestibularis**
22 **Plicae vocales, Rima glottidis**
23 **M. vocalis**
24 Articulatio cricoarytaenoidea
25 Arcus cartilaginis cricoideae
26 M. cricothyroideus
27 Cartilago cricoidea
28 Recessus piriformis
29 Cornu sup. cartilaginis thyroideae
30 Lig. vocale

Innere Kehlkopfmuskeln I (von dorsolateral). Die rechte Hälfte des Schildknorpels wurde entfernt.

Innere Kehlkopfmuskeln II (von dorsolateral). Die rechte Hälfte des Schildknorpels wurde entfernt.

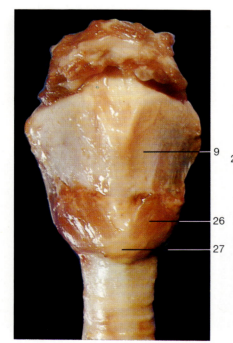

Äußere Kehlkopfmuskeln (von vorne).

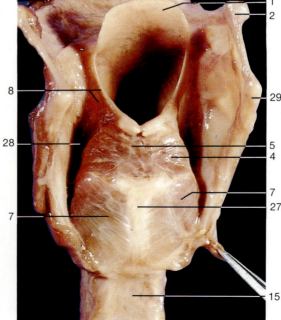

Innere Kehlkopfmuskeln (von hinten).

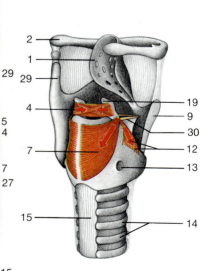

Wirkung der inneren Kehlkopfmuskeln (Schemazeichnung) (O.).

Ligamentum vocale

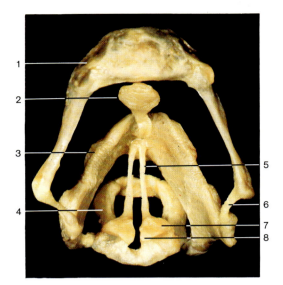

Kehlkopfknorpel und Stimmbänder (von oben).

△
1 Os hyoideum
2 Epiglottis
3 Cartilago thyroidea
4 Cartilago cricoidea
5 Lig. vocale
6 Lig. thyrohyoideum
7 Cartilago arytaenoidea
8 Cartilago corniculata
9 Plica vocalis
10 Plica vestibularis
11 Plica aryepiglottica
12 Incisura interarytaenoidea

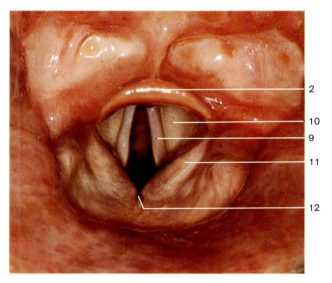

Larynx, in vivo. Einblick in das Vestibulum laryngis von oben (weißlich = Ligg. vocalia).

1 Radix linguae
2 M. thyroarytaenoideus
3 Cartilago thyroidea
4 Plica vocalis
5 M. cricoarytaenoideus lat.
6 M. cricothyroideus, pars obliqua
7 Arcus cartilaginis cricoideae
7' Lamina cartilaginis cricoideae
8 Gl. thyroidea
9 Epiglottis
10 Plica vestibularis
11 M. thyrohyoideus
12 Ventriculus laryngis
13 Lig. vocale
14 M. vocalis
15 Rima glottidis
16 Trachea
17 Cornu sup. cartilaginis thyroideae
18 M. arytaenoideus transversus

▽

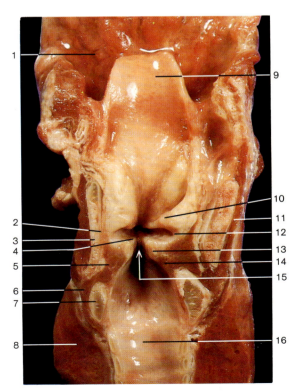

Sagittalschnitt durch den Kehlkopf.

Frontalschnitt durch den Kehlkopf zur Darstellung der Etagengliederung.

149

Innervation des Kehlkopfes

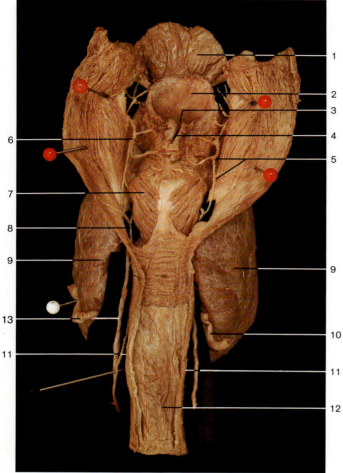

1 Zungenwurzel (Radix linguae)
2 Epiglottis
3 Aditus laryngis
4 Incisura interarytaenoidea
5 Lokalisation des Recessus piriformis
6 R. int. n. laryngei sup.
7 M. cricoarytaenoideus post.
8 N. laryngeus inf.
9 Gl. thyroidea
10 A. thyroidea inf.
11 Ösophagusmuskulatur
12 Ösophagusschleimhaut
13 N. laryngeus recurrens n. vagi

Präparation des Kehlkopfes mit Nerven (von dorsal); Pharynx eröffnet.

Innervation des Kehlkopfes (Schemazeichnung) (O.).

1 M. scalenus ant.
2 M. scalenus medius et post.
3 N. laryngeus recurrens n. vagi dext.
4 A. subclavia dext.
5 Truncus brachiocephalicus
6 Aorta ascendens
7 Os hyoideum
8 R. int. n. laryngei sup.
9 Membrana thyrohyoidea
10 R. ext. n. laryngei sup.
11 N. vagus (N. X)
12 Cartilago thyroidea
13 M. cricothyroideus
14 Trachea
15 N. laryngeus recurrens sin.
16 Oesophagus
17 A. subclavia sin.
18 A. carotis communis sin.
19 Costa II

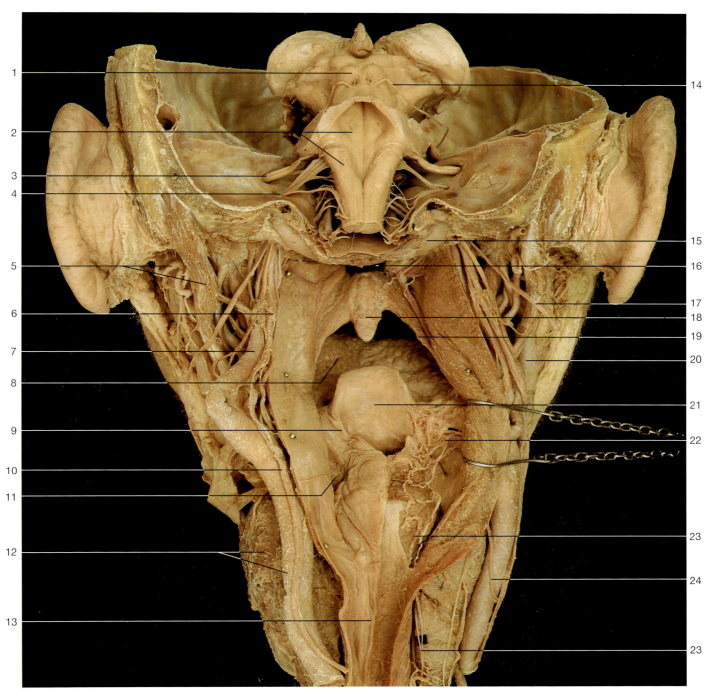

Hintere Schädelgrube mit Hirnstamm, Nasen- und Mundhöhle, Larynx und Oesophagus (von hinten). Die Schleimhaut des Rachens wurde auf der rechten Seite teilweise entfernt.

1 Mittelhirn (Colliculus inf.)
2 Rautengrube, Medulla oblongata
3 N. vestibulocochlearis (N. VIII), N. facialis (N. VII)
4 N. glossopharyngeus (N. IX), N. vagus (N. X), N. accessorius (N. XI)
5 A. occipitalis, Venter post. m. digastrici
6 Ggl. cervicale sup.
7 **A. carotis int.**
8 **Mundhöhle** (Zunge)
9 Plica aryepiglottica
10 N. vagus (N. X)
11 **Recessus piriformis**
12 Gl. thyroidea, A. carotis communis
13 Oesophagus
14 N. trochlearis (N. IV)
15 Condylus occipitalis
16 **Nasenhöhle** (Choanae)
17 N. accessorius (N. XI)
18 **Uvula**, Palatum molle
19 Arcus palatopharyngeus
20 A. carotis ext.
21 Epiglottis
22 **N. laryngeus sup.**
23 **N. laryngeus inf.**
24 Ansa cervicalis

Pharynx

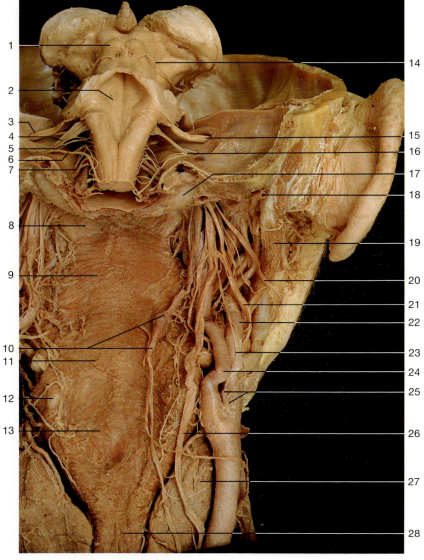

1 Mittelhirn (Colliculus inf.)
2 Colliculus facialis in der Fossa rhomboidea
3 N. vestibulocochlearis (N. VIII) und N. facialis (N. VII)
4 N. glossopharyngeus (N. IX)
5 N. vagus (N. X)
6 N. accessorius (N. XI)
7 N. hypoglossus (N. XII)
8 Fascia pharyngobasilaris
9 M. constrictor pharyngis sup.
10 Truncus sympathicus, Ggl. cervicale sup. (nach medial verlagert)
11 M. constrictor pharyngis medius
12 Cornu majus ossis hyoidei
13 M. constrictor pharyngis inf.
14 N. trochlearis (N. IV)
15 Meatus acusticus int. mit N. facialis (N. VII) und N. vestibulocochlearis (N. VIII)
16 Foramen jugulare mit N. glossopharyngeus (N. IX), N. vagus (N. X) und N. accessorius (N. XI)
17 Condylus occipitalis
18 A. occipitalis
19 Venter post. m. digastrici
20 N. accessorius (N. XI) (pars extracranialis)
21 N. hypoglossus (N. XII) (pars extracranialis)
22 A. carotis ext.
23 Ramus sinus carotici
24 A. carotis int.
25 Glomus caroticum
26 N. vagus (N. X)
27 Gl. thyroidea
28 Oesophagus
29 Choanae
30 Lamina med. processus pterygoidei
31 Foramen lacerum
32 **Tuberculum pharyngeum ossis occipitalis**
33 Palatum durum
34 For. palatinum major et minor
35 Hamulus pterygoideus
36 Lamina lat. processus pterygoidei
37 Foramen rotundum
38 Foramen ovale
39 Fossa mandibularis
40 Canalis caroticus
41 Proc. styloideus, Foramen stylomastoideum

Nerven des Spatium parapharyngeum in Zusammenhang mit dem Hirnstamm (von hinten).

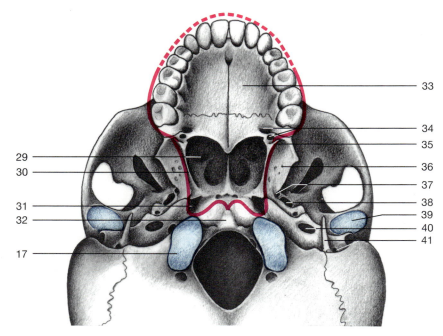

Schädelbasis (von unten). Rote Linie = **Insertion des Pharynx** in Fortsetzung des M. buccinator und M. orbicularis oris. (Schemazeichnung) (O.).

152

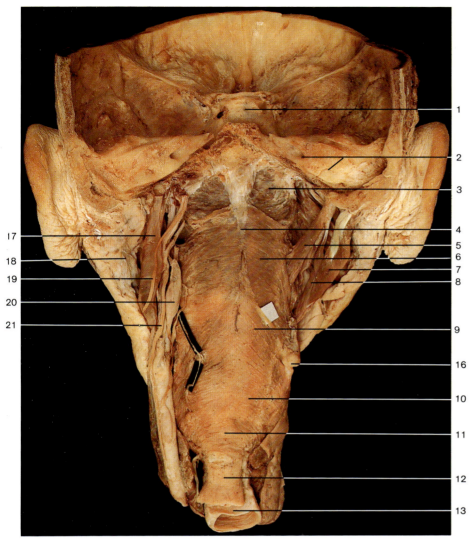

1 Sella turcica
2 Pars petrosa ossis temporalis, Meatus acusticus int.
3 Fascia pharyngobasilaris
4 Raphe pharyngis
5 M. stylopharyngeus
6 M. constrictor pharyngis sup.
7 Venter post. m. digastrici
8 M. stylohyoideus
9 M. constrictor pharyngis medius
10 M. constrictor pharyngis inf.
11 Kilianasches Muskeldreieck
12 Oesophagus
13 Trachea
14 Gl. thyroidea, Gl. parathyroidea
15 M. pterygoideus med.
16 Cornu majus ossis hyoidei
17 V. jugularis int.
18 Gl. parotis
19 N. accessorius (N. XI)
20 Ggl. sup. trunci sympathici
21 N. vagus (N. X)

Muskulatur des Pharynx (von dorsal).

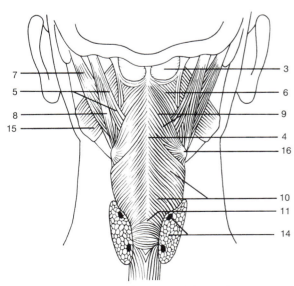

Pharynxmuskulatur (Schemazeichnung).

Der **Pharynx** ist an der Schädelbasis fixiert, setzt sich kaudal in den Oesophagus fort und öffnet sich vorne in die Mundhöhle, indem er seitlich in den M. buccinator übergeht. Im Gegensatz zur Schichtengliederung des Magen-Darm-Traktes liegt beim Pharynx die Ringmuskulatur in Form dachziegelartig übereinander geschichteter Platten außen, die Längsmuskulatur innen. Beim Übergang zum Oesophagus wechseln diese Schichten ihre Lage, so daß hier häufig muskelfreie Areale (z. B. Laimersches oder Kilianasches Dreieck), wo Hernien und Divertikel auftreten können, entstehen.

1	Maxilla
2	Raphe pterygomandibularis
3	M. buccinator
4	Mandibula (durchtrennt)
5	M. depressor anguli oris
6	M. mylohyoideus
7	Venter anterior m. digastrici
8	Os hyoideum
9	Cartilago thyroidea
10	M. cricothyroideus
11	Proc. styloideus
12	M. pterygoideus med. (durchtrennt)
13	Venter post. m. digastrici
14	M. styloglossus
15	M. stylohyoideus
16	**M. constrictor pharyngis med.**
17	M. thyrohyoideus
18	**M. constrictor pharyngis inf.**
19	Oesophagus
20	Trachea
21	Erster Oberkiefermolar
22	Zunge (Lingua)
23	M. longitudinalis inf. linguae
24	M. genioglossus
25	**M. constrictor pharyngis sup.**
26	N. hypoglossus (N. XII)
27	M. hyoglossus

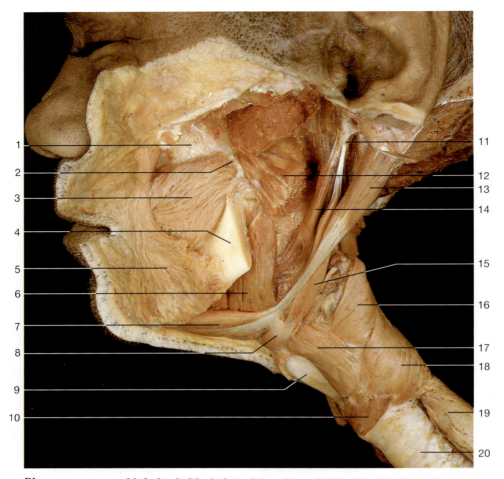

Pharynx, supra- und infrahyale Muskulatur I (von lateral). Die Mandibula wurde teilweise entfernt.

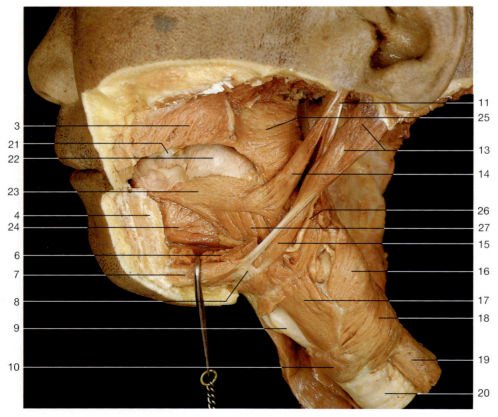

Pharynx, supra- und infrahyale Muskulatur II (von lateral). Die Mundhöhle wurde eröffnet.

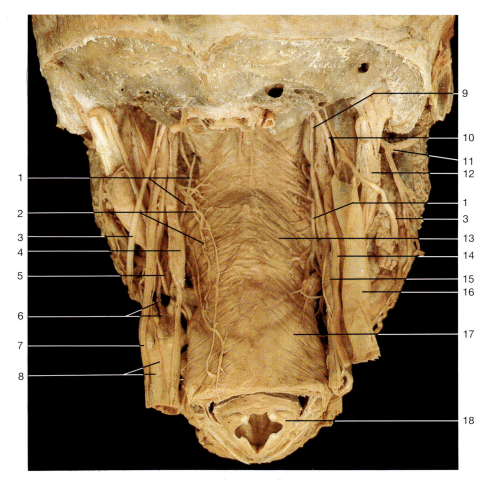

Spatium retro- und parapharyngeum (von dorsal).

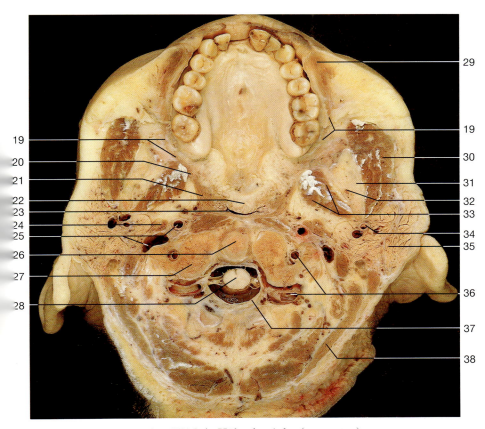

Querschnitt durch Kopf und Hals in Höhe des Atlas (von unten).

1 A. pharyngea ascendens
2 Plexus pharyngeus
3 N. accessorius (N. XI)
4 Ggl. cervicale sup. trunci sympathici
5 N. laryngeus sup.
6 Glomus caroticum und Ramus sinus carotici
7 N. vagus sin. (N. X)
8 A. carotis communis, Ramus cardiacus cervicalis sup. n. vagi
9 N. glossopharyngeus (N. IX)
10 N. hypoglossus (N. XII)
11 N. facialis (N. VII)
12 Venter post. m. digastrici
13 M. constrictor pharyngis medius
14 N. vagus dext. (N. X)
15 Truncus sympathicus
16 V. jugularis int.
17 M. constrictor pharyngis inf.
18 Larynx
19 M. buccinator
20 Raphe pterygomandibularis
21 M. tensor veli palatini
22 Uvula
23 Pharynx
24 Proc. styloideus mit M. stylopharyngeus und M. stylohyoideus
25 A. carotis int., V. jugularis int.
26 Dens axis
27 Atlas
28 Medulla spinalis
29 M. orbicularis oris
30 M. masseter
31 Mandibula
32 Canalis mandibulae
33 Mm. pterygoidei med. et lat.
34 A. carotis ext.
35 Gl. parotis
36 A. vertebralis
37 Dura mater
38 M. splenius capitis

155

Arterien von Hals und Kopf

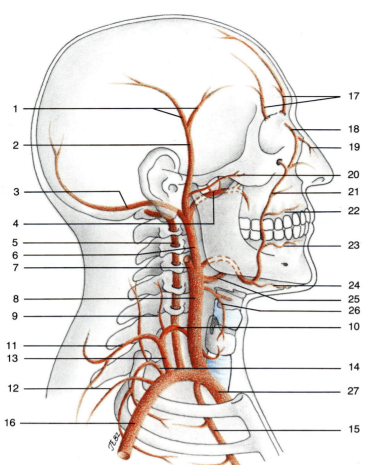

1 R. frontalis et parietalis a. temporalis superf.
2 A. temporalis superf.
3 A. occipitalis
4 A. maxillaris
5 A. vertebralis
6 A. carotis ext.
7 A. carotis int. (durchtrennt)
8 A. carotis communis
9 A. cervicalis ascendens ⎫
10 A. thyroidea inf. ⎬ Truncus thyrocervicalis
11 A. transversa colli mit 2 Ästen ⎪
   (A. cervicalis superf.
   und A. scapularis descendens) ⎭
12 A. suprascapularis
13 Truncus thyrocervicalis
14 Truncus costocervicalis mit 2 Ästen
   (A. cervicalis profunda
   und A. intercostalis suprema)
15 A. thoracica int.
16 A. subclavia
17 A. supraorbitalis, A. supratrochlearis
18 A. angularis
19 A. dorsalis nasi
20 A. transversa faciei
21 A. facialis
22 A. labialis sup.
23 A. labialis inf.
24 A. submentalis
25 A. lingualis
26 A. thyroidea sup.
27 Truncus brachiocephalicus

Äste der wichtigsten Arterien von Kopf und Hals (Schemazeichnung) (Tr.).

zu Seite 157 ▷
1 Galea aponeurotica
2 R. frontalis ⎫
3 R. parietalis ⎬ a. temporalis superf.
4 M. auricularis sup.
5 **A., V. temporalis superf.**
6 A. temporalis media
7 N. auriculotemporalis
8 Plexus parotideus n. facialis (N. VII)
9 N. facialis (N. VII)
10 **A. carotis ext.** in der Fossa retromandibularis
11 Venter post. m. digastrici
12 A. sternocleidomastoidea
13 Truncus sympathicus, Ggl. cervicale sup.
14 M. sternocleidomastoideus (durchtrennt und zurückgeklappt)
15 Clavicula (durchtrennt)
16 A. transversa colli
17 A. cervicalis ascendens, N. phrenicus
18 M. scalenus ant.
19 A. suprascapularis
20 A. scapularis descendens
21 Plexus brachialis, **A. axillaris**
22 A. thoracoacromialis
23 A. thoracica lat.
24 N. medianus (verlagert), M. pectoralis minor (zurückgeklappt)
25 Venter frontalis m. occipitofrontalis
26 Pars orbitalis m. orbicularis oculi
27 **A., V. angularis**
28 **A. facialis**
29 A. labialis sup.
30 M. zygomaticus major
31 A. labialis inf.
32 Ductus parotideus
33 Corpus adiposum buccae (Bichat)
34 **A. maxillaris**
35 M. masseter
36 A. facialis, Mandibula
37 A. submentalis
38 Venter ant. m. digastrici

156

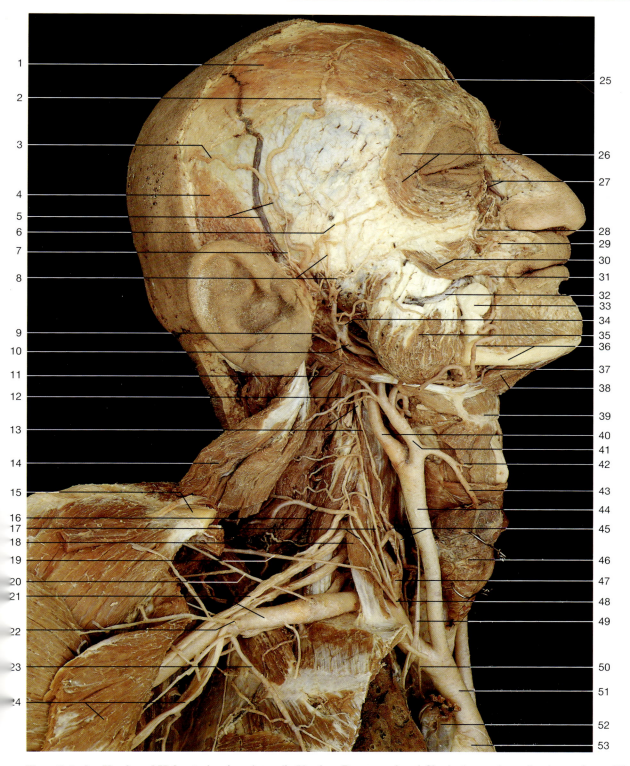

Hauptäste der Kopf- und Halsarterien (von lateral). Vordere Brustwand und Clavicula wurden teilweise entfernt. Die Mm. pectorales und die Schulter wurden leicht retrovertiert, um die A. subclavia und A. axillaris darzustellen.

Os hyoideum
A. carotis int.
A. carotis ext.
A. laryngea sup.
A. thyroidea sup.
A. carotis communis
Ansa thyroidea trunci sympathici,
A. thyroidea inf.

46 Gl. thyroidea (Lobus dext.)
47 **A. vertebralis**
48 **Truncus thyrocervicalis**
49 N. vagus (N. X)
50 Ansa subclavia trunci sympathici
51 **Truncus brachiocephalicus**
52 V. cava sup. (durchtrennt)
53 Arcus aortae

Venen von Hals und Kopf

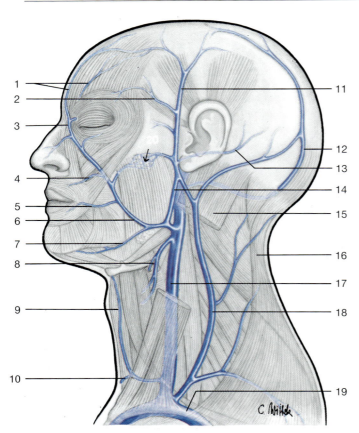

1 V. supraorbitalis (R. med. und lat.)
2 V. temporalis media
3 V. angularis
4 V. labialis sup.
5 V. labialis inf.
6 **V. facialis**
7 V. submentalis
8 V. thyroidea sup.
9 V. jugularis ant.
10 Arcus venosus juguli
11 V. temporalis superf.
12 V. occipitalis
13 V. auricularis post.
14 V. retromandibularis
15 M. sternocleidomastoideus
16 M. trapezius
17 **V. jugularis int.**
18 **V. jugularis ext.**
19 V. subclavia
20 Nodi lymphatici submentales
21 **Ductus thoracicus**
22 Nodi lymphatici retroauriculares
23 Nodi lymphatici parotidei
24 Nodi lymphatici occipitales
25 Nodi lymphatici submandibulares
26 Nodus jugulodigastricus ⎫ **Nodi lymphatici**
27 Nodus juguloomohyoideus ⎭ **cervicales prof.**
28 Truncus jugularis
29 Truncus subclavius
30 Nodi lymphatici infraclaviculares

Venen von Hals und Kopf. Schematische Darstellung (W.). Der M. sternocleidomastoideus wurde teilweise entfernt, um die V. jugularis int. zu zeigen (Pfeil: Plexus pterygoideus).

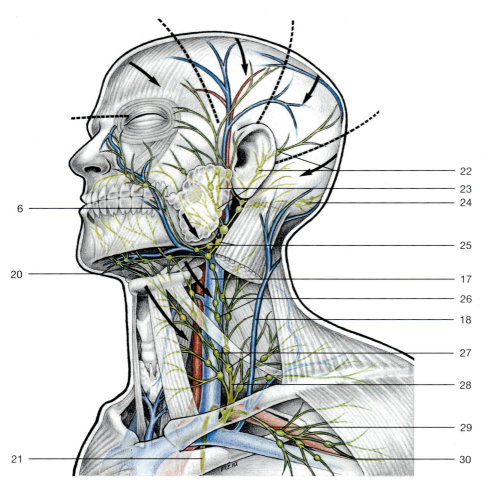

Lymphknoten und Venen von Hals und Kopf (A.). Die gestrichelten Linien stellen die Drainagezonen für die regionären Lymphknotengruppen dar. Pfeile: Hauptflußrichtung der Lymphströmung.

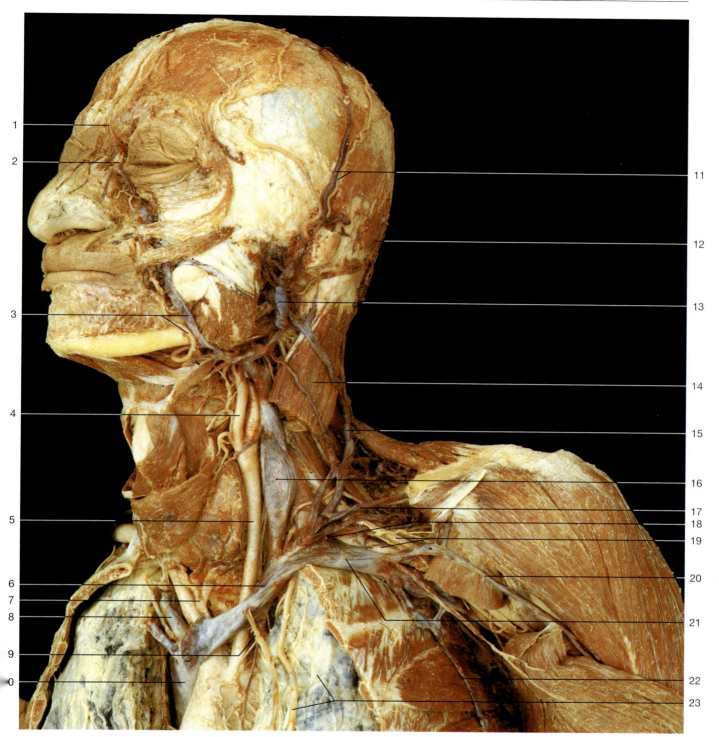

Präparation der Venen von Kopf und Hals (von schräg seitlich). Der M. sternocleidomastoideus wurde durchtrennt, die vordere Brustwand mit Clavicula entfernt.

1 V. supraorbitalis	10 **V. cava sup.**	18 Angulus venosus sin. mit Ductus thoracicus
2 **V. angularis**	11 **A. und V. temporalis superf.**	19 Plexus brachialis, A. subclavia
3 **A. und V. facialis**	12 V. occipitalis	20 **V. cephalica**
4 A. carotis ext.	13 **V. retromandibularis**	21 **V. subclavia**
5 A. carotis communis	14 M. sternocleidomastoideus (durchtrennt)	22 V. thoracoepigastrica
6 **V. brachiocephalica sinistra**	15 **V. jugularis ext.**	23 Linke Lunge mit Pleura, A. thoracica int.
7 **V. thyroidea inf.**	16 **V. jugularis int.**	
8 V. brachiocephalica dext.	17 V. suprascapularis	
9 V. thoracica int.		

159

Laterales Halsdreieck

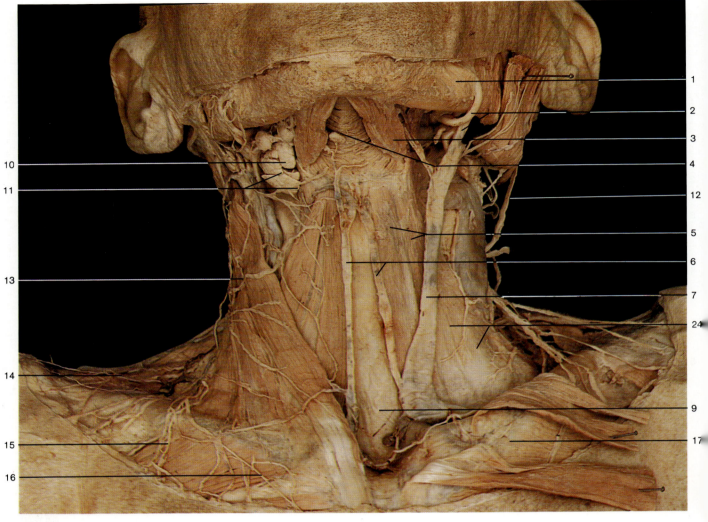

Oberflächliche Halsregion (von vorne).
Die Fascia cervicalis superficialis wurde entfernt.

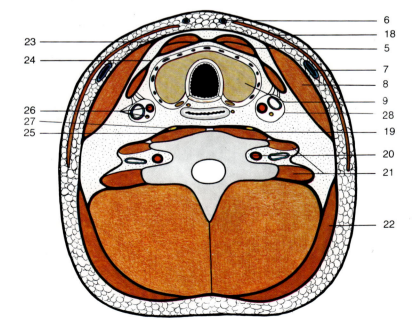

Halsquerschnitt, Schema zur Darstellung der drei Halsfaszien (W.).

1 Mandibula
2 A. und V. facialis
3 Venter ant. m. digastrici
4 M. mylohyoideus
5 Infrahyale Muskulatur (M. sternohyoideus, M. sternothyroideus und M. omohyoideus)
6 Vv. jugulares ant.
7 V. jugularis ext.
8 M. sternocleidomastoideus
9 Lokalisation der Gl. thyroidea
10 Gl. submandibularis
11 R. colli n. facialis und seine Anastomose mit dem N. transversus colli
12 N. occipitalis minor ⎫
13 N. transversus colli ⎬ Hautäste des Plexus cervicalis
14 Nn. supraclaviculares lat. ⎪
15 Nn. supraclaviculares intermedii ⎪
16 Nn. supraclaviculares med. ⎭
17 Clavicula
18 Platysma
19 M. longus colli
20 A. und V. vertebralis
21 Mm. scaleni
22 M. trapezius
23 Lamina superf. fasciae cervicalis
24 Lamina praetrachealis fasciae cervicalis
25 Lamina praevertebralis fasciae cervicalis und Truncus sympathicus
26 Gefäßnervenscheide des Halses mit A. carotis communis, V. jugularis int. und N. vagus
27 Pars cervicalis trunci sympathici
28 Vagina carotica

160

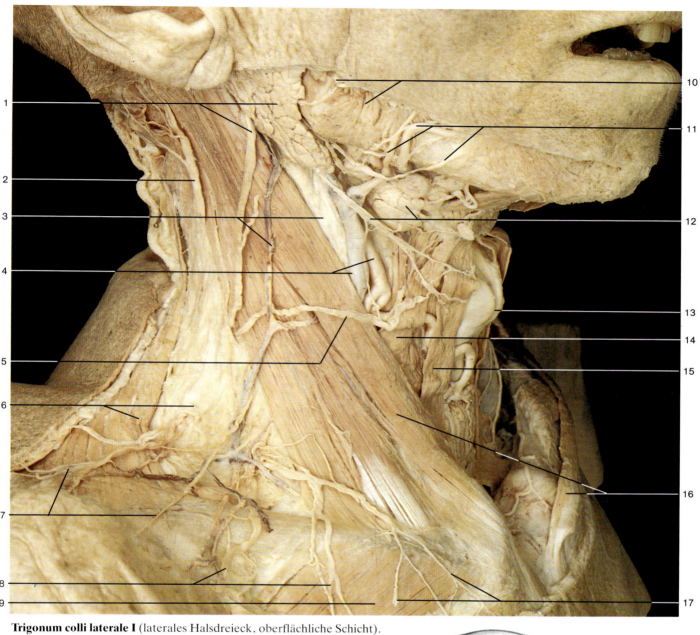

Trigonum colli laterale I (laterales Halsdreieck, oberflächliche Schicht).

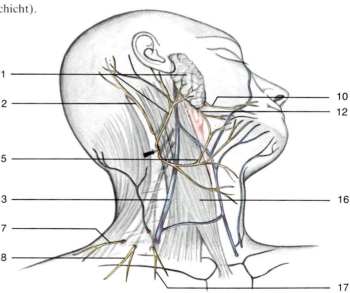

Hautäste des Plexus cervicalis und **Punctum nervosum** (Erbscher Punkt, Pfeil) (modif. nach LANZ-WACHSMUTH).

1. Gl. parotis,
2. N. auricularis magnus
3. N. occipitalis minor
4. V. jugularis int. et ext. (in der Schemazeichnung ist nur die V. jugularis ext. zu erkennen)
5. V. retromandibularis, A. thyroidea sup.
6. N. transversus colli mit Ansa cervicalis superf.
7. Lamina superf. fasciae cervicalis, M. trapezius
8. Nn. supraclaviculares lat.
9. Nn. supraclaviculares intermedii
10. M. pectoralis major, pars clavicularis
11. R. buccalis n. facialis, M. masseter
12. A. und V. facialis, R. marginalis mandibulae n. facialis
13. R. colli n. facialis (Anastomose mit N. transversus colli)
14. Cartilago thyroidea
15. M. omohyoideus
16. M. sternohyoideus
17. M. sternocleidomastoideus dext. et sin.
18. Nn. supraclaviculares med.

Trigonum colli laterale

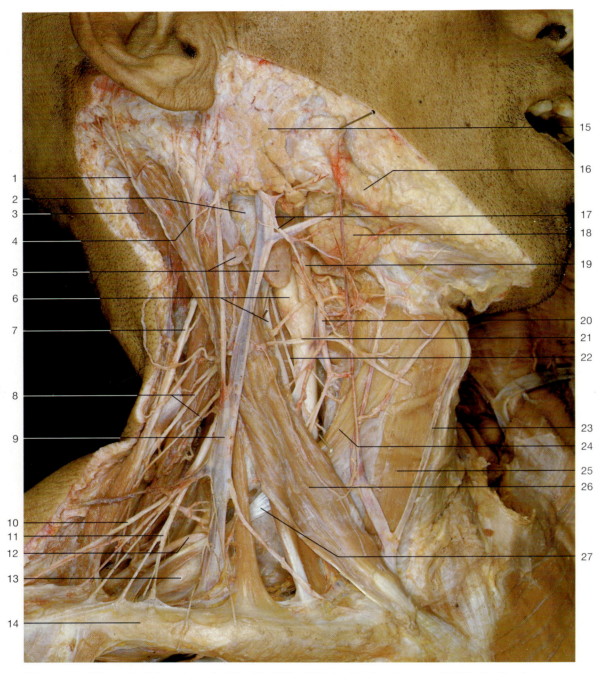

Trigonum colli laterale II (von lateral). Oberflächliche Schicht. Die Lamina superficialis der Fascia cervicalis wurde entfernt, um die Hautäste des Plexus cervicalis und die subkutanen Venen darzustellen.

1 N. occipitalis minor
2 V. jugularis int.
3 M. splenius capitis
4 N. auricularis major
5 Nodi lymphatici submandibulares
6 A. carotis int., N. vagus (N. X)
7 N. accessorius (N. XI)
8 Rami musculares plexus cervicalis
9 V. jugularis ext.
10 Nn. supraclaviculares lat.
11 Nn. supraclaviculares intermedii
12 A. suprascapularis
13 Lamina praetrachealis fasciae cervicalis
14 Clavicula
15 Gl. parotis
16 Mandibula
17 Ramus cervicalis n. facialis (N. VII)
18 Gl. submandibularis
19 A. carotis ext.

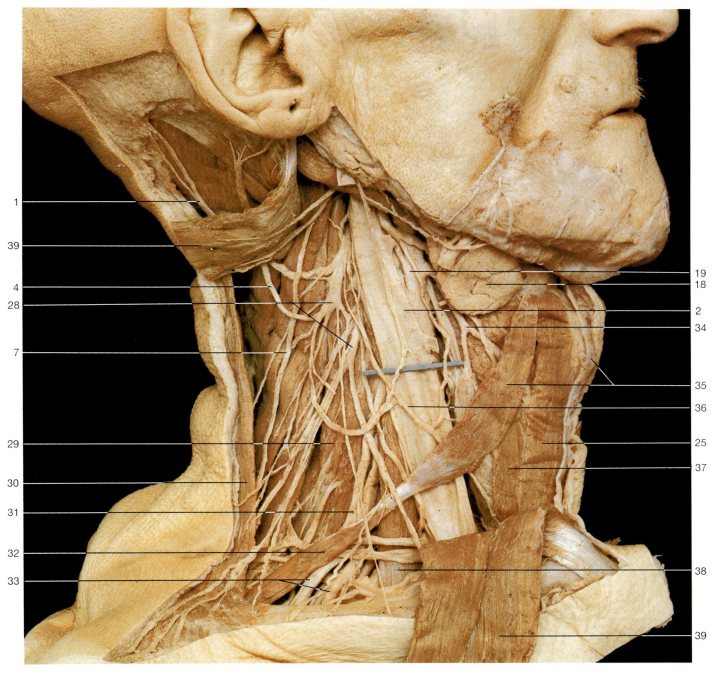

Trigonum colli laterale III (von lateral). Der M. sternocleidomastoideus wurde durchtrennt und heruntergeklappt, der Gefäßnervenstrang des Halses ist dargestellt. Beachte die Lage des M. omohyoideus.

0	A. thyroidea sup.	30	M. trapezius (lateraler Rand)
1	N. transversus colli	31	Plexus brachialis
2	Radix sup. ansae cervicalis	32	Venter inf. m. omohyoidei
3	V. jugularis ant.	33	Plexus brachialis, A. subclavia
4	M. omohyoideus	34	A. thyroidea sup.
5	M. sternohyoideus	35	Venter sup. m. omohyoidei V. jugularis ant.
6	M. sternocleidomastoideus	36	**Ansa cervicalis**
7	Zwischensehne des M. omohyoideus	37	M. sternothyroideus
8	Plexus cervicalis	38	M. scalenus ant.
9	M. scalenus medius	39	M. sternocleidomastoideus (zurückgeklappt)

Regio colli anterior

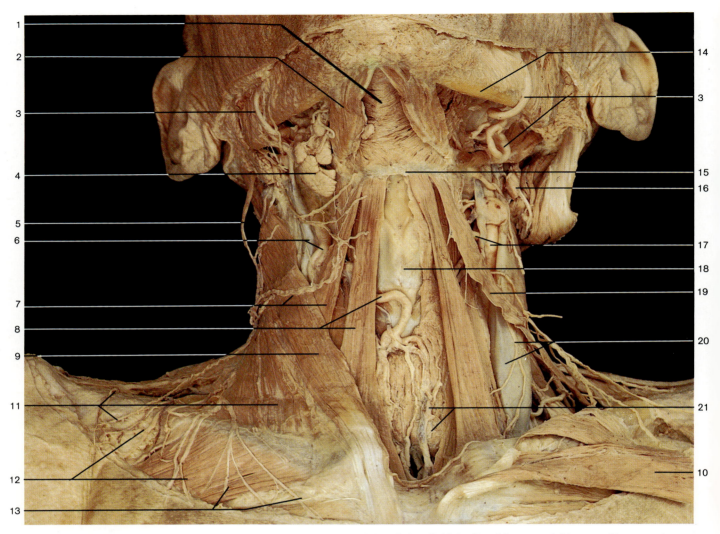

Regio colli anterior (von vorne). Rechts: oberflächliche Schicht; links: tiefere Schicht. Der M. sternocleidomastoideus wurde links durchtrennt und zurückgeklappt. Die mittlere und oberflächliche Halsfaszie wurden entfernt, um die Halseingeweide (Schilddrüse, Kehlkopf usw.) sichtbar zu machen.

1 M. mylohyoideus
2 M. digastricus, venter ant.
3 A. facialis
4 Gl. submandibularis
5 N. auricularis magnus
6 V. jugularis interna, A. carotis communis
7 N. transversus colli, M. omohyoideus
8 A. thyroidea sup., M. sternohyoideus
9 Portio sternalis des M. sternocleidomastoideus dext.
10 M. sternocleidomastoideus sin. (zurückgeklappt)
11 Portio clavicularis des M. sternocleidomastoideus dext. und Nn. supraclaviculares lat.
12 Nn. supraclaviculares intermedii
13 Nn. supraclaviculares med.
14 Mandibula
15 Os hyoideum
16 Nodus lymphaticus cervicalis superf.
17 A. thyroidea sup., A. carotis ext.
18 Cartilago thyroidea
19 M. omohyoideus sin.
20 R. sternohyoideus ansae cervicalis, V. jugularis int.
21 Gl. thyroidea, V. thyroidea inf.

Trigonum caroticum

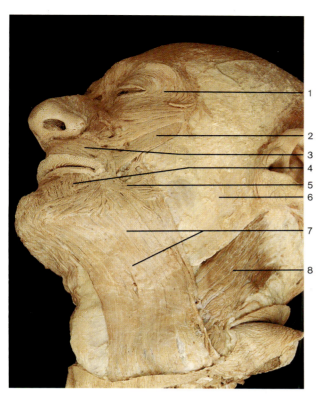

1 M. orbicularis oculi, pars orbitalis
2 M. zygomaticus major
3 M. orbicularis oris
4 M. depressor labii inf.
5 M. risorius
6 Fascia parotidea
7 Platysma
8 M. sternocleidomastoideus

Platysma und dessen Verbindungen mit der mimischen Muskulatur (schräg von lateral unten).

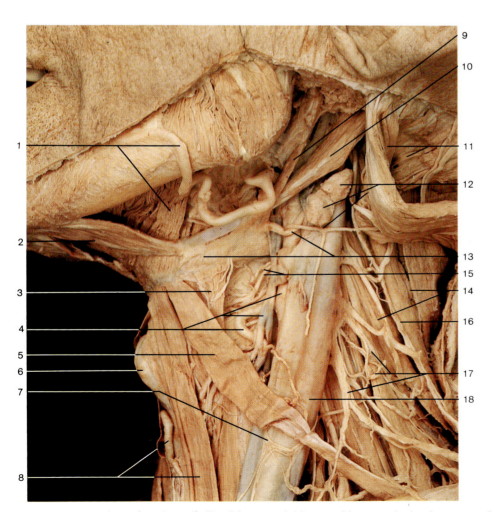

1 A. facialis, M. mylohyoideus
2 M. digastricus, venter ant.
3 M. thyrohyoideus
4 A. carotis ext., A. und V. thyroidea sup.
5 M. omohyoideus, venter sup.
6 Cartilago thyroidea
7 Ansa cervicalis
8 A. thyroidea sup., M. sternohyoideus
9 M. stylohyoideus
10 M. digastricus, venter post.
11 M. sternocleidomastoideus (nach hinten verlagert)
12 Lymphonodi cervicales superf., A. sternocleidomastoidea
13 Os hyoideum, N. hypoglossus (N. XII)
14 M. splenius capitis, M. levator scapulae
15 N. laryngeus sup., A. laryngea sup.
16 N. accessorius (N. XI)
17 Plexus cervicalis
18 V. jugularis int.

Trigonum caroticum (von lateral). Der M. sternocleidomastoideus wurde durchtrennt und zurückgeklappt.

Laterale Halsregionen

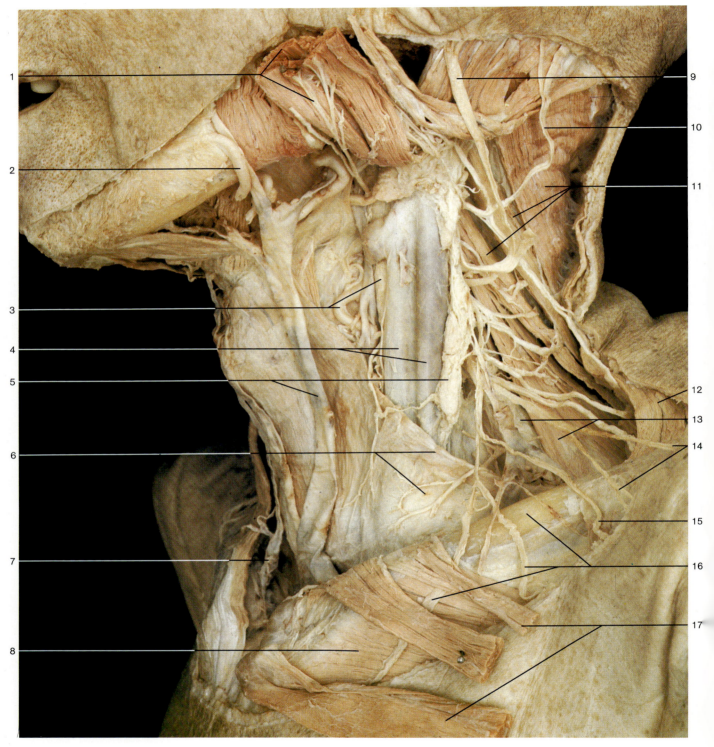

Tiefe Halspräparation I. Mittlere Halsfaszie und Gefäß-Nerven-Strang des Halses. Der M. sternocleidomastoideus wurde durchtrennt und zurückgeklappt. Die mittlere Halsfaszie, die bis zum M. omohyoideus reicht, ist noch erhalten.

1 N. accessorius (N. XI), M. sternocleidomastoideus (zurückgeklappt)
2 A. und V. facialis
3 A. carotis ext., A. thyroidea sup.
4 V. jugularis int.
5 Lymphonodi cervicales prof. und V. jugularis ext.
6 M. omohyoideus, Lamina praetrachealis fasciae cervicalis
7 V. jugularis ant.
8 M. pectoralis major
9 N. auricularis magnus
10 N. occipitalis minor
11 M. splenius capitis, M. levator scapulae
12 M. trapezius
13 M. scalenus medius, Plexus brachialis
14 Nn. supraclaviculares lat.
15 N. supraclavicularis intermedius
16 Nn. supraclaviculares med. und Clavicula
17 M. sternocleidomastoideus (zurückgeklappt)

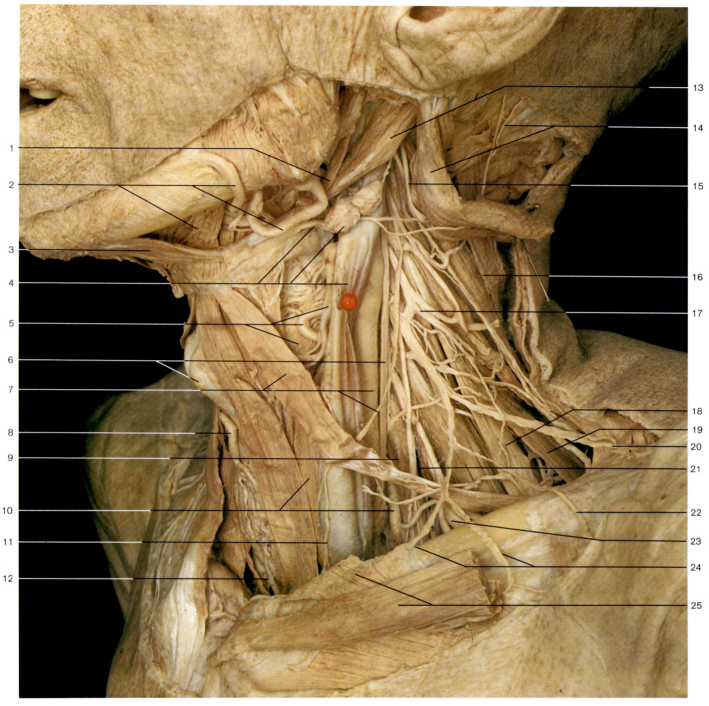

Tiefe Halspräparation II. Die V. jugularis int. wurde zur Seite verlagert, um die A. carotis communis und den N. vagus zu zeigen. Der M. sternocleidomastoideus wurde durchtrennt und zurückgeklappt.

1	M. stylohyoideus	13	M. digastricus, venter post.
2	A. facialis, M. mylohyoideus	14	N. occipitalis minor, M. sternocleidomastoideus
3	M. digastricus, venter ant.	15	N. accessorius (N. XI)
4	V. jugularis int., N. hypoglossus, Lymphonodi cervicales superf.	16	M. splenius capitis
5	A. und V. thyroidea superior, M. constrictor pharyngis inf.	17	Plexus cervicalis
6	N. vagus, Cartilago thyroidea	18	M. scalenus post.
7	Radix inf. ansae cervicalis, M. omohyoideus, A. carotis communis	19	M. levator scapulae
8	A. thyroidea sup. dext.	20	Nn. supraclaviculares lat.
9	M. scalenus ant.	21	N. phrenicus
10	A. thyroidea inf., M. sternothyroideus	22	N. supraclavicularis intermedius
11	R. muscularis ansae cervicalis	23	Plexus brachialis
12	V. thyroidea inf.	24	Nn. supraclaviculares med.
		25	M. sternocleidomastoideus

167

Tiefe Halspräparation

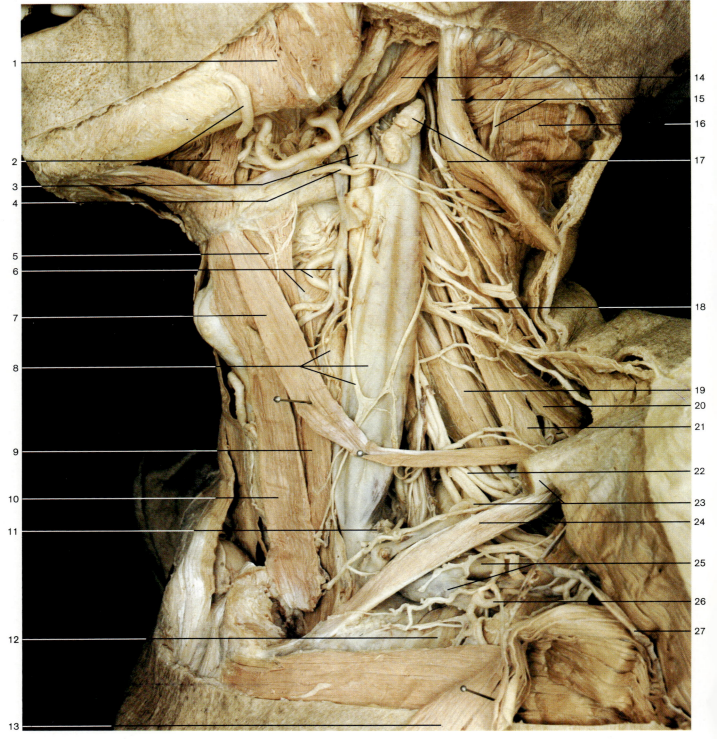

Tiefe Halspräparation III. Ansa cervicalis und **infrahyale Muskulatur.** Die Clavicula wurde teilweise entfernt.

1	M. masseter	9	M. sternothyroideus	18	Plexus cervicalis
2	A. facialis, M. mylohyoideus	10	M. sternohyoideus	19	M. scalenus medius
3	A. carotis ext., M. digastricus, venter ant.	11	Ductus thoracicus	20	M. levator scapulae
4	N. hypoglossus (N. XII)	12	M. pectoralis minor	21	M. scalenus post.
5	M. thyrohyoideus	13	M. pectoralis major, pars clavicularis	22	Plexus brachialis
6	A. und V. thyroidea sup., M. constrictor pharyngis inf.	14	M. digastricus, venter post.	23	A. transversa colli und Clavicula (durchtrennt)
7	M. omohyoideus, venter sup.	15	M. sternocleidomastoideus, N. occipitalis minor	24	M. subclavius
8	Ansa cervicalis, Gl. thyroidea, V. jugularis int.	16	M. splenius capitis	25	A. und V. subclavia
		17	Lymphonodi cervicales superf. und N. accessorius (N. XI)	26	A. thoracoacromialis
				27	V. cephalica

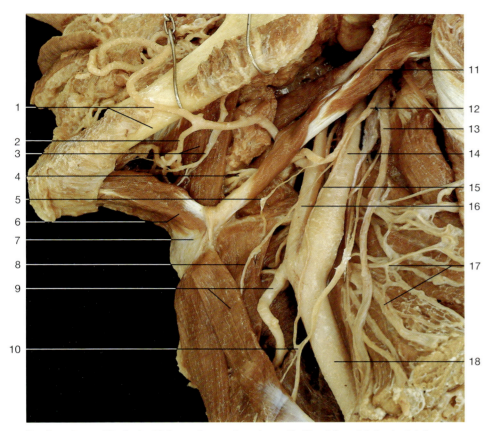

1 A. facialis, Mandibula
2 A. submentalis
3 M. und N. mylohyoideus
4 **N. hypoglossus** (N. XII), Rr. linguales
5 N. hypoglossus (N. XII), R. geniohyoideus
6 Venter ant. m. digastrici
7 Os hyoideum
8 N. hypoglossus (N. XII), R. thyrohyoideus
9 M. omohyoideus, A. thyroidea sup.
10 **Ansa cervicalis**
11 Venter post. m. digastrici
12 **N. hypoglossus** (N. XII)
13 **N. vagus** (N. X)
14 A. carotis int.
15 Radix sup. ansae cervicalis
16 **A. carotis ext.**
17 Plexus cervicalis
18 A. carotis communis

Regio submandibularis, N. hypoglossus (von lateral). Der Unterkiefer ist leicht angehoben.

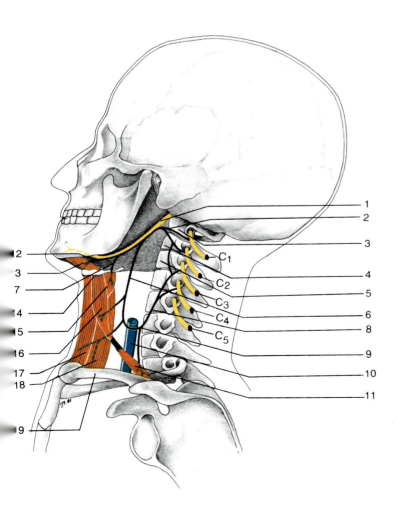

1 N. hypoglossus (N. XII)
2 Anastomose des N. hypoglossus mit dem 1. zervikalen Spinalnerven
3 Atlas
4 Axis
5 Vertebra cervicalis III (C_3)
6 Radix sup. ansae cervicalis
7 R. thyrohyoideus n. hypoglossi
8 Radix inf. ansae cervicalis
9 Ansa cervicalis
10 V. jugularis int.
11 Venter inf. m. omohyoidei
12 R. geniohyoideus n. hypoglossi
13 M. geniohyoideus
14 Os hyoideum
15 M. thyrohyoideus
16 Venter sup. m. omohyoidei
17 M. sternohyoideus
18 M. sternothyroideus
19 Clavicula

Innervation der infrahyalen Muskulatur, Ansa cervicalis und N. hypoglossus (schematische Darstellung) (Tr.).

C_1–C_5 = Rami ventrales nn. cervicalium 1–5.

Tiefe Halspräparation

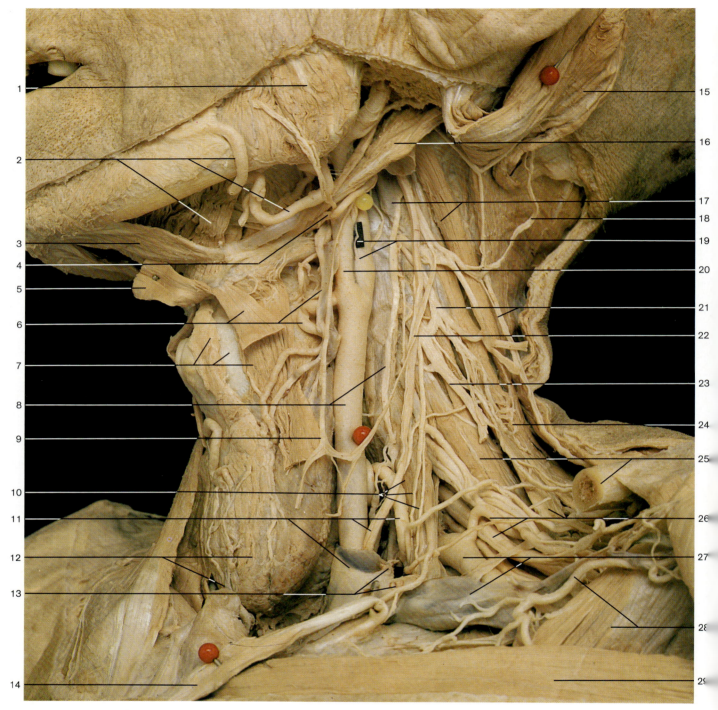

Tiefe Halspräparation IV. Die Clavicula wurde teilweise entfernt, so daß die Skalenuslücken sichtbar geworden sind. Die V. jugularis int. wurde ganz entfernt. Die A. carotis communis wurde etwas nach vorne gezogen, um den Truncus sympathicus zu zeigen.

1 M. masseter
2 A. facialis, M. mylohyoideus
3 M. digastricus, venter ant.
4 N. hypoglossus (N. XII)
5 M. sternohyoideus (durchgeschnitten und hochgehoben)
6 A. und V. thyroidea sup., M. omohyoideus (durchgeschnitten)
7 M. sternothyroideus, Cartilago thyroidea, Lobus pyramidalis mit Rest von Ductus thyroglossus
8 A. carotis communis, Truncus sympathicus
9 Ansa cervicalis
10 N. phrenicus, M. scalenus ant., A. cervicalis ascendens
11 A. thyroidea inf., N. vagus, V. jugularis int.
12 Gl. thyroidea, V. thyroidea inf.
13 Ductus thoracicus, Truncus subclavius sin.
14 M. subclavius (zurückgeklappt)
15 M. sternocleidomastoideus
16 M. digastricus, venter post.
17 Ggl. cervicale sup., M. splenius capitis
18 N. occipitalis minor
19 A. carotis int., R. sinus carotici (schwarz unterlegt)
20 A. carotis ext.
21 Plexus cervicalis, N. accessorius (N. XI)
22 Radix inf. ansae cervicalis
23 N. supraclavicularis
24 M. levator scapulae
25 M. scalenus medius, Clavicula
26 A. transversa colli, Plexus brachialis, M. scalenus posterior
27 A. und V. subclavia
28 A. thoracoacrominalis, M. pectoralis minor
29 M. pectoralis major

170

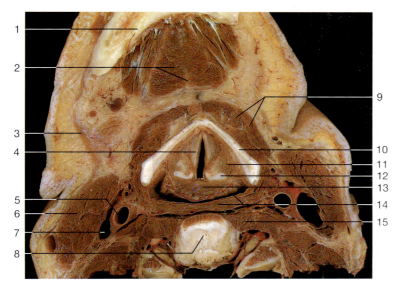

Horizontalschnitt durch den Hals in Höhe der Stimmritze.

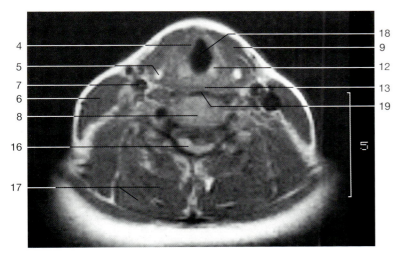

Horizontalschnitt durch den Hals in Höhe des Larynx. Kernspintomogramm. Markierung = 5 cm.

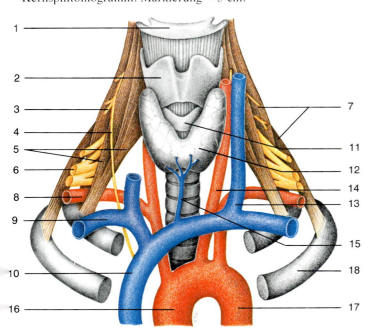

Skalenuslücken und zugehörige Gefäßnervenstränge (Schemazeichnung) (O.).

1 Mandibula
2 M. mylohyoideus, Raphe mylohyoidea
3 Platysma
4 **Plica vocalis**
5 **A. carotis int.**
6 M. sternocleidomastoideus
7 **V. jugularis int.**
8 Halswirbelkörper (Discus intervertebralis)
9 Infrahyale Muskulatur
10 **Cartilago thyroidea**
11 M. cricoarytaenoideus lat.
12 Cartilago arytaenoidea
13 M. arytaenoideus transversus
14 Pars laryngea des Pharynx, M. constrictor pharyngis inf.
15 M. longus colli
16 Arcus vertebrae
17 Dorsale Halsmuskulatur
18 **Rima glottidis**
19 Pharynx

1 Os hyoideum
2 Cartilago thyroidea
3 Plexus cervicalis (C_1–C_4)
4 N. phrenicus
5 M. scalenus ant.
6 Plexus brachialis (C_5–Th_1)
7 M. scalenus medius et post.
8 A. subclavia dext.
9 V. subclavia dext.
10 V. cava sup.
11 Cartilago cricoidea
12 Gl. thyroidea
13 V. jugularis int. sin.
14 A. carotis communis sin.
15 V. thyroidea inf.
16 Aorta ascendens
17 Aorta descendens
18 Costa II

Skalenuslücken

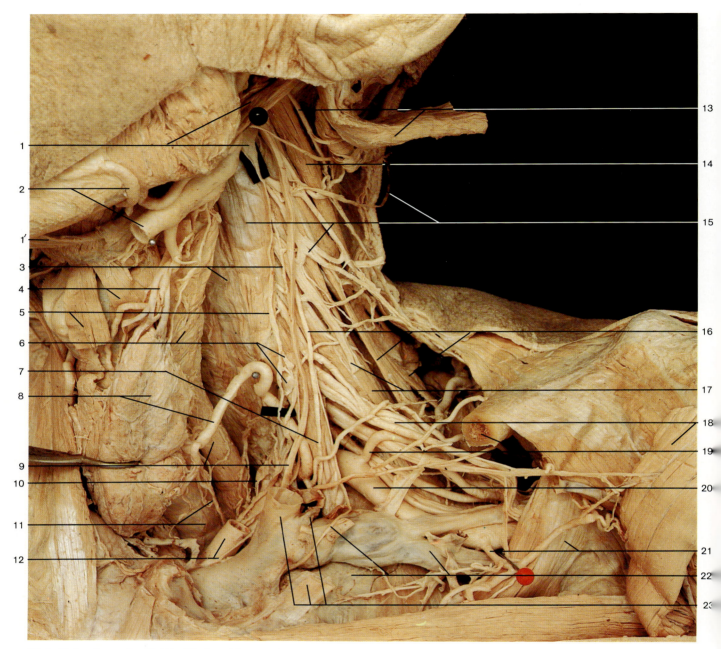

Tiefe Halspräparation V. Die Gl. thyroidea wurde mobilisiert und nach vorne gezogen. Darstellung des N. laryngeus recurrens.

1 Ggl. cervicale sup. trunci sympathici, M. digastricus, venter post.
1' Venter ant. m. digastrici
2 A. facialis, A. carotis communis (hochgezogen)
3 A. cervicalis ascendens, M. longus colli
4 A. thyroidea sup., M. omohyoideus
5 Truncus sympathicus, M. sternohyoideus
6 Ggl. cervicale medium, M. constrictor pharyngis inf.
7 N. phrenicus auf dem M. scalenus ant.
8 Gl. thyroidea, A. thyroidea inf.
9 N. vagus, Oesophagus
10 Ggl. cervicothoracicum (oberer Anteil)
11 Trachea, N. laryngeus recurrens sin.
12 A. carotis communis, R. cardiacus inf. n. vagi

13 N. accessorius, M. sternocleidomastoideus
14 M. splenius capitis
15 N. occipitalis minor, M. longus capitis, Plexus cervicalis
16 N. phrenicus, M. scalenus post., M. levator scapulae
17 Nn. supraclaviculares, M. scalenus medius
18 Plexus brachialis, Pars clavicularis m. pectoralis majoris (zurückgeklappt)
19 A. transversa colli und Clavicula (durchtrennt)
20 A. subclavia sin.
21 A. thoracoacromialis und M. pectoralis minor
22 Costa I, N. phrenicus accessorius, V. subclavia
23 V. jugularis int., Ductus thoracicus, M. subclavius

Kapitel IV
Rumpf

Skelett des Rumpfes

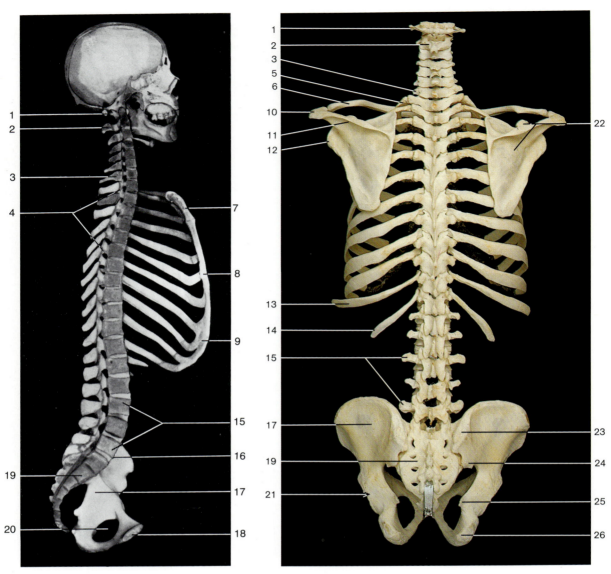

Medianschnitt durch Rumpfskelett und Kopf eines Erwachsenen.

Wirbelsäule, Thorax, Schultergürtel und Becken (von dorsal).

1	Atlas	14	Costa XII
2	Axis	15	Vertebrae lumbales
3	Vertebra prominens (C$_7$)	16	Promontorium
4	Canalis vertebralis	17	Os coxae
5	Costa I	18	Symphysis pubica
6	Clavicula	19	Os sacrum
7	Manubrium sterni	20	For. obturatum
8	Corpus sterni	21	Acetabulum
9	Arcus costalis	22	Scapula mit Proc. coracoideus
10	Acromion	23	Spina iliaca post. sup.
11	Spina scapulae	24	Spina iliaca post. inf.
12	Angulus lat. scapulae (Cavitas glenoidalis)	25	Spina ischiadica
13	Costa XI	26	Tuber ischiadicum

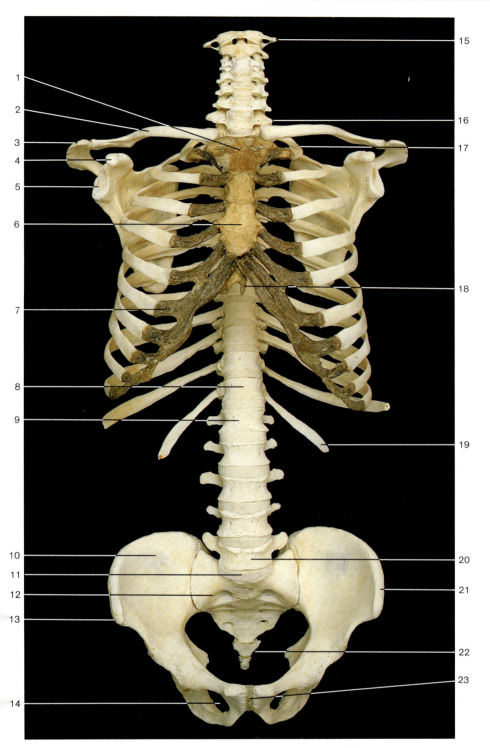

Wirbelsäule, Becken und Thorax mit Schultergürtel (von vorne).

1	Manubrium sterni
2	Clavicula
3	Acromion
4	Proc. coracoideus
5	Cavitas glenoidalis
6	Corpus sterni
7	Cartilago costalis
8	Corpus vertebrae thoracicae XII
9	Corpus vertebrae lumbalis I
10	Os coxae
11	Promontorium
12	Os sacrum
13	Spina iliaca ant. sup.
14	For. obturatum
15	Atlas
16	Vertebra prominens (C_7)
17	Costa I
18	Proc. xiphoideus
19	Costa XII
20	Corpus vertebrae lumbalis (L_5)
21	Crista iliaca
22	Os coccygis
23	Symphysis pubica

Der Rumpf zeigt eine segmentale Gliederung, die im Thoraxbereich am reinsten ausgeprägt ist. Jedes Segment besteht aus einem Wirbel, einem Rippenpaar und den zugehörigen Muskeln (Interkostalmuskeln), Gefäßen und Nerven. Im Bereich der Hals- und Lendenwirbelsäule sind die Rippen rudimentär. Die Muskelsegmente fließen zusammen und bilden größere Muskelplatten (z. B. bei der Bauchmuskulatur). Die Gefäße und Nerven behalten jedoch größtenteils ihre segmentale Anordnung bei.

Wirbel (Vertebrae)

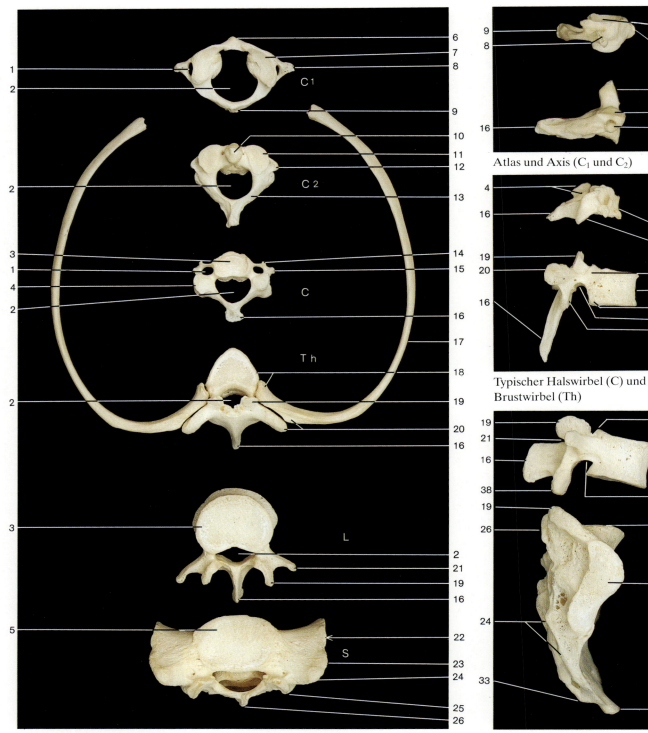

Typische Wirbel aus allen Bereichen der Wirbelsäule (von oben). Von oben nach unten: Atlas (C₁), Axis (C₂), Halswirbel (C), Brustwirbel (Th), Lendenwirbel (L) und Kreuzbein (S).

Atlas und Axis (C₁ und C₂)

Typischer Halswirbel (C) und Brustwirbel (Th)

Typischer Lendenwirbel (L) und Os sacrum (S)

Typische Wirbel aus allen Bereichen der Wirbelsäule (von lateral gesehen).

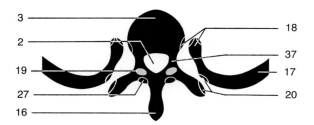

Allgemeiner Aufbau der Wirbel und Rippen (Schema).

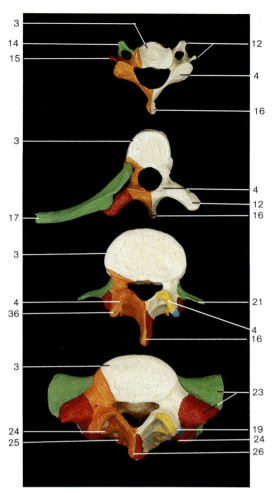

Allgemeine Formelemente der Wirbel.
Typischer Halswirbel, Brustwirbel, Lendenwirbel sowie das Kreuzbein in der Anordnung von oben nach unten.

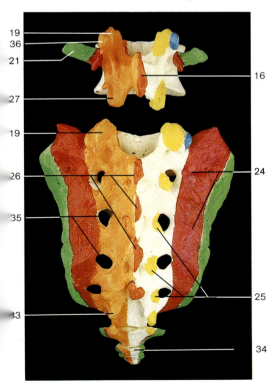

Allgemeine Struktur von Lendenwirbel und Kreuzbein (von hinten).

1 For. transversarium
2 For. vertebrale
3 Corpus vertebrae
4 Facies articularis sup.
5 Basis ossis sacri
6 Tuberculum ant. atlantis
7 Fovea articularis sup. atlantis
8 Proc. transversus des Atlas
9 Tuberculum post.
10 Dens axis
11 Facies articularis sup.
12 Proc. transversus
13 Arcus vertebrae
14 Tuberculum ant. vertebrae cervicalis
15 Tuberculum post. vertebrae cervicalis
16 Processus spinosus
17 Corpus costae
18 Corpus vertebrae und Caput costae
   (für die Articulatio capitis costae)
19 Proc. articularis sup.
20 Proc. transversus und tuberculum costae
   (für die Articulatio costotransversaria)
21 Proc. costarius
22 Facies auricularis
23 Pars lat. ossis sacri
24 Crista sacralis lat.
25 Crista sacralis intermedia
26 Crista sacralis mediana
27 Facies articularis inf.
28 Fovea costalis sup.
29 Fovea costalis inf.
30 Incisura vertebralis inf.
31 Incisura vertebralis sup.
32 Apex ossis sacri
33 Cornu sacrale
34 Os coccygis
35 Foramina sacralia dors.
36 Proc. mamillaris
37 Pediculus vertebrae
38 Proc. articularis inf.

grün = Rippen oder deren homologe Fortsätze
rot = Muskelfortsätze (Proc. transversi und spinosi)
orange = Gelenkfortsätze (Proc. articulares) und Laminae
gelb = Facies articulares

Thorax

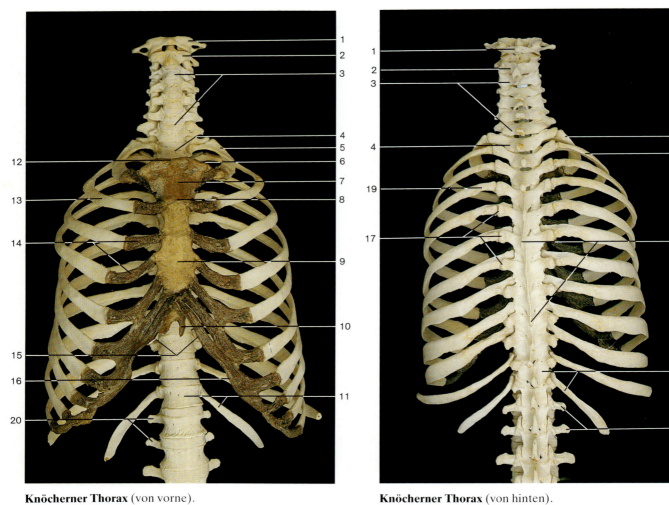

Knöcherner Thorax (von vorne).

Knöcherner Thorax (von hinten).

Costovertebralgelenk (von lateral).

1 Atlas
2 Axis
3 Vertebrae cervicales
4 Vertebra thoracia I
5 Costa I
6 Incisura clavicularis
7 Manubrium sterni
8 Angulus sterni
9 Corpus sterni
10 Proc. xiphoideus
11 Vertebra thoracica XII und Costa XII
12 Incisura jugularis
13 Costa II
14 Cartilagines costales
15 Angulus infrasternalis
16 Arcus costalis
17 Articulationes costotransversariae
18 Proc. spinosi
19 Angulus costae
20 Proc. costarii
21 Fovea costalis transversalis
22 Tuberculum costae
23 Fovea costalis sup.
24 Articulatio capitis costae
25 Fovea costalis inf.
26 Corpus vertebrae thoracis
27 Corpus costae

Wirbelsäule und Thorax

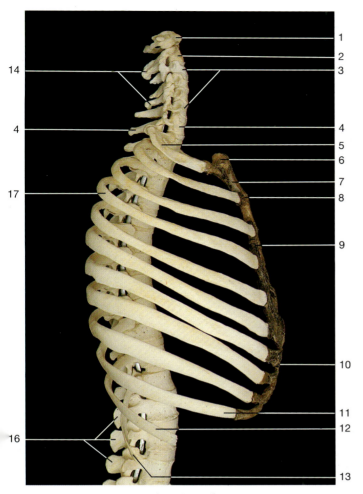

Thorax und Wirbelsäule (von lateral).

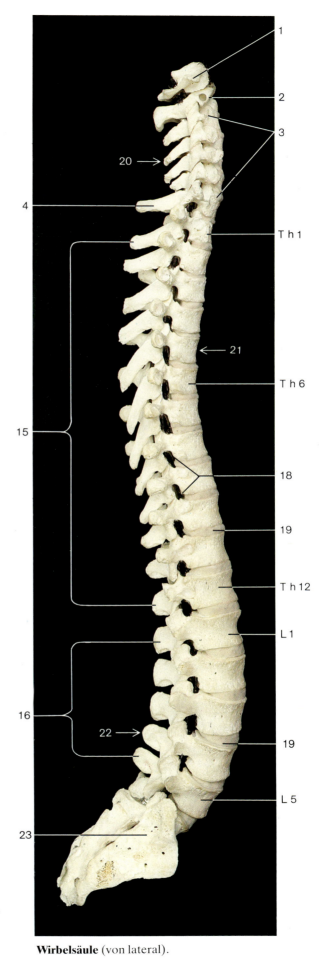

Wirbelsäule (von lateral).

1 Atlas
2 Axis
3 Vertebrae cervicales
4 Vertebra prominens (C$_7$)
5 Costa I
6 Incisura clavicularis
7 Manubrium sterni
8 Angulus sterni (Ludovici)
9 Corpus sterni
10 Arcus costae
11 Costa X
12 Costa XI
13 Costa XII
14 Proc. spinosi vertebrae cervicales
15 Proc. spinosi vertebrae thoracicae
16 Proc. spinosi vertebrae lumbales
17 Angulus costae
18 Foramina intervertebralia
19 Disci intervertebrales
20 Halslordose
21 Brustkyphose
22 Lendenlordose
23 Os sacrum

Th$_1$, Th$_6$, Th$_{12}$ = 1., 6. und 12. Brustwirbel; L$_1$, L$_6$ = 1. und 6. Lendenwirbel.

Rippen und Rippengelenke

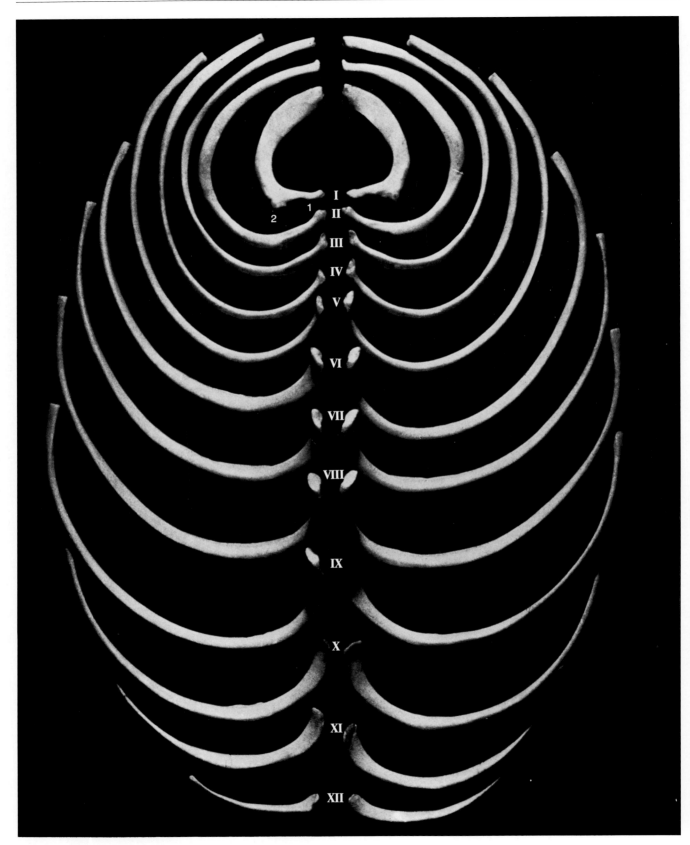

Isolierte Rippen, in natürlicher Reihenfolge angeordnet. Sternum und Brustwirbel fehlen.
I–XII Rippenpaare   1 Caput costae   2 Collum costae

Das Rippenköpfchen artikuliert jeweils mit zwei benachbarten Wirbelkörpern und dem dazwischenliegenden Discus intervertebralis. Außerdem bildet das Tuberculum costae noch ein Gelenk mit dem Proc. transversus des zugehörigen Brustwirbels. Die ersten 7 Rippen haben durch Rippenknorpel eine direkte Verbindung mit dem Sternum (Costae verae), die folgenden 5 Rippen (Costae spuriae) sind nur indirekt über den Rippenbogen (Arcus costalis) mit dem Sternum verbunden bzw. enden frei in der Rumpfwand (Costae fluctuantes).

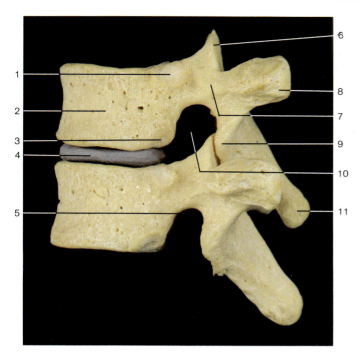

Zwei Brustwirbel (Vertebrae thoracales) (von lateral).

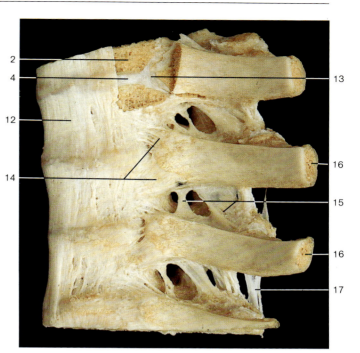

Bänder der Brustwirbelsäule und der Rippengelenke (von vorne lateral).
Das obere Rippenköpfchengelenk wurde eröffnet und ein Teil des Caput costae entfernt, um das Lig. intraarticulare zu zeigen.

1 Fovea costalis sup.
2 Corpus vertebrae
3 Fovea costalis inf.
4 Discus intervertebralis
5 Incisura vertebralis inf.
6 Facies articularis sup. und Proc. articularis sup.
7 Pediculus und Arcus vertebrae
8 Proc. transversus, mit Fovea costalis transversalis
9 Proc. articularis inf.
10 For. intervertebrale
11 Proc. spinosus
12 Lig. longitudinale ant.
13 Lig. capitis costae intraarticulare
14 Lig. capitis costae radiatum
15 Lig. costotransversarium sup.
16 Collum costae
17 Lig. intertransversarium

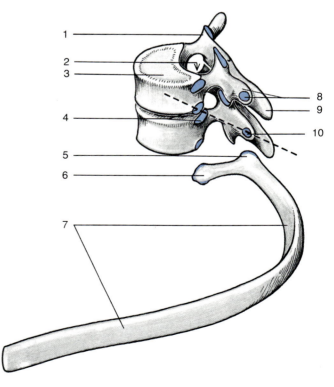

Rippengelenke (Articulationes costovertebrales)
Schemazeichnung (W.). Zwei Brustwirbel mit zugehöriger Rippe. Punktierte Linie = Achse für die Rippenbewegungen; blau = Gelenkflächen.

1 Processus articularis sup.
2 Canalis vertebralis
3 Corpus vertebrae
4 Gelenkflächen für Articulatio capitis costae
5 Tuberculum costae
6 Caput costae
7 Corpus costae
8 Proc. transversus mit Fovea costalis transversalis
9 Proc. spinosus
10 Gelenkflächen für die Articulatio costotransversaria

Bänder der Wirbelsäule

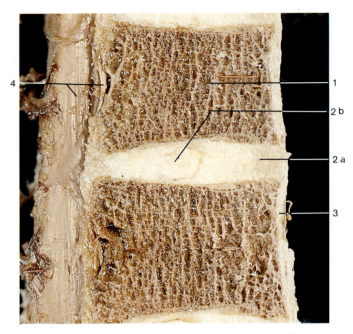

Medianschnitt durch zwei Lendenwirbelkörper mit Discus intervertebralis.

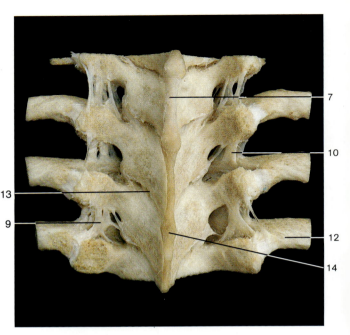

Bandapparat der Brustwirbelsäule (von dorsal).

1 Corpus vertebrae
2 Discus intervertebralis
   a) Anulus fibrosus
   b) Nucleus pulposus
3 Lig. longitudinale ant.
4 Lig. longitudinale post. und Dura mater
5 Proc. costarius
6 Os sacrum
7 Lig. supraspinale

8 Lig. interspinale
9 Lig. intertransversarium
10 Lig. costotransversarium sup.
11 Proc. transversus
12 Collum costae
13 Lig. flavum
14 Proc. spinosus
15 For. intervertebrale

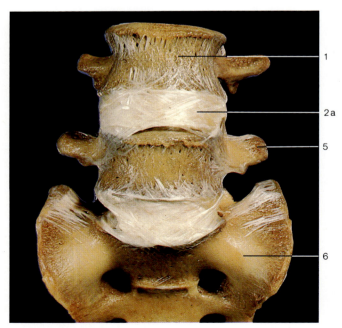

Lendenwirbel mit Os sacrum (von vorne). Die gekreuzt verlaufenden Faserzüge des Lig. anulare sind zu erkennen.

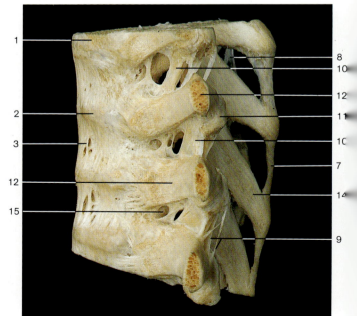

Bandapparat der Wirbelsäule (von vorne lateral). Brustwirbelsäule. Die Rippen wurden im Halsbereich durchtrennt.

182

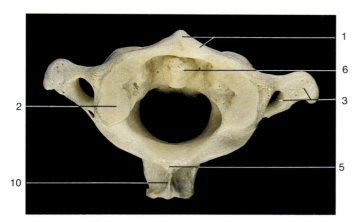

Atlas und Axis (von oben).

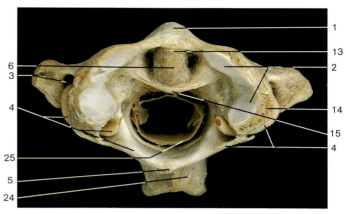

Articulatio atlanto-axialis mediana mit Lig. transversum atlantis (von oben).
Die Spitze des Dens axis wurde entfernt.

1 Arcus ant. und Tuberculum ant. atlantis
2 Fovea articularis sup.
3 Proc. transversus mit For. transversarium
4 Arcus post. atlantis und A. vertebralis
5 Tuberculum post. atlantis
6 Dens axis
7 Facies articularis sup.
8 Corpus axis
9 Pediculus und Lamina axis
10 Proc. spinosus
11 Proc. articularis inf.
12 Proc. transversus mit For. transversarium
13 **Articulatio atlanto-axialis mediana** (vorderer Abschnitt)
14 Ansatz der Capsula articularis der **Articulatio atlanto-occipitalis**
15 Lig. transversum atlantis
16 Os occipitale
17 **Articulatio atlanto-occipitalis**
18 **Articulatio atlanto-axialis lat.**
19 Vertebra cervicalis III
20 Fasciculi longitudinales
21 Ligg. alaria
22 Lig. transversum atlantis
23 Fasciculi longitudinales
} Lig. cruciforme
24 Proc. spinosus axis
25 Dura mater spinalis

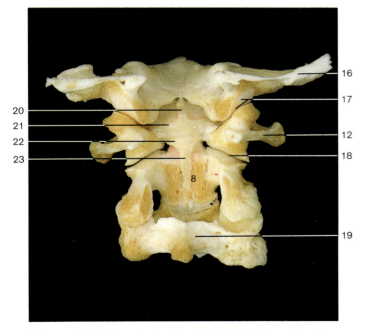

Atlantookzipitale und atlantoaxiale Gelenke (von dorsal).
Wirbelbogen von Atlas und Axis sowie der hintere Teil des Os occipitale wurden entfernt, so daß das Lig. cruciforme dargestellt werden konnte.

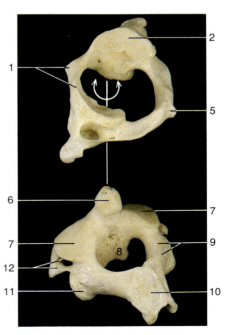

Atlas und Axis (schräg von lateral hinten gesehen, um die Drehbewegungen des Dens axis [Pfeile] verständlich zu machen).

183

Wirbelgelenke

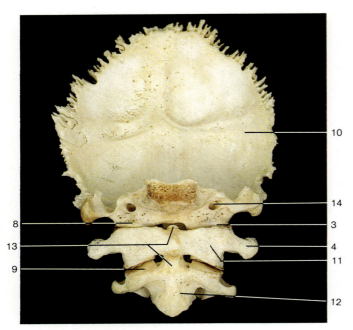

Os occipitale, Atlas und Axis (von vorne).

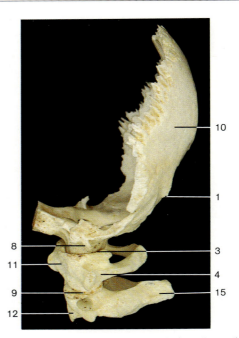

Os occipitale, Atlas und Axis (von lateral).

1 Protuberantia occipitalis ext.
2 For. magnum
3 Gelenkflächen für die Articulatio atlanto-occipitalis
4 Proc. transversus atlantis
5 Membrana tectoria
6 Lig. longitudinale post.
7 Proc. spinosus (C$_3$)
8 Condylus occipitalis

9 Gelenkflächen für die Articulatio atlanto-axialis lat.
10 Os occipitale
11 Atlas
12 Axis
13 Dens axis
14 Canalis hypoglossi
15 Proc. spinosus axis
16 Lig. longitudinale ant.

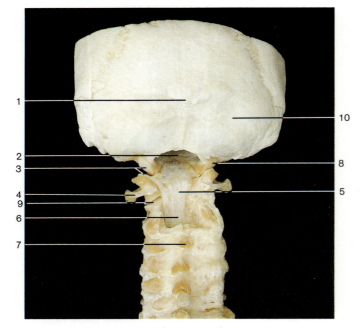

Halswirbelsäule mit Kopf (von hinten). Der dorsale Abschnitt der Wirbelbögen von Atlas und Axis wurde entfernt und die Membrana tectoria präpariert.

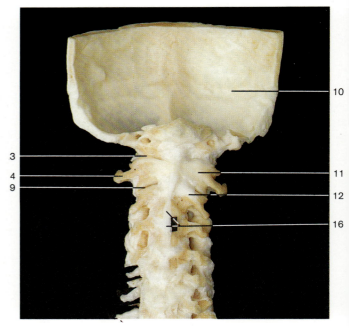

Halswirbelsäule mit Kopf (von vorne). Der vordere Teil des Os occipitale wurde entfernt.

184

Brustwand

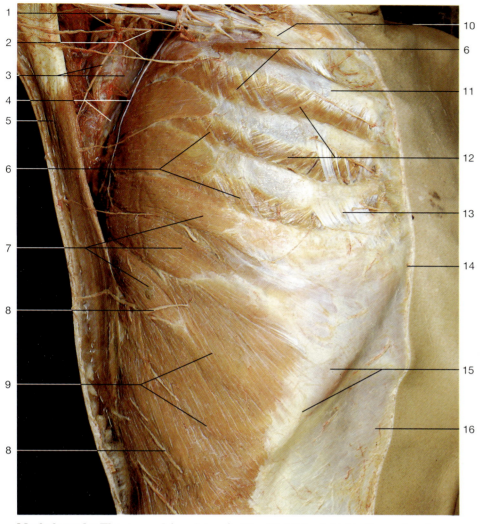

1 V. axillaris
2 Nn. intercostobrachiales
3 M. subscapularis, N. thoracodorsalis
4 N. thoracicus longus, A. und V. thoracica lat.
5 M. latissimus dorsi
6 Mm. intercostales ext.
7 M. serratus anterior
8 Rami cutanei lat. der Nn. intercostales
9 M. obliquus ext. abdominis
10 Clavicula
11 Zweite Rippe
12 Mm. intercostales int.
13 Membrana intercostalis ext.
14 Lokalisation des Proc. xiphoideus
15 Arcus costalis
16 Vorderes Blatt der Rektusscheide (Vagina m. recti abdominis, lamina ant.)

Muskulatur der Thoraxwand (von lateral). Oberflächliche Schicht. Der rechte Arm ist angehoben.

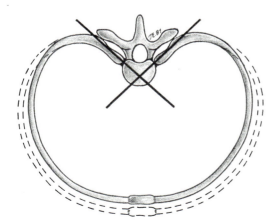

Wirkung der Interkostalmuskeln auf die Rippengelenke (Schemazeichnung) (Tr.). Ausgezogene Linie = Bewegungsachse; Pfeile = Bewegungsrichtung.

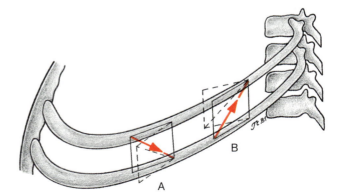

A = Wirkung der Mm. intercostales int. (Exspiration);
B = Wirkung der Mm. intercostales ext. (Inspiration).

185

Präparation der Brust- und Bauchwand

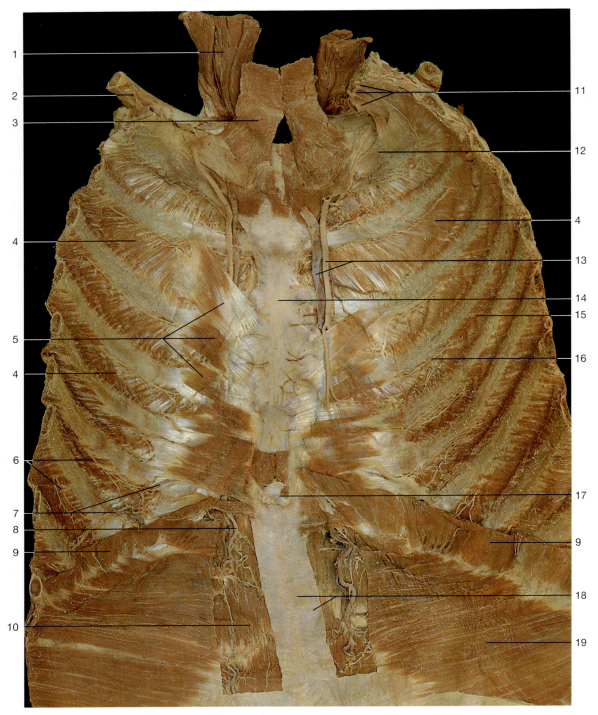

Vordere Brustwand (von hinten). Das Zwerchfell wurde teilweise entfernt. Das hintere Blatt der Rektusscheide wurde auf beiden Seiten gefenstert.

1 M. sternocleidomastoideus (durchtrennt)
2 Clavicula
3 M. sternothyroideus
4 M. intercostalis int.
5 M. transversus thoracis
6 Aa. und Nn. intercostales
7 A. musculophrenica
8 A. und V. epigastrica superior
9 Diaphragma (durchtrennt)
10 M. rectus abdominis

11 A. subclavia, Plexus brachialis
12 Erste Rippe
13 A. und V. thoracica int.
14 Sternum
15 M. intercostalis intimus
16 A. und V. intercostalis
17 Lokalisation des Proc. xiphoideus
18 Linea alba, hinteres Blatt der Rektusscheide
19 M. transversus abdominis

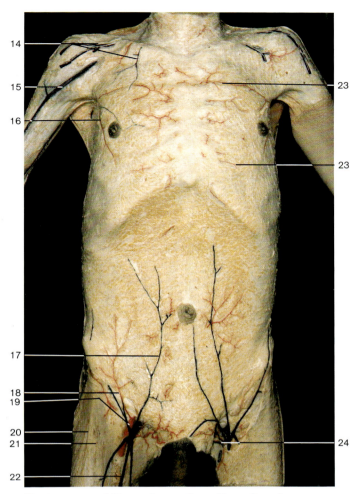

Hautnerven und Venen der vorderen Rumpfwand.

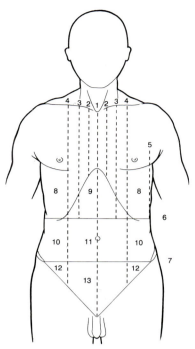

Regionen der Bauchwand (Schema).

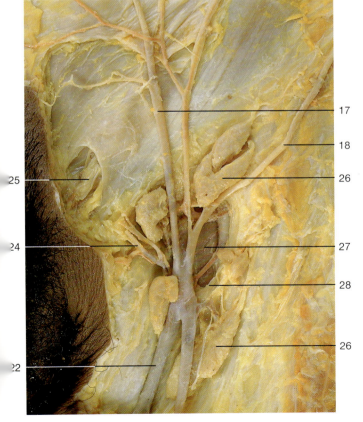

Regio inguinalis mit Hiatus saphenus.

1 Linea mediana ant.
2 Linea sternalis
3 Linea parasternalis
4 Linea mamillaris (medioclavicularis)
5 Linea axillaris
6 Horizontale in Höhe der unteren Thoraxapertur
7 Horizontale in Höhe der beiden vorderen Darmbeinstachel
8 Regio hypochondriaca
9 Regio epigastrica
10 Regio lat.
11 Regio umbilicalis
12 Regio inguinalis
13 Regio pubica
14 Nn. supraclaviculares
15 V. cephalica
16 V. thoracoepigastrica
17 V. epigastrica superf.
18 V. circumflexa ilium superf.
19 A. und V. femoralis
20 N. cutaneus femoris lat.
21 Rr. cutanei ant. n. femoralis
22 V. saphena magna
23 Rr. cutanei ant.
24 V. pudenda ext.
25 Lig. teres uteri
26 Nodi lymphatici inguinales superf.
27 Hiatus saphenus
28 Margo falciformis

Präparation der Brustwand

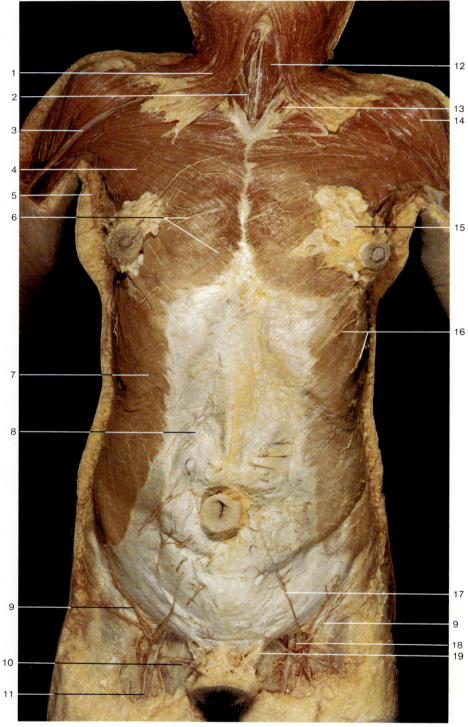

Brust- und Bauchwand bei der Frau (von vorne). Oberflächliche Schicht.

1 Platysma
2 V. jugularis ant.
3 V. cephalica
4 M. pectoralis major
5 V. thoracoepigastrica
6 Rr. cutanei ant.
  (Endäste der Intercostalnerven)
7 M. obliquus ext. abdominis
8 Vagina m. recti abdominis
9 A. und V. circumflexa ilium superf.
10 V. pudenda ext.
11 V. saphena magna
12 M. sternohyoideus
13 M. sternocleidomastoideus
14 M. deltoideus
15 Gl. mammaria
16 Rr. cutanei lat.
  (Endäste der Interkostalnerven)
17 V. epigastrica superf.
18 V. und A. femoralis
19 Lig. teres uteri

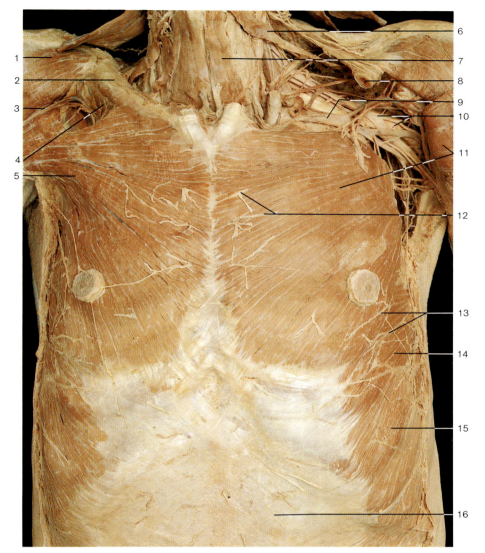

1	M. deltoideus
2	Clavicula
3	V. cephalica
4	Trigonum deltoideopectorale, Fascia clavipectoralis
5	M. pectoralis major dext.
6	M. omohyoideus
7	M. sternohyoideus
8	Clavicula (Schnittfläche)
9	V. subclavia
10	Plexus brachialis und A. subclavia
11	M. pectoralis major sin.
12	Rr. cutanei ant. pectorales nn. intercostalium
13	Rr. cutanei lat. pectorales nn. intercostalium
14	M. serratus ant.
15	M. obliquus ext. abdominis
16	Vagina m. obliquus ext. abdominis
17	A. axillaris
18	Nn. intercostobrachiales
19	N. thoracodorsalis
20	N. thoracicus longus
21	M. latissimus dorsi
22	M. serratus anterior
23	A. thoracoacromialis
24	Clavicula
25	M. intercostalis externus
26	Dritte Rippe
27	M. intercostalis int.
28	A. und V. intercostalis post.
29	Arcus costalis

Brustwand I (von vorne). Rechts wurden Clavicula und M. pectoralis major durchtrennt, um den Plexus brachialis zu zeigen.

Brustwand (von lateral). M. pectoralis major und minor entfernt, vierte Rippe gefenstert.

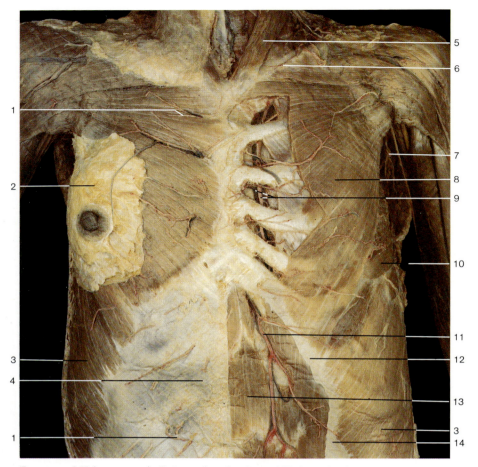

1 Rr. cutanei ant.
2 Gl. mammaria
3 M. obliquus ext. abdominis
4 Vagina m. recti abdominis
5 M. sternocleidomastoideus
6 Clavicula
7 A. und V. thoracica lat.
8 M. pectoralis major
9 A. und V. thoracica int.
10 M. serratus ant.
11 A. und V. epigastrica sup.
12 Arcus costalis
13 M. rectus abdominis
14 Vagina m. recti abdominis (lateraler Rand)

Brustwand II (von vorne). Präparation der A. und V. thoracica interna. M. pectoralis major und vorderes Blatt der Rektusscheide (links) teilweise entfernt.

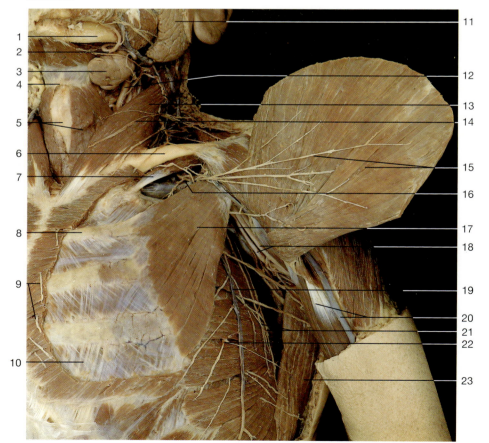

1 Mandibula
2 A. facialis
3 Glandula submandibularis
4 Os hyoideum
5 Larynx, infrahyale Muskulatur
6 Clavicula
7 M. subclavius
8 Zweite Rippe
9 Rami cutanei ant. der Nn. intercostales
10 Membrana intercostalis ext.
11 Gl. parotis
12 A. carotis ext.
13 M. sternocleidomastoideus, Rami cutanei plexus cervicalis
14 Nn. supraclaviculares
15 M. pectoralis major, Nn. pectorales med.
16 A. thoracoacromialis
17 **M. pectoralis minor**
18 N. medianus, N. ulnaris
19 V. thoracoepigastrica
20 V. cephalica, M. biceps brachii (caput longum)
21 A. thoracica lateralis, N. thoracicus longus
22 Rami cutanei lat. der Nn. intercostales
23 M. latissimus dorsi

Brustwand III (von vorne). Links wurde der M. pectoralis major durchtrennt und zurückgeklappt.

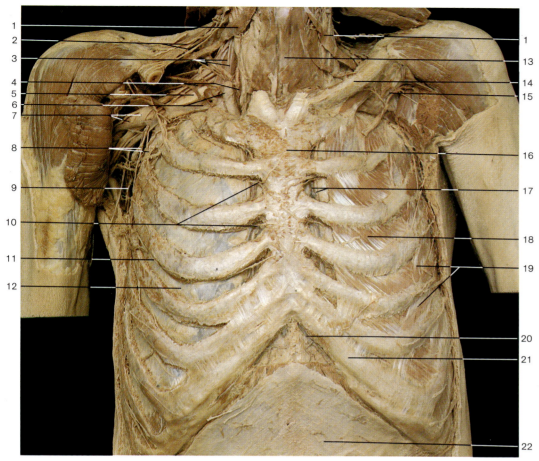

Brustwand IV (von vorne). Präparation der Interkostalmuskeln und Interkostalnerven. Man beachte den Verlauf der Vasa thoracica int.

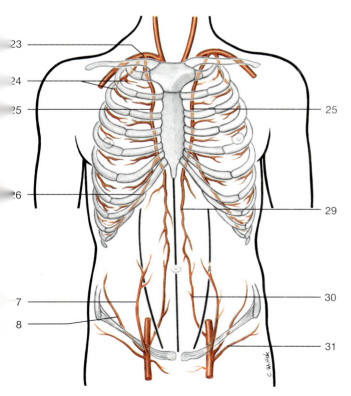

Gefäße der Brust- und Bauchwand (W.).

1 M. omohyoideus
2 Nn. supraclaviculares
3 N. phrenicus, A. cervicalis ascendens
4 Truncus thyrocervicalis
5 Plexus brachialis, A. subclavia
6 V. jugularis int., V. subclavia
7 N. medianus und A. axillaris
8 A. und V. thoracica lat., N. thoracicus longus
9 A., V. und N. thoracodorsalis
10 Rr. cutanei ant. pectorales nn. intercostalium
11 N. intercostalis (Th$_4$)
12 Fascia endothoracica und Pleura costalis
13 M. sternohyoideus
14 Clavicula
15 A. thoracoacromialis, V. cephalica
16 Manubrium sterni
17 A. und V. thoracica int.
18 M. intercostalis int.
19 M. intercostalis ext.
20 A. und V. epigastrica sup.
21 Arcus costalis
22 Vorderes Blatt der Rektusscheide
23 A. subclavia
24 A. thoracica suprema
25 A. thoracica int.
26 A. musculophrenica
27 A. epigastrica superf.
28 A. circumflexa ilium prof.
29 A. epigastrica sup.
30 A. epigastrica inf.
31 A. circumflexa ilium superf.

191

Präparation der Bauchwand

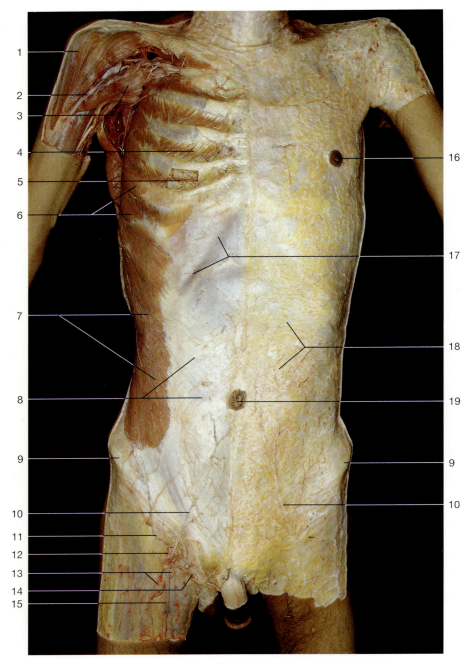

1. M. deltoideus
2. V. cephalica
3. M. pectoralis major (durchtrennt)
4. M. intercostalis int.
5. A. und V. intercostalis post. (spatium intercostale gefenstert)
6. M. serratus ant.
7. M. obliquus ext. abdominis
8. Vorderes Blatt der Rektusscheide
9. Crista iliaca
10. V. epigastrica superf.
11. V. circumflexa ilium superf.
12. Hiatus saphenus
13. Nodi lymphatici inguinales
14. Vv. pudendae ext.
15. V. saphena magna
16. Papilla mammae
17. Arcus costalis
18. Subkutanes Fettgewebe
19. Umbilicus

Brust- und Bauchwand I. M. pectoralis major und minor (rechts) wurden durchtrennt. Rechts wurde die Muskulatur der Brust- und Bauchwand dargestellt.

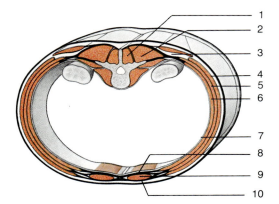

Querschnitt durch den Rumpf zur Darstellung der Rumpfmuskulatur (Schema).

1. Medialer Strang der autochthonen Rückenmuskulatur
2. Lateraler Strang der autochthonen Rückenmuskulatur
3. Fascia thoracolumbalis
4. M. obliquus ext. abdominis
5. M. obliquus int. abdominis
6. M. transversus abdominis
7. Fascia transversalis
8. Lamina post. vaginae m. recti abdominis
9. M. rectus abdominis
10. Lamina ant. vaginae m. recti abdominis

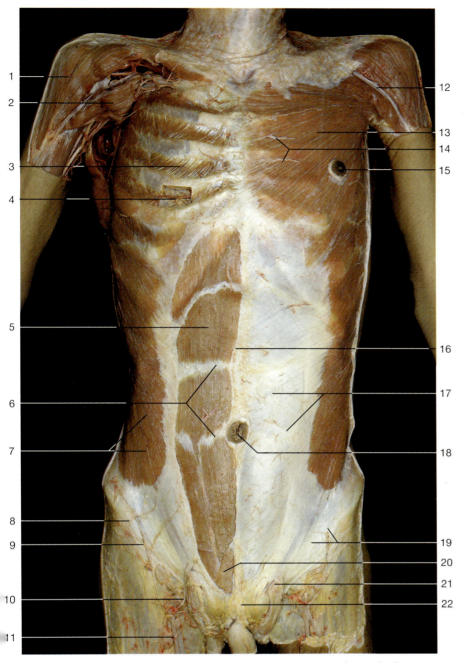

1 M. deltoideus
2 M. pectoralis major (durchtrennt)
3 M. intercostalis int.
4 A. und V. intercostalis post.
5 M. rectus abdominis
6 Intersectiones tendineae
7 M. obliquus ext. abdominis
8 Spina iliaca ant. sup.
9 V. circumflexa ilium superf.
10 V. epigastrica superf.
11 V. saphena magna
12 V. cephalica
13 M. pectoralis major
14 Rami cutanei ant. der Nn. intercostales
15 Papilla mammae
16 Linea alba
17 Vorderes Blatt der Rektusscheide
18 Nabel (Umbilicus)
19 Lig. inguinale
20 M. pyramidalis
21 Anulus inguinalis superf.
22 Lig. suspensorium penis
23 M. longissimus, M. iliocostalis
24 M. multifidus
25 M. quadratus lumborum
26 M. latissimus dorsi
27 M. psoas major
28 Proc. spinosus
29 Corpus vertebrae (1. Lendenwirbel)
30 Diaphragma
31 Rippe

Brust- und Bauchwand II. Rechts wurden der M. pectoralis major und minor und das vordere Blatt der Rektusscheide entfernt.

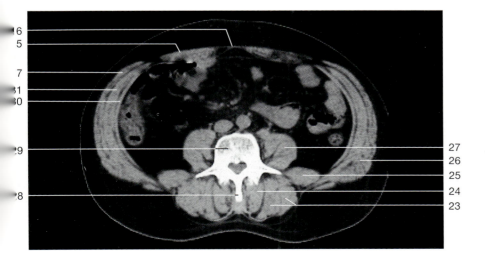

Horizontalschnitt durch den Körper in Höhe des 1. Lendenwirbels (CT-Bild).

193

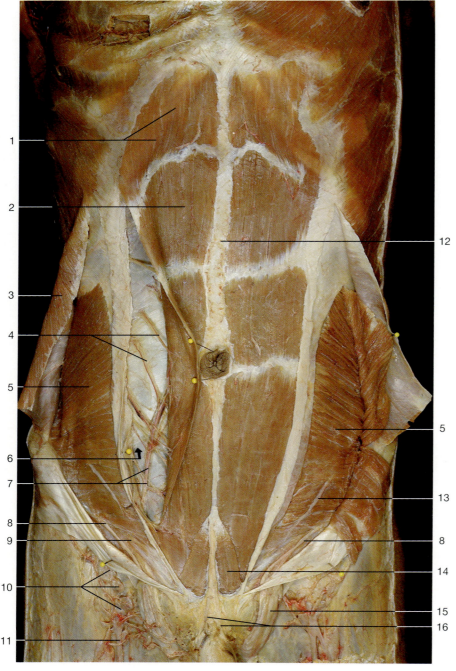

Brust- und Bauchwand III. M. obliquus ext. abdominis auf beiden Seiten durchtrennt und zurückgeklappt. Rechts wurde der M. rectus abdominis zur Mitte verlagert, um das hintere Blatt der Rektusscheide zu zeigen.

1 Arcus costalis
2 M. rectus abdominis
3 M. obliquus ext. abdominis (zurückgeklappt)
4 Nn. intercostales mit begleitenden Gefäßen
5 M. obliquus int. abdominis
6 Linea arcuata (Pfeil)
7 A. und V. epigastrica inf.
8 N. ilioinguinalis
9 Lokalisation des Anulus inguinalis profundus
10 Nodi lymphatici inguinales superf.
11 V. saphena magna
12 Linea alba
13 N. iliohypogastricus
14 M. pyramidalis
15 Funiculus spermaticus
16 Lig. fundiforme penis

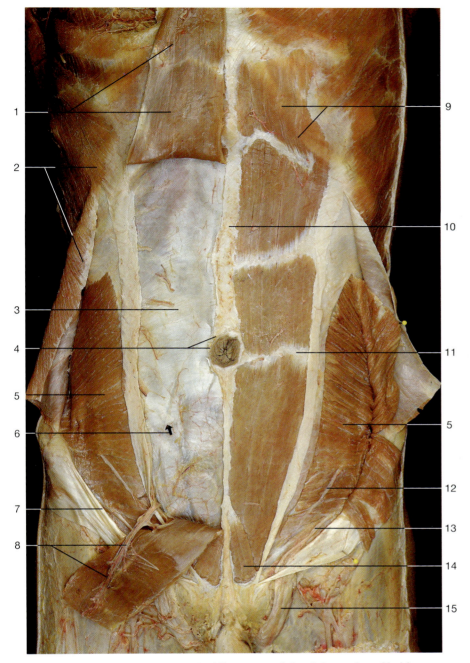

1 M. rectus abdominis (zurückgeklappt)
2 M. obliquus ext. abdominis
3 Hinteres Blatt der Rektusscheide
4 Anulus umbilicalis
5 M. obliquus int. abdominis
6 Linea arcuata (Pfeil)
7 Lig. inguinale
8 A. und V. epigastrica inf., M. rectus abdominis (zurückgeklappt)
9 Arcus costalis
10 Linea alba
11 Intersectio tendinea
12 N. iliohypogastricus
13 N. ilioinguinalis
14 M. pyramidalis
15 Funiculus spermaticus

Brust- und Bauchwand IV. Der M. obliquus ext. abdominis wurde auf beiden Seiten durchtrennt und zurückgeklappt. Rechts wurde der M. rectus abdominis durchtrennt und zurückgeklappt, um das hintere Blatt der Rektusscheide zu zeigen.

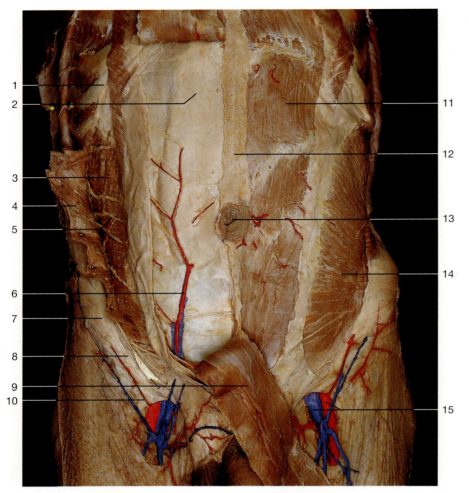

1	Arcus costalis
2	Hinteres Blatt der Rektusscheide
3	M. transversus abdominis
4	M. obliquus int. abdominis (zurückgeklappt)
5	Nerven der Bauchwand
6	Vasa epigastrica inf.
7	Spina iliaca ant. sup.
8	Lig. inguinale
9	M. rectus abdominis (zurückgeklappt)
10	A. und V. circumflexa ilium superf.
11	M. rectus abdominis
12	Linea alba
13	Nabel (Umbilicus)
14	M. obliquus int. abdominis
15	A. und V. femoralis

Bauchwand V. Rechts wurde der M. rectus abdominis durchtrennt und zurückgeklappt, um die Vasa epigastrica inf. darzustellen. Der M. obliquus int. abdominis wurde rechts zurückgeklappt, um die segmental angeordneten Nerven der Bauchwand zu zeigen.

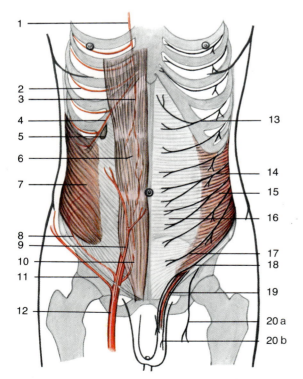

1	A. thoracica int.
2	A. intercostalis
3	A. epigastrica sup.
4	A. musculophrenica
5	Vesica fellea
6	M. rectus abdominis
7	M. obliquus abdominis ext.
8	A. circumflexa ilium prof.
9	A. epigastrica superf.
10	A. epigastrica inf.
11	A. circumflexa ilium superf.
12	A. femoralis
13	N. intercostalis (Th$_7$)
14	N. intercostalis zur Bauchwand (Th$_{10}$)
15	M. transversus abdominis
16	Lamina post. vaginae m. recti abdominis
17	N. iliohypogastricus (Th$_{12}$, L$_1$)
18	N. ilioinguinalis (L$_1$)
19	Funiculus spermaticus
20	N. genitofemoralis (L$_1$, L$_2$)
	a) R. femoralis
	b) R. genitalis

Gefäße und Nerven der vorderen Rumpfwand
(Schemazeichnung). Die segmentale Anordnung der Leitungsbahnen wird deutlich.

Regio inguinalis

1 Spina iliaca ant. sup.
2 Crus mediale
3 Lig. inguinale
4 Crus laterale
5 V. epigastrica superf.
6 Hiatus saphenus
7 Nodi lymphatici inguinales superf.
8 V. saphena magna
9 Rami cutanei ant. n. femoralis
10 Vorderes Blatt der Rektusscheide
11 Fibrae intercrurales
12 Anulus inguinalis superficialis
13 Funiculus spermaticus
14 Penis
15 Aponeurose des M. obliquus ext. abdominis (durchtrennt und zurückgeklappt)
16 M. obliquus int. abdominis
17 N. ilioinguinalis
18 Rami cutanei ant. n. iliohypogastrici
19 Vv. pudendae ext.

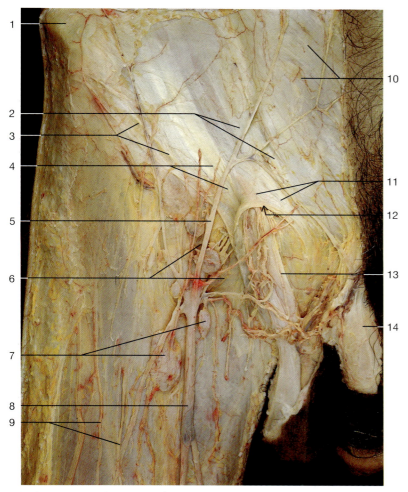

Leistenkanal beim Mann I (rechte Seite, von vorne).
Oberflächliche Schicht.

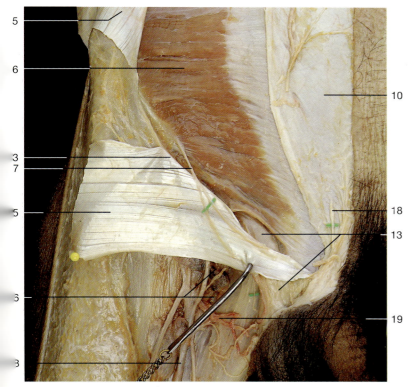

Leistenkanal beim Mann II (rechte Seite, von vorne).
M. obliquus ext. abdominis durchtrennt und zurückgeklappt.

197

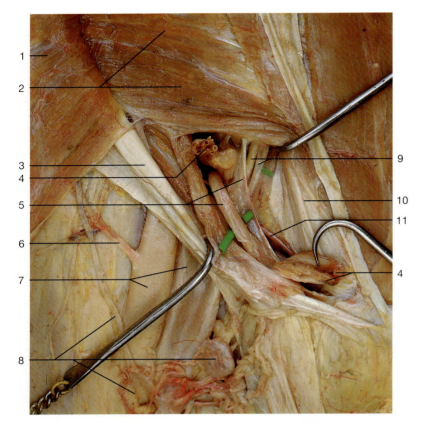

1 M. obliquus int. abdominis (zurückgeklappt)
2 M. transversus abdominis
3 Lig. inguinale
4 Funiculus spermaticus (außer Ductus deferens)
5 Ductus deferens, Lig. interfoveolare
6 A. circumflexa ilium superf.
7 A. und V. femoralis
8 Nodi lymphatici inguinales superf., Vasa lymphatica inguinales
9 A. und V. epigastrica inf.
10 Rektusscheide
11 Ramus pubicus der A. epigastrica inf.
12 Anulus inguinalis superf.
13 Penis
14 M. obliquus ext. abdominis
15 Spina iliaca ant. sup.
16 Fibrae intercrurales
17 Nodi lymphatici inguinales superf.
18 Fascia lata, M. sartorius
19 Hiatus saphenus, V. saphena magna
20 A. und V. femoralis
21 Funiculus spermaticus mit M. cremaster
22 Lig. suspensorium penis
23 Fascia spermatica int.
24 Tunica vaginalis testis
25 Testis und Epididymis

Leistenkanal beim Mann III (rechte Seite, von vorne) (tiefere Schicht). Der Funiculus spermaticus wurde bis auf den Ductus deferens (Sonde) durchtrennt und zurückgeklappt. Der M. obliquus int. abdominis wurde durchtrennt und zur Seite geklappt, um den M. transversus abdominis zu zeigen.

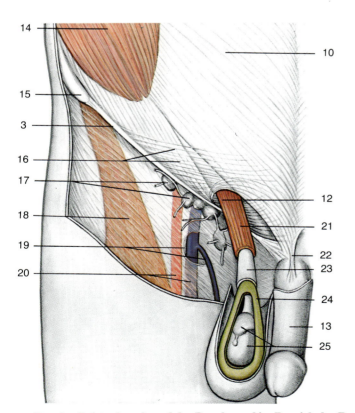

Bau des Leistenkanals und der Bauchwand im Bereich der Regio inguinalis (Schemazeichnung).

198

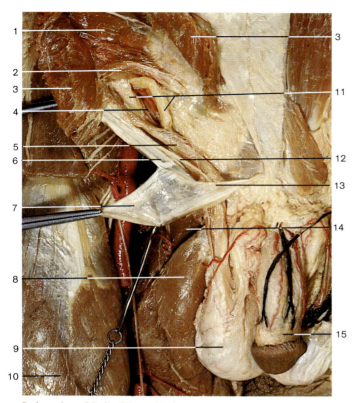

1 M. transversus abdominis
2 Anulus inguinalis prof.
3 M. obliquus int. abdominis
4 A. und V. epigastrica inf.
5 Funiculus spermaticus
6 Lig. inguinale
7 Aponeurosis m. obliqui abdominis ext.
8 M. adductor longus
9 Testis
10 M. rectus femoris
11 Fettgewebe
12 N. ilioinguinalis
13 Anulus inguinalis superf.
14 M. pectineus
15 Penis
16 Lig. teres uteri
17 N. genitofemoralis
18 Ausläufer des Lig. teres uteri
19 M. obliquus ext. abdominis
20 Skrotalhaut, Tunica dartos, Fascia spermatica ext.
21 M. cremaster, Fascia cremasterica
22 Fascia spermatica int. (grün)
23 Ductus deferens
24 Epididymis
25 Peritonaeum
26 Rudiment des Proc. vaginalis (rot gestrichelte Linie)
27 Tunica vaginalis testis (rot),
 Lamina parietalis und Lamina visceralis

Leistenkanal beim Mann IV (rechte Seite, von vorne). Tiefe Schicht. M. obliquus ext. und int. abdominis wurden durchtrennt.

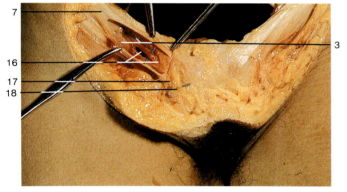

Leistenkanal bei der Frau (rechte Seite, von vorne).

Leistenbrüche können entweder dem Kanal folgen (indirekte Inguinalhernien) oder die Bauchwand in Höhe des Anulus inguinalis superf. durchsetzen (direkte Hernien). Unterhalb des Leistenbandes kommen die Schenkelhernien (Herniae femorales) heraus, die meist den Hiatus saphenus als äußere Bruchpforte benützen. Für die Beurteilung der Lageverhältnisse ist die Lokalisation der Vasa epigastrica inf. von Bedeutung.

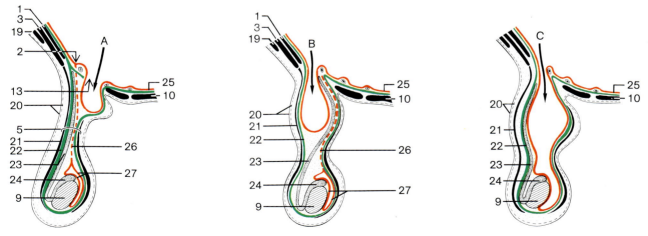

Arten von Leistenbrüchen. Beachte die Fortsetzung der verschiedenen Schichten der Bauchwand im Hinblick auf die Art des Bruches. A direkter Leistenbruch; B indirekter, erworbener Leistenbruch; C angeborener, indirekter Leistenbruch

Rückenmuskulatur

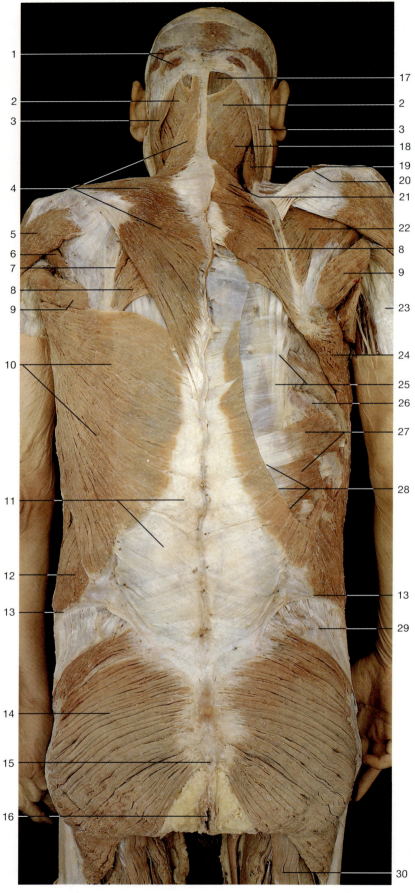

1 Venter occipitalis m. occipitofrontalis
2 M. splenius capitis
3 M. sternocleidomastoideus
4 M. trapezius
5 M. deltoideus
6 M. teres minor
7 Margo medialis scapulae
8 M. rhomboideus major
9 M. teres major
10 M. latissimus dorsi
11 Fascia thoracolumbalis
12 M. obliquus ext. abdominis
13 Crista iliaca
14 M. gluteus maximus
15 Lokalisation des Steißbeins
16 Anus
17 M. semispinalis capitis
18 M. splenius cervicis
19 M. levator scapulae
20 Spina scapulae
21 M. rhomboideus minor
22 M. infraspinatus
23 M. triceps brachii
24 M. serratus ant.
25 M. iliocostalis
26 M. intercostalis ext.
27 M. serratus posterior inf.
28 M. latissimus dorsi (Schnittrand)
29 Faszie des M. glutaeus medius
30 Caput longum m. bicipitis femoris

Rückenmuskulatur I (links: oberflächliche Schicht, rechts: tiefe Schicht). Auf der rechten Seite wurden der M. latissimus dorsi und der M. trapezius entfernt.

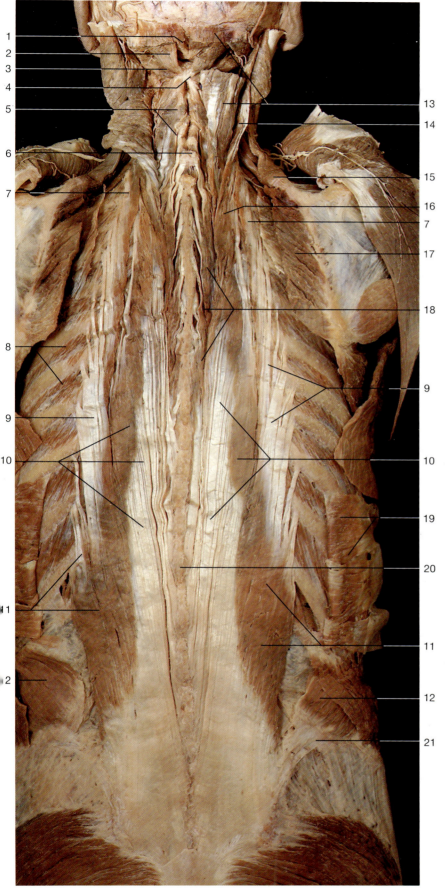

Rückenmuskulatur II. Präparation der tiefer gelegenen Muskeln. M. erector spinae, M. sacrospinalis.

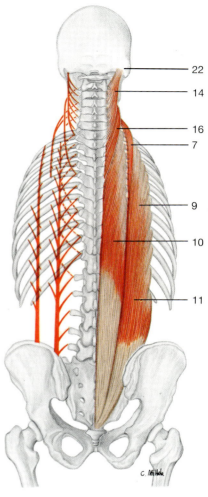

Ursprung und Ansatz des M. errector spinae (sakrospinales System) (Schemazeichnung) (W.).

1. M. rectus capitis post. minor
2. M. rectus capitis post. major
3. M. obliquus capitis inf.
4. Axis, processus spinosus
5. M. semispinalis cervicis
6. Proc. spinosus des 7. Halswirbels (Vertebra prominens)
7. **M. iliocostalis cervicis**
8. Mm. intercostales ext.
9. **M. iliocostalis thoracis**
10. **M. longissimus thoracis**
11. **M. iliocostalis lumborum**
12. M. obliquus int. abdominis
13. M. semispinalis capitis (durchtrennt)
14. **M. longissimus capitis**
15. M. levator scapulae
16. **M. longissimus cervicis**
17. M. rhomboideus major
18. M. spinalis thoracis
19. M. serratus post. inf. (zurückgeklappt)
20. Proc. spinosus des 2. Lendenwirbels
21. Crista iliaca
22. Proc. mastoideus

1 M. rectus capitis post. major
2 Axis (processus spinosus)
3 M. semispinalis cervicis
4 M. semispinalis capitis (zurückgeklappt)
5 M. trapezius (zurückgeklappt), N. accessorius
6 **M. iliocostalis cervicis**
7 M. semispinalis thoracis
8 **M. iliocostalis thoracis**
9 Mm. levatores costarum
10 **M. iliocostalis lumborum**
11 M. longissimus dorsi (durchtrennt)
12 Crista iliaca
13 M. rhomboideus major (durchtrennt)
14 M. teres major
15 M. spinalis thoracis
16 M. serratus post. inf. (zurückgeklappt)
17 M. multifidus
18 M. intercostalis externus
19 Sehnen des M. iliocostalis thoracis
20 Processus transversus eines Brustwirbels
21 M. rotator brevis
22 M. rotator longus
23 Lig. supraspinale
24 Lig. intertransversarium

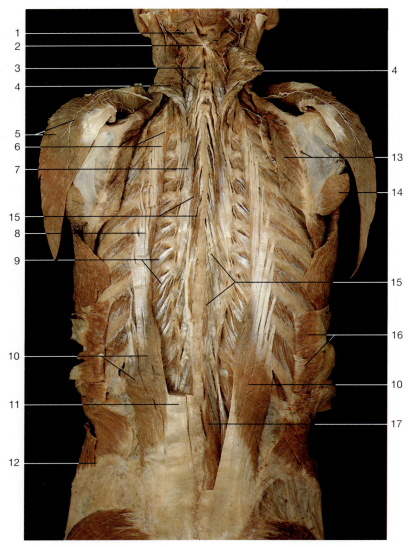

Rückenmuskulatur III (tiefe Schicht). Der M. longissimus wurde auf beiden Seiten entfernt. Der M. semispinalis capitis wurde durchtrennt und zurückgeklappt.

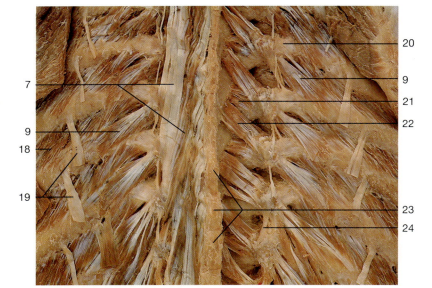

Rückenmuskulatur IV. Kurze Rückenmuskeln im Brustbereich. Rechts wurde der M. semispinalis cervicis entfernt.

Am Rücken sind nur die ganz in der Tiefe liegenden Muskeln auf das jeweilige Segment beschränkt (z. B. Mm. rotatores). Oberflächenwärts bilden sich zunehmend Muskeln, die mehrere Segmente umfassen (z. B. M. multifidus, M. semispinalis). Die oberflächlichen Muskeln gehören zum Schultergürtel (M. trapezius, M. latissimus) und sind sekundär in die Rückenregionen eingewandert.

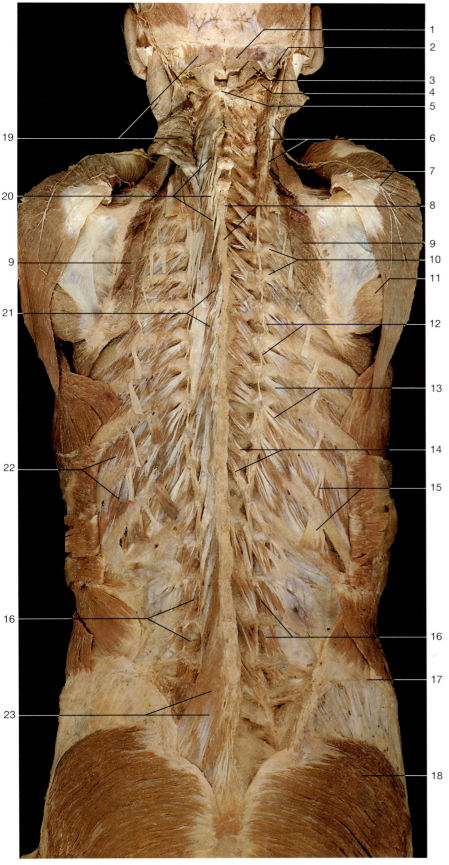

Rückenmuskulatur V. Transversospinale Muskulatur (tiefste Schicht). Rechts wurden der M. semispinalis und der M. multifidus entfernt.

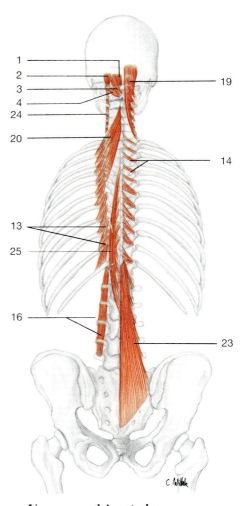

Ursprung und Ansatz der autochthonen Rückenmuskulatur, medialer Strang (transversospinales und intertransversales System) (Schema) (W.).

1 M. rectus capitis posterior minor
2 M. obliquus capitis sup.
3 M. rectus capitis posterior major
4 M. obliquus capitis inf.
5 Axis (processus spinosus)
6 M. longissimus capitis
7 M. trapezius (zurückgeklappt), N. accessorius (N. XI)
8 Processus spinosus
9 M. rhomboideus major
10 Processus transversus
11 M. teres major
12 Ligamenta intertransversaria
13 Mm. levatores costarum
14 Mm. rotatores
15 Sehnen des M. iliocostalis
16 Mm. intertransversarii lat. lumborum
17 Crista iliaca
18 M. glutaeus maximus
19 M. semispinalis capitis
20 M. semispinalis cervicis
21 M. semispinalis thoracis
22 Mm. intercostales ext.
23 M. multifidus
24 M. intertransversarii post. cervicis
25 M. spinalis thoracis

203

Präparation des Rückens

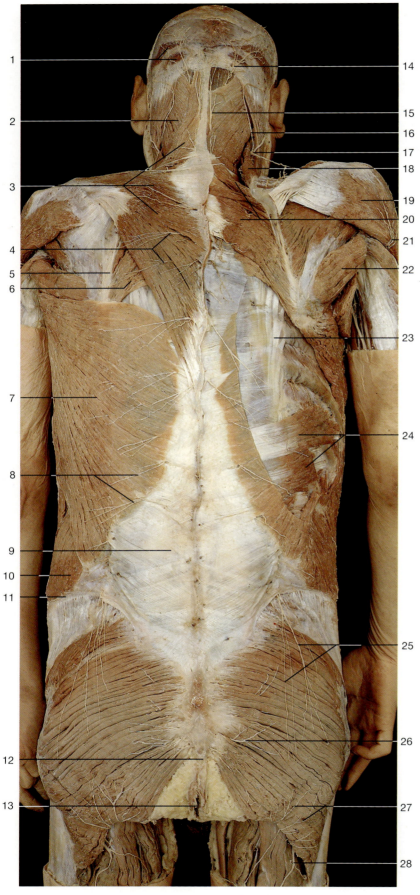

Innervation des Rückens I (oberflächliche [links] und tiefere [rechts] Schicht). Rechts wurden der M. trapezius und der M. latissimus dorsi entfernt.

1 Venter occipitalis des M. occipitofrontalis
2 M. splenius capitis
3 M. trapezius
4 Rami mediales der Rami dors. der Spinalnerven
5 Margo medialis scapulae
6 M. rhomboideus major
7 M. latissimus dorsi
8 Rami laterales der Rami dors. der Spinalnerven
9 Fascia thoracolumbalis
10 M. obliquus ext. abdominis
11 Crista iliaca
12 Os coccygis
13 Anus
14 N. occipitalis major
15 N. occipitalis tertius
16 N. occipitalis minor
17 Hautäste des Plexus cervicalis (Erbscher Punkt)
18 M. levator scapulae
19 M. deltoideus
20 M. rhomboideus major und minor
21 N. cutaneus brachii lat. sup. (Ast des N. axillaris)
22 M. teres major
23 M. iliocostalis thoracis
24 M. serratus post. inf.
25 Nn. clunium sup.
26 Nn. clunium medii
27 Nn. clunium inf.
28 N. cutaneus femoris post.

zu Seite 205 ▷

1 M. trapezius
2 M. infraspinatus
3 M. latissimus dorsi
4 Fascia thoracolumbalis
5 M. splenius cervicis
6 M. serratus post. sup.
7 Rr. med. der dorsalen Spinalnervenäste
8 Rr. lat. der dorsalen Spinalnervenäste
9 M. iliocostalis
10 M. serratus post. inf.
11 M. latissimus dorsi

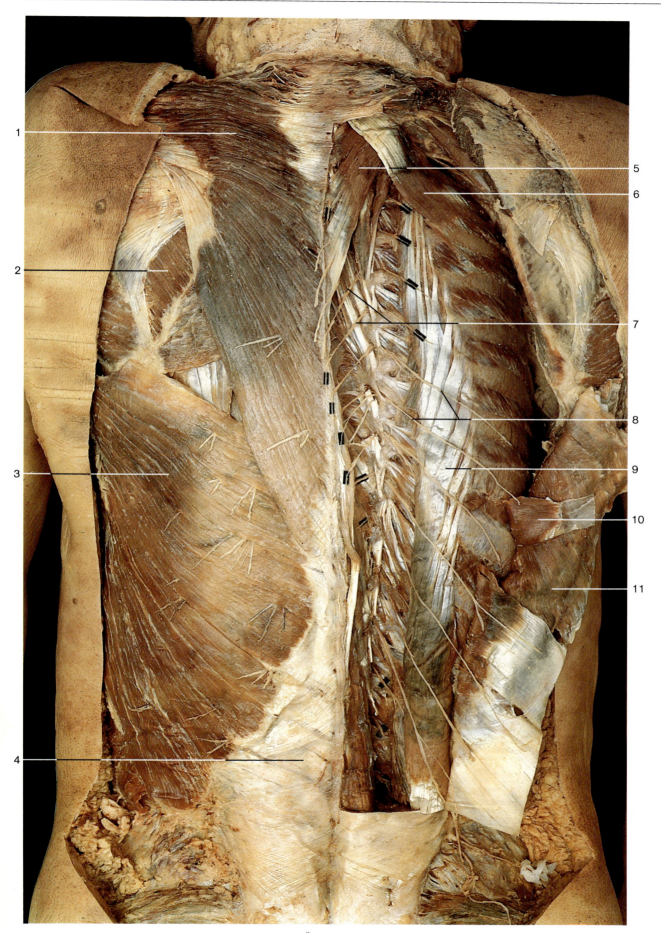

Innervation des Rückens II. Präparation der dorsalen Äste der Spinalnerven. Rechts wurden der M. longissimus dorsi sowie der M. iliocostalis durchtrennt und seitwärts verlagert.

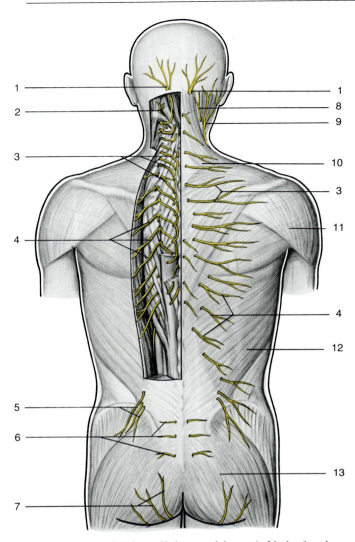

1 N. occipitalis major (C$_2$)
2 N. suboccipitalis (C$_1$)
3 Rr. mediales der dorsalen Spinalnervenäste
4 Rr. lat. der dorsalen Spinalnervenäste
5 Nn. clunium sup. (L$_{1-3}$)
6 Nn. clunium medii (S$_{1-3}$)
7 Nn. clunium inf. (Plexus sacralis)
8 N. occipitalis minor
9 N. auricularis magnus
10 M. trapezius
11 M. deltoideus
12 M. latissimus dorsi
13 M. glutaeus maximus
14 M. intercostalis ext.
15 M. intercostalis int.
16 M. intercostalis intimus
17 R. dorsalis n. spinalis
18 N. spinalis, Ggl. spinale
19 Truncus sympathicus mit Ganglion
20 N. intercostalis
21 R. cutaneus lat. ⎫ rami ventralis
22 R. cutaneus ant. ⎭ n. intercostalis

Innervation des Rückens (Schemazeichnung). Verlauf und Verzweigungen der dorsalen Äste der Spinalnerven. Man beachte die segmentale Anordnung der Nerven im Bereich des Rumpfes.

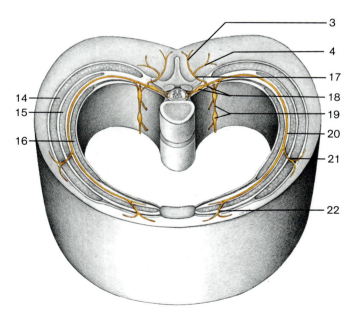

Lage der Spinalnervenäste in einem Brustwandsegment (O.).

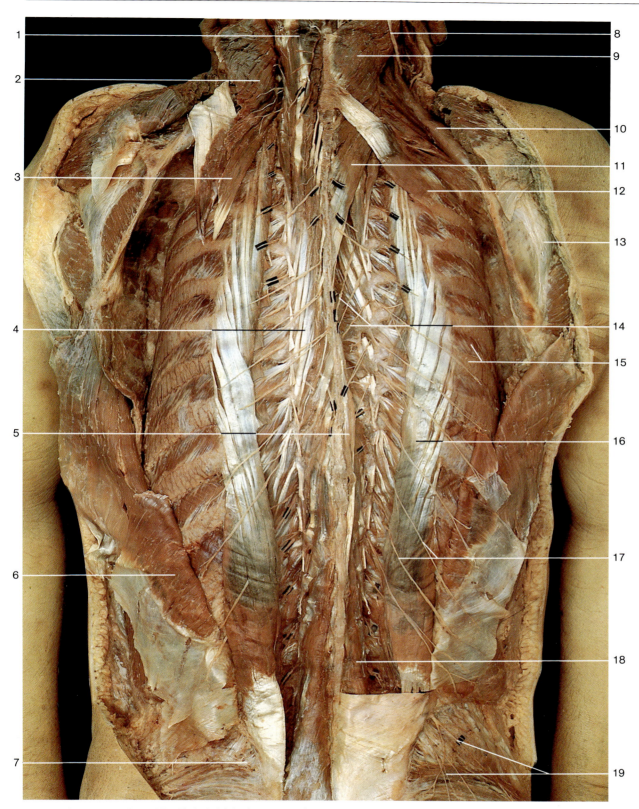

Innervation des Rückens III. Tiefe Schicht (von dorsal).

1 M. semispinalis capitis	8 N. occipitalis minor	15 Costa und M. intercostalis ext.
2 M. splenius capitis sin.	9 M. splenius capitis	16 M. iliocostalis thoracis
3 M. splenius cervicis sin.	10 M. levator scapulae	17 Rr. lat. rr. dorsalium nn. spinalium
4 M. semispinalis thoracis	11 M. splenius cervicis	18 M. multifidus
5 M. spinalis thoracis	12 M. serratus post. sup.	19 Nn. clunium sup.
6 M. latissimus dorsi	13 Scapula (medialer Rand)	
7 Crista iliaca	14 Rr. med. rr. dors. nn. spinalium	

Wirbelkanal und Rückenmark

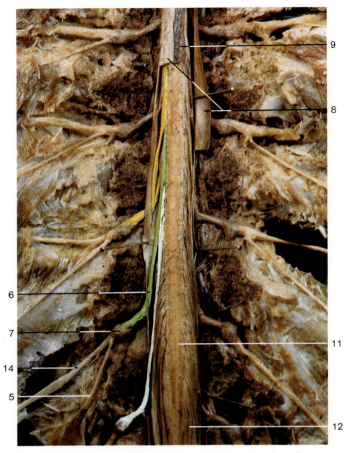

Lumbal- und unterer Thorakalbereich. Man beachte die Verschiebung der Segmente (markiert).

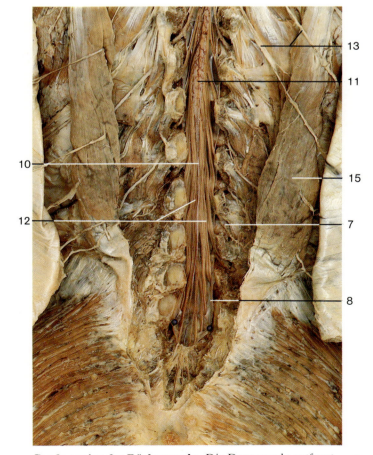

Cauda equina des Rückenmarks. Die Dura wurde entfernt.

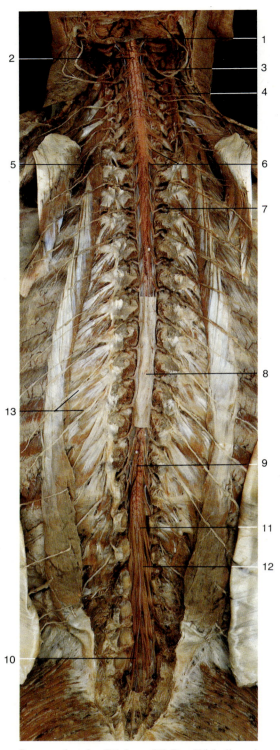

Innervation des Rückens IV. Der Wirbelkanal wurde eröffnet und das Rückenmark mit Spinalnerven und Hüllen präpariert.

1 Cisterna cerebellomedullaris und Cerebellum
2 Medulla oblongata
3 N. occipitalis major (C_2)
4 N. occipitalis tertius (C_3)
5 R. dors. n. spinalis
6 Radices dors. der Spinalnerven des Rückenmarks
7 Ggl. spinale
8 Dura mater spinalis
9 Arachnoidea spinalis
10 Filum terminale
11 Conus medullaris
12 Cauda equina
13 Rr. lat. rr. dors nn. spinalium
14 Ramus ventralis n. spinalis (n. intercostalis)
15 M. longissimus

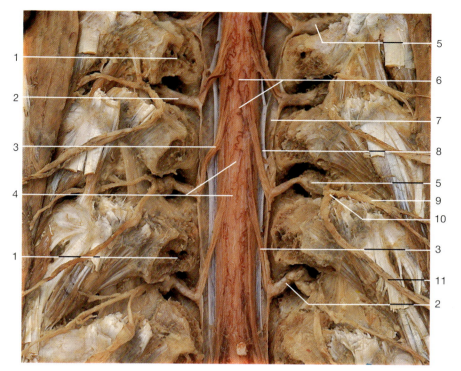

Rückenmark im Brustbereich (von dorsal). Wirbelkanal und Dura mater wurden eröffnet.

1 Arcus vertebrae (durchtrennt)
2 N. spinalis mit Rückenmarkshüllen
3 Radix dorsalis n. spinalis thoracis
4 Medulla spinalis (thorakaler Anteil)
5 Ganglion spinale mit Durahülle
6 Pia mater mit Gefäßen
7 Dura mater spinalis (eröffnet)
8 Lig. denticulatum
9 R. dorsalis n. spinalis, R. lat.
10 R. dorsalis n. spinalis (Aufteilung in einen medialen und lateralen Endast)
11 R. dorsalis n. spinalis, R. med.
12 Dura mater spinalis
13 Nn. spinales sacrales
14 Filum terminale durae matris spinalis

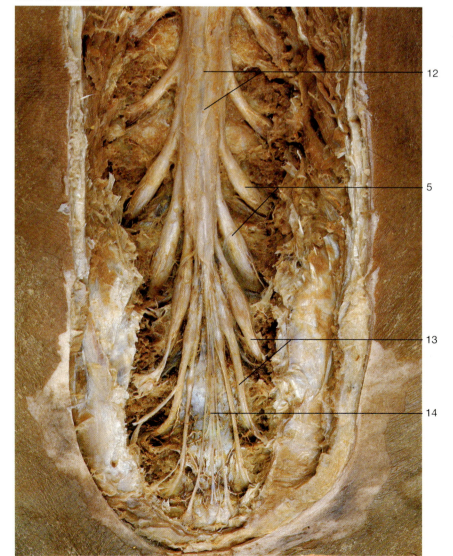

Kaudaler Teil des Rückenmarks mit Dura mater (von dorsal). Der dorsale Anteil des Sacrum wurde entfernt.

Rückenmark

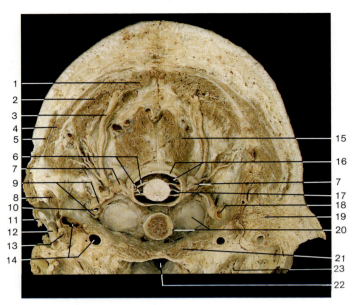

Querschnitt durch den Hals in Höhe des 2. Halswirbels.
Präparation eines Rückenmarksegmentes.

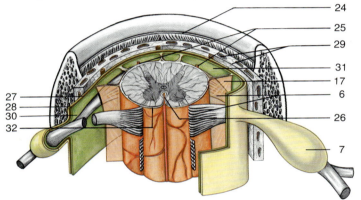

Rückenmark mit Hüllen und Gefäßen (Schemazeichnung).

1 M. trapezius
2 M. semispinalis capitis
3 R. dors. n. spinalis
4 M. sternocleidomastoideus
5 Platysma
6 Radix dors. et ventralis medullae spinalis
7 Ggl. spinale
8 M. digastricus, venter post.
9 Ramus ventr. n. spinalis
10 A. vertebralis
11 N. auricularis magnus
12 A. temporalis superf.
13 Proc. styloideus
14 V. jugularis int. und A. carotis int.
15 M. rectus capitis post. major
16 Dura mater und Spatium subarachnoideale
17 Lig. denticulatum
18 A. vertebralis
19 Gl. parotis
20 Dens axis, Fovea articularis inf. atlantis
21 M. longus capitis
22 Pharynx
23 M. pterygoideus med.
24 Periosteum canalis vertebralis
25 Aa. spinales post.
26 A. spinalis ant.

Rückenmarkshüllen
27 Dura mater spinalis
28 Spatium subdurale
29 Cavum epidurale mit Venenplexus
30 Arachnoidea
31 Cavum subarachnoideale sive leptomeningicum
32 Pia mater
33 Nucleus pulposus
34 Diaphragma, pars lumbalis
35 Discus intervertebralis
36 Corpus vertebrae (L_1)
37 Medulla spinalis
38 Conus medullaris
39 Cauda equina
40 Filum terminale
41 Proc. spinosus

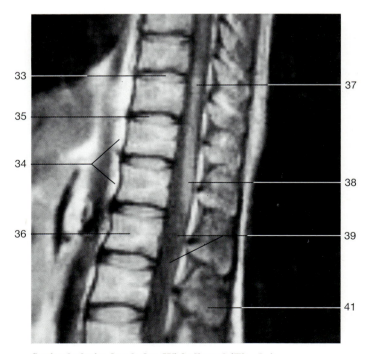

Sagittalschnitt durch den Wirbelkanal ($Th_9–L_2$).
Kernspintomogramm.

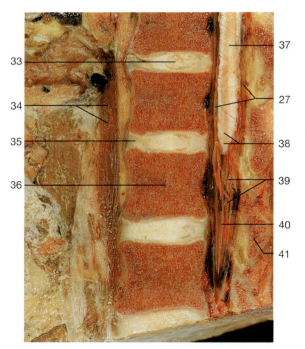

Sagittalschnitt durch den Wirbelkanal ($Th_{12}–L_2$).
Man beachte das rote Knochenmark.

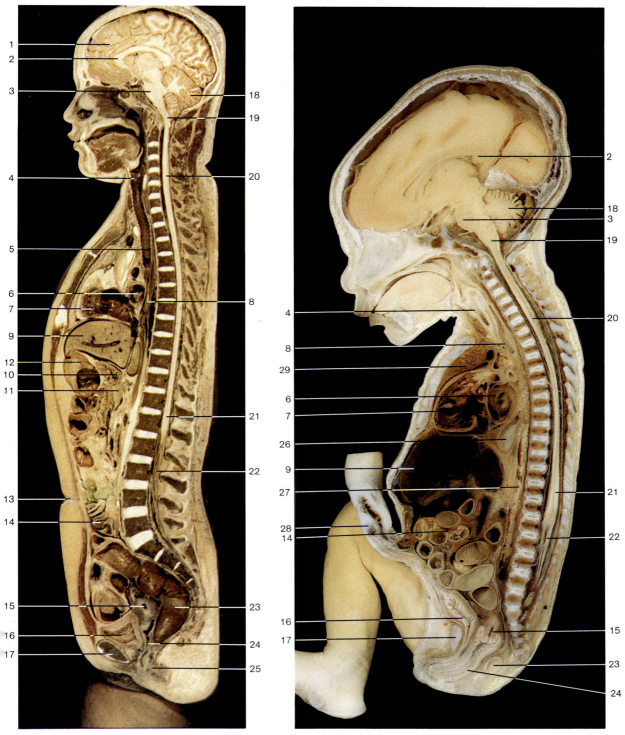

Medianschnitt durch Kopf und Rumpf des Erwachsenen. Der Conus medullaris liegt in Höhe von Th₁₂ und L₁.

Medianschnitt durch Kopf und Rumpf eines Neugeborenen. Der Conus medullaris reicht weiter kaudalwärts als beim Erwachsenen.

1	Großhirn	11	Pancreas	21	Conus medullaris
2	Corpus callosum	12	Colon transversum	22	Cauda equina
3	Pons	13	Nabel (Umbilicus)	23	Colon rectum
4	Larynx	14	Dünndarm (Intestinum tenue)	24	Vagina
5	Trachea	15	Uterus	25	Anus
6	Atrium sin.	16	Harnblase (Vesica urinaria)	26	V. cava inf.
7	Ventriculus dext.	17	Symphysis pubica	27	Aorta
8	Oesophagus	18	Cerebellum	28	Nabelstrang
9	Leber (Hepar)	19	Medulla oblongata		(Funiculus umbilicalis)
10	Magen (Ventriculus)	20	Medulla spinalis	29	Thymus

Regio nuchae

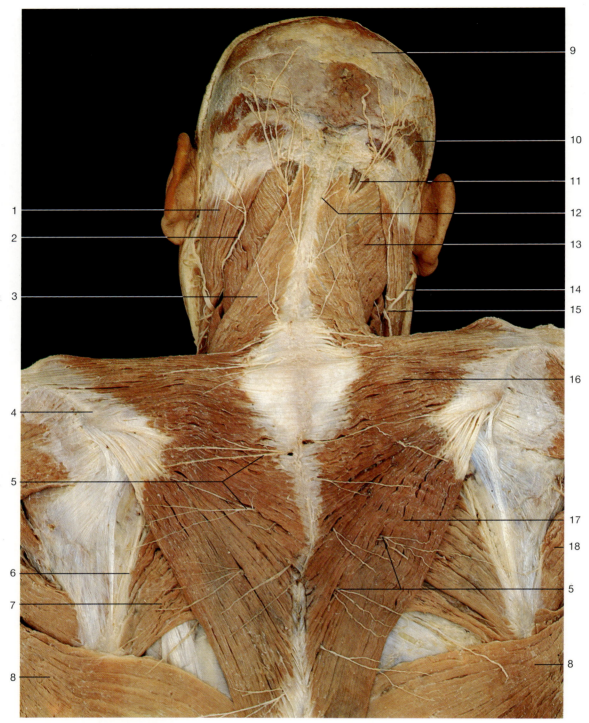

Regio nuchae I (oberflächliche Schicht).

1 M. sternocleidomastoideus
2 N. occipitalis minor
3 M. trapezius (pars descendens)
4 Spina scapulae
5 Rami med. der Rami dors. der Spinalnerven
6 Margo med. scapulae
7 M. rhomboideus major
8 M. latissimus dorsi
9 Galea aponeurotica

10 M. occipitofrontalis, venter occipitalis
11 N. occipitalis major
12 N. occipitalis tertius
13 M. splenius capitis
14 N. auricularis magnus
15 Hautäste des Plexus cervicalis (Erbscher Punkt)
16 M. trapezius (pars transversa).
17 M. trapezius (pars ascendens)
18 M. teres major

212

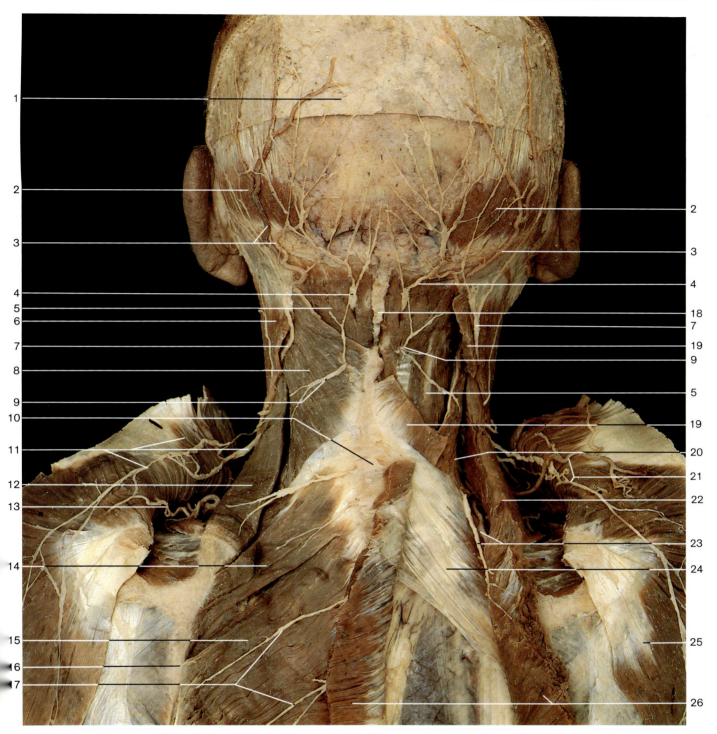

Regio nuchae II, tiefere Schicht. Links wurde der M. trapezius durchtrennt und zurückgeklappt. Rechts wurden die Mm. trapezius, rhomboideus und splenius capitis durchtrennt. Der rechte M. levator scapulae wurde leicht zur Seite geklappt.

1	Galea aponeurotica	11	M. trapezius, N. accessorius	21	N. accessorius, A. transversa colli, R. superficialis
2	M. occipitofrontalis, venter occipitalis	12	M. levator scapulae		
3	A. occipitalis	13	A. transversa colli, R. superf.	22	M. levator scapulae
4	N. occipitalis major (C_2)	14	M. rhomboideus minor	23	N. dorsalis scapulae, A. transversa colli, R. prof.
5	M. semispinalis capitis	15	M. rhomboideus major		
6	M. sternocleidomastoideus	16	Margo medialis scapulae	24	M. serratus post. sup.
7	N. occipitalis minor	17	Rr. dorsales nn. spinalium, R. medialis	25	M. trapezius (durchtrennt und zurückgeklappt)
8	M. splenius capitis	18	Ligamentum nuchae		
9	N. occipitalis tertius (C_3)	19	M. splenius capitis (durchtrennt)	26	M. rhomboideus major (durchtrennt und zurückgeklappt)
10	Vertebra prominens, proc. spinosus	20	M. splenius cervicis		

Trigonum suboccipitale

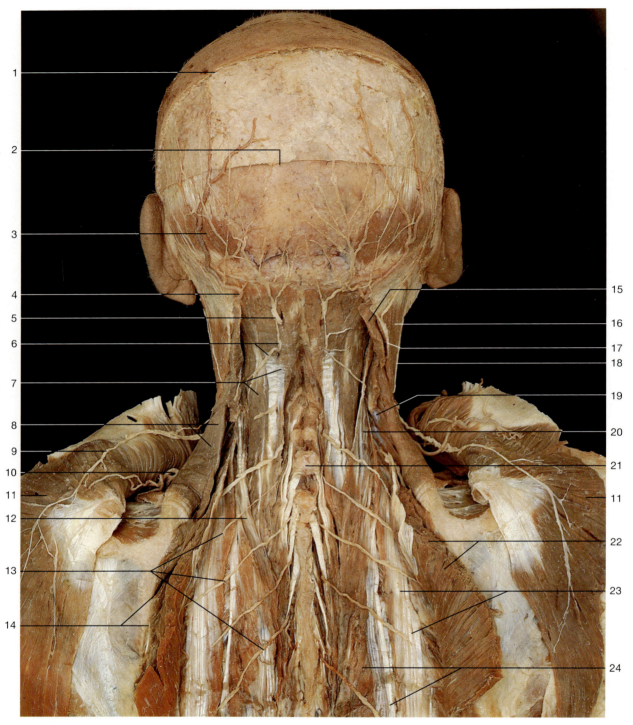

Regio nuchae III (tiefe Schicht). M. trapezius, M. splenius capitis und M. splenius cervicis wurden durchtrennt und teilweise entfernt oder zurückgeklappt.

1	Kopfhaut	10	A. suprascapularis	18	N. auricularis magnus
2	Galea aponeurotica	11	M. trapezius (zurückgeklappt)	19	M. splenius cervicis
3	M. occipitofrontalis, venter occipitalis	12	M. longissimus cervicis	20	M. longissimus cervicis
4	A. occipitalis	13	Rami med. der Rami dors. der Spinalnerven	21	Proc. spinosus des 7. Halswirbels (Vertebra prominens)
5	N. occipitalis major	14	Margo med. scapulae	22	Mm. rhomboidei (durchtrennt)
6	N. occipitalis tertius	15	M. splenius capitis (durchtrennt)	23	M. iliocostalis thoracis
7	M. semispinalis capitis	16	M. sternocleidomastoideus	24	M. longissimus thoracis
8	M. levator scapulae	17	N. occipitalis minor		
9	N. accessorius (N. XI)				

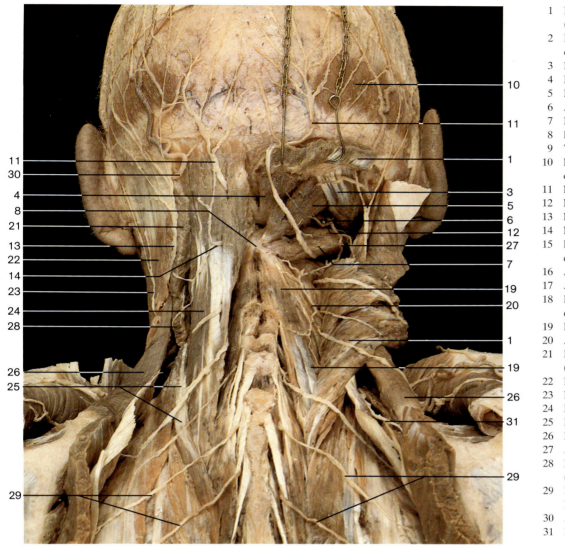

1 M. semispinalis capitis (durchtrennt)
2 Protuberantia occipitalis externa
3 M. obliquus capitis sup.
4 M. rectus capitis post. minor
5 M. rectus capitis post. major
6 A. vertebralis
7 M. obliquus capitis inf.
8 Proc. spinosus axis
9 Vertebra cervicalis III
10 M. occipitofrontalis, venter occipitalis
11 N. occipitalis major
12 N. suboccipitalis (C_1)
13 N. occipitalis minor
14 N. occipitalis tertius (C_3)
15 Proc. mastoideus, M. splenius capitis
16 Atlas
17 Axis
18 Proc. spinosus vertebrae cervicalis III
19 M. semispinalis cervicis
20 A. cervicalis profunda
21 M. splenius capitis (durchtrennt)
22 M. sternocleidomastoideus
23 N. auricularis magnus
24 M. semispinalis capitis
25 M. longissimus cervicis
26 M. levator scapulae
27 A. vertebralis, R. muscularis
28 M. semispinalis cervicis (durchtrennt)
29 Rr. dorsales nn. spinalium, Rr. mediales
30 A. occipitalis
31 N. dorsalis scapulae

Regio nuchae IV (tiefe Schicht). Rechter M. semispinalis capitis durchtrennt und zurückgeklappt.

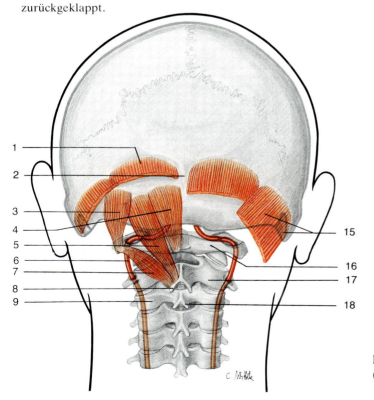

Muskeldreieck des Halses und A. vertebralis (Schemazeichnung) (W.).

215

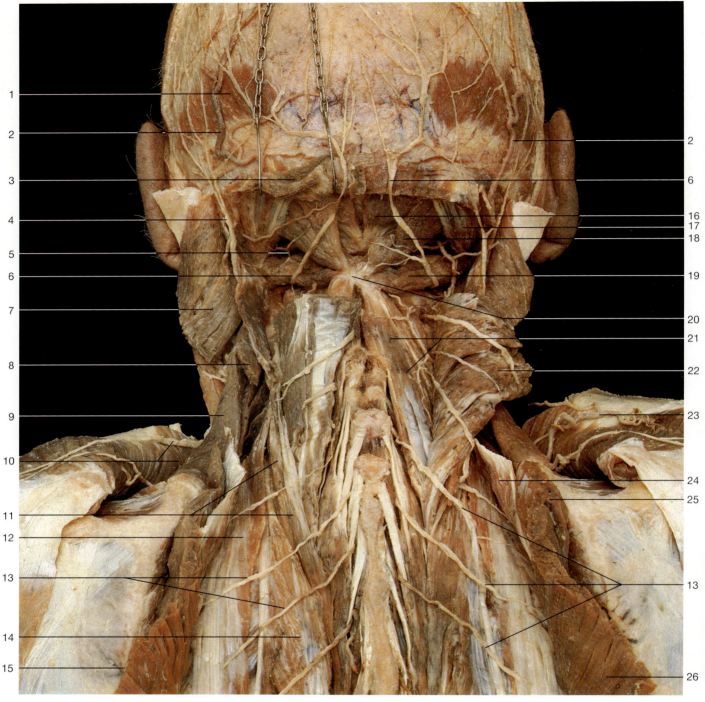

Regio nuchae V (tiefste Schicht). Präparation des Trigonum suboccipitale auf beiden Seiten.

1	M. occipitofrontalis, venter occipitalis	10	N. accessorius (N. XI), M. trapezius	19	M. obliquus capitis inf.
2	A. occipitalis	11	M. longissimus cervicis	20	Axis, proc. spinosus
3	M. semispinalis capitis (zurückgeklappt)	12	M. iliocostalis cervicis	21	M. semispinalis cervicis
4	N. occipitalis minor (Hautast des Plexus cervicalis)	13	Rami cutanei med. der Rami dors. der Spinalnerven (C_7, C_8)	22	M. semispinalis capitis (durchtrennt und zurückgeklappt)
5	N. suboccipitalis (C_1)	14	M. longissimus thoracis	23	A. suprascapularis
6	N. occipitalis major (C_2)	15	Margo medialis scapulae	24	M. serratus post. sup.
7	M. splenius capitis	16	M. rectus capitis post. minor	25	M. rhomboideus minor
8	M. splenius cervicis	17	M. obliquus capitis sup.	26	M. rhomboideus major
9	M. levator scapulae	18	M. rectus capitis major		

Rückenmark im Bereich des Nackens

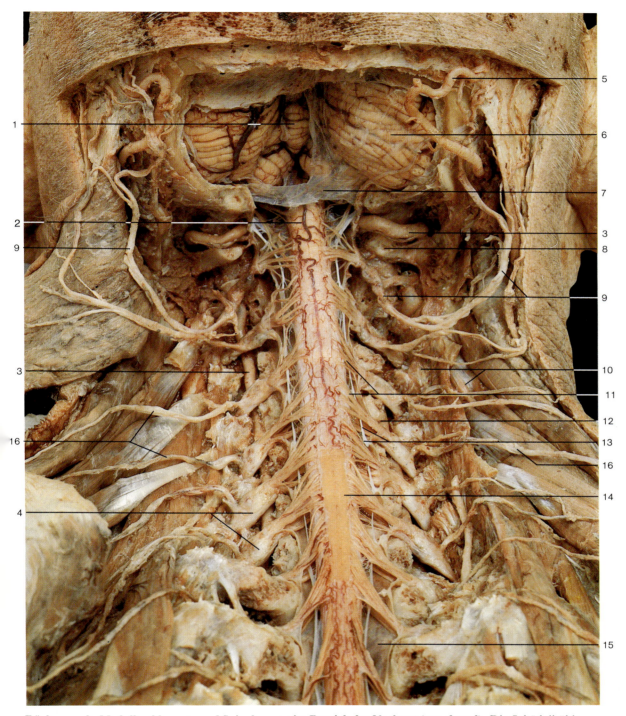

Rückenmark, Medulla oblongata und Spinalnerven im Bereich des Nackens (von dorsal). Die Schädelhöhle wurde eröffnet.

1 Vermis cerebelli
2 Medulla oblongata und A. spinalis post.
3 A. vertebralis
4 Ggll. spinalia
5 A. occipitalis
6 Cerebellum (Hemisphäre)
7 Cisterna cerebellomedullaris
8 Arcus post. atlantis (aufgemeißelt)
9 N. occipitalis major (C$_2$)
10 M. levator scapulae, Lig. intertransversarium
11 Fila radicularia dors. nn. spinalium
12 Arcus vertebrae (aufgemeißelt)
13 Lig. denticulatum
14 Pia mater
15 Dura mater
16 Rr. dorsales der Spinalnervenäste

217

Regio nuchae von dorsolateral

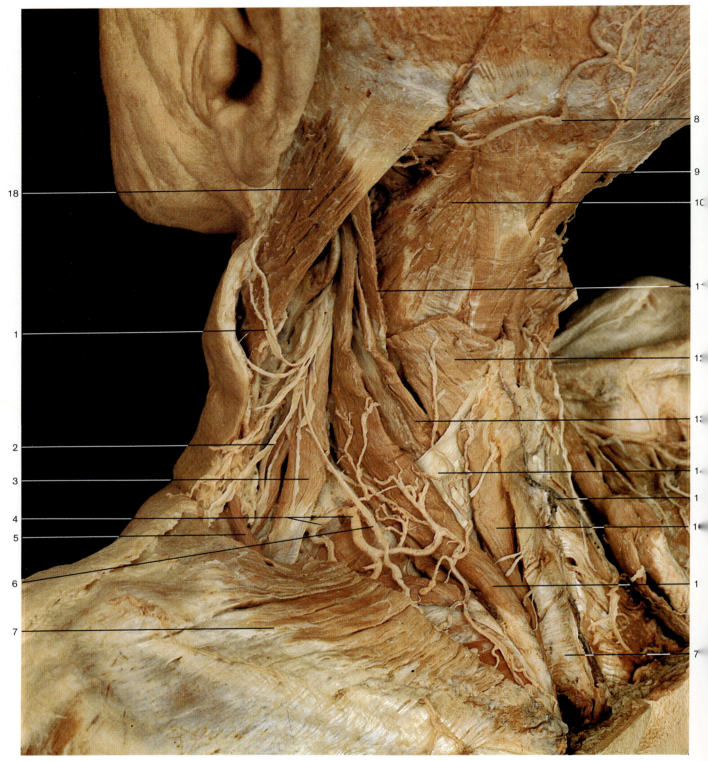

Regio nuchae, tiefe Schicht (schräg von lateral hinten). M. trapezius und M. semispinalis capitis wurden durchtrennt und teilweise entfernt.

1	N. auricularis magnus	10	M. semispinalis capitis
2	N. supraclavicularis lat.	11	M. longissimus capitis
3	M. scalenus post.	12	M. splenius capitis
4	A. transversa colli (A. scapularis descendens)	13	M. splenius cervicis
5	M. omohyoideus, venter inf.	14	M. serratus post. sup.
6	N. accessorius (N. XI)	15	V. azygos dorsi (var.)
7	M. trapezius	16	M. rhomboideus minor
8	A. occipitalis	17	M. levator scapulae
9	N. occipitalis major	18	M. sternocleidomastoideus

Kapitel V
Brustorgane und Brustsitus

Lokalisation der Brustorgane

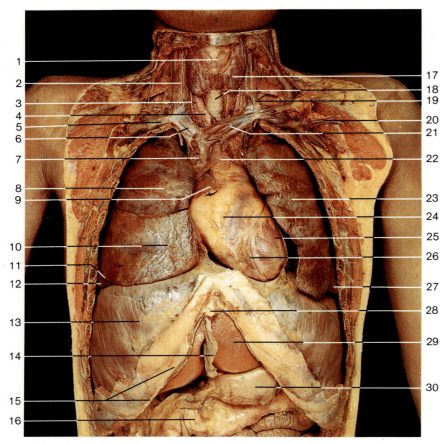

1 Larynx
2 V. jugularis int. dext.
3 N. vagus
4 A. carotis communis dext.
5 V. subclavia dext.
6 V. brachiocephalica dext.
7 V. cava sup.
8 Rechte Lunge, lobus sup.
9 Auricula dextra
10 Rechte Lunge, lobus medius
11 Fissura obliqua
12 Rechte Lunge, lobus inf.
13 Diaphragma
14 Lig. falciforme hepatis
15 Arcus costalis
16 Colon transversum
17 Glandula thyroidea
18 Trachea
19 V. jugularis int. sin.
20 V. cephalica sin.
21 V. brachiocephalica sin.
22 Perikard (Schnittrand)
23 Linke Lunge, lobus sup.
24 Rechter Ventrikel (Ventriculus dext.)
25 Linker Ventrikel (Ventriculus sin.)
26 Sulcus interventricularis ant.
27 Linke Lunge, lobus inf.
28 Processus xiphoideus
29 Leber (Hepar)
30 Magen (Ventriculus)
31 M. pectoralis major

Übersicht über die Lage der Brustorgane. Die Brustwand wurde entfernt (Ansicht von vorne).

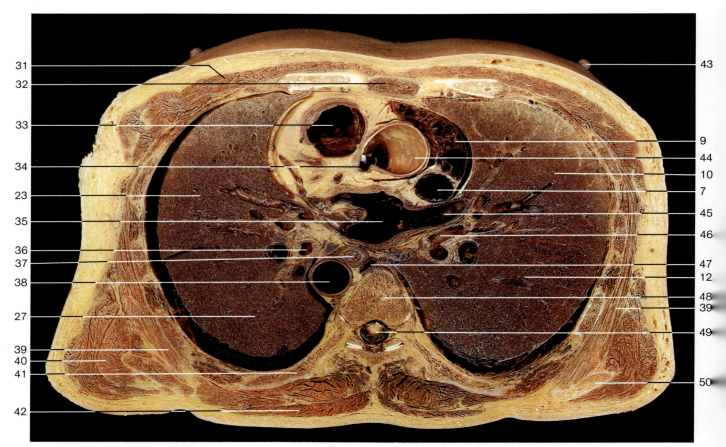

Horizontalschnitt durch den Thorax in Höhe des 7. Brustwirbelkörpers.

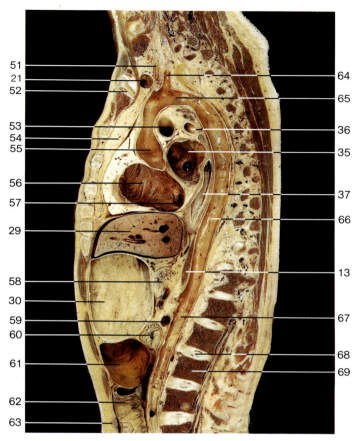

Sagittalschnitt durch den Thorax, parasternal, 2 cm links von der Medianebene.

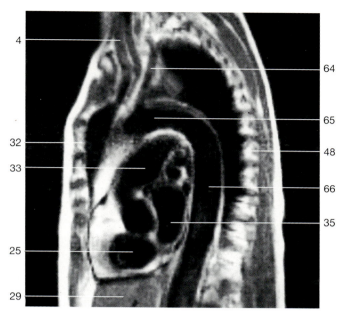

Sagittalschnitt durch den Thorax (MR-Bild).

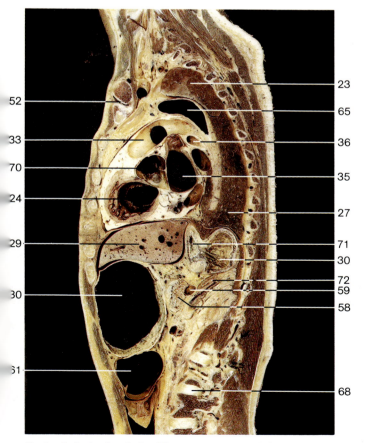

Sagittalschnitt durch den Thorax, parasternal, 3,5 cm links von der Medianebene.

32 Sternum
33 Truncus pulmonalis
34 A. coronaria sin.
35 Atrium sin.
36 Bronchus principalis sin.
37 Oesophagus
38 Aorta thoracica
39 M. serratus ant.
40 M. teres major
41 Rippe
42 M. trapezius
43 Rechte Mamille
44 Aorta ascendens
45 Vv. pulmonales dext.
46 Bronchus lobaris
47 V. azygos
48 Brustwirbelkörper
49 Rückenmark (Medulla spinalis)
50 Scapula (Schnittfläche)
51 A. carotis communis sin.
52 Articulatio sternoclavicularis mit Discus articularis
53 A. pulmonalis dext.
54 Thymusrest
55 Bulbus aortae
56 Atrium dext.
57 Einmündung der V. cava inf. in den rechten Vorhof
58 Pancreas
59 V. portae
60 Duodenum
61 Colon transversum (dilatiert)
62 Dünndarm
63 Nabel (Umbilicus)
64 A. subclavia sin.
65 Arcus aortae
66 Aorta thoracica
67 Aorta abdominalis
68 Discus intervertebralis
69 Lendenwirbelkörper
70 Valva aortae
71 Cardia
72 Gl. suprarenalis

221

Respirationstrakt

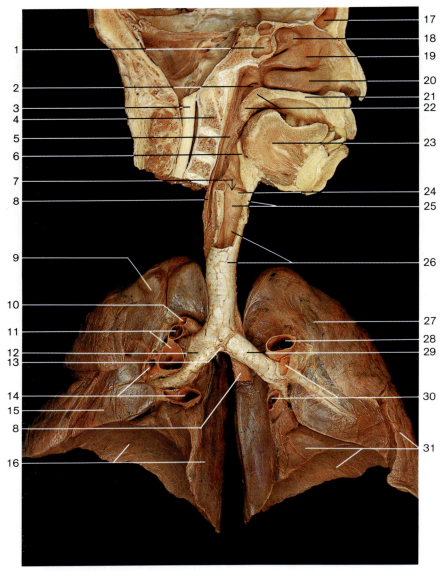

1 Sinus sphenoidalis
2 Ostium pharyngeum tubae auditivae
3 Medulla spinalis
4 Dens axis
5 Pars oralis pharyngis
6 Epiglottis
7 Aditus laryngis
8 Oesophagus
9 Rechte Lunge, lobus superior
10 V. azygos
11 A. pulmonalis dext.
12 Bronchus principalis dext.
13 Bifurcatio tracheae
14 Vv. pulmonales dext.
15 Rechte Lunge (Pulmo dext., lobus medius)
16 Rechte Lunge (Pulmo dext., lobus inferior)
17 Sinus frontalis
18 Concha nasalis sup.
19 Concha nasalis media
20 Concha nasalis inf.
21 Palatum durum
22 Palatum molle mit Uvula
23 Zunge (Lingua)
24 Plica vocalis
25 Larynx
26 Trachea
27 Linke Lunge (Pulmo sin., lobus sup.)
28 A. pulmonalis sin.
29 Bronchus principalis sin.
30 Vv. pulmonales sin.
31 Linke Lunge (Pulmo sin., lobus inf.)

Übersicht über den Respirationstrakt. Die Lungen wurden in Exspirationsstellung fixiert.

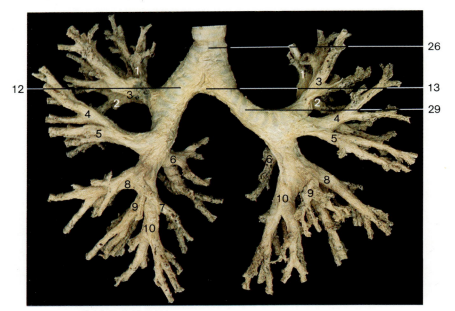

Gliederung des Bronchialbaumes (Ventralansicht); Lungenparenchym entfernt. 1–10 = Nummern der Segmentbronchien.

zu S. 223 ▷

1 Cavum nasi
2 Pharynx
3 Larynx
4 Trachea
5 Lobus sup. der rechten Lunge
6 Bifurcatio tracheae
7 Bronchus principalis dext.
8 Fissura horizontalis
9 Lobus medius
10 Fissura obliqua
11 Lobus inferior der rechten Lunge
12 Clavicula
13 Lobus sup. der linken Lunge
14 Bronchus principalis sin.
15 Segmentbronchien
16 Lobus inf. der linken Lunge
17 Arcus costalis
18 Os hyoideum
19 Bronchus lobaris sup. dext.
20 Bronchus lobaris medius dext.
21 Bronchus lobaris inf. dext.
22 Bronchus lobaris sup. sin.
23 Bronchus lobaris inf. sin.
24 Bronchi segmentales

222

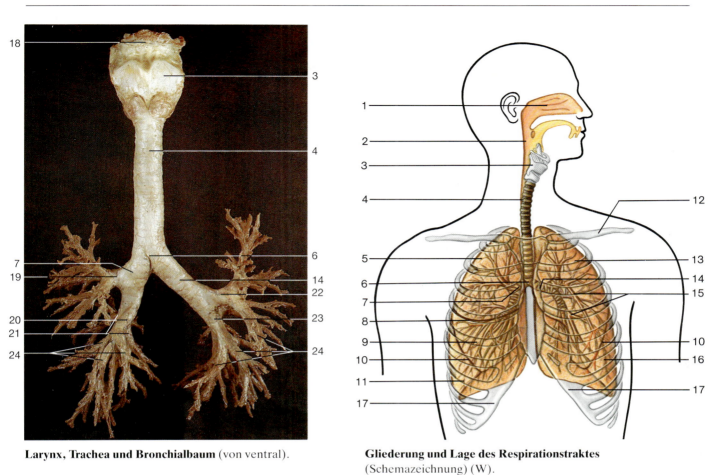

Larynx, Trachea und Bronchialbaum (von ventral).

Gliederung und Lage des Respirationstraktes (Schemazeichnung) (W).

Architektur des Bronchialbaumes (gelb), **Lage der Lungenvenen** (rot) **und der Lungenarterien** (blau) in der rechten (links) und in der linken Lunge (rechts); vom Hilus aus präpariert (von mediastinal).

223

Lungen- und Pleuragrenzen

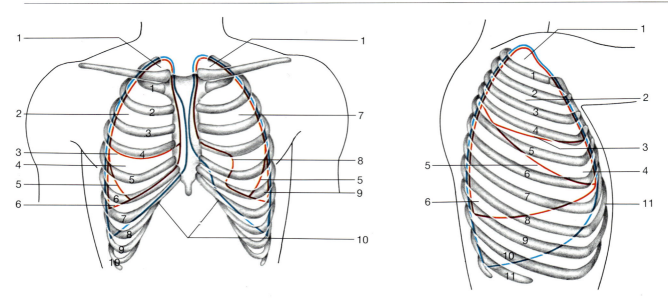

Projektion der Lungen- und Pleuragrenzen auf die Brustwand. Links: Ventralansicht; rechts: rechte Seitenansicht; rot = Lungengrenzen; blau = Pleuragrenzen. Die Nummern im Bild bezeichnen die Rippen.

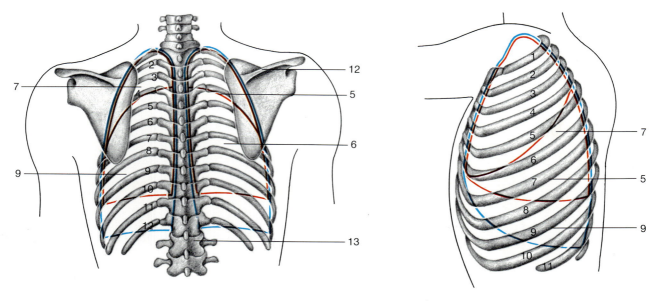

Projektion der Lungen- und Pleuragrenzen auf die Brustwand. Links: Dorsalansicht; rechts: linke Seitenansicht; rot = Lungengrenzen; blau = Pleuragrenzen. Die Nummern im Bild bezeichnen die Rippen.

1 Apex pulmonis
2 Lobus sup. der rechten Lunge
3 Fissura horizontalis
4 Lobus medius der rechten Lunge
5 Fissura obliqua
6 Lobus inf. der rechten Lunge
7 Lobus sup. der linken Lunge
8 Incisura cardiaca
9 Lobus inf. der linken Lunge
10 Angulus infrasternalis
11 Arcus costalis
12 Spina scapulae
13 Erster Lendenwirbel

Lungen

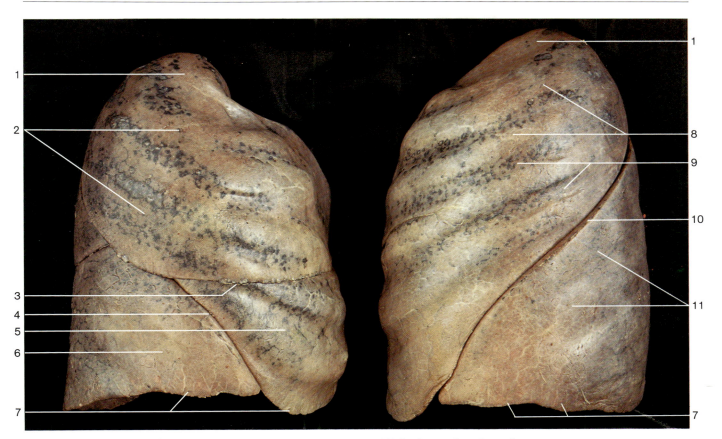

Rechte Lunge (von lateral). **Linke Lunge** (von lateral).

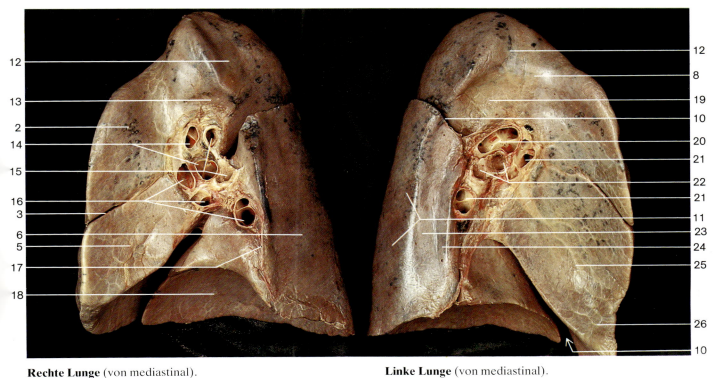

Rechte Lunge (von mediastinal). **Linke Lunge** (von mediastinal).

1	Apex pulmonis	9	Facies costalis, Abdrücke der Rippen	15	Bronchi
2	Lobus sup. pulmonis dext.	10	Fissura obliqua der li. Lunge	16	Vv. pulmonales dext.
3	Fissura horizontalis			17	Lig. pulmonale
4	Fissura obliqua	11	Lobus inf. pulmonis sin.	18	Facies diaphragmatica
5	Lobus medius } pulmonis dext.	12	Sulcus arteriae subclaviae	19	Sulcus aorticus (für Arcus aortae)
6	Lobus inf.	13	Sulcus venae azygos	20	A. pulmonalis sin.
7	Margo inferior	14	Äste der A. pulmonalis dext.	21	Vv. pulmonales sin.
8	Lobus sup. pulmonis sin.			22	Linker Hauptbronchus
				23	Sulcus aorticus (für Aorta thoracica)
				24	Sulcus oesophageus
				25	Impressio cardiaca
				26	Lingula pulmonis sin.

225

Lungensegmente

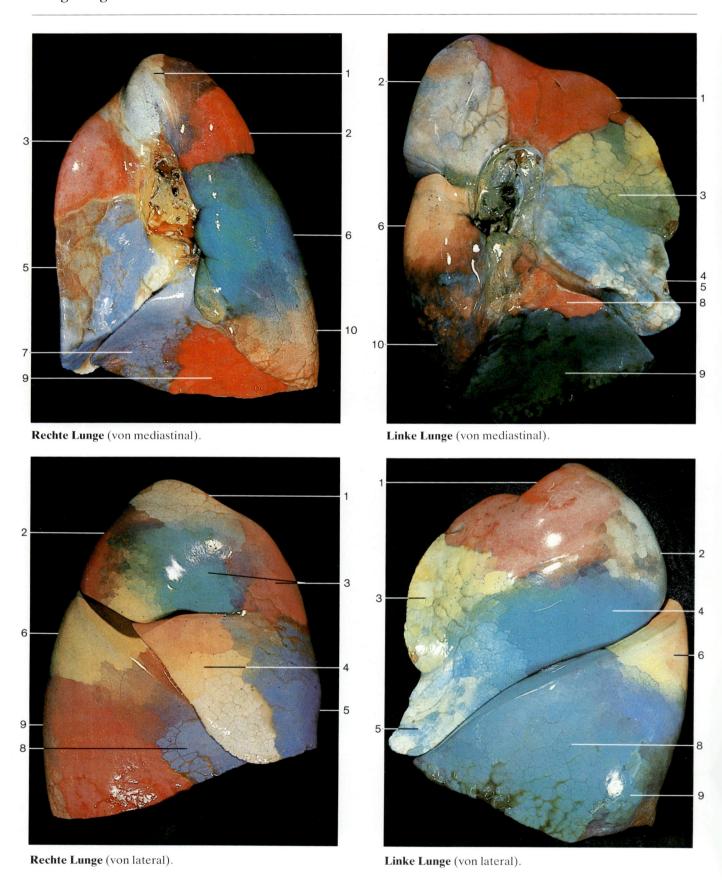

Rechte Lunge (von mediastinal).

Linke Lunge (von mediastinal).

Rechte Lunge (von lateral).

Linke Lunge (von lateral).

Die einzelnen Lungensegmente sind durch Farbinjektionen gekennzeichnet. Man beachte, daß bei der linken Lunge das 7. Segment fehlt; vgl. Schemazeichnung auf der gegenüberliegenden Seite. Die Nummern bezeichnen die jeweiligen Segmente.

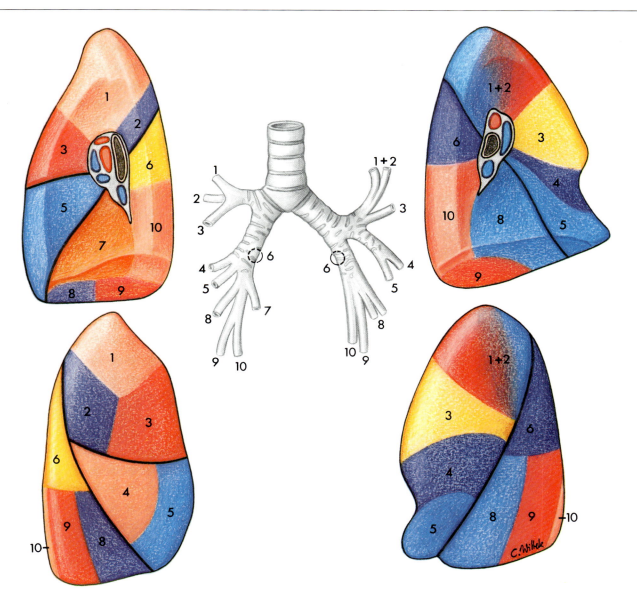

Nomenklatur der Lungensegmente und der zugehörigen Segmentbronchien (nach J. F. Huber). Die Segmente sind jeweils mit den entsprechenden Nummern gekennzeichnet (vgl. gegenüberliegende Seite).

Rechte Lunge

1 Apikales Segment
2 Posteriores Segment } Lobus sup.
3 Anteriores Segment

4 Laterales Segment } Lobus medius
5 Mediales Segment

6 Superiores Segment (apikales)
7 Mediobasales Segment
8 Anterobasales Segment } Lobus inf.
9 Laterobasales Segment
10 Posterobasales Segment

Linke Lunge

1+2 Apikoposteriores Segment } Pars sup.
3 Anteriores Segment
} Lobus sup.
4 Superiores Segment } Pars. inf. (lingularis)
5 Inferiores Segment

6 Superiores Segment (apikales)
7 Fehlt
8 Anterobasales Segment } Lobus inf.
9 Laterobasales Segment
10 Posterobasales Segment

227

Herz

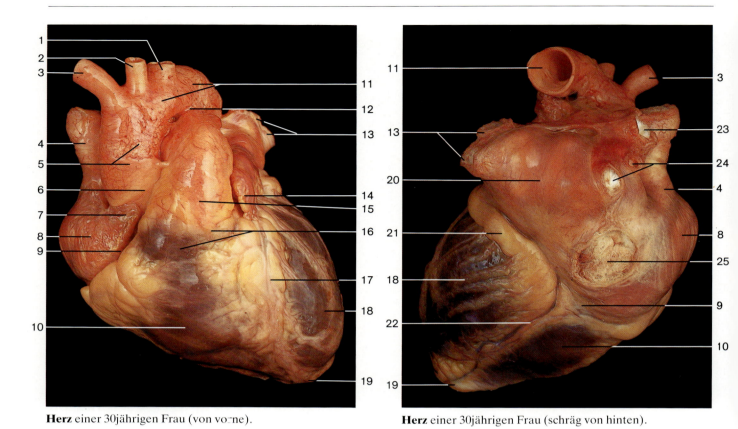

Herz einer 30jährigen Frau (von vorne).

Herz einer 30jährigen Frau (schräg von hinten).

1 A. subclavia sin.
2 A. carotis communis sin.
3 Truncus brachiocephalicus
4 V. cava sup.
5 Aorta ascendens
6 Bulbus aortae
7 Auricula dext.
8 Atrium dext.
9 Sulcus coronarius
10 Rechter Ventrikel (Ventriculus dext.)
11 Arcus aortae
12 Lig. arteriosum
13 Vv. pulmonales sin.
14 Auricula sin.
15 Truncus pulmonalis
16 Sinus trunci pulmonalis
17 Sulcus interventricularis ant.
18 Linker Ventrikel (Ventriculus sin.)
19 Apex cordis
20 Linker Vorhof (Atrium sin.)
21 Sinus coronarius
22 Sulcus interventricularis post.
23 A. pulmonalis dext.
24 Vv. pulmonales dext.
25 V. cava inf.

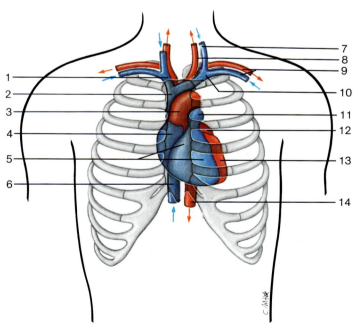

Lage des Herzens und der großen Gefäße im Brustraum (Schemazeichnung) (W.).

1 V. brachiocephalica dext.
2 V. cava sup.
3 Aorta ascendens
4 Atrium dext. mit Auricula dext.
5 Ventriculus dext.
6 V. cava inf.
7 V. jugularis int. sin.
8 A. carotis communis sin.
9 A. und V. subclavia sin.
10 V. brachiocephalica sin.
11 Truncus pulmonalis
12 Atrium sin. mit Auricula sin.
13 Ventriculus sin.
14 Aorta descendens

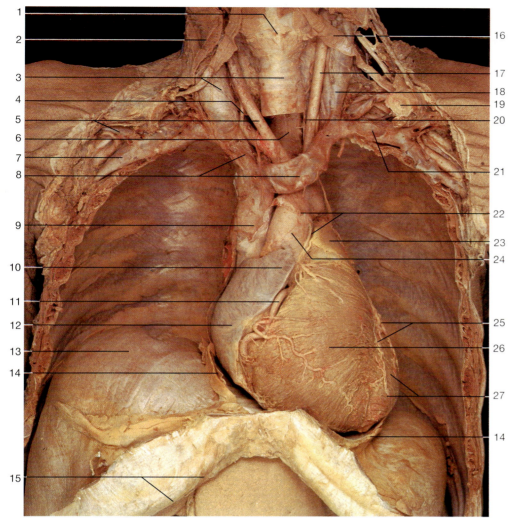

Lage des Herzens und der großen Gefäße im Brustraum (von vorne). Die vordere Thoraxwand, das Pericard und das Epicard wurden entfernt, die Trachea durchtrennt.

1 Larynx
2 M. sternocleidomastoideus
3 Trachea (durchtrennt)
  V. jugularis int.
4 N. vagus
5 A. carotis communis,
  V. cephalica
6 Oesophagus
7 V. subclavia dext.
8 V. brachiocephalica
  dext. et sin.
9 V. cava sup.
10 Rechtes Herzohr
   (Auricula dext.)
11 A. coronaria dext.
12 Rechter Vorhof (Atrium dext.)
13 Diaphragma
14 Pericardium (Schnittrand)
15 Arcus costalis
16 M. omohyoideus
17 A. carotis communis sin.
18 V. jugularis int. sin.
19 Clavicula
20 N. laryngeus recurrens
21 V. subclavia sin.
22 Pericardium, Übergang
   zum Epicardium
23 Truncus pulmonalis
24 Aorta ascendens
25 Sulcus interventricularis ant.,
   R. interventricularis
   der A. coronaria sin.
26 Rechter Ventrikel
   (Ventriculus dext.)
27 Linker Ventrikel
   (Ventriculus sin.)
28 Valva aortae
29 Valva tricuspidalis
30 V. cava inf.
31 Vv. pulmonales
32 Valva trunci pulmonalis
33 Valva bicuspidalis
   (mitralis)

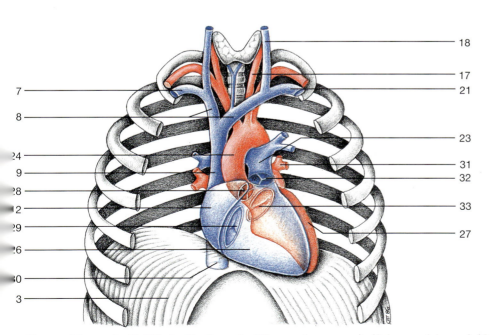

Herz und herznahe Gefäße in situ. Lage der Klappen (von vorne). (Schemazeichnung) (O.).

229

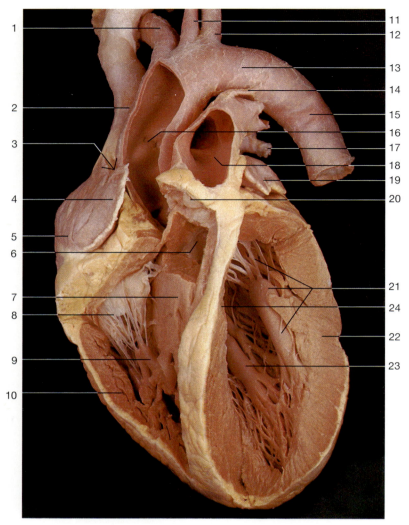

Herz (Ventralansicht). Die Vorderwand der Ventrikel, der Aorta und des Truncus pulmonalis wurde gefenstert, um die Aortenklappe darzustellen.

1 Truncus brachiocephalicus
2 V. cava sup.
3 Sulcus terminalis
4 Auricula dextra
5 Rechter Vorhof (Atrium dextrum)
6 Valva aortae
7 Conus arteriosus
8 Valva tricuspidalis
9 M. papillaris ant.
10 Myokard des rechten Ventrikels
11 A. carotis communis sin.
12 A. subclavia sin.
13 Arcus aortae
14 Lig. arteriosum (Reste des Ductus Botalli)
15 Aorta thoracica (Aorta descendens)
16 Aorta ascendens
17 V. pulmonalis sin.
18 Truncus pulmonalis
19 Auricula sin.
20 Valva trunci pulmonalis
21 M. papillaris ant. mit Chordae tendineae
22 Myokard des linken Ventrikels
23 M. papillaris post.
24 Septum interventriculare
25 A. und V. brachiocephalica
26 Chordae tendineae
27 Mm. papillares des rechten Ventrikels
28 Atrium sin.
29 Infundibulum
30 Ventriculus sin.
31 Valva atrioventricularis sin. (mitralis)
32 Apex cordis

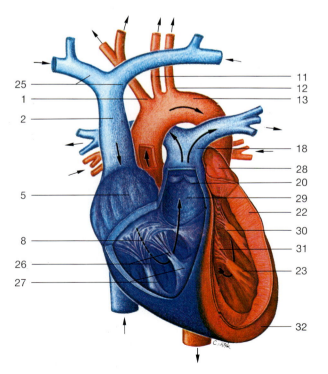

Strömungswege im Herzen (Schemazeichnung in Anlehnung an das obige Photo). Die Pfeile deuten die Strömungsrichtung des Blutes durch die Herzräume an.
Blau = rechtes Herz; rot = linkes Herz.

Herzmuskulatur

1 Truncus brachiocephalicus (Var.)
2 V. brachiocephalica sin.
3 Aorta ascendens
4 Auricula dext.
5 A. coronaria dext.
6 Myocardium des rechten Ventrikels
7 A. subclavia sin.
8 A. carotis comm. sin. (Var.)
9 Lig. arteriosum
10 A. pulmonalis sin.
11 Umschlagsrand des Perikards ins Epikard (Ende des Herzbeutels)
12 Vv. pulmonales sin.
13 Truncus pulmonalis
14 Auricula sin.
15 Sinus trunci pulmonalis
16 Myocardium des linken Ventrikels
17 A. und V. interventricularis ant. im Sulcus interventricularis ant.
18 Apex cordis
19 Herzwirbel an der Spitze des rechten Ventrikels (Vortex cordis)
20 Sulcus interventricularis post.
21 Sulcus interventricularis ant.
22 Herzwirbel an der Spitze des linken Ventrikels (Vortex cordis)
23 Aorta
24 Atrium sin.
25 Sinus coronarius
26 V. cava sup.
27 V. pulmonalis dext.
28 Atrium dext.
29 V. cava inf.
30 Sulcus coronarius

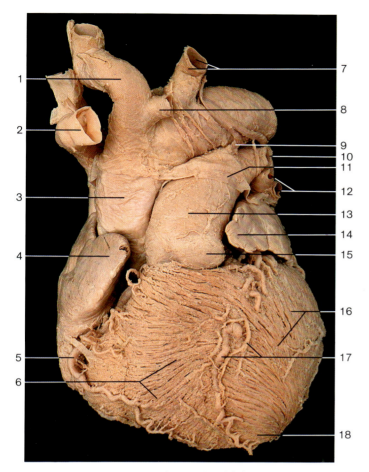

Architektur des Myokards (Ventralansicht).

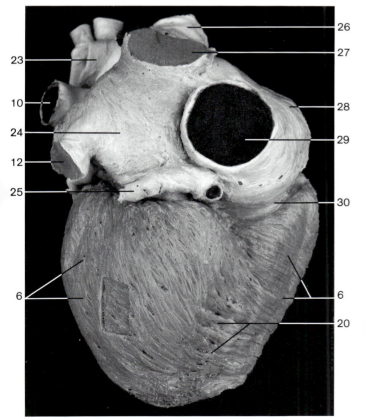

Architektur des Myokards (Dorsalansicht). Linke Ventrikelwand gefenstert, um die mehr zirkuläre Verlaufsrichtung der tieferen Muskelschichten zu zeigen.

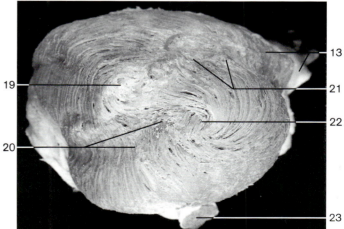

Herzwirbel, Vortex cordis (von unten).

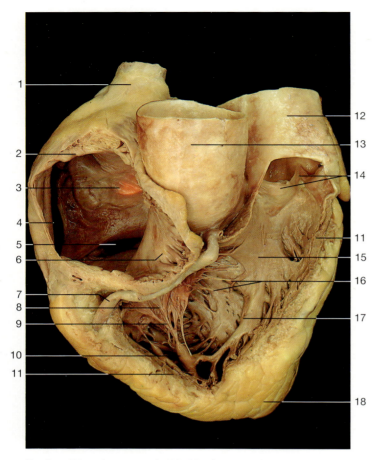

1 V. cava sup.
2 Crista terminalis
3 **Fossa ovalis**
4 Öffnung der V. cava inf.
5 Einmündung des Sinus coronarius in den rechten Vorhof
6 Auricula dext.
7 A. coronaria dext., Sulcus coronarius
8 **Cuspis ant. valvae tricuspidalis**
9 Chordae tendineae
10 **M. papillaris ant.**
11 Myocardium
12 Truncus pulmonalis
13 Aorta ascendens
14 **Valva trunci pulmonalis**
15 Conus arteriosus
16 Mm. papillares septales
17 Trabecula septomarginalis, Moderatorband
18 Apex cordis
19 Auricula sin.
20 **Valva aortae**
21 Ventriculus sin.
22 Vv. pulmonales
23 Valva foraminis ovalis
24 Atrium sin.
25 Valva atrioventricularis sin. (Mitralklappe)
26 Sinus coronarius
27 A. coronaria sin.
28 M. papillaris post.
29 A. subclavia sin.
30 Aorta descendens
31 A. pulmonalis sin.

Rechtes Herz (von vorne). Die Vorderwand des rechten Vorhofs und rechten Ventrikels wurde entfernt.

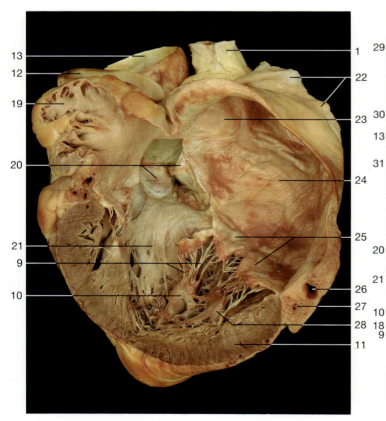

Linkes Herz. Vorhof- und Kammerwand teilweise entfernt; Aortenklappe gefenstert.

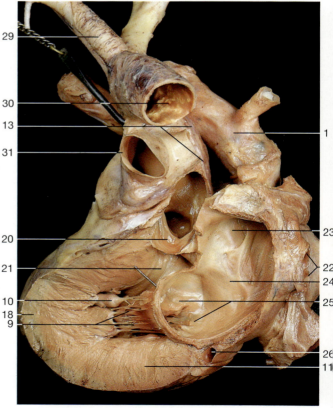

Linkes Herz. Systole. Vorhof- und Kammerwand teilweise entfernt; Aorta gefenstert.

Herzklappen

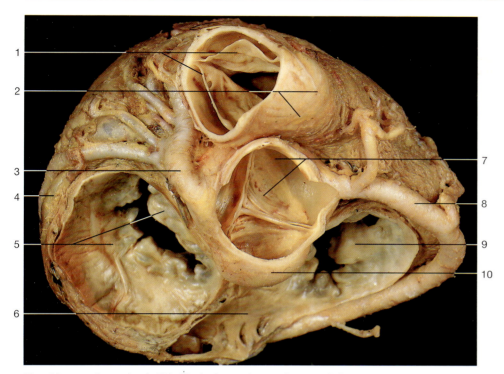

1 Valva trunci pulmonalis
2 Sinus trunci pulmonalis
3 A. coronaria sin.
4 V. cordis magna
5 Valva bicuspidalis sive mitralis
6 Sinus coronarius
7 Valva aortae
8 A. coronaria dext.
9 Valva tricuspidalis
10 Bulbus aortae
11 Valvula semilunaris ant. ⎫ der Valva
12 Valvula semilunaris sin. ⎬ trunci
13 Valvula semilunaris dext. ⎭ pulmonalis
14 Valvula semilunaris sin. ⎫ der Valva
15 Valvula semilunaris dext. ⎬ aortae
16 Valvula semilunaris post. ⎭
17 Atrium dext.
18 Cuspis ant. der Trikuspidalklappe
19 Chordae tendineae
20 Trabeculae carneae
21 Septum interventriculare
22 Cuspis septalis
23 M. papillaris ant.
24 Myocardium des rechten Ventrikels

Herzklappen (von oben). Die Vorhöfe wurden entfernt und die Koronararterien präpariert. Die Herzvorderwand zeigt nach oben.

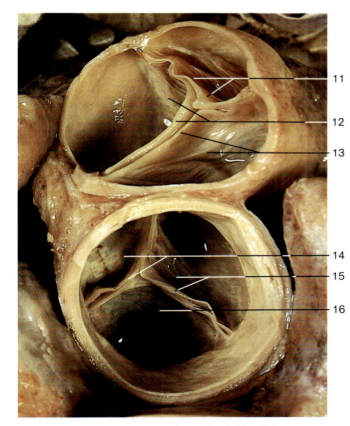

Pulmonal- und Aortenklappe (von oben). Segelklappen geschlossen. Vorderwand des Herzens am oberen Bildrand.

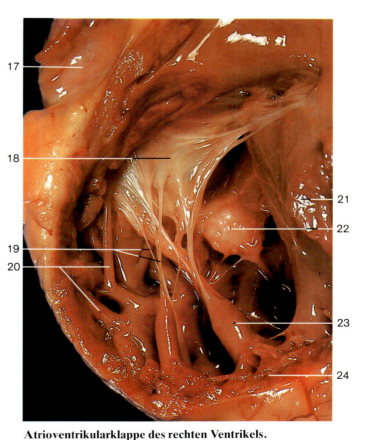

Atrioventrikularklappe des rechten Ventrikels. Trikuspidalklappe. Herzspitze rechts unten.

233

Herzfunktion

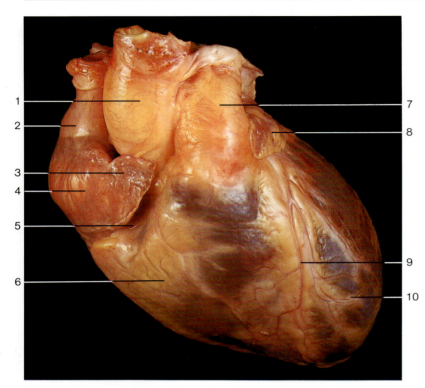

1. Aorta ascendens
2. V. cava sup.
3. Auricula dext.
4. Atrium dext.
5. Sulcus coronarius
6. Ventriculus dext.
7. Truncus pulmonalis
8. Auricula sin.
9. Sulcus interventricularis ant.
10. Ventriculus sin.
11. A. pulmonalis dext.
12. Sulcus terminalis, Lokalisation des Nodus sinuatrialis (Herzschrittmacher)
13. Ventilebene
14. Vorhofmuskulatur
15. V. cava inf.
16. Valva trunci pulmonalis
17. Valva tricuspidalis
18. Kammermuskulatur

Herz, Zustand der **Diastole** (Ventralansicht). Die Kammern sind dilatiert, die Vorhöfe kontrahiert.

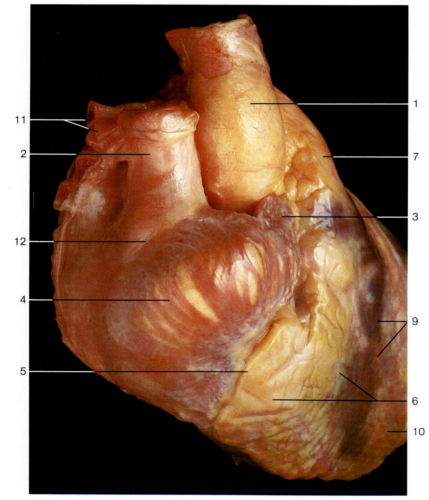

Herz, Zustand der **Systole** (Ventrolateralansicht). Die Kammern sind kontrahiert, die Vorhöfe dilatiert.

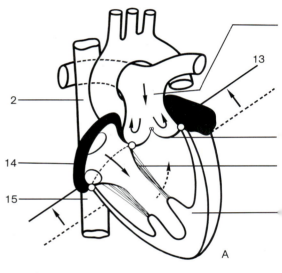

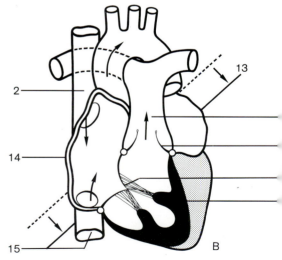

Arbeitsweise des rechten Herzens (Schemazeichnung nach GAUER) (W.). Die Verschiebung der Ventilebene ist durch Pfeile gekennzeichnet. Schwarz = kontrahierte Abschnitte; A = Diastole, Kammermuskulatur erschlafft; B = Systole, Kammermuskulatur kontrahiert.

Reizleitungssystem

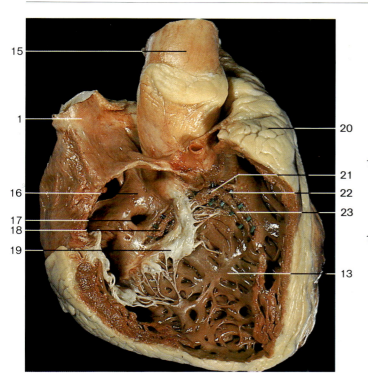

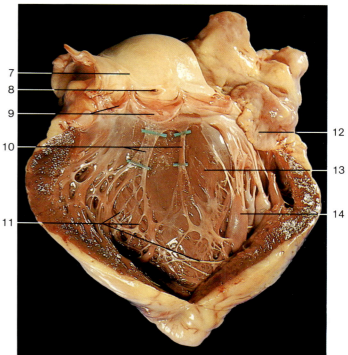

Rechter Ventrikel. Präparation des Atrioventrikularknotens, des Hisschen Bündels und des rechten Schenkels des Reizleitungssystems (unterlegt).

Linker Ventrikel (aufgeschnitten). Darstellung des linken Schenkels des Reizleitungssystems (unterlegt).

1	V. cava sup.	5	Muskelbündel des rechten Vorhofes
2	Sulcus terminalis	6	Sulcus coronarius (mit A. coronaria dext.)
3	Bulbus aortae	7	Sinus aortae
4	Nodus sinuatrialis (Keith-Flackscher Knoten)	8	Abgangsstelle der A. coronaria sin.

9 Valva aortae
10 Zweige des Crus sinistrum des Reizleitungssystems
11 Purkinjesche Fäden
12 Auricula sin.
13 Septum interventriculare
14 Mm. papillares ant.
15 Aorta ascendens
16 Atrium dext. mit Auricula dext.
17 Einmündung des Sinus coronarius
18 Nodus atrioventricularis (Aschoff-Tawarascher Knoten)
19 Valva tricuspidalis
20 Truncus pulmonalis
21 Fasciculus atrioventricularis (Hissches Bündel)
22 Bifurkation des Hisschen Bündels
23 Crus dextrum
24 V. cava inf.
25 Atrium sin.
26 Crus sinistrum
27 Papillarmuskeln mit Purkinjeschen Fasern

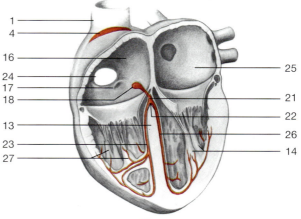

Rechter Vorhof des Herzens. Eintrittsstelle der V. cava sup., Lokalisation des Sinusknotens (Pfeile).

Reizleitungssystem des Herzens (schematische Darstellung) (W.).

Gefäße des Herzens

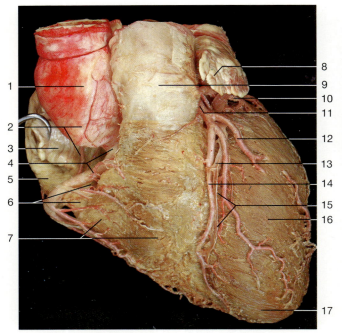

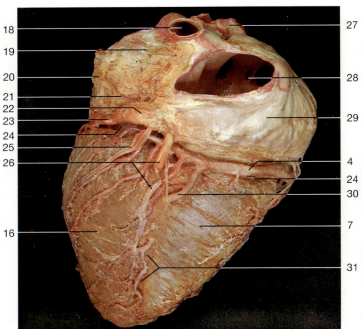

Koronararterien (von vorne). Das Epikard mit subepikardialem Fettgewebe wurde entfernt. Arterien mit farbigem Kunststoff injiziert.

Arteria coronaria dextra und Herzvenen (von hinten). Epikard und subepikardiales Fettgewebe wurden entfernt.

1 Aorta ascendens
2 Bulbus aortae (Sinus Valsalvae), Ramus sinuatrialis
3 Rechtes Herzohr (Auricula dext.)
4 **A. coronaria dext.**
5 Rechter Vorhof (Atrium dext.)
6 Sulcus coronarius
7 Rechter Ventrikel (Ventriculus dext.)
8 Linkes Herzohr (Auricula sin.)
9 Truncus pulmonalis
10 Ramus circumflexus der A. coronaria sin.
11 **A. coronaria sin.**
12 Ramus diagonalis der A. coronaria sin.
13 V. interventricularis ant.
14 A. interventricularis ant.
15 Sulcus interventricularis ant.
16 Linker Ventrikel (Ventriculus sin.)
17 Apex cordis
18 V. pulmonalis dext.
19 Linker Vorhof (Atrium sin.)
20 V. pulmonalis sin.
21 V. obliqua atrii sin.
22 **Sinus coronarius**
23 **V. cordis magna**
24 Sulcus coronarius (hinterer Abschnitt)
25 V. post. ventriculi sin.
26 **V. cordis media**
27 A. pulmonalis sin.
28 V. cava inf.
29 Rechter Vorhof (Atrium sin.)
30 R. interventricularis post. der A. coronaria dext.
31 Sulcus interventricularis post.
32 V. cava sup.
33 R. marginalis dext.

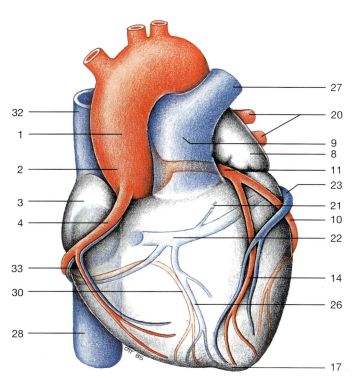

Gefäßsystem des Herzens. Koronararterien und Herzvenen (von vorne) (O.).

Fetalkreislauf

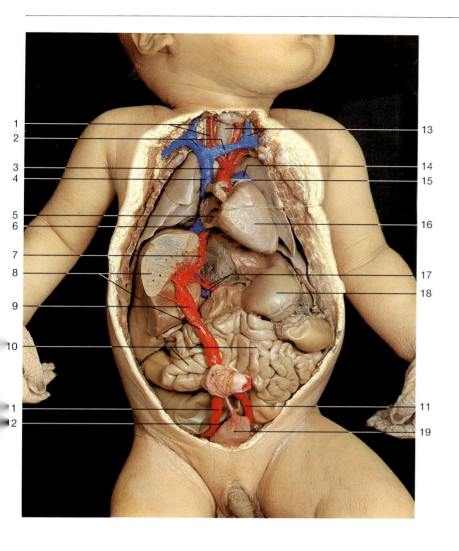

1. V. jugularis int., A. carotis communis dext.
2. V. brachiocephalica dext. et sin.
3. Arcus aortae
4. V. cava sup.
5. **Foramen ovale**
6. V. cava inf.
7. Ductus venosus (Arantii)
8. Leber (Hepar)
9. **V. umbilicalis**
10. Dünndarm
11. A. umbilicalis dext.
12. Urachus
13. Trachea, V. jugularis int. sin.
14. A. pulmonalis sin.
15. **Ductus arteriosus** (Botalli)
16. Rechter Ventrikel (Ventriculus dext.)
17. Aa. hepaticae (rot), V. portae (blau)
18. Magen (Ventriculus)
19. Harnblase (Vesica urinaria)
20. V. portae
21. Vv. pulmonales
22. Aorta descendens
23. Placenta

Situs bei einem Neugeborenen (Ventralansicht). Der rechte Vorhof wurde eröffnet, um das Foramen ovale zu zeigen, der linke Leberlappen wurde entfernt.

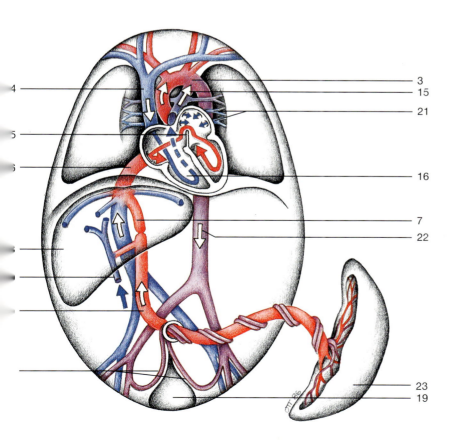

Fetalkreislauf (Schemazeichnung) (O.). Die unterschiedliche Oxygenierung des Blutes wurde durch die Farbgebung verdeutlicht.

237

Brustsitus

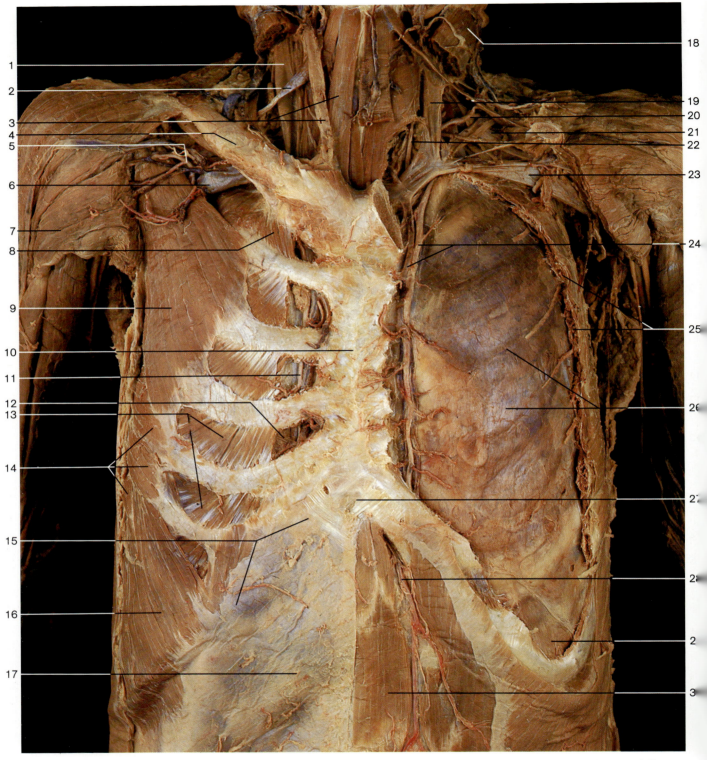

Brustwand und Brustsitus I (Ventralansicht). Clavicula und Rippen der linken vorderen Brustwand wurden entfernt und die Zwischenrippenräume rechts neben dem Sternum gefenstert, um die A. und V. thoracica int. zu zeigen.

1 V. jugularis int. dext.
2 M. omohyoideus
3 M. sternohyoideus und V. jugularis ext.
4 Clavicula
5 A. thoracoacromialis
6 V. subclavia dext.
7 M. pectoralis major (durchtrennt)
8 M. intercostalis ext.
9 M. pectoralis minor
10 Sternum (corpus sterni)
11 Vasa thoracica int. dext.
12 Muskelbündel des M. transversus thoracis
13 Mm. intercostales int.
14 M. serratus ant.
15 Arcus costalis
16 M. obliquus ext. abdominis
17 Vorderes Blatt der Rektusscheide
18 M. sternocleidomastoideus (durchtrennt)
19 V. jugularis int. sin.
20 A. transversa colli
21 Plexus brachialis
22 N. vagus
23 V. subclavia sin.
24 A. und V. thoracica int. sin.
25 Rippen (Schnittflächen) und Brustwa
26 Pleura costalis
27 Processus xiphoideus
28 A. epigastrica sup.
29 Diaphragma
30 M. rectus abdominis

238

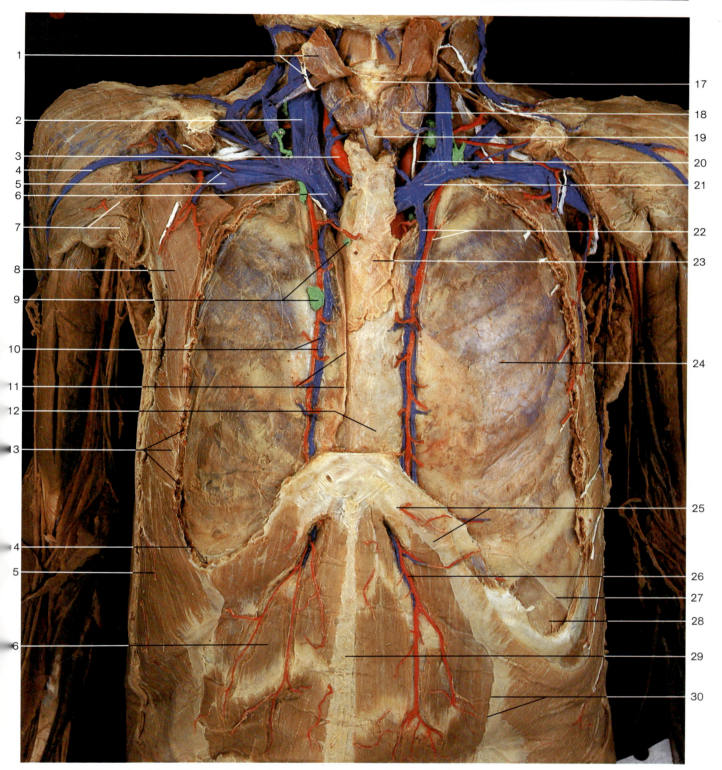

Brustsitus II (Ventralansicht). Vorderes Mediastinum und Pleuraverhältnisse. Vordere Brustwand teilweise entfernt. Rot = Arterien; blau = Venen; grün = Lymphgefäße und Lymphknoten.

1 M. sternothyroideus mit innervierenden Nerven (aus Ansa cervicalis)
2 V. jugularis int. dext.
3 A. carotis communis dext.
4 V. cephalica dext.
5 V. subclavia dext.
6 V. brachiocephalica dext.
7 M. pectoralis major (durchtrennt)
8 M. pectoralis minor (durchtrennt)
9 Nodi lymphatici mediastinales ant.
10 A. und V. thoracica int.
11 Umschlagsrand der Pleura costalis in die Pleura mediastinalis
12 Perikard
13 Fünfte und sechste Rippe (durchtrennt) und M. serratus ant.
14 Recessus costodiaphragmaticus
15 M. obliquus ext. abdominis
16 M. rectus abdominis
17 Larynx
18 Gl. thyroidea
19 Trachea
20 N. vagus sin.
21 V. brachiocephalica sin.
22 A. und V. thoracica int. sin.
23 Thymus
24 Pleura costalis
25 Arcus costalis (Rippenbogen)
26 A. epigastrica sup.
27 Umschlagsrand der Pleura costalis in die Pleura diaphragmatica
28 Diaphragma
29 Linea alba
30 Schnittrand vom vorderen Blatt der Rektusscheide

Trigonum thymicum und Trigonum pericardiacum

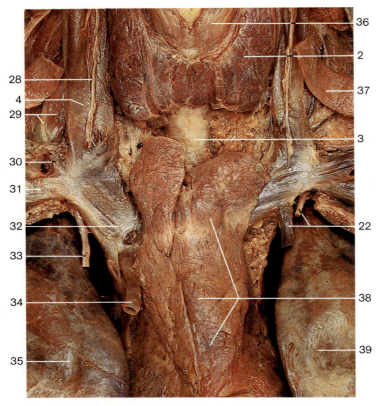

Ausschnittvergrößerung im Bereich des **Trigonum thymicum** mit Übergang zum Hals.

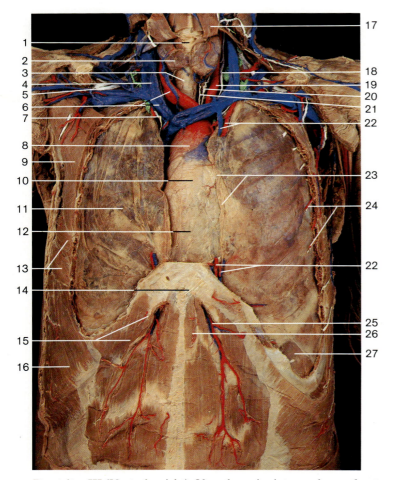

Brustsitus III (Ventralansicht). Vasa thoracica int. wurden entfernt und vordere Pleuraränder etwas nach der Seite verlagert.

1 Larynx
2 Gl. thyroidea
3 Trachea
4 V. jugularis int. dext.
5 Plexus brachialis
6 V. brachiocephalica dext. und Truncus brachiocephalicus
7 N. phrenicus dext.
8 Aorta ascendens
9 M. pectoralis minor (durchtrennt)
10 Truncus pulmonalis (im Herzbeutel)
11 Pleura costalis
12 Perikard und Herz
13 M. serratus ant.
14 Processus xiphoideus
15 Arcus costalis
16 M. obliquus ext. abdominis
17 M. sternothyroideus (durchtrennt und hochgeklappt)
18 N. vagus
19 A. carotis communis sin.
20 Truncus sympathicus sin. (nach vorne gezogen)
21 N. laryngeus recurrens sin.
22 A. und V. thoracica int. sin. (durchtrennt)
23 Umschlagsrand der Pleura costalis zur Pleura mediastinalis
24 Nn., Aa. und Vv. intercostales
25 A. epigastrica sup.
26 M. rectus abdominis
27 Diaphragma
28 R. muscularis der Ansa cervicalis
29 N. phrenicus dext. auf dem M. scalenus ant.
30 V. jugularis ext.
31 V. subclavia dext.
32 V. brachiocephalica dext.
33 A. thoracica int. dext. (durchtrennt)
34 V. thoracica int. (durchtrennt)
35 Rechte Lunge (Pulmo dext.)
36 M. cricothyroideus, pars recta
37 M. omohyoideus, venter inf.
38 **Thymus**
39 Linke Lunge (Pulmo sin.)

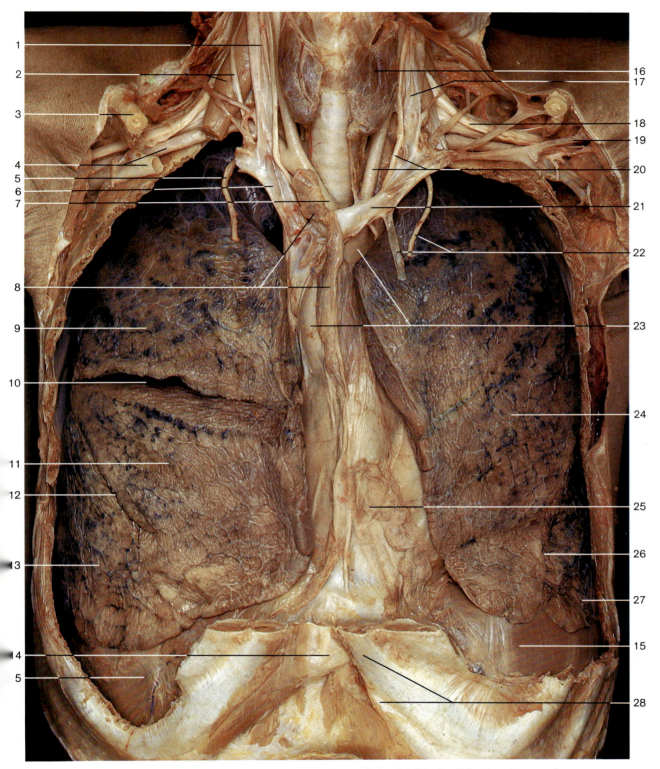

Brustsitus IV (Ventralansicht). Der Pleurasack wurde eröffnet und die Gebilde des Trig. thymicum und pericardiacum wurden zur Darstellung gebracht.

1 V. jugularis int. dext.
2 N. phrenicus dext. und M. scalenus ant.
3 Clavicula (durchtrennt)
4 A. und V. subclavia dext.
5 A. thoracica int.
6 V. brachiocephalica dext.
7 Truncus brachiocephalicus
8 **Thymus** (teilweise rückgebildet), im Bereich des Trig. thymicum
9 Lobus sup. der rechten Lunge
10 Fissura horizontalis (unvollständig)
11 Lobus medius der rechten Lunge
12 Fissura obliqua dext.
13 Lobus inf. der rechten Lunge
14 Processus xiphoideus
15 Diaphragma
16 Gl. thyroidea
17 V. jugularis int. sin.
18 Plexus brachialis
19 V. cephalica sin.
20 A. carotis communis sin. und N. vagus sin.
21 V. brachiocephalica sin.
22 A. und V. thoracica int. (durchtrennt)
23 Aorta ascendens und Arcus aortae
24 Lobus superior der linken Lunge
25 Perikard (im Bereich des Trig. pericardiacum)
26 Fissura obliqua sin.
27 Lobus inf. der linken Lunge
28 Arcus costalis

Herzsitus

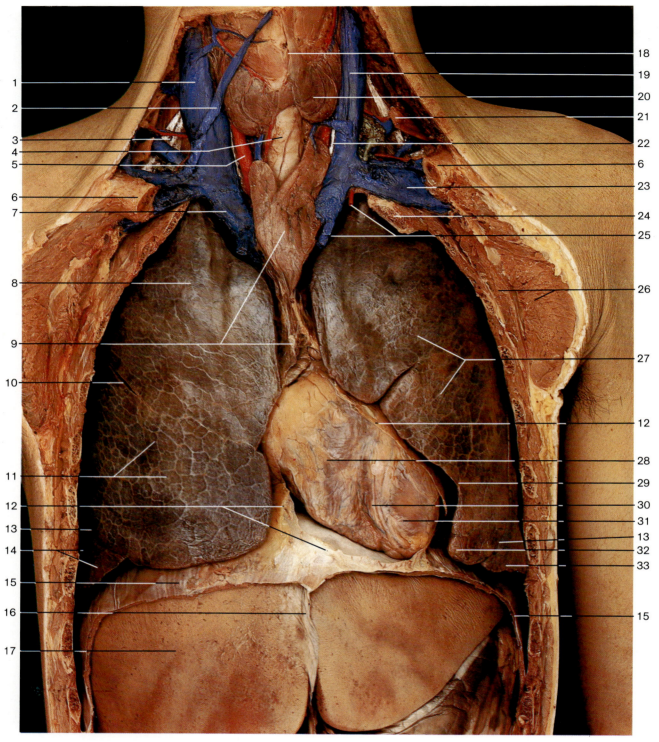

Brustsitus V (Ventralansicht). Der Brustkorb wurde eröffnet, Pleura costalis und vordere Anteile von Zwerchfell und Perikard wurden entfernt.

1	V. jugularis int.	12	Schnittrand des Perikards	23	V. subclavia sin.
2	V. jugularis ext.	13	Fissura obliqua	24	Erste Rippe (durchtrennt)
3	Plexus brachialis	14	Unterlappen der rechten Lunge	25	A. und V. thoracica int.
4	Trachea		(Lobus inf.)	26	M. pectoralis major et minor
5	A. carotis communis dext.	15	Diaphragma (durchtrennt)		(Schnittflächen)
6	Clavicula (durchtrennt)	16	Lig. falciforme hepatis	27	Oberlappen der linken Lunge (Lobus sup.)
7	V. brachiocephalica dext.	17	Leber (Hepar)	28	Rechter Ventrikel (Ventriculus dext.)
8	Oberlappen der rechten Lunge	18	Larynx	29	Incisura cardiaca pulmonis sin.
9	**Thymus** (unterer Abschnitt rückgebildet)	19	V. jugularis int. sin.	30	Sulcus interventricularis cordis ant.
10	Fissura horizontalis	20	Gl. thyroidea	31	Linker Ventrikel (Ventriculus sin.)
11	Mittellappen der rechten Lunge	21	M. omohyoideus (durchtrennt)	32	Lingula pulmonis sin.
	(Lobus medius)	22	N. vagus	33	Unterlappen der linken Lunge (Lobus inf.)

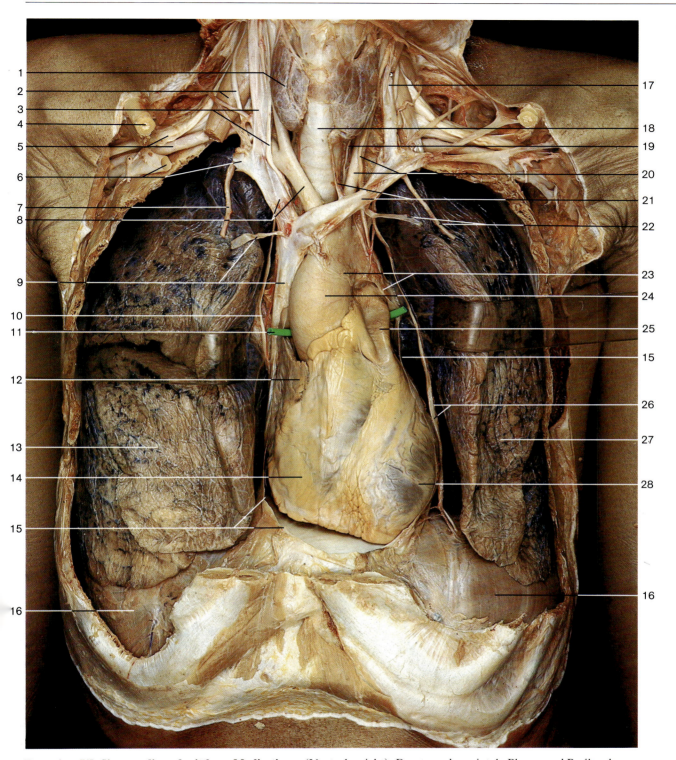

Brustsitus VI, Situs cordis und mittleres Mediastinum (Ventralansicht). Brustwand, parietale Pleura und Perikard wurden teilweise entfernt und die Lungen nach der Seite gezogen, um die Leitungsbahnen des mittleren Mediastinums zu zeigen. Im Sinus transversus pericardii liegt eine Sonde.

Gl. thyroidea	11 Sonde im Sinus transversus pericardii	21 V. brachiocephalica sin. und
N. phrenicus und M. scalenus ant.	12 Auricula dext.	V. thyroidea inf. sin.
N. vagus und V. jugularis int.	13 Lobus medius der rechten Lunge	22 A. und V. thoracica int. sin. (durchtrennt)
Clavicula (durchtrennt)	14 Rechter Ventrikel (Ventriculus dext.)	23 Oberer Umschlagsrand des Perikards
Plexus brachialis und A. subclavia dext.	15 Schnittrand des Perikards	(Ende des Herzbeutels)
V. subclavia dext.	16 Diaphragma	24 Aorta ascendens
A. thoracica int. dext.	17 V. jugularis int.	25 Truncus pulmonalis
V. brachiocephalica dext.,	18 Trachea	26 N. phrenicus sin. zusammen mit A. und
Truncus brachiocephalicus	19 N. laryngeus recurrens	V. pericardiacophrenica sin.
V. cava sup. und V. thymica	20 A. carotis communis sin.	27 Oberlappen der linken Lunge (Lobus sup.)
N. phrenicus dext.	und N. vagus sin.	28 Linker Ventrikel (Ventriculus sin.)

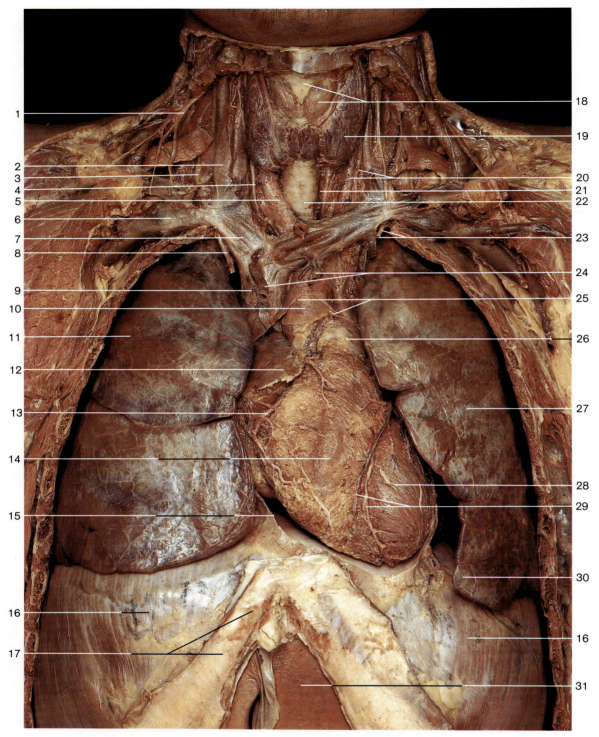

Brustsitus VII, Situs cordis, Herzkranzgefäße in situ (Ventralansicht). Vordere Thoraxwand, Pleura und Perikard wurden teilweise entfernt, die Kranzgefäße und Herzmuskulatur in situ präpariert.

1 N. supraclavicularis intermedius	12 Auricula dext.	22 Trachea
2 V. jugularis int. dext.	13 A. coronaria dext. und V. cordis parva	23 A. und V. thoracica int. sin. (durchtrennt)
3 N. phrenicus dext.	14 Rechter Ventrikel (Ventriculus dext.)	24 Vv. thymicae
4 N. vagus dext.	15 Schnittrand vom Perikard	25 Umschlagsrand des Perikards
5 A. carotis communis dext.	16 Diaphragma	26 Truncus pulmonalis
6 V. subclavia dext.	17 Arcus costalis	27 Linke Lunge (Pulmo sin.)
7 V. brachiocephalica dext.	18 Larynx und M. cricothyroideus	28 Linker Ventrikel (Ventriculus sin.)
8 A. thoracica int. dext.	19 Gl. thyroidea	29 A. und V. interventricularis ant.
9 V. cava sup.	20 A. carotis communis sin. und N. vagus sin.	30 Lingula pulmonis sin.
10 Aorta ascendens	21 N. laryngeus recurrens	31 Leber (Hepar)
11 Rechte Lunge (Pulmo dext.)		

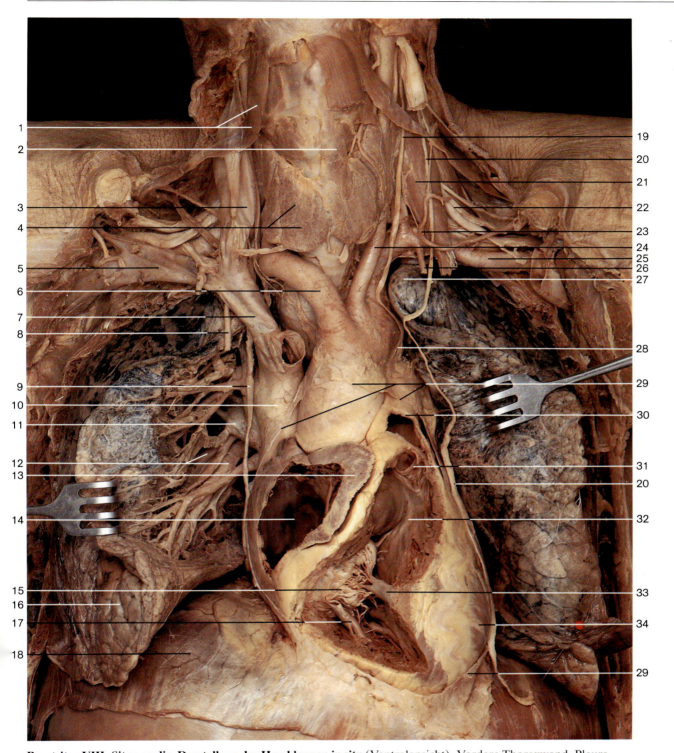

Brustsitus VIII, Situs cordis, Darstellung der Herzklappen in situ (Ventralansicht). Vordere Thoraxwand, Pleura und vorderer Abschnitt des Perikards wurden entfernt, rechter Vorhof und Truncus pulmonalis gefenstert. Die Vorderwand des rechten Ventrikels wurde entfernt, um die Klappen zu zeigen.

1	M. omohyoideus, venter superior	13	Auricula dext.	25	A. subclavia sin.
2	Lobus pyramidalis gl. thyroideae	14	Atrium dext.	26	A. thoracica int. sin.
3	V. jugularis int.	15	Valva tricuspidalis	27	Apex pulmonis sin.
4	Gl. thyroidea, lobus dext.	16	Rechte Lunge (Pulmo dext.)	28	N. laryngeus recurrens sin.
5	V. subclavia dext.	17	M. papillaris post.		(Abgang vom N. vagus am Arcus aortae)
6	Truncus brachiocephalicus	18	Diaphragma	29	Schnittrand des Perikards
7	V. brachiocephalica dext.	19	N. vagus sin.	30	Truncus pulmonalis (gefenstert)
8	A. thoracica int. dext.	20	N. phrenicus sin.	31	Valva trunci pulmonalis
9	N. phrenicus dext.	21	M. scalenus ant.	32	Conus arteriosus des rechten Ventrikels
10	V. cava sup.	22	Plexus brachialis		(eröffnet)
11	V. pulmonalis	23	Truncus thyrocervicalis	33	M. papillaris ant.
12	Ast der A. pulmonalis	24	A. carotis communis sin.	34	Linker Ventrikel (Ventriculus sin.)

245

Pericardium

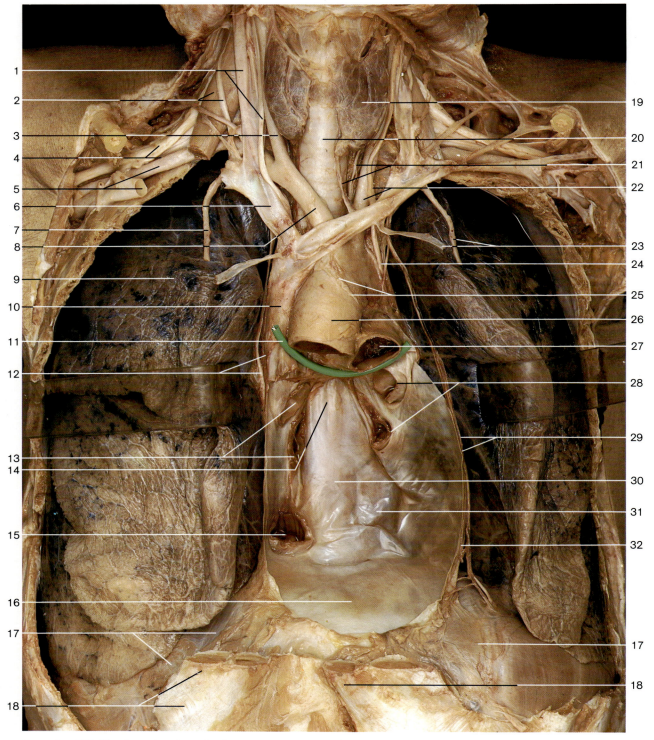

Brustsitus IX, Herzbeutel und **mediastinale Leitungsbahnen** (Ventralansicht). Das Herz wurde entfernt und die Lungen nach der Seite gezogen. Im Sinus transversus pericardii liegt eine Sonde.

1 V. jugularis int. dext. und N. vagus dext.
2 N. phrenicus dext. und M. scalenus ant.
3 A. carotis communis dext.
4 Plexus brachialis dext.
5 A. und V. subclavia dext.
6 V. brachiocephalica dext.
7 A. thoracica int. dext. (durchtrennt)
8 Truncus brachiocephalicus
9 Lobus superior der rechten Lunge
10 V. cava sup.
11 Sonde im Sinus transversus pericardii
12 N. phrenicus dext., A. und V. pericardiacophrenica dext.
13 Vv. pulmonales dext.
14 Sinus obliquus pericardii
15 V. cava inf.
16 Anlagerungsfläche des Perikards an das Zwerchfell
17 Diaphragma
18 Arcus costalis
19 Gl. thyroidea
20 Trachea
21 N. laryngeus recurrens sin. und V. thyroidea inf.
22 A. carotis communis sin. und N. vagus sin.
23 A. und V. thoracica int. sin. (durchtrennt und zurückgeklappt)
24 N. vagus am Aortenbogen
25 Umschlagsrand des Perikards
26 Aorta ascendens
27 Truncus pulmonalis (durchtrennt)
28 Vv. pulmonales sin.
29 N. phrenicus sin., A. und V. pericardiacophrenica sin.
30 Anlagerungsstelle des Oesophagus ans Perikard
31 Anlagerungsstelle der Aorta ans Perikard
32 Schnittrand des Perikards

246

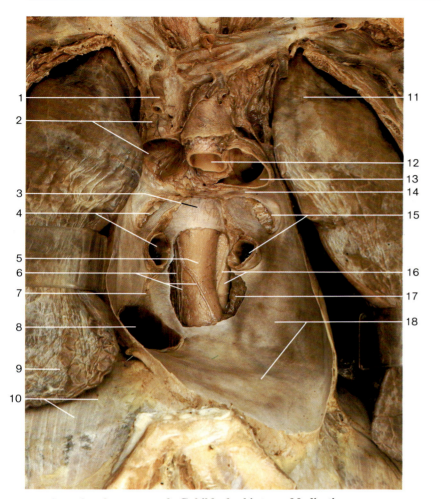

1 V. thoracica int.
2 V. cava sup.
3 Oberer Abschnitt des Sinus obliquus pericardii
4 Vv. pulmonales dext.
5 Oesophagus (Vorderwand)
6 Äste des rechten N. vagus
7 Mesocardium
8 V. cava inf.
9 Rechte Lunge (Mittellappen)
10 Diaphragma, pars costalis
11 Linke Lunge (Oberlappen)
12 Aorta ascendens
13 **Truncus pulmonalis**
14 Sinus transversus pericardii (grüne Sonde)
15 Vv. pulmonales sin.
16 Aorta descendens und linker N. vagus
17 Linke Lunge (hinter dem Herzbeutel)
18 **Pericardium**
19 A. subclavia sin.
20 N. vagus
21 N. laryngeus recurrens
22 Aorta descendens
23 A. pulmonalis
24 **Linker Vorhof** (Atrium sin.)
25 **Linker Ventrikel** (Ventriculus sin.)
26 Sinus coronarius
27 A. carotis communis sin.
28 Truncus brachiocephalicus
29 V. azygos
30 **Rechter Vorhof** (Atrium dext.)
31 **Rechter Ventrikel** (Ventriculus dext.)
32 Arcus aortae

Herzbeutel und angrenzende Gebilde des hinteren Mediastinums (Ansicht von ventral). Das Herz wurde entfernt und die Hinterwand des Perikardsackes gefenstert, um Oesophagus und Aorta thoracica zu zeigen.

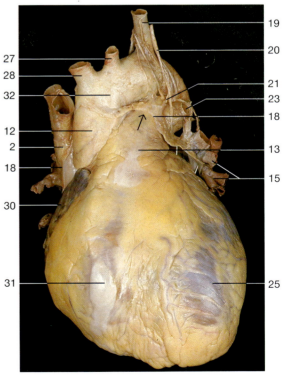

Herz mit Epikard (von hinten). Pfeile: Sinus obliquus pericardii.

Herz mit Epikard (von vorne).

247

Lungenhilus und hinteres Mediastinum

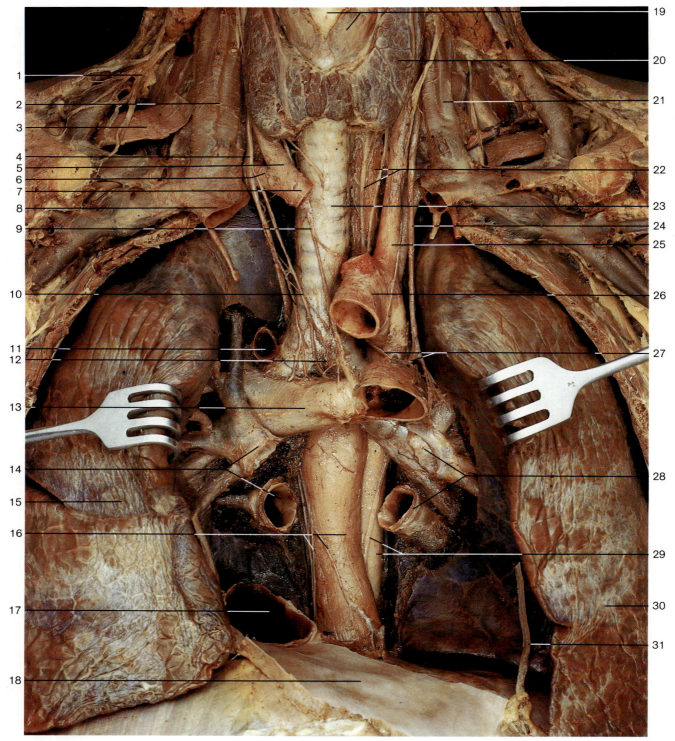

Mediastinalorgane nach Entfernung von Herz und Herzbeutel (Ventralansicht). Beide Lungen wurden etwas zur Seite gezogen.

1 Nn. supraclaviculares	12 Bifurcatio tracheae	22 Oesophagus und N. laryngeus recurrens sin
2 V. jugularis int.	13 A. pulmonalis dext.	23 Trachea
3 M. omohyoideus	14 Vv. pulmonales sin.	24 N. vagus sin.
4 N. vagus dext.	15 Rechte Lunge	25 A. carotis comm. sin.
5 A. carotis comm. dext.	16 Oesophagus mit Ästen des rechten Vagus	26 Arcus aortae
6 A. subclavia dext.	17 V. cava inf.	27 N. laryngeus recurrens sin. am Abgang vom N. vagus
7 Truncus brachiocephalicus	18 Perikard	28 Vv. pulmonales sin.
8 V. brachiocephalica dext.	19 Larynx und M. cricothyroideus	29 Aorta thoracica mit Ast des linken Vagus
9 R. cardiacus cervicalis sup.	20 Gl. thyroidea	30 Linke Lunge
10 Rr. cardiaci cervicales inf.	21 V. jugularis int.	31 N. phrenicus sin. (durchtrennt)
11 V. azygos (durchtrennt)		

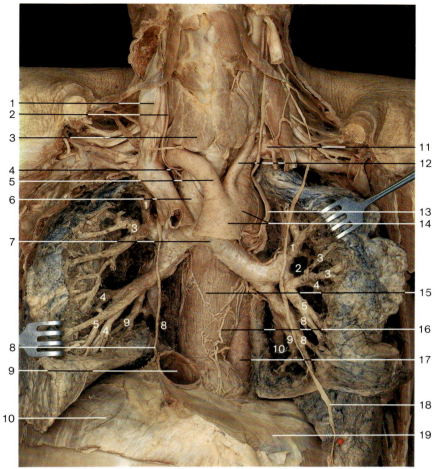

Bronchialbaum in situ (Ventralansicht). Herz und Perikard wurden entfernt, die Segmentbronchien vom Hilus aus dargestellt.
1–10 = Nummern der Segmentbronchien (vgl. S. 222 u. 227).

1 V. jugularis int.
2 N. vagus dext.
3 Gl. thyroidea
4 N. laryngeus recurrens dext.
5 Truncus brachiocephalicus
6 Trachea
7 Bifurcatio tracheae
8 N. phrenicus dext.
9 V. cava inf.
10 Diaphragma
11 A. subclavia sin.
12 A. carotis comm. sin.
13 N. vagus sin.
14 Arcus aortae
15 Oesophagus
16 Plexus oesophageus
17 Aorta thoracica
18 N. phrenicus sin.
19 Perikard auf dem Centrum tendineum des Zwerchfells
20 A. pulmonalis dext.
21 A. pulmonalis sin.
22 Nodi lymphatici paratracheales
23 Nodi lymphatici tracheobronchiales sup.
24 Nodi lymphatici bronchopulmonales

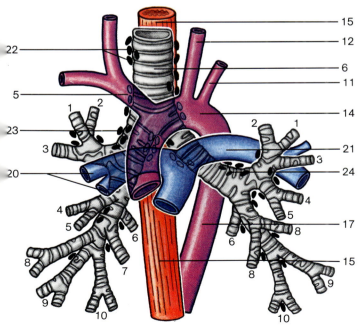

Topographische Beziehungen zwischen Aorta, Truncus pulmonalis, Bronchialbaum und Oesophagus (Schemazeichnung) (W.).
1–10 = Nummern der Segmentbronchien (vgl. S. 222 u. 227).

Mediastinum posterius

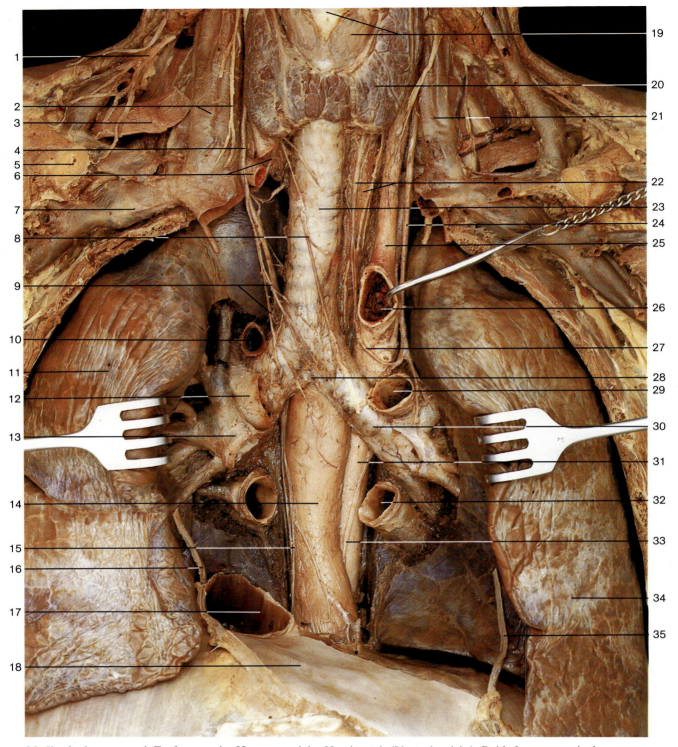

Mediastinalorgane nach Entfernung des Herzens und des Herzbeutels (Ventralansicht). Beide Lungen sowie der Aortenbogen wurden etwas zur Seite gezogen. Darstellung der Nn. vagi.

1 Nn. supraclaviculares
2 V. jugularis int. dext. mit Ansa cervicalis
3 M. omohyoideus, venter inf.
4 **N. vagus dext.**
5 Clavicula
6 A. subclavia dext. und N. laryngeus recurrens dext.
7 V. subclavia dext.
8 Ramus cardiacus cervicalis sup. ⎫ n. vagi dext.
9 Rami cardiaci cervicales inf. ⎭
10 V. azygos (durchtrennt)
11 Rechte Lunge (Pulmo dext.)
12 A. pulmonalis dext.
13 Vv. pulmonales dext.
14 Oesophagus
15 Plexus oesophageus
16 N. phrenicus dext. (durchtrennt)
17 V. cava inf.
18 Perikardrest auf dem Centrum tendineum des Zwerchfells
19 Larynx und M. cricothyroideus
20 Gl. thyroidea
21 V. jugularis int. sin.
22 Oesophagus und N. laryngeus inf. sin.
23 Trachea
24 **N. vagus sin.**
25 A. carotis communis sin.
26 Arcus aortae
27 N. laryngeus recurrens sin.
28 Bifurcatio tracheae
29 A. pulmonalis sin.
30 Bronchus principalis sin.
31 Aorta descendens
32 Vv. pulmonales sin.
33 Ast des linken N. vagus
34 Linke Lunge (Pulmo sin.)
35 N. phrenicus sin. (durchtrennt)

250

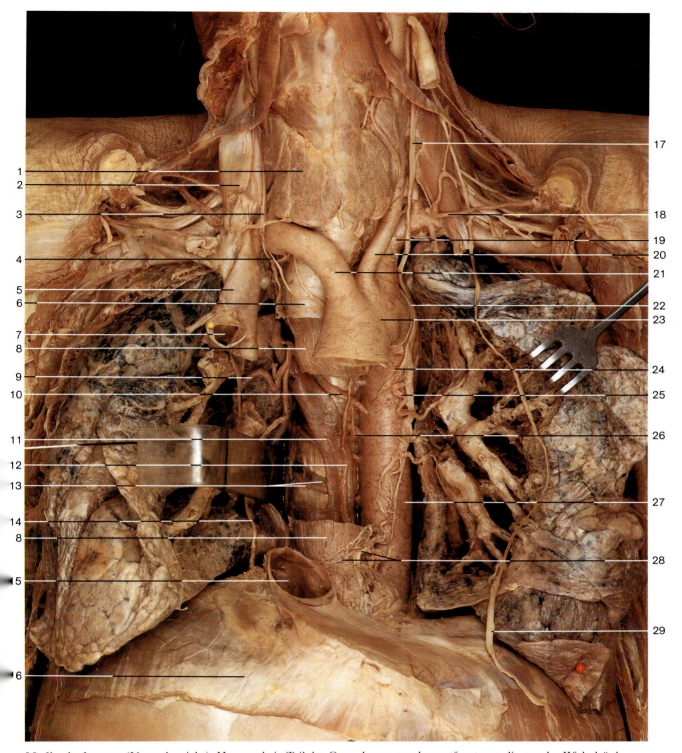

Mediastinalorgane (Ventralansicht). Herz und ein Teil des Oesophagus wurden entfernt, um die vor der Wirbelsäule verlaufenden Leitungsbahnen zu zeigen.

1	Gl. thyroidea	11	**V. azygos**	20	A. carotis comm. sin.
2	V. jugularis int. dext.	12	**Ductus thoracicus**	21	Truncus brachiocephalicus
3	N. vagus dext.	13	A. und V. intercostalis	22	N. vagus sin.
4	N. laryngeus recurrens dext.		(vor der Wirbelsäule)	23	Arcus aortae
5	V. brachiocephalica dext.	14	N. phrenicus dext.	24	N. laryngeus recurrens sin.
6	Trachea	15	V. cava inf.	25	A. bronchialis sin.
7	V. brachiocephalica sin.	16	Diaphragma	26	Lymphknoten
8	Oesophagus	17	N. vagus sin.	27	Aorta thoracica
9	A. bronchialis dext.	18	Truncus thyrocervicalis	28	Plexus oesophageus
10	A. intercostalis	19	A. subclavia sin.	29	N. phrenicus sin.

Diaphragma

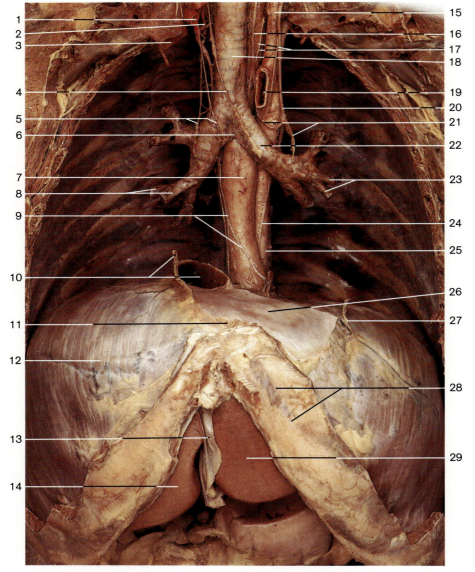

Hintere Mediastinalorgane und Zwerchfell (Ventralansicht). Herz und Lungen wurden entfernt. Der Rippenbogen blieb noch erhalten. Man beachte den unterschiedlichen Verlauf der beiden Nn. vagi.

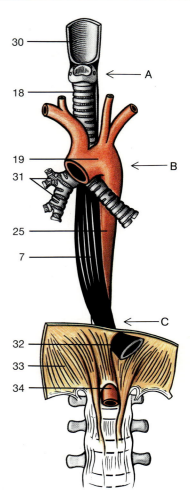

Mediastinalorgane (von ventral) (Schemazeichnung) (W.).

A Obere Ösophagusenge (am Ringknorpel)
B Mittlere Ösophagusenge (am Aortenbogen)
C Untere Ösophagusenge (am Zwerchfelldurchtritt)

1	A. subclavia dext.	15	A. carotis comm. sin.
2	N. laryngeus recurrens dext.	16	N. laryngeus recurrens sin.
3	V. brachiocephalica dext.	17	Rr. oesophagei n. vagi und Oesophagus
4	R. cardiacus cervicalis sup.	18	Trachea
5	Rr. cardiaci cervicales inf. und Rr. pulmonales	19	Arcus aortae
6	Bifurcatio tracheae	20	N. vagus sin.
7	Oesophagus, pars thoracica	21	N. laryngeus recurrens sin. mit R. cardiacus inf.
8	Bronchi segmentales (4. und 5. Segment des Lobus medius)	22	Bronchus principalis sin.
9	Plexus oesophageus	23	Bronchi segmentales (4. und 5. Segment des Lobus sup.)
10	V. cava inf. und N. phrenicus dext. (durchtrennt)	24	Plexus oesophageus, Ast des linken N. vagus
11	Pars sternalis diaphragmatis	25	Aorta thoracica
12	Pars costalis diaphragmatis	26	Centrum tendineum mit einem Teil vom Perikard
13	Lig. falciforme hepatis	27	N. phrenicus sin. (durchtrennt)
14	Lobus hepatis dext.	28	Arcus costalis
		29	Lobus hepaticus sin.
		30	Pharynx
		31	Bronchi
		32	Oesophagus, pars abdominalis
		33	Diaphragma
		34	Aorta abdominalis

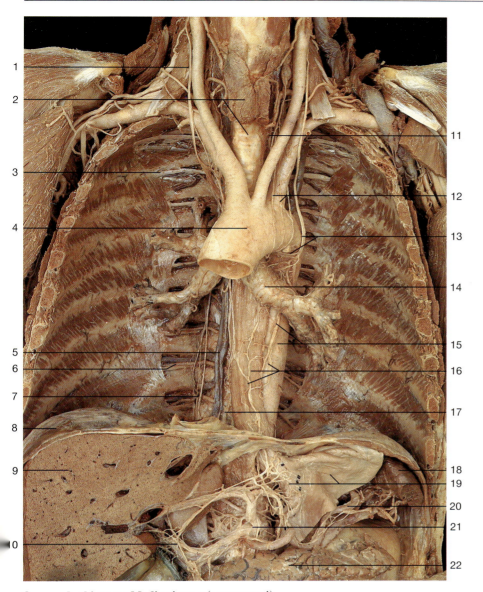

Organe des hinteren Mediastinums (von ventral).

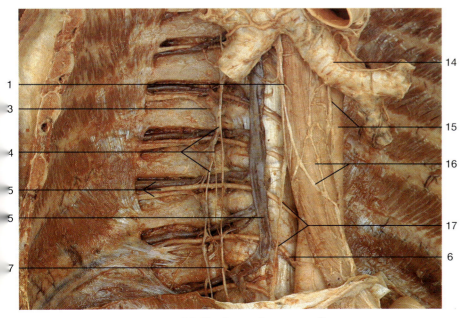

Unterer Abschnitt des hinteren Mediastinums (von ventral).

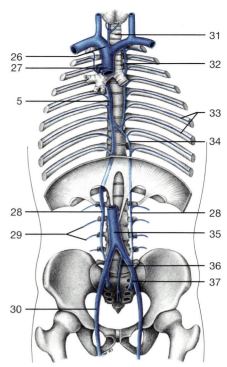

Venen der dorsalen Brust- und Bauchwand (Schemazeichnung) (O.).

1 **N. vagus** dext.
2 Glandula thyroidea, Trachea
3 N. intercostalis
4 Arcus aortae
5 **V. azygos**
6 A. intercostalis post.
7 **N. splanchnicus major**
8 Diaphragma
9 Leber (Hepar)
10 A. hepatica propria, Plexus hepaticus
11 N. laryngeus recurrens
12 Rami cardiaci cervicales inf.
13 N. vagus sin., N. laryngeus recurrens
14 Bronchus principalis sin.
15 Aorta thoracica, N. vagus sin.
16 Oesophagus, Plexus oesophageus
17 **Ductus thoracicus**
18 Milz
19 Plexus gastricus ant., Magen (durchtrennt)
20 A. lienalis, Plexus lienalis
21 **Truncus coeliacus, Plexus coeliacus**
22 Pancreas
23 Ramus communicans
24 **Truncus sympathicus**
25 V., A. und N. intercostalis
26 V. brachiocephalica dext.
27 V. cava sup.
28 V. lumbalis ascendens
29 Vv. lumbales
30 V. iliaca ext. dext.
31 Trachea
32 V. hemiazygos accessoria
33 Vv. intercostales
34 V. hemiazygos
35 V. cava inf.
36 V. sacralis mediana
37 V. iliaca int.

253

Mediastinalorgane

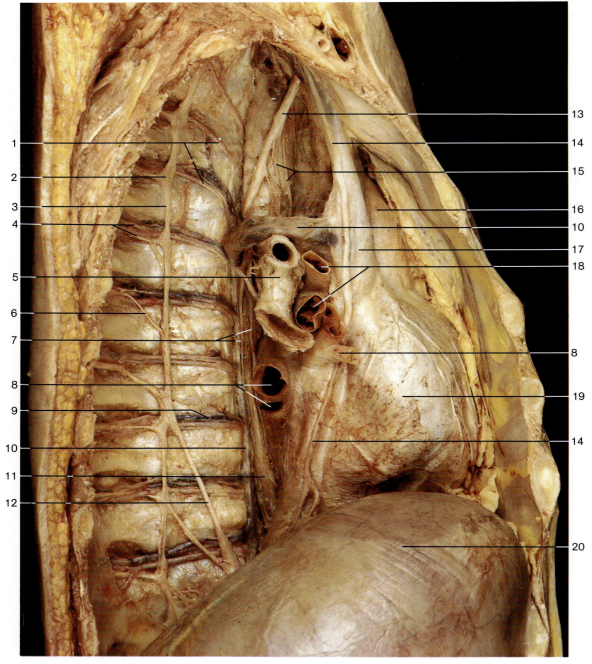

Mediastinalorgane, von rechts lateral gesehen. Rechte Lunge, Pleura parietalis und Fascia endothoracica der rechten Thoraxhälfte wurden entfernt.

1 Aa. intercostales
2 Ganglion des Truncus sympathicus
3 R. interganglionaris des Truncus sympathicus
4 Gefäß-Nerven-Bündel im Spatium intercostale (von oben nach unten: V., A. und N. intercostalis)
5 Bronchus principalis dext.
6 R. communicans
7 Plexus oesophageus (Äste des rechten N. vagus)
8 Vv. pulmonales dext.
9 V. intercostalis
10 V. azygos
11 Oesophagus
12 N. splanchnicus major
13 N. vagus
14 N. phrenicus dext.
15 Rr. cardiaci cervicales inf. n. vagi
16 Arcus aortae
17 V. cava sup.
18 A. pulmonalis dext.
19 Herz mit Herzbeutel
20 Diaphragma

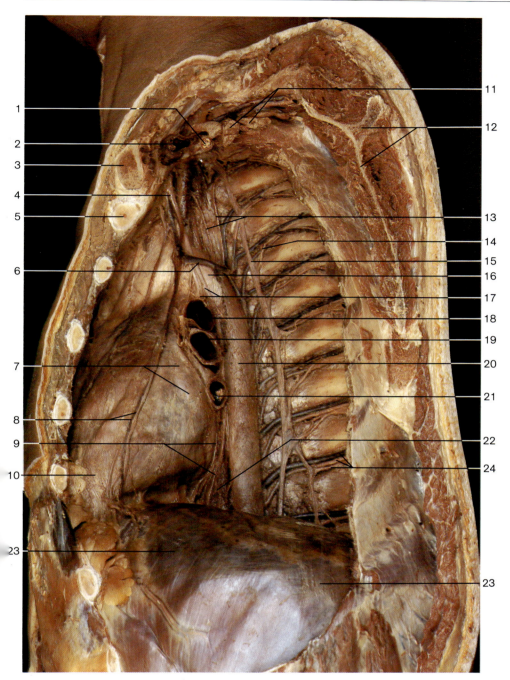

Mediastinalorgane (von links-lateral gesehen). **Mediastinum posterius und superius.**

1 A. subclavia
2 V. subclavia
3 Clavicula (durchtrennt)
4 N. vagus sin.
5 Erste Rippe
6 V. hemiazygos accessoria
7 Perikard in Höhe des linken Vorhofes
8 N. phrenicus sin., A. und V. pericardiacophrenica
9 Plexus oesophageus (Endäste des linken N. vagus)
10 Herzspitze mit Perikard
11 Plexus brachialis
12 Scapula (durchtrennt)
13 Aa. intercostales post.
14 R. communicans albus
15 Truncus sympathicus
16 Arcus aortae
17 N. vagus sin., N. laryngeus recurrens
18 A. pulmonalis sin.
19 Bronchus principalis sin.
20 Aorta thoracica
21 V. pulmonalis
22 Oesophagus, pars thoracica
23 Diaphragma
24 A. und V. intercostalis post., N. intercostalis

255

Diaphragma

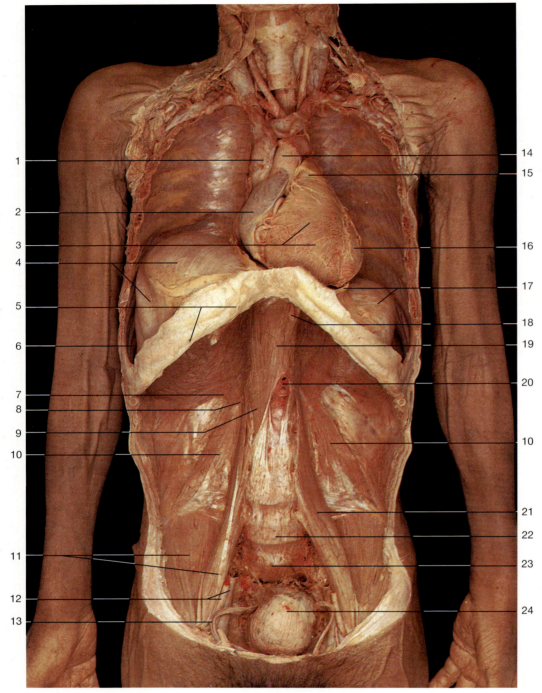

Diaphragma in situ (von vorne). Vordere Brust- und Bauchwand entfernt. Herz in situ auf dem Centrum tendineum.

1 V. cava sup.
2 Rechter Vorhof (Atrium sin.)
3 Rechter Ventrikel (Ventriculus dext.)
4 **Pars costalis des Zwerchfells**
5 Arcus costalis
6 Lokalisation des Recessus costodiaphragmaticus
7 **Lig. arcuatum lat.**
8 **Lig. arcuatum med.**
9 Crus dexter der Pars lumbalis des Zwerchfells
10 M. quadratus lumborum
11 M. iliopsoas
12 A. und V. iliaca externa dext.
13 Ductus deferens
14 Aorta ascendens
15 Truncus pulmonalis
16 Linker Ventrikel (Ventriculus sin.)
17 Pericardium, Diaphragma
18 Hiatus oesophageus
19 **Pars lumbalis des Zwerchfells**
20 Hiatus aorticus
21 M. psoas major
22 Lendenwirbelsäule (Discus intervertebralis)
23 Promontorium
24 Harnblase (Vesica urinaria)

Diaphragma

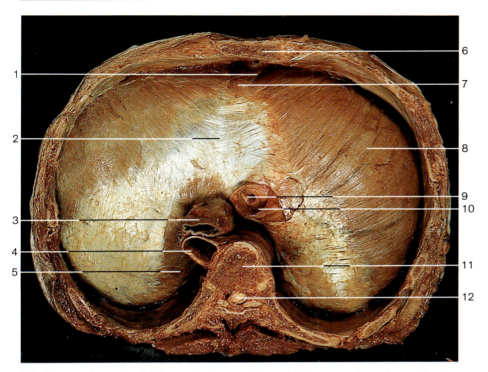

1. Trigonum sternocostale (Larreysche Spalte)
2. Centrum tendineum (von oben)
3. Oesophagus
4. Aorta
5. Pars lumbalis des Zwerchfells
6. Sternum
7. Pars sternalis des Zwerchfells
8. Pars costalis diaphragmatis
9. Einmündung der Vv. hepaticae in die V. cava inf.
10. V. cava inf.
11. Corpus vertebrae (9. Brustwirbel)
12. Rückenmark (quergeschnitten)

Diaphragma (von oben). Pleura diaphragmatica und Thoraxwand wurden entfernt.

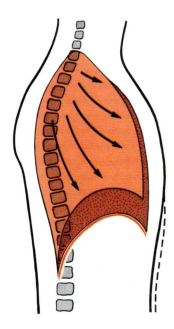

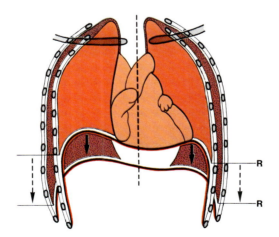

Formveränderungen von Zwerchfell und Thorax bei der Atmung (Schemazeichnung) (W.).
Links: von lateral; rechts: von vorne.
Gleichzeitig mit der Senkung des Zwerchfells (Pfeile) vergrößert sich der Thorax, vor allem im unteren Bereich, so daß sich der Recessus costodiaphragmaticus erweitern und die Lunge kaudalwärts (gestrichelter Pfeil) ausdehnen kann.
R = Margo inf. der Lunge im Recessus costodiaphragmaticus.

Frontalschnitte durch den Thorax

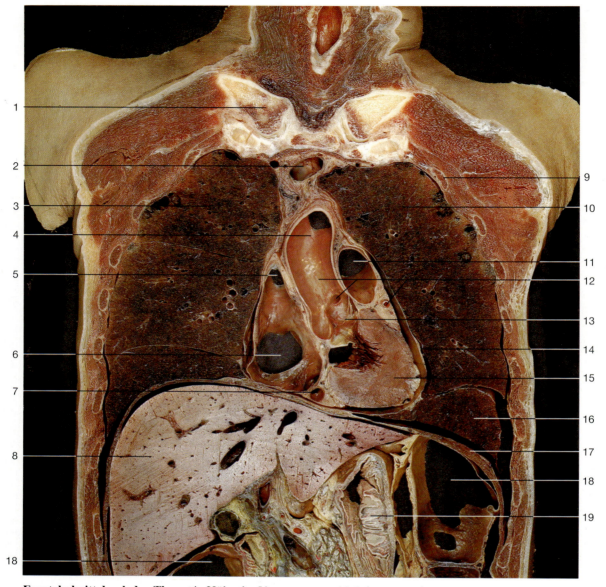

Frontalschnitt durch den Thorax in Höhe der V. cava sup. und inf. (von vorne).

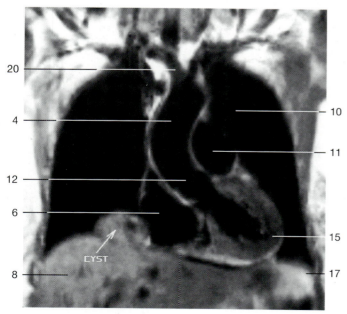

Frontalschnitt durch den Thorax in Höhe der V. cava sup. Kernspintomogramm.

1 Clavicula
2 V. brachiocephalica
3 Lobus sup. der rechten Lunge
4 **Arcus aortae**
5 V. cava sup.
6 **Rechter Vorhof**
  (Einmündung der V. cava inf.)
7 Sinus coronarius
8 Leber
9 Zweite Rippe
10 Lobus sup. der linken Lunge
11 Truncus pulmonalis
12 Aorta ascendens, A. coronaria sin.
   (obere Abb.)
13 Valva aortae
14 Pericardium
15 Linker Ventrikel
16 Lobus inf. der linken Lunge
17 Diaphragma
18 Flexura coli sin.
19 Magen (Ventriculus)
20 Truncus brachiocephalicus

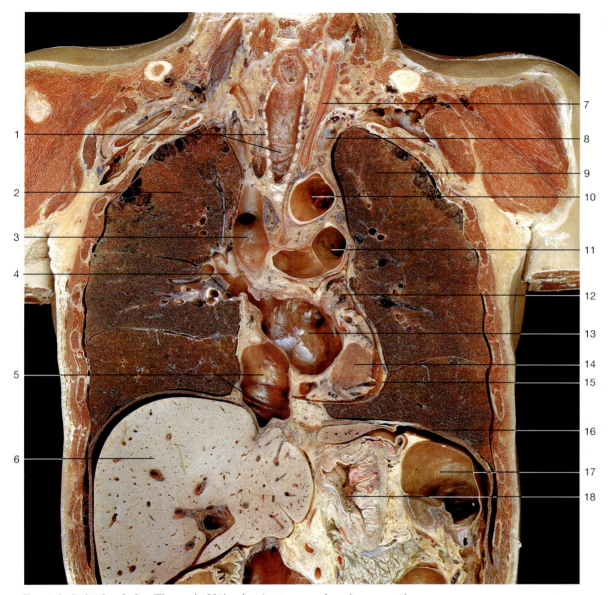

Frontalschnitt durch den Thorax in Höhe der Aorta ascendens (von vorne).

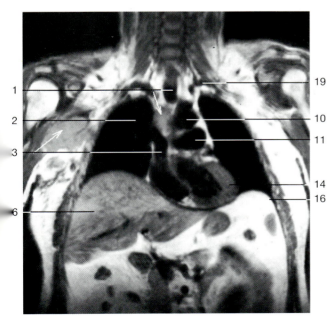

Frontalschnitt durch den Thorax in Höhe der Aorta ascendens. Kernspintomogramm.

1 Trachea
2 Lobus sup. der rechten Lunge
3 **Vena cava sup.**
4 Vv. pulmonales dext.
5 V. cava inf., Rechter Vorhof (Atrium dext.)
6 Leber (Hepar)
7 A. carotis communis sin.
8 V. subclavia sin.
9 Lobus sup. der linken Lunge
10 Arcus aortae
11 A. pulmonalis sin.
12 Auricula sin.
13 **Linker Vorhof** (Atrium sin.)
14 Linker Ventrikel (Ventriculus sin.)
15 Pericardium
16 Diaphragma
17 Flexura coli sin.
18 Magen
19 A. subclavia sin.

259

Horizontalschnitte durch den Thorax

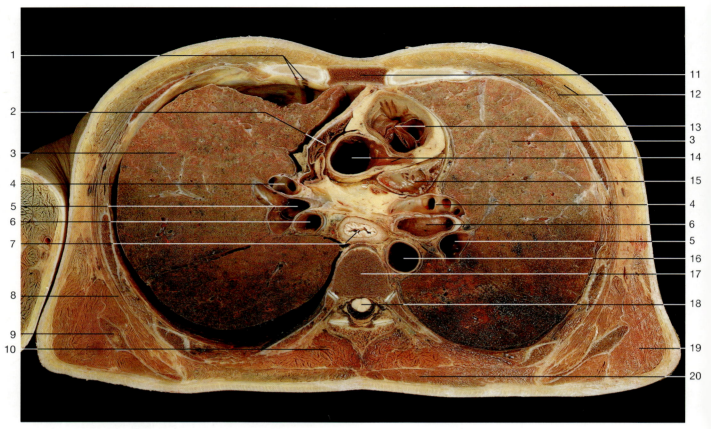

Horizontalschnitt durch den Thorax (Ebene 1) (von unten).

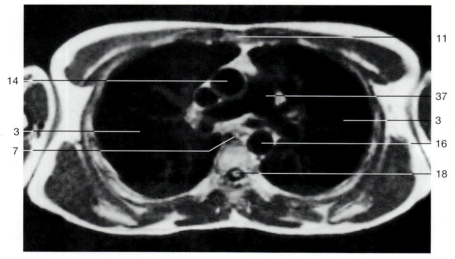

Horizontalschnitt durch den Thorax (Ebene 1). Kernspintomogramm.

1	A. und V. thoracica int.	11	Sternum
2	**Rechter Vorhof** (Atrium dext.)	12	M. pectoralis major et minor
3	Lunge	13	Conus arteriosus (rechter Ventrikel), Valva trunci pulmonalis
4	A. pulmonalis	14	Aorta ascendens, A. coronaria sin. (nur in der oberen Abb.)
5	V. pulmonalis	15	**Linker Vorhof** (Atrium sin.)
6	Bronchus principalis	16	Aorta descendens
7	Oesophagus	17	Brustwirbel
8	M. serratus ant.	18	Rückenmark (Medulla spinalis)
9	Scapula	19	M. latissimus dorsi
10	M. longissimus	20	M. trapezius

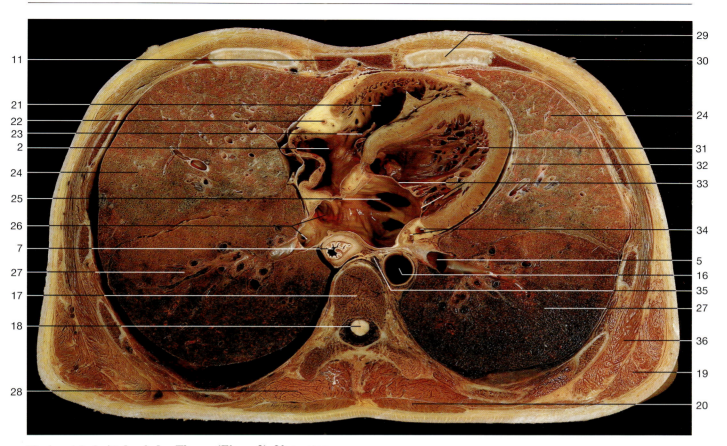

Horizontalschnitt durch den Thorax (Ebene 2). Von unten.

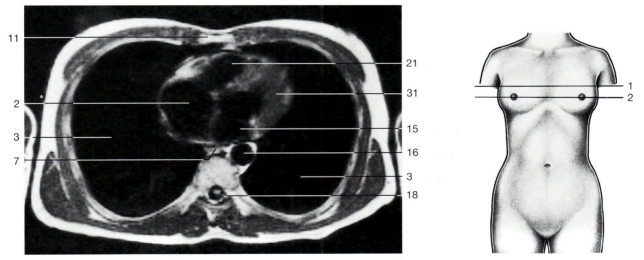

Horizontalschnitt durch den Thorax (Ebene 2). Kernspintomogramm.

1 **Rechter Ventrikel** (Ventriculus dext.)
2 A. coronaria dext.
3 Ostium atrioventriculare dext.
4 Lunge, Lobus superior
5 **Linker Vorhof** (Atrium sin.)
6 Vv. pulmonales
7 Lunge, lobus inferior
8 M. longissimus thoracis
9 Knorpel der 3. Rippe
10 Papilla mammae

31 **Linker Ventrikel** (Ventriculus sin.)
32 Pericardium
33 Valva atrioventricularis sin. (mitralis)
34 A. coronaria sin., Sinus coronarius
35 V. hemiazygos accessoria
36 M. serratus ant.
37 Truncus pulmonalis

261

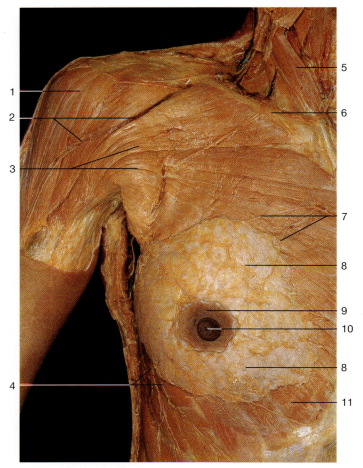

1 M. deltoideus
2 Sulcus deltoideopectoralis, V. cephalica
3 M. pectoralis major
4 Rami mammarii lat.
5 M. sternocleidomastoideus
6 Clavicula
7 Rami mammarii med.
8 Drüsenkörper
9 Areola mammae
10 Papilla mammae
11 M. pectoralis major, pars abdominalis
12 Fascia pectoralis
13 Glandula mammaria
14 M. serratus ant.
15 Sinus lactiferi
16 Ductus lactiferi

Milchdrüse (Glandula mammaria) (von vorne).

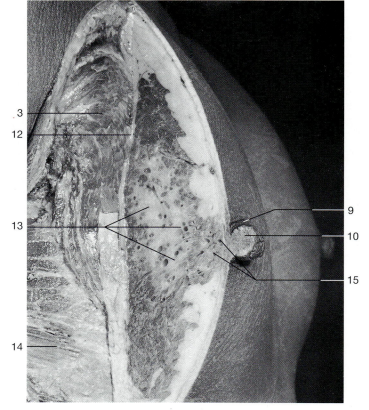

Milchdrüse (Glandula mammaria). Mitte der Schwangerschaft. Sagittalschnitt.

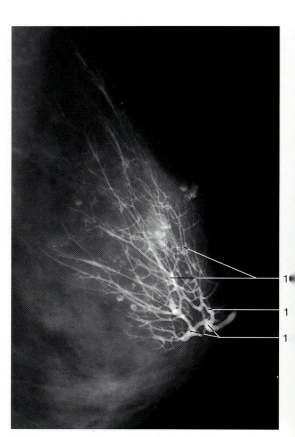

Galaktogramm der geschlechtsreifen Frau. Man beachte die vereinzelten Zysten.

Kapitel VI
Bauchorgane
Bauchsitus

Verdauungssystem

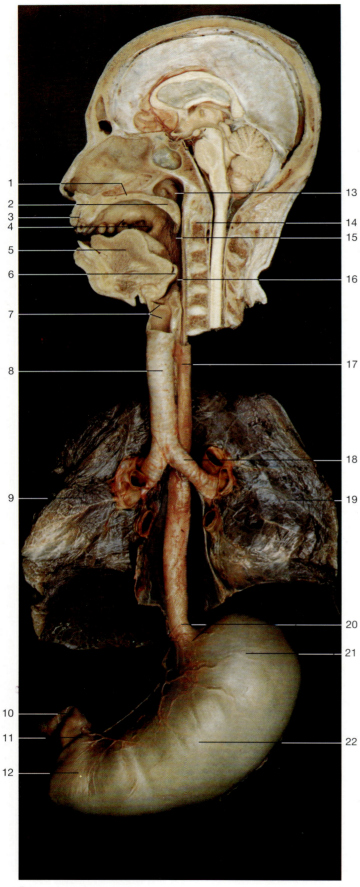

Übersicht über das Verdauungssystem. Mundhöhle, Pharynx, Oesophagus und Magen.

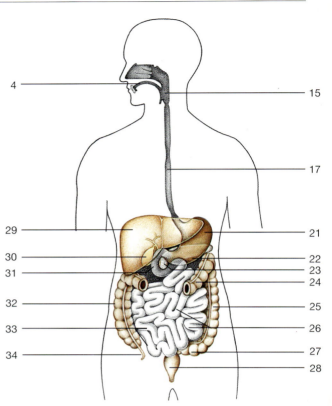

Aufbau des Verdauungssystems. Lage der Bauchorgane (Schemazeichnung) (O.).

1 Palatum durum
2 Palatum molle, Uvula
3 Vestibulum oris
4 Cavum oris
5 Zunge
6 Epiglottis
7 Lig. vocale, Larynx
8 Trachea
9 Rechte Lunge (Pulmo dext.)
10 Duodenum, Pars superior
11 Pylorus
12 Antrum pyloricum
13 Pars nasalis pharyngis
14 Dens axis
15 Pars oralis pharyngis
16 Pars laryngea pharyngis
17 Oesophagus, Pars thoracica
18 Bronchus principalis sin.
19 Linke Lunge (Pulmo sin.)
20 Oesophagus, Pars abdominalis
21 Fundus ventriculi
22 Corpus ventriculi
23 Pancreas
24 Colon transversum
25 Colon descendens
26 Jejunum
27 Colon sigmoideum
28 Rectum
29 Leber
30 Gallenblase (Vesica fellea)
31 Duodenum
32 Colon ascendens
33 Ileum
34 Appendix vermiformis

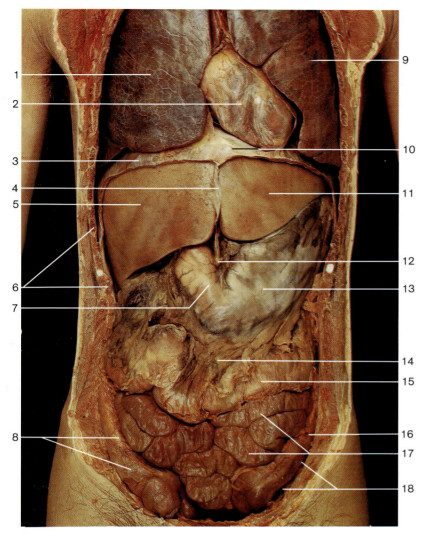

Übersicht über die Bauchorgane in situ, Bauch- und Brustwand wurden teilweise entfernt. Man beachte, daß die Oberbauchorgane (Leber, Magen etc.) teilweise auch im unteren Drittel des Thoraxraumes untergebracht sind. Die Leber erscheint etwas vergrößert.

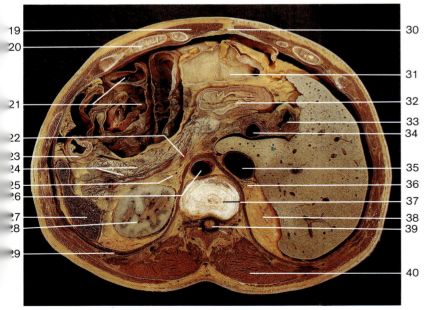

Horizontalschnitt durch die Bauchhöhle in Höhe des Pancreas.

1 Rechte Lunge (Pulmo dexter)
2 Herz (Cor)
3 Pars costalis diaphragmatis
4 Lig. falciforme hepatis
5 Lobus dexter hepatis
6 Rippenquerschnitte (untere Thoraxhälfte)
7 Magen (Ventriculus), Pars pylorica
8 Colon ascendens
9 Linke Lunge (Pulmo sinister)
10 Centrum tendineum diaphragmatis
11 Lobus sin. hepatis
12 Lig. teres hepatis
13 Corpus ventriculi
14 Lig. gastrocolicum
15 Colon transversum
16 Colon descendens
17 Dünndarm (Intestinum tenue)
18 Colon sigmoideum
19 M. rectus abdominis
20 Rippenknorpel (Cartilago costalis)
21 Anschnitte von Dünndarmschlingen (Jejunum)
22 A. lienalis
23 Colon descendens, Querschnitt
24 Pancreas
25 Teil von der Gl. suprarenalis sin.
26 Aorta abdominalis
27 Milz (Lien)
28 Linke Niere (Ren)
29 Diaphragma
30 Linea alba
31 Colon transversum, Anschnitt
32 Magen, Anschnitt der Pars pylorica
33 Gallenblase (Vesica fellea)
34 V. portae
35 V. cava inf.
36 Gl. suprarenalis dext.
37 Discus intervertebralis eines Lendenwirbelkörpers
38 Retroperitoneales Fettlager
39 Rückenmark
40 Autochthone Rückenmuskulatur

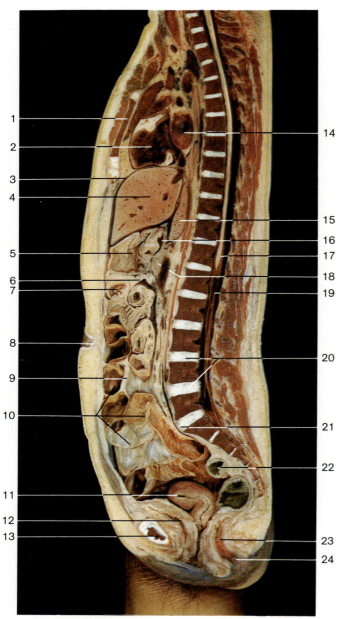

Medianschnitt durch den Rumpf. Übersicht über die Gliederung der Bauchhöhle (weiblicher Situs).

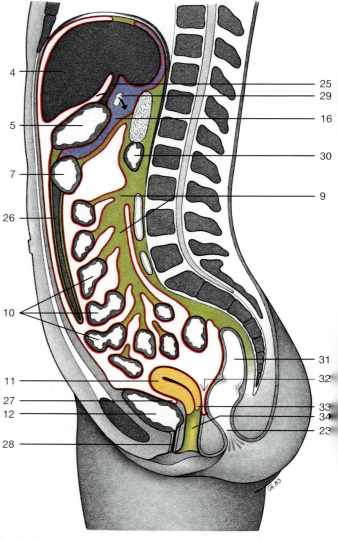

Sagittalschnitt durch den weiblichen Rumpf. Lageverhältnisse der Bauch- und Beckenorgane mit Peritoneum (rot) (Schemazeichnung) (Tr.). Blau = Bursa omentalis.

1	Sternum	13	Symphysis pubica	25	Omentum minus
2	Herz (Cor)	14	Linker Vorhof (Atrium sinistrum)	26	Omentum majus
3	Diaphragma	15	Lobus caudatus der Leber	27	Excavatio vesicouterina
4	Leber (Hepar)	16	Bursa omentalis	28	Urethra
5	Magen (Ventriculus)	17	Conus medullaris des Rückenmarks	29	Foramen epiploicum
6	Mesocolon transversum	18	Pancreas	30	Duodenum
7	Colon transversum	19	Cauda equina im Canalis vertebralis	31	Rectum
8	Nabel (Umbilicus)	20	Disci intervertebrales	32	Excavatio rectouterina
9	Mesenterium	21	Promontorium	33	Portio vaginalis cervicis
10	Dünndarmschlingen	22	Colon sigmoideum	34	Vagina
11	Uterus	23	Canalis analis des Rectums		
12	Harnblase (Vesica urinaria)	24	Anus		

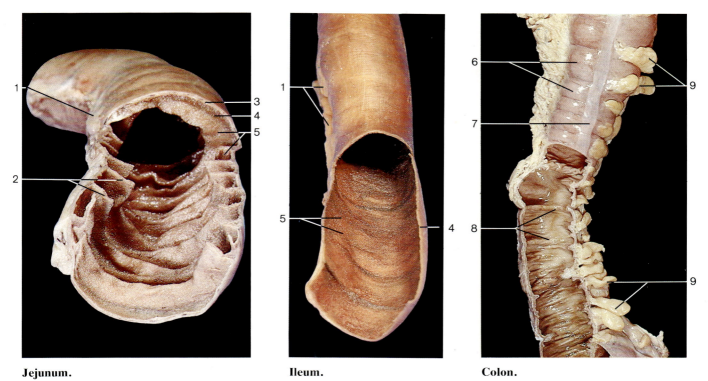

Jejunum. **Ileum.** **Colon.**

Die obere Hälfte der Darmwand wurde entfernt, um das jeweilige Schleimhautrelief zu zeigen.

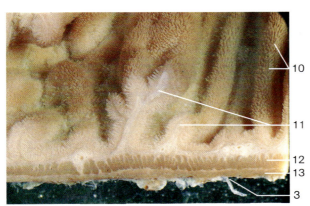

Falten und Zotten der Dünndarmschleimhaut (Lupenvergrößerung).

1 Anheftungsstelle des Mesenteriums
2 Plicae circulares (Kerckringsche Falten)
3 Serosa
4 Tunica muscularis propria
5 Mucosa
6 Haustrae
7 Taenia libera
8 Plicae semilunares
9 Appendices epiploicae
10 Dünndarmzotten (Villi intestinales)
11 Plicae circulares (angeschnitten)
12 Stratum circulare der Muscularis propria
13 Stratum longitudinale der Muscularis propria
14 Submucosa
15 Muscularis mucosae
16 Peritoneum
17 Mesenterium mit Gefäßen und Nerven

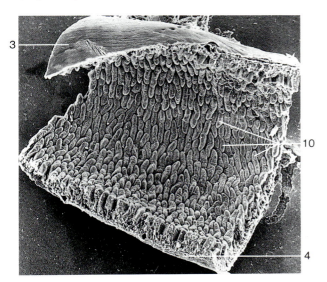

Ileum, Darstellung der Darmzotten (rasterelektronenmikroskopische Aufnahme).

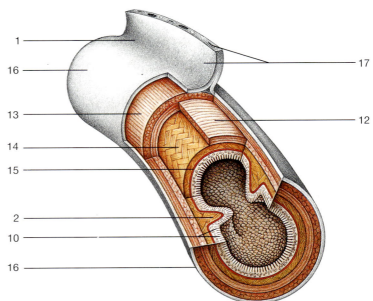

Schichten des Dünndarmes (Schemazeichnung) (O.).

267

Magen (Ventriculus)

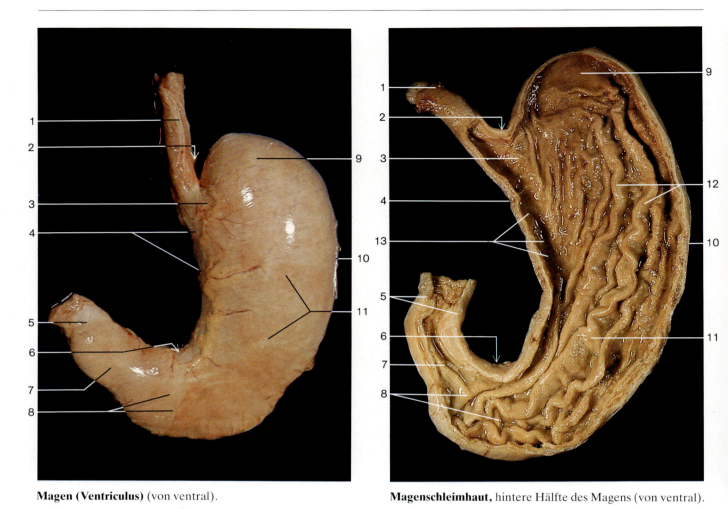

Magen (Ventriculus) (von ventral).

Magenschleimhaut, hintere Hälfte des Magens (von ventral).

Lokalisation des Magens, Sagittalschnitt durch die Bauchhöhle, 3,5 cm links von der Medianebene.

1 Oesophagus
2 Incisura cardiaca
3 Pars cardiaca ventriculi
4 Curvatura minor ventriculi
5 Lokalisation des M. sphincter pylori
6 Incisura angularis
7 Antrum pyloricum
8 Pars pylorica ventriculi
9 Fundus ventriculi
10 Curvatura major
11 Corpus ventriculi
12 Magenschleimhaut mit Plicae gastricae
13 Magenstraße (Canalis ventriculi)
14 Rechter Herzventrikel (Ventriculus dext. cordis)
15 Diaphragma (Schnittfläche)
16 Pars abdominalis oesophagi
17 Leber (Hepar)
18 Pars cardiaca ventriculi (Schnittfläche)
19 Übergang zum Pylorus ventriculi
20 Corpus ventriculi (Anschnitt)
21 Colon transversum
22 Dünndarm
23 Lunge (Schnittfläche)
24 Fundus ventriculi (Schnittfläche)
25 Diaphragma, Pars lumbalis
26 Nebenniere
27 V. lienalis
28 Pancreas
29 A. und V. mesenterica sup.
30 Discus intervertebralis

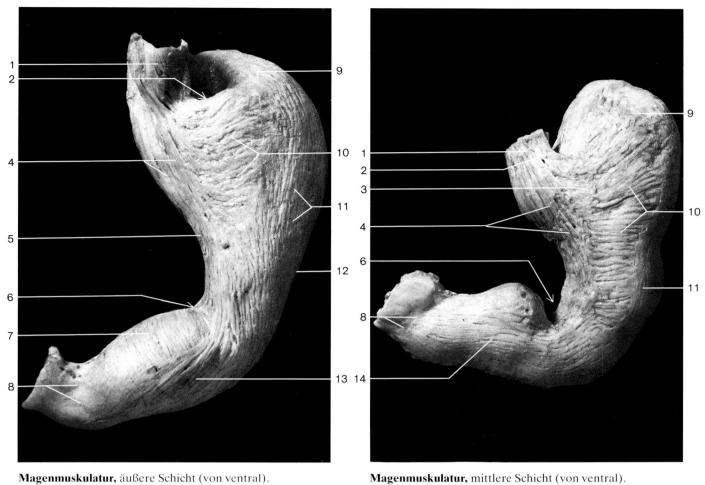

Magenmuskulatur, äußere Schicht (von ventral). **Magenmuskulatur,** mittlere Schicht (von ventral).

1 Oesophagus
2 Incisura cardiaca
3 Pars cardiaca ventriculi
4 Stratum longitudinale an der kleinen Kurvatur
5 Curvatura minor
6 Incisura angularis
7 Stratum circulare der Pars pylorica
8 Lage des M. sphincter pylori
9 Fundus ventriculi
10 Stratum circulare des Corpus ventriculi
11 Stratum longitudinale an der großen Kurvatur
12 Curvatura major
13 Stratum longitudinale, Übergang der longitudinalen Korpusmuskulatur in den Pylorusabschnitt
14 Pars pylorica ventriculi
15 Fibrae obliquae

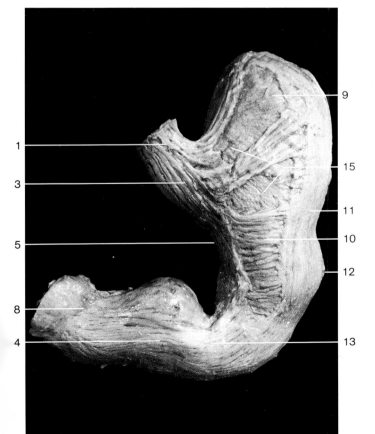

Magenmuskulatur, innere Schicht (von ventral).

Pankreas und extrahepatische Gallenwege

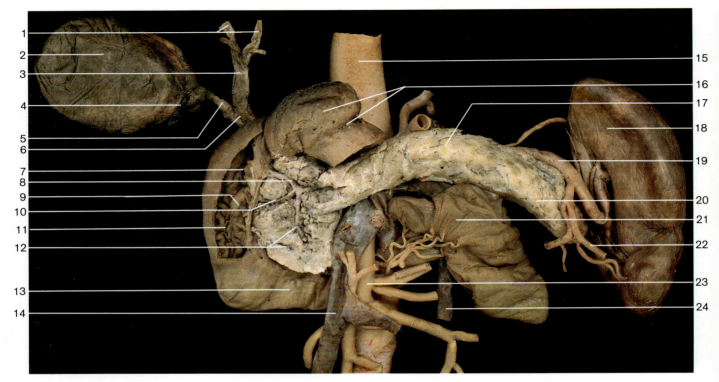

Pankreas mit Duodenum, Milz und extrahepatischen Gallenwegen (Ventralansicht). Das Duodenum wurde gefenstert und ein Teil des Pankreaskopfes entfernt, um die Ductus pancreatici zu zeigen.

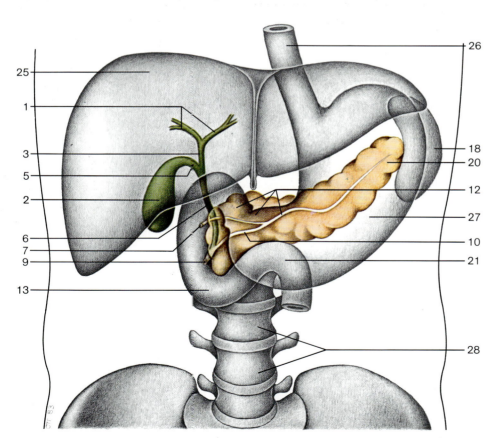

1 Ductus hepaticus dext. und sin.
2 Vesica fellea
3 Ductus hepaticus communis
4 Collum vesicae felleae
5 Ductus cysticus
6 **Ductus choledochus**
7 Papilla duodeni minor
8 **Ductus pancreaticus accessorius**
9 Papilla duodeni major
10 **Ductus pancreaticus**
11 Pars descendens duodeni
12 Caput pancreatis mit Ausführungsgang
13 Pars inf. duodeni
14 V. mesenterica sup.
15 Aorta
16 Bulbus duodeni und Sphincter pylori
17 Corpus pancreatis
18 Milz (Lien)
19 A. lienalis
20 Cauda pancreatis
21 Flexura duodenojejunalis
22 A. gastroepiploica sin.
23 A. mesenterica sup.
24 V. mesenterica inf.
25 Leber (Hepar)
26 Oesophagus
27 Magen (Ventriculus)
28 Lendenwirbelsäule

Oberbauchorgane. Lage der extrahepatischen Gallenwege und Ausführungsgänge des Pankreas (Schemazeichnung) (O.).

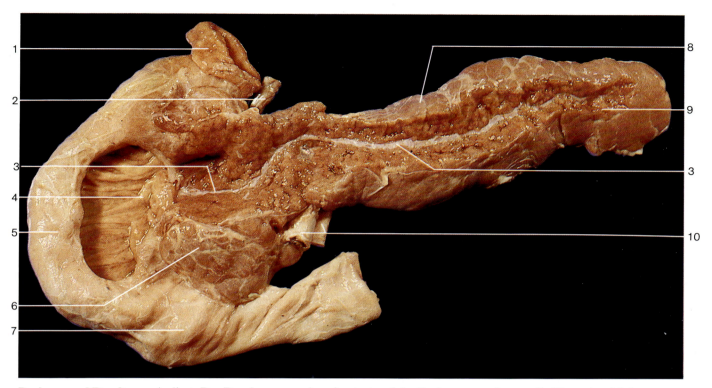

Pankreas und Duodenum, isoliert. Das Duodenum wurde gefenstert und der Pankreasgang dargestellt (Ventralansicht).

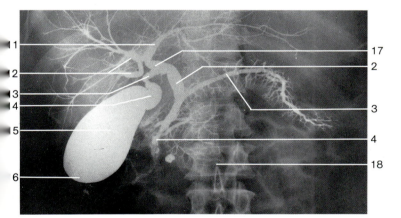

Röntgenaufnahme der extrahepatischen Gallenwege, der Gallenblase und des Pankreasganges (a.p. Aufnahme).

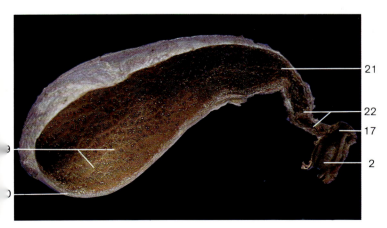

Gallenblase mit Ductus cysticus (Ventralansicht). Die Gallenblase und der Ductus cysticus wurden halbiert.

1 Pars sup. duodeni
2 **Ductus choledochus**
3 **Ductus pancreaticus**
4 Papilla duodeni major
5 Pars descendens duodeni
6 Caput pancreatis
7 Pars inf. duodeni
8 Corpus pancreatis
9 Cauda pancreatis
10 A. und V. mesenterica sup.
11 **Ductus hepaticus sin.**
12 **Ductus hepaticus dext.**
13 **Ductus cysticus**
14 Collum vesicae felleae
15 Corpus vesicae felleae
16 Fundus vesicae felleae
17 **Ductus hepaticus communis**
18 Zweiter Lendenwirbelkörper
19 Schleimhautrelief der Gallenblase
20 Gallenblasenmuskulatur
21 Collum vesicae felleae (eröffnet)
22 Ductus cysticus mit Plica spiralis

Leber (Hepar)

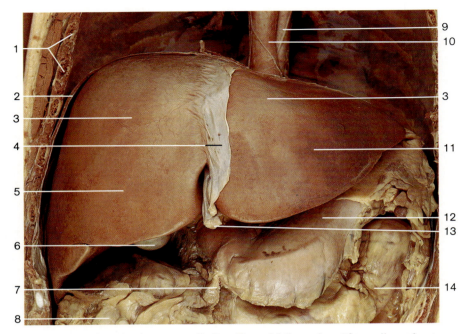

Leber (Hepar) in situ (von ventral). Das Zwerchfell wurde größtenteils entfernt.

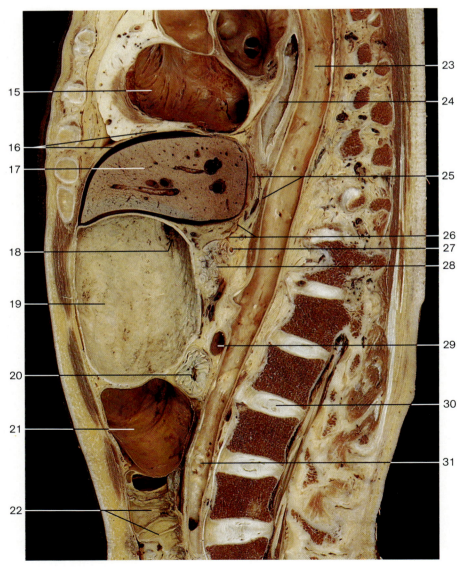

Lokalisation der Leber, Sagittalschnitt durch den Rumpf, 2 cm links von der Medianebene.

1 Rippen (Schnittfläche)
2 Diaphragma
3 Facies diaphragmatica hepatis
4 Lig. falciforme hepatis
5 Lobus hepatis dexter
6 Fundus vesicae felleae
7 Lig. gastrocolicum
8 Omentum majus
9 Aorta
10 Oesophagus
11 Lobus sin. hepatis
12 Magen (Ventriculus)
13 Lig. teres hepatis
14 Colon transversum
15 Herz (Ventriculus dext.)
16 Diaphragma, pars sternalis und Centrum tendineum
17 Leber (Schnittfläche)
18 Übergang vom Magen ins Duodenum (Pylorus)
19 Magen (Ventriculus)
20 Duodenum, pars inferior
21 Colon transversum (erweitert)
22 Dünndarmschlingen
23 Aorta thoracica
24 Oesophagus
25 Hiatus oesophageus diaphragmatis
26 Bursa omentalis
27 A. lienalis
28 Pancreas
29 V. mesenterica sup.
30 Discus intervertebralis
31 Aorta abdominalis

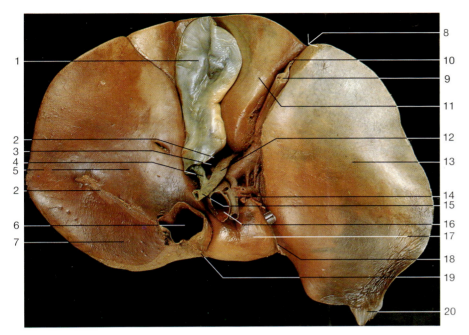

1 Vesica fellea (Fundus)
2 Peritoneum
3 A. cystica
4 Ductus cysticus
5 Lobus dexter hepatis
6 V. cava inf.
7 Area nuda hepatis
8 Incisura ligamenti teretis
9 Lig. teres hepatis
10 Lig. falciforme hepatis
11 Lobus quadratus hepatis
12 Ductus hepaticus communis
13 Lobus sinister hepatis
14 A. hepatica propria ⎫
15 Ductus choledochus ⎬ im Lig. hepatoduodenale
16 V. portae ⎭
17 Lobus caudatus hepatis
18 Lig. venosum hepatis
19 Lig. venae cavae
20 Appendix fibrosa hepatis
21 Lig. coronarium hepatis
22 Vv. hepaticae
23 Porta hepatis

Leber (von kaudal). Präparation der Leberpforte. Gallenblase teilweise kollabiert. Der Unterrand der Leber zeigt nach oben.

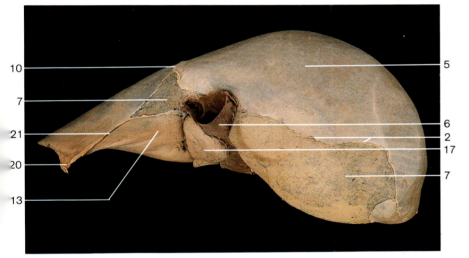

Leber (von dorsal). Die Peritoneum-freie Fläche (Area nuda) erscheint aufgerauht und marmoriert.

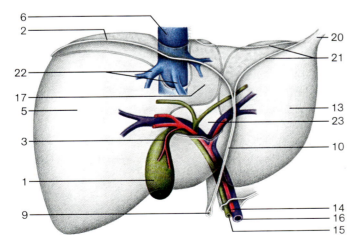

Peritonealverhältnisse der Leber (Ventralansicht). Die Leber ist durchscheinend gedacht (Schemazeichnung) (O.)

Die Lappengliederung der Leber spiegelt nicht die innere, durch die Leitungsbahnen gegebene Struktur wider, vielmehr umfaßt der »funktionelle« linke Lappen auch den Lobus quadratus und caudatus. Die Leber besitzt eine Segmentgliederung, die auf die 3 Stämme der V. hepatica hin orientiert, aber äußerlich nicht erkennbar ist.

Milz und Pfortadersystem

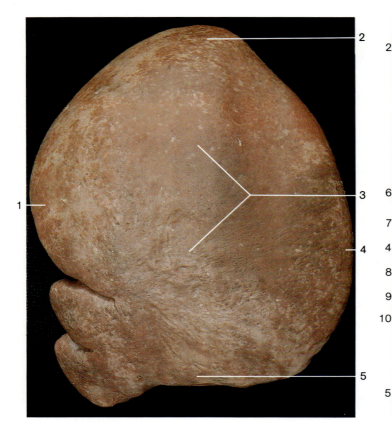

Milz, Facies diaphragmatica.

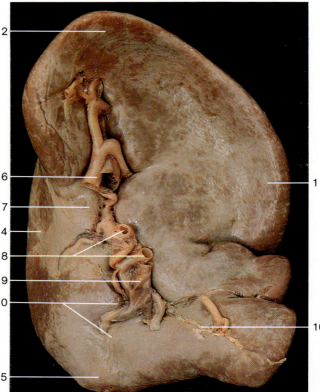

Milz, Facies visceralis mit Milzhilus.

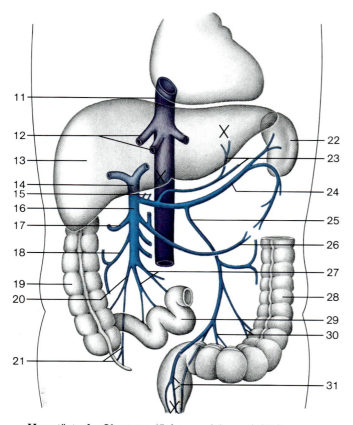

Hauptäste der V. portae (Schemazeichnung) (O.).
X = Anastomosengebiet zwischen Pfortader- und Kavasystem.

1 Margo sup. ⎫
2 Extremitas post. ⎪
3 Facies diaphragmatica ⎬ der Milz
4 Margo inf. ⎪
5 Extremitas ant. ⎭
6 R. post der A. lienalis
7 Hilus der Milz
8 Rr. ant. der A. lienalis
9 R. ant. der V. lienalis
10 Reste des Lig. gastrolienale
11 V. cava inf.
12 Vv. hepaticae
13 Leber
14 V. portae
15 Vv. paraumbilicales (im Bereich des Lig. teres hepatis)
16 V. mesenterica sup.
17 V. colica media
18 V. colica dext.
19 Colon ascendens
20 V. ileocolica
21 Appendix vermiformis und V. appendicularis
22 Milz (Lien)
23 V. gastrica sin. mit Rr. oesophagei
24 V. lienalis
25 V. mesenterica inf.
26 V. gastroepiploica dext.
27 Vv. ilei
28 Colon descendens
29 Ileum
30 Vv. sigmoideae
31 V. rectalis sup.

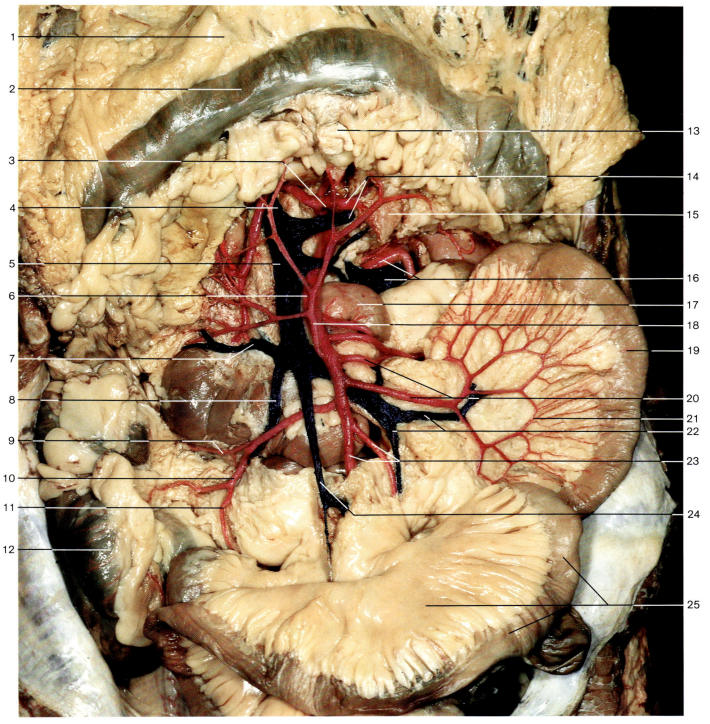

Hauptstämme der V. portae und A. mesenterica sup. (nach Injektion einer farbigen Lösung). Rot = Arterien; blau = Venen. Das Omentum majus wurde nach oben verlagert. Das obere Blatt des Mesenteriums und Teile des Mesokolons sowie des Pankreaskopfes wurden entfernt, um die Gefäße darstellen zu können.

1	Omentum majus	10	A. ileocolica	19	Jejunum
2	Colon transversum	11	A. appendicularis	20	Aa. jejunales
3	Truncus coeliacus	12	Caecum	21	Arterielle Gefäßarkaden des Dünndarms
4	V. portae	13	Mesocolon transversum		
5	V. mesenterica sup.	14	A. und V. lienalis	22	Vv. jejunales
6	A. mesenterica sup.	15	Pancreas	23	Aa. ilei
7	V. colica dext.	16	A. und V. renalis	24	Vv. ilei
8	V. ileocolica	17	Flexura duodenojejunalis	25	Ileum mit Mesenterium
9	A. colica dext.	18	A. colica media		

275

Gefäße des Bauchraumes

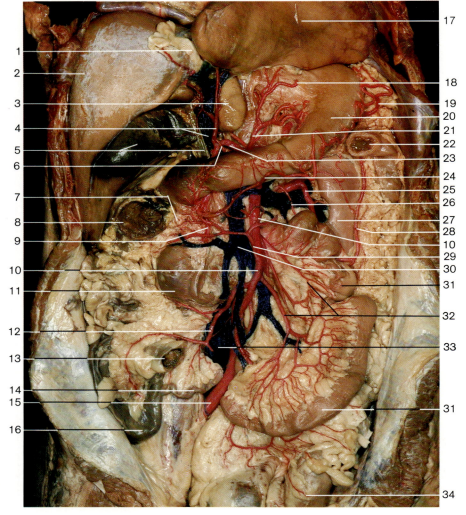

1 Lig. teres hepatis
2 Lobus dexter der Leber
3 Lobus caudatus der Leber
4 A. hepatica propria und V. portae
5 Gallenblase und Ductus choledochus
6 A. gastrica dext.
7 Pancreas
8 Flexura coli dext.
9 A. gastroduodenalis
10 A. mesenterica sup.
11 Duodenum
12 A. ileocolica
13 Endabschnitt des Ileum
14 Appendix vermiformis
15 A. iliaca communis dext.
16 Caecum
17 Lobus sin. der Leber
18 Rr. oesophagei der A. gastrica sin.
19 A. gastroepiploica sin.
20 Magen (Ventriculus)
21 A. gastrica sin.
22 Flexura coli sin.
23 A. hepatica communis
24 A. gastroepiploica dext.
25 A. renalis sin.
26 A. testicularis sin.
27 Linke Niere (Ren sin.)
28 A. colica sin.
29 A. colica media
30 V. mesenterica sup.
31 Jejunum
32 Aa. jejunales
33 V. cava inf.
34 Colon sigmoideum
35 A. colica dext.
36 A. appendicularis
37 A. mesenterica inf.
38 Aa. sigmoideae
39 A. rectalis sup.
40 Fundus vesicae felleae
41 Ductus choledochus
42 V. portae
43 Anfang des Jejunum
44 Flexura duodenojejunalis
45 Ureter dext.
46 A. lienalis
47 Truncus coeliacus
48 V. renalis sin.
49 Aorta abdominalis
50 Colon descendens
51 A. iliaca communis sin.
52 Mesocolon transversum

Gefäße der Bauchorgane (nach Injektion mit Farbstofflösungen) (Ventralansicht). Rot = Arterien; blau = Venen.
Colon transversum, Omentum minus und Teile des Dünndarms wurden entfernt und die Leber nach oben gezogen.

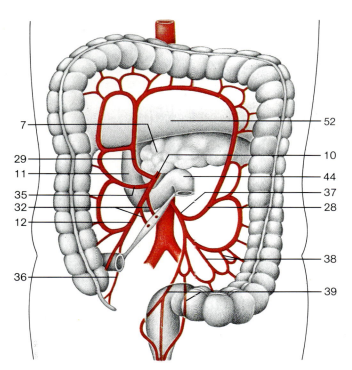

Hauptäste der A. mesenterica sup. und inf. (Schemazeichnung) (O.).

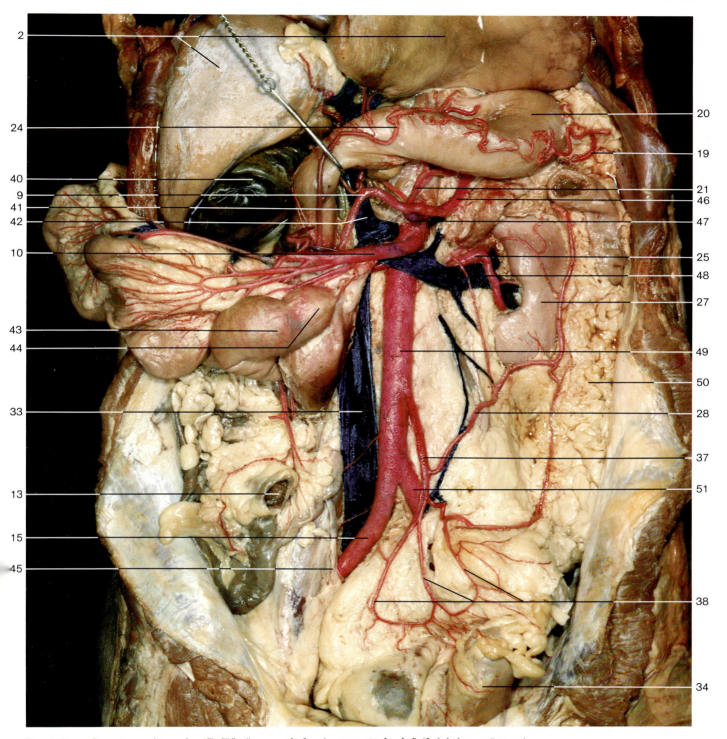

Darstellung der retroperitonealen Gefäßstämme mit der A. mesenterica inf. (Injektionspräparat).
Rot = Arterien; blau = Venen. Die Dünndarmschlingen mit dem Mesenterium, insbesondere die Flexura duodenojejunalis, wurden nach rechts verlagert, Magen und Leber nach oben gezogen. Das Peritoneum der dorsalen Bauchwand wurde entfernt, um die Äste des Truncus coeliacus darzustellen.

277

Vordere Bauchwand

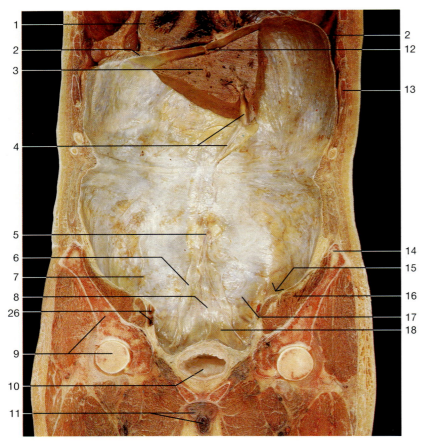

Vordere Bauchwand beim Mann. Frontalschnitt durch Becken und Hüftgelenk (von hinten).

1 Linker Ventrikel (Ventriculus sin.) mit Perikard
2 Diaphragma
3 Leberrest
4 Lig. teres hepatis
5 Lage des Nabels
6 **Plica umbilicalis med.** (enthält die obliterierte A. umbilicalis)
7 **Plica umbilicalis lat.** (enthält die A. und V. epigastrica inf.)
8 **Plica umbilicalis mediana** (enthält die Reste des Urachus)
9 Caput femoris, Os ilium
10 Vesica urinaria
11 Radix penis
12 Lig. falciforme hepatis
13 Rippe (durchtrennt)
14 Crista iliaca (durchtrennt)
15 Lage des **Anulus inguinalis prof.**, Fossa inguinalis lat.
16 M. iliopsoas (durchtrennt)
17 Fossa inguinalis med.
18 Fossa supravesicalis
19 Hinteres Blatt der Rektusscheide (Lamina post. vaginae m. recti abdominis)
20 M. transversus abdominis
21 Umbilicus, Linea arcuata
22 **A. epigastrica inf.**
23 N. femoralis
24 M. iliopsoas
25 Reste der A. umbilicalis
26 A. und V. femoralis
27 Intersectio tendinea m. recti abdominis
28 M. rectus abdominis
29 Lig. interfoveolare
30 Symphysis pubica (durchtrennt)

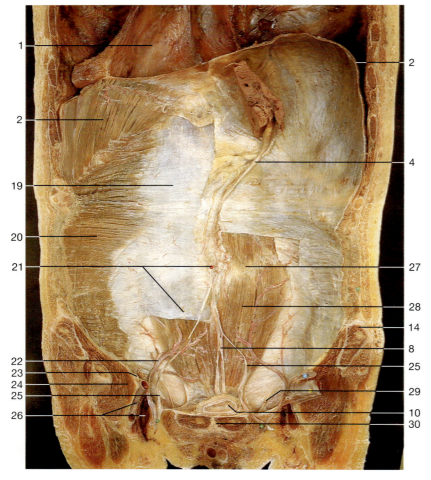

Vordere Bauchwand beim Mann (von hinten). Peritoneum und Teile der hinteren Rektusscheide wurden zur Darstellung der Vasa epigastrica inf. entfernt.

278

Situs abdominis

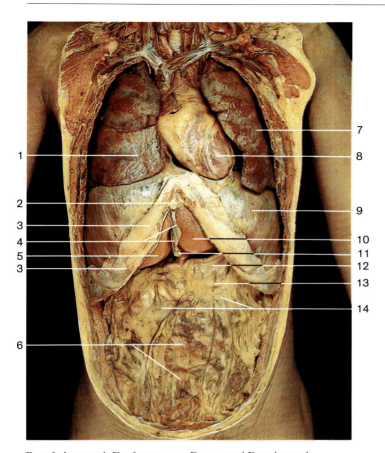

1 Rechte Lunge (Lobus medius)
2 Processus xiphoideus
3 Arcus costalis
4 Lig. falciforme hepatis
5 Lobus dexter hepatis
6 Omentum majus
7 Linke Lunge (Pulmo sinister)
8 Herz (Cor)
9 Diaphragma
10 Lobus sin. hepatis
11 Lig. teres hepatis
12 Magen (Ventriculus)
13 Lig. gastrocolicum
14 Colon transversum
15 Taenia libera
16 Appendices epiploicae
17 Caecum
18 Taenia libera am Caecum
19 Dünndarmschlingen (Ileum)
20 Mesocolon transversum
21 Dünndarmschlingen (Jejunum)
22 Colon sigmoideum
23 Lokalisation der Radix mesenterii
24 Appendix vermiformis
25 Flexura duodenojejunalis
26 Mesenterium

Bauchsitus nach Entfernen von Brust- und Bauchwand.

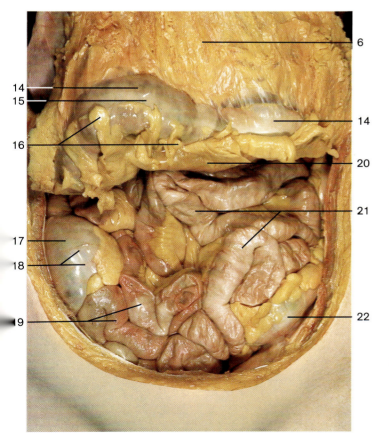

Bauchsitus nach Hochheben des Omentum majus. Das Omentum hängt an der Taenia omentalis des Colon transversum.

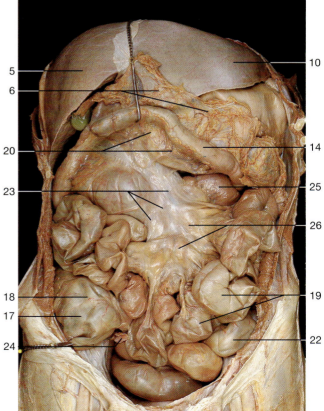

Bauchsitus (von vorne). Das Colon transversum wurde nach oben geklappt.

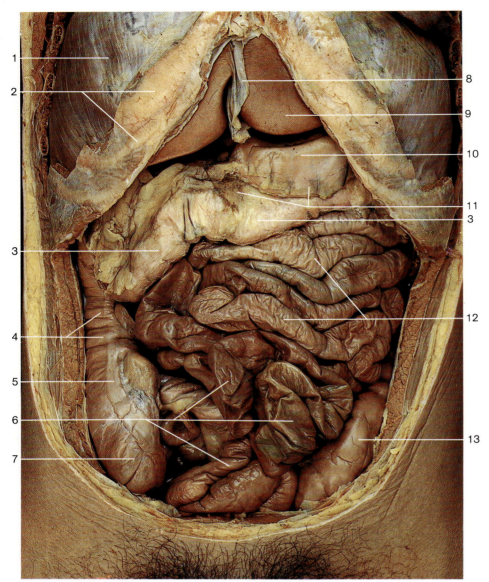

1	Diaphragma
2	Arcus costalis
3	Colon transversum
4	Colon ascendens
5	Taenia libera
6	Dünndarmschlingen (Ileum)
7	Caecum
8	Lig. falciforme hepatis
9	Leber (Hepar)
10	Magen (Ventriculus)
11	Lig. gastrocolicum
12	Dünndarmschlingen (Jejunum)
13	Colon sigmoideum
14	Appendix vermiformis
15	Ende des Ileum
16	Mesoappendix
17	Mesenterium

Bauchsitus. Das Omentum majus wurde entfernt.

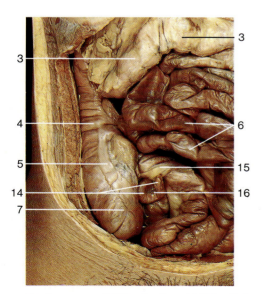

Rechte untere Hälfte der Bauchhöhle; Colon ascendens, Caecum und Appendix vermiformis (Ausschnitt aus der obigen Abbildung).

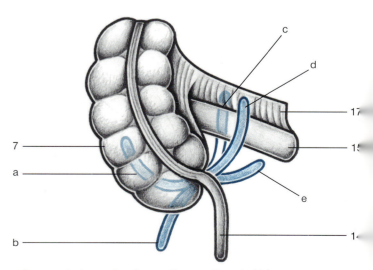

Lagevariationen der Appendix vermiformis (O).
a = retrozäkal; b = parakolisch; c = retroiliakal;
d = präiliakal; e = subzäkal.

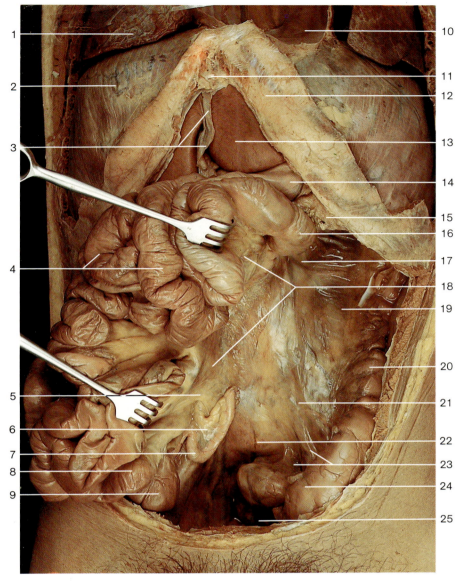

Bauchsitus. Demonstration des Mesenteriums. Die Dünndarmschlingen wurden nach rechts oben verlagert.

1 Rechte Lunge (Pulmo dexter)
2 Diaphragma
3 Lig. falciforme hepatis
4 Jejunum
5 Plica ileocaecalis
6 Mesoappendix
7 Appendix vermiformis
8 Ende des Ileum
9 **Caecum**
10 Herzbeutel (Perikard)
11 Processus xiphoideus
12 Arcus costalis
13 Leber, lobus sin.
14 Magen (Ventriculus)
15 Colon transversum
16 **Flexura duodenojejunalis**
17 Plica duodenalis inf.
18 Mesenterium
19 Lokalisation der linken Niere
20 Colon descendens
21 Lokalisation der A. iliaca comm. sin.
22 Promontorium
23 Mesosigmoideum
24 Colon sigmoideum
25 Rectum
26 Erste Jejunumschlinge
27 Peritoneum parietale der dorsalen Bauchwand
28 Mesocolon transversum
29 Plica duodenalis sup.
30 Recessus duodenalis sup.
31 Recessus retroduodenalis
32 Taenia libera des Colon ascendens
33 **Valva ileocaecalis**
34 Frenulum der Valva ileocaecalis
35 Ostium appendicis vermiformis (Sonde)
36 **A. ileocolica**
37 Appendix vermiformis mit A. appendicularis
38 Colon ascendens

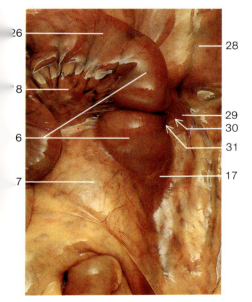

Flexura duodenojejunalis (Ausschnittvergrößerung).

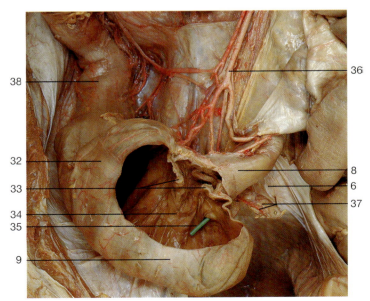

Valva iliocaecalis. Die Vorderwand des Caecum und der Endteil des Ileum wurden entfernt, um die Iliozäkalklappe darzustellen.

281

Vasa mesenterica superiora

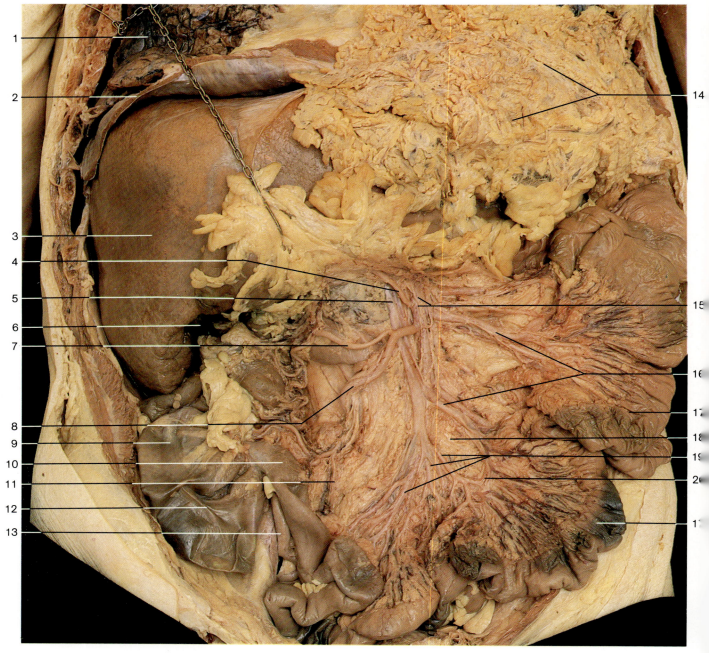

Bauchsitus I. Darstellung der Vasa mesenterica sup. (Ventralansicht). Das Omentum majus wurde nach oben verlagert.

1 Lunge (Pulmo)
2 Diaphragma (Schnittrand)
3 Leber (Hepar)
4 A. colica media
5 V. mesenterica sup.
6 Gallenblase (Vesica fellea)
7 A. colica dext.
8 A. ileocolica
9 Taenia libera des Colon ascendens
10 Endabschnitt des Ileum
11 A. appendicularis
12 Caecum
13 Appendix vermiformis
14 Omentum majus
15 A. mesenterica sup. mit vegetativem Nervenplexus

16 Aa. jejunales
17 Jejunum
18 Mesenterium, hinteres peritoneales Blatt
19 Aa. ilei
20 Arterielle Arkaden im Bereich des Dünndarms
21 Pars horizontalis duodeni
22 **A. und V. mesenterica sup.**
23 Colon ascendens
24 Colon transversum
25 Mesocolon transversum
26 Flexura duodenojejunalis
27 Nodi lymphatici mesenterici, Vasa lymphatica
28 Ileum
29 Vegetative Nerven (Nn. autonomici viscerales)

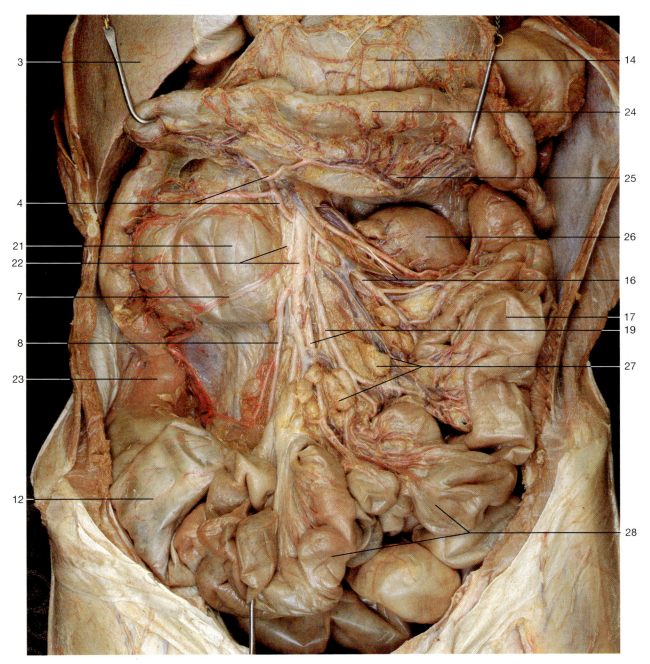

Bauchsitus II. Darstellung der A. mesenterica sup. und der Nodi lymphatici mesenterici. Das Colon transversum wurde nach oben verlagert.

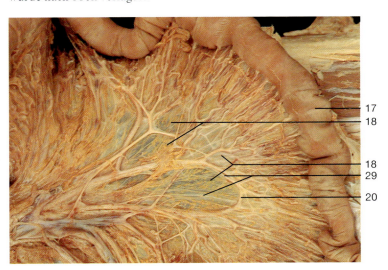

Darstellung der Arkaden der Dünndarmgefäße (Ausschnittvergrößerung).

Arteria mesenterica inferior

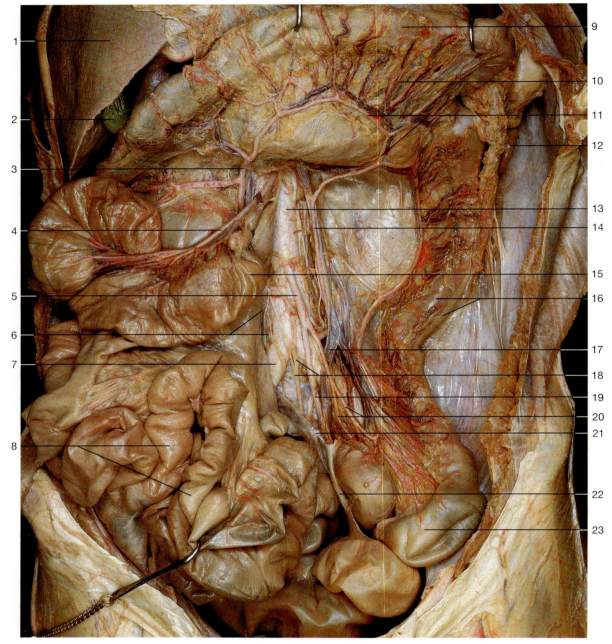

Bauchsitus III. Retroperitoneales Gebiet mit Darstellung der A. mesenterica inf. und der vegetativen Nervengeflechte. Das Colon transversum mit dem Mesocolon wurde nach oben gezogen, der Dünndarm zur Seite geklappt.

1 Leber (Hepar)
2 Gallenblase (Vesica fellea)
3 **A. colica media**
4 Aa. jejunales
5 **A. mesenterica inf.**
6 Nerven und Ganglien des autonomen NS
7 A. iliaca communis dext.
8 Dünndarm (Ileum)
9 Colon transversum (nach oben geklappt)
10 Mesocolon transversum
11 Anastomose zwischen A. colica media und A. colica sin.
12 Milz (Lien)
13 **Aorta abdominalis**
14 **A. colica sin.**
15 Flexura duodenojejunalis
16 Colon descendens, Taenia libera des Kolons
17 V. mesenterica inf.
18 Plexus hypogastricus sup.
19 **A. rectalis sup.**
20 Aa. sigmoideae
21 Peritoneum (Schnittrand)
22 Mesocolon sigmoideum
23 Colon sigmoideum

Bursa omentalis

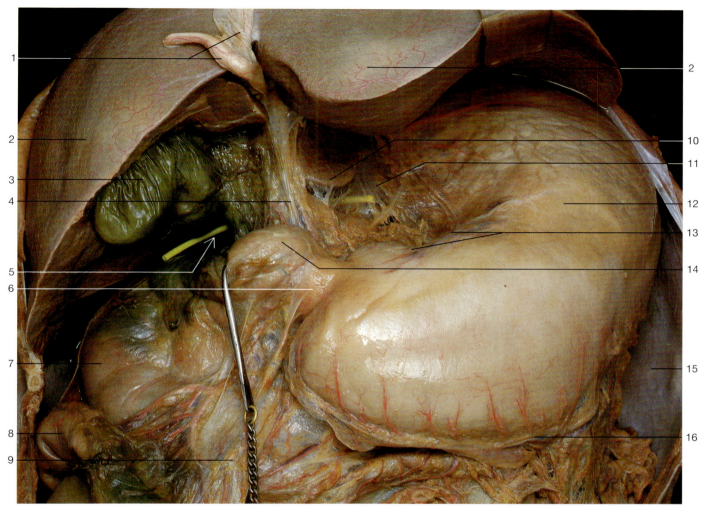

Oberbauchorgane. Thorax und ventrale Abschnitte des Diaphragma wurden entfernt und die Leber nach oben verlängert, um das Omentum minus darzustellen. Man beachte die Sonde im Foramen epiploicum.

1 Lig. falciforme, Lig. teres hepatis
2 Leber (Hepar)
3 Gallenblase (Vesica fellea)
4 **Lig. hepatoduodenale**
5 Sonde im **Foramen epiploicum**
6 Pylorus
7 Duodenum, pars descendens
8 Flexura coli dextra
9 **Lig. gastrocolicum**
10 Lobus caudatus hepatis (hinter dem Omentum minus)
11 **Omentum minus**
12 Magen (Ventriculus)
13 Curvatura ventriculi minor
14 Duodenum, pars superior
15 Diaphragma
16 Curvatura ventriculi major, Vasa gastroepiploica
17 Zwölfter Brustwirbel
18 Rechte Niere (Ren dextra)
19 Gl. suprarenalis dext.
20 V. cava inf.
21 **Lig. falciforme hepatis**
22 Aorta abdominalis
23 Milz (Lien)
24 Lig. phrenicolienale
25 Lig. gastrolienale
26 Pancreas
27 Bursa omentalis

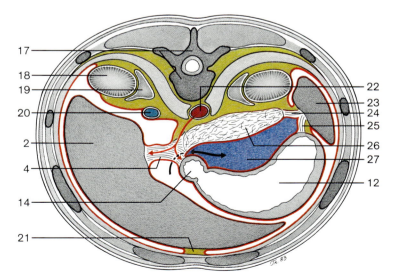

Horizontalschnitt durch die Bursa omentalis oberhalb des Foramen epiploicum (schwarzer Pfeil). Rote Pfeile = Gefäß-Nerven-Straße, ausgehend vom Truncus coeliacus zur Leber, zum Magen, Duodenum und Pancreas (Schemazeichnung) (Tr.).

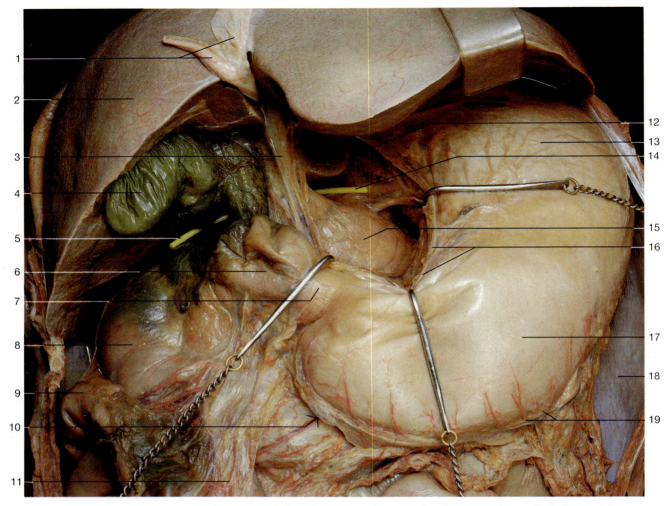

Oberbauchorgane, Bursa omentalis (von ventral). Das Omentum minus wurde teilweise entfernt, die Leber und der Magen wurden leicht auseinandergezogen.

1 Lig. falciforme, Lig. teres hepatis
2 Leber (Hepar)
3 **Lig. hepatoduodenale**
4 Gallenblase (Vesica fellea)
5 Sonde im Foramen epiploicum
6 Duodenum, pars superior
7 Pylorus
8 Duodenum, pars descendens
9 Flexura coli dext.
10 Lig. gastrocolicum
11 **Omentum majus**
12 Lobus caudatus hepatis
13 Magen (Fundus ventriculi)
14 Sonde in Höhe des Vestibulum bursae omentalis
15 **Caput pancreatis**
16 Curvatura ventriculi minor
17 Magen **(Corpus ventriculi)**
18 Diaphragma
19 Curvatura ventriculi major mit Vasa gastroepiploica
20 Pankreaskopf, Plica gastropancreatica
21 Milz **(Lien)**
22 **Cauda pancreatis**
23 Flexura coli sin.
24 Radix mesocoli transversi
25 Mesocolon transversum
26 Lig. gastrocolicum (Schnittrand)
27 **Colon transversum**
28 Nabel (Umbilicus)
29 Dünndarm
30 Omentum minus
31 **Bursa omentalis**
32 Duodenum
33 Mesenterium
34 Colon sigmoideum

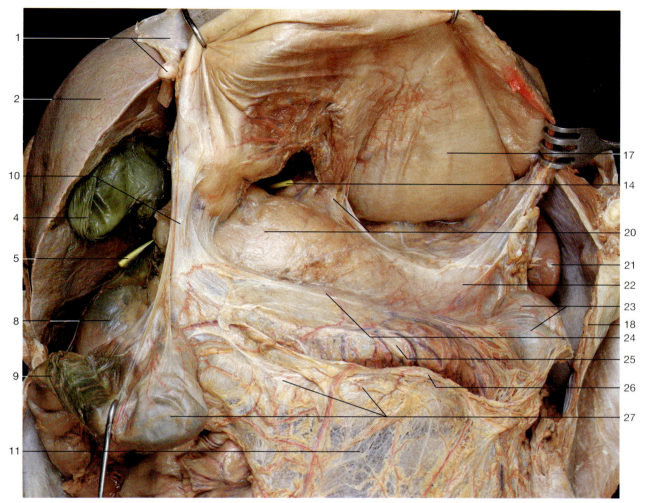

Oberbauchorgane, Bursa omentalis (von ventral). Das Ligamentum gastrocolicum wurde durchtrennt und der Magen im Ganzen nach oben verlagert. Darstellung der Bursa omentalis.

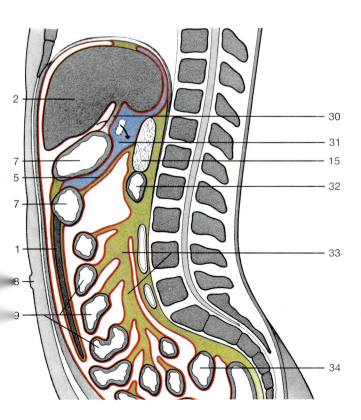

Medianschnitt durch die Bauchhöhle zur Darstellung der Peritonealverhältnisse und der Lage der Bursa omentalis (blau) (Schemazeichnung) (Tr.). Rot = Peritoneum; Pfeil: Zugang zur Bursa omentalis (Foramen epiploicum).

287

Truncus coeliacus

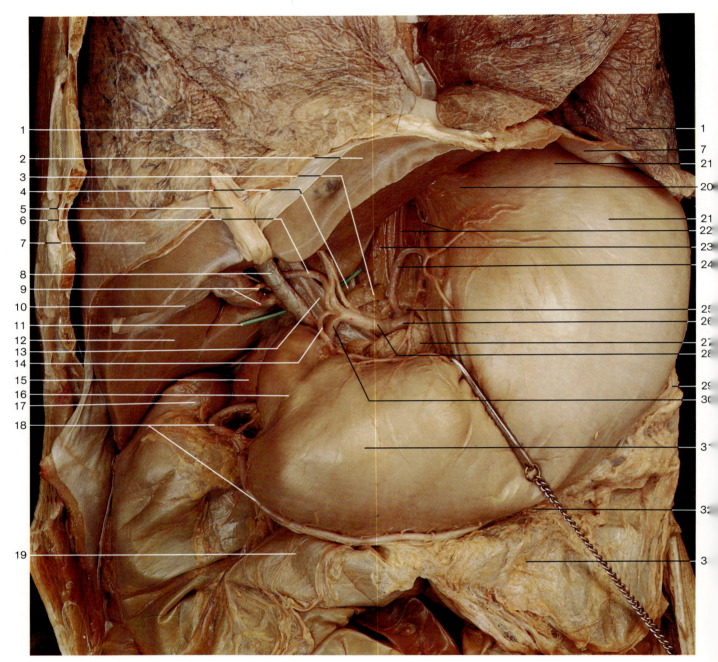

Bauchsitus V. Gefäßversorgung der Oberbauchorgane; Truncus coeliacus. Das Omentum minus wurde entfernt und der Magen nach links unten verlagert.

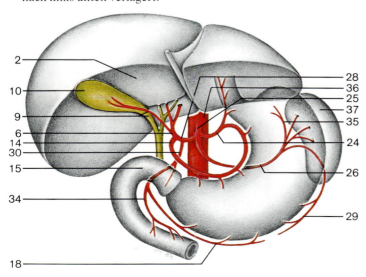

Astfolge des Truncus coeliacus (Schemazeichnung) (O.).

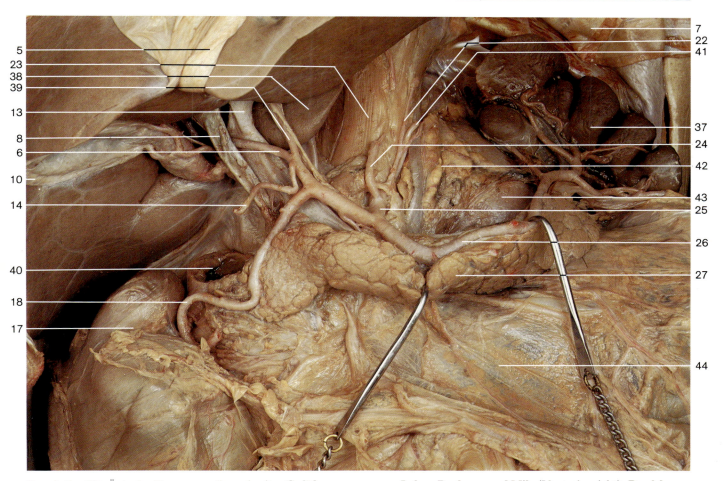

Bauchsitus VI. Äste des Truncus coeliacus in situ; Gefäßversorgung von Leber, Pankreas und Milz (Ventralansicht). Der Magen sowie die Pars superior des Duodenums wurden entfernt. Man blickt auf die Hinterwand der Bursa omentalis.

1	Lungen	23	Zwerchfell (Pars lumbalis diaphragmatis)
2	Leber (Facies diaphragmatica)	24	A. gastrica sin.
3	Lymphknoten	25	**Truncus coeliacus**
4	V. cava inf.	26	A. lienalis
5	Lig. teres hepatis (hochgeklappt)	27	Pancreas
6	A. hepatica propria	28	A. hepatica comm.
7	Diaphragma	29	A. gastroepiploica sin.
8	Ductus hepaticus communis (erweitert)	30	A. gastroduodenalis
9	Ductus cysticus und A. cystica	31	Pars pylorica ventriculi
10	Gallenblase (Vesica fellea)	32	Curvatura major ventriculi
11	Sonde im Foramen epiploicum (Winslowi)	33	Lig. gastrocolicum
12	Leber, lobus dexter	34	A. supraduodenalis
13	V. portae	35	Aa. gastricae breves
14	A. gastrica dext.	36	Aorta
15	Duodenum, pars superior	37	Milz
16	Pylorus	38	Lobus caudatus hepatis
17	Flexura coli dext.	39	A. hepatica propria, ramus sin.
18	A. gastroepiploica dext.	40	Duodenum, pars descendens (durchtrennt)
19	Colon transversum	41	A. phrenica inf. sin.
20	Pars abdominalis oesophagi, Übergang in den Magen (Kardiaregion)	42	Gl. suprarenalis
21	Fundus ventriculi	43	Niere
22	Rami oesophagei der A. gastrica sin.	44	Mesocolon transversum

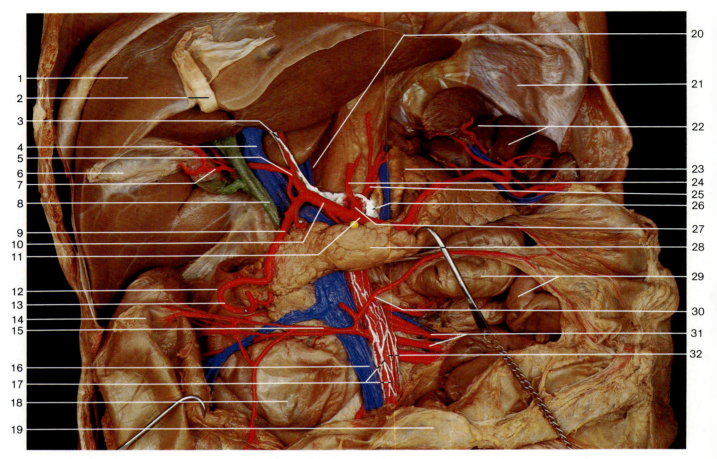

Gefäße und vegetatives Nervensystem im Bereich des Oberbauches (Ventralansicht). Der Magen wurde entfernt, das Mesocolon transversum größtenteils weggenommen und das Colon transversum nach unten gezogen. Leber und Pankreas wurden etwas luxiert.
Grün = extrahepatische Gallenwege; rot = Arterien; blau = Venen; weiß = vegetative Nervengeflechte.

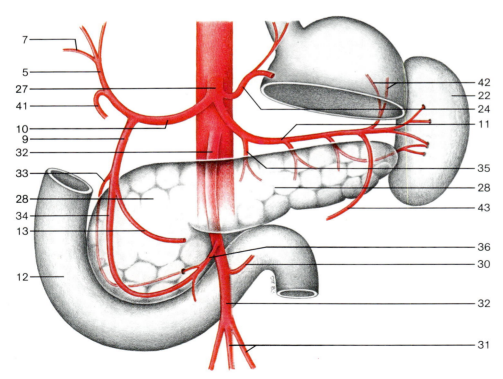

Gefäßversorgung der Oberbauchorgane. Astfolge des Truncus coeliacus und der A. mesenterica sup. (Schemazeichnung) (O.).

290

Dorsale Bauchwand, Pankreas

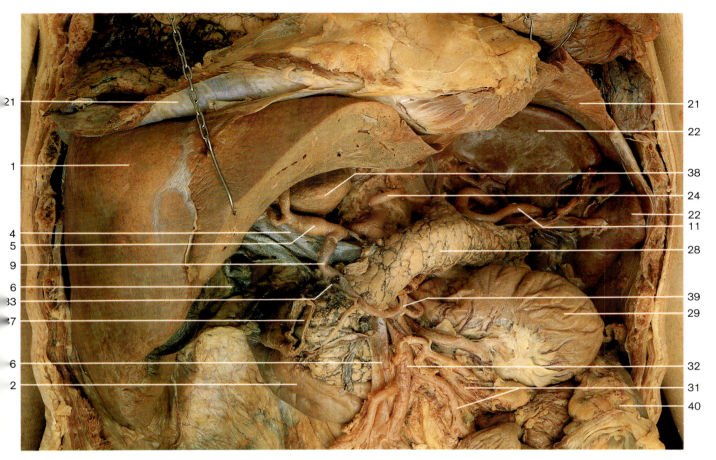

Bursa omentalis (Ventralansicht). Darstellung der Leitungsbahnen des Lig. hepatoduodenale sowie der Hinterwand der Bursa omentalis. Der linke Leberlappen wurde teilweise, der Magen ganz entfernt. An diesem Präparat fanden sich statt einer zwei Leberarterien (Var.).

1	Leber	23	Gl. suprarenalis sin.
2	Lig. teres hepatis	24	A. gastrica sin.
3	Plexus hepaticus	25	A. phrenica inf. sin.
4	V. portae	26	Ganglion coeliacum, Teil des Plexus solaris
5	A. hepatica propria	27	**Truncus coeliacus**
6	Gallenblase	28	Pancreas
7	A. cystica	29	Jejunum
8	Ductus choledochus	30	A. colica media
9	A. gastroduodenalis	31	Aa. jejunales
10	**A. hepatica comm.**	32	A. mesenterica sup.
11	**A. lienalis**	33	A. retroduodenalis
12	Duodenum, pars descendens	34	A. supraduodenalis sup.
13	A. gastroepiploica dext.	35	A. pancreatica dors.
14	Flexura coli dext.	36	A. pancreaticoduodenalis inf.
15	A. colica dext.	37	Duodenum
16	V. mesenterica sup.	38	Lobus caudatus hepatis
17	**Plexus mesentericus sup.**	39	A. gastroepiploica dext.
18	Duodenum, pars horizontalis	40	Colon descendens
19	Colon transversum	41	A. gastrica dext.
20	V. cava inf.	42	Aa. gastricae breves
21	Diaphragma	43	A. gastroepiploica sin.
22	Milz		

Mesenteriale Wurzeln und Recessus

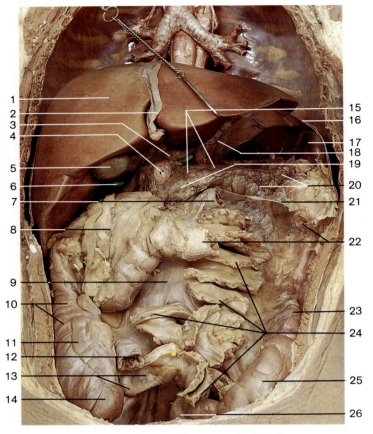

Bauchsitus. Magen, Jejunum, Ileum und ein Teil des Querkolons wurden entfernt. Die Leber wurde etwas nach oben verlagert.

1 Leber (Hepar)
2 Lig. falciforme hepatis
3 Lig. hepatoduodenale
4 Pylorus (durchtrennt)
5 Gallenblase (Vesica fellea)
6 Sonde im Foramen epiploicum
7 Flexura duodenojejunalis (durchtrennt)
8 Omentum majus
9 Mesenterium
10 Colon ascendens
11 Taenia libera
12 Ileum (Endabschnitt)
13 Appendix vermiformis mit Mesoappendix
14 Caecum
15 Bursa omentalis
16 Diaphragma
17 Milz (Lien)
18 Cardia (durchtrennt)
19 Pankreaskopf (Caput pancreatis)
20 Corpus und Cauda pancreatis
21 Mesocolon transversum
22 Colon transversum (durchtrennt)
23 Colon descendens
24 Schnittränder des Mesenteriums
25 Colon sigmoideum
26 Rectum
27 Anlagerungsfläche der Leber (Area nuda)
28 V. cava inf.
29 Nieren
30 Anheftung der Flexura coli dext.
31 Radix mesocoli transversi
32 Pars descendens duodeni
33 Anlagerungsfläche des Colon ascendens
34 Recessus ileocaecalis
35 Recessus retrocaecalis
36 Radix mesoappendicis
37 Recessus superior ⎫
38 Isthmus   ⎬ bursae omentalis
39 Recessus lienalis   ⎭
40 Recessus duodenalis sup.
41 Recessus duodenalis inf.
42 Anlagerungsfläche des Colon descendens
43 Recessus paracolici
44 Radix mesenterii
45 Radix mesosigmoidei
46 Recessus intersigmoideus
47 Vv. hepaticae
48 Flexura duodenojejunalis
49 Anheftung der Flexura coli sin.

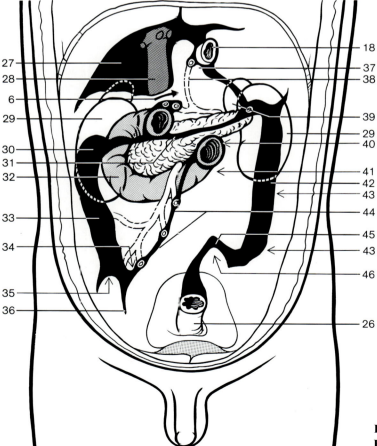

Peritoneumfreie Bezirke und Recessus an der dorsalen Bauchwand (Schemazeichnung), Pfeil: For. epiploicum.

292

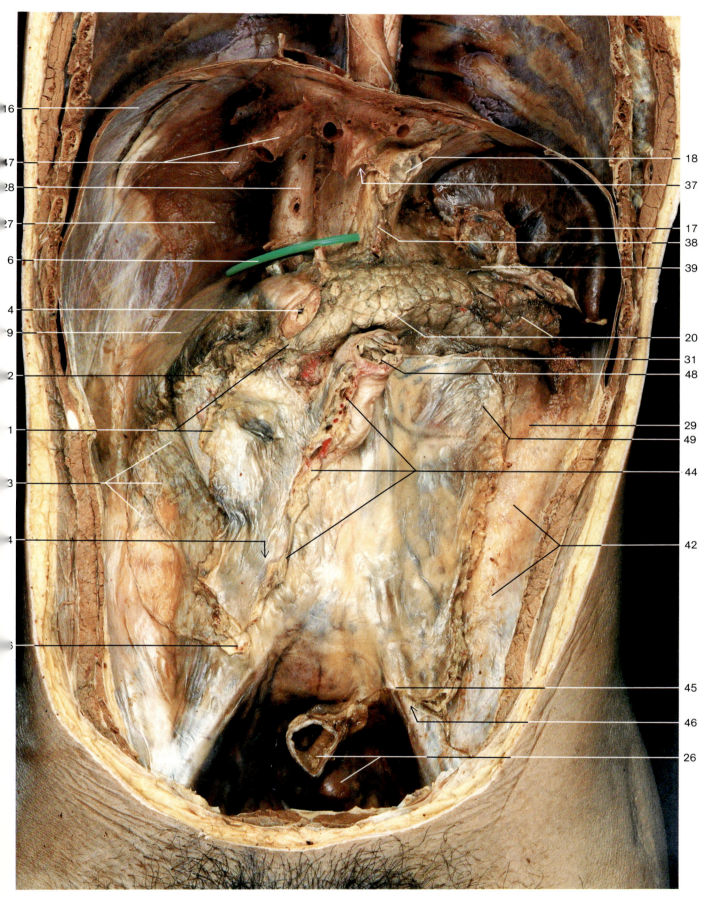

Dorsale Bauchwand, Lage der Radices und Recessus. Magen, Dünndarm (mit Ausnahme des Duodenums), Colon und Leber wurden entfernt. Man beachte die Lokalisation der Milz und die topographische Lage der Bursa omentalis.

Schnitte durch die Bauchhöhle

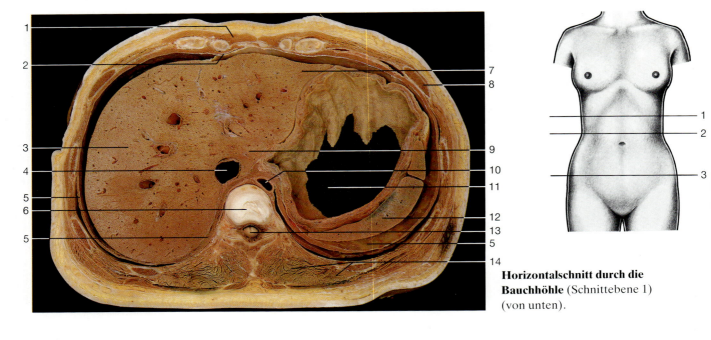

Horizontalschnitt durch die Bauchhöhle (Schnittebene 1) (von unten).

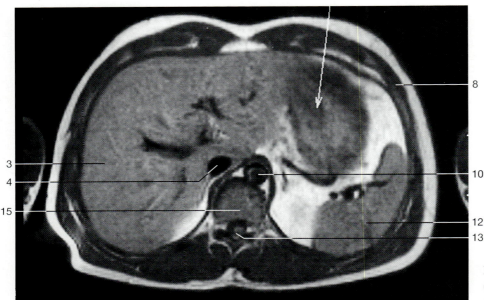

Horizontalschnitt durch den Körper (Kernspintomogramm, entsprechend der Schnittebene 1). Pfeil: Magen.

1	M. rectus abdominis	19	**Caput pancreatis**
2	Lig. falciforme	20	Ductus choledochus
3	**Leber (Hepar), lobus dext.**	21	Duodenum
4	V. cava inf.	22	A. und V. renalis
5	Diaphragma	23	**Niere (Ren)**
6	Discus intervertebralis	24	Flexura duodenojejunalis
7	Leber, lobus sin.	25	A. und V. mesenterica sup.
8	Rippe	26	Cauda pancreatis
9	Leber, lobus caudatus	27	Colon descendens
10	Aorta abdominalis (Aorta descendens)	28	M. psoas major, M. quadratus lumborum
11	**Magen (Ventriculus)**	29	Cauda equina
12	Milz (Lien)	30	V. renalis dext.
13	Rückenmark (Medulla spinalis)	31	**Dünndarm (Intestinum tenue)**
14	M. longissimus thoracis, M. iliocostalis	32	Mesenterium
15	Corpus vertebrae	33	A. und V. iliaca comm.
16	Colon transversum	34	Articulatio sacroiliaca
17	A. und V. gastroduodenalis	35	Ureter
18	Colon ascendens	36	M. psoas major sin.
		37	Ligamenta sacroiliaca interossea

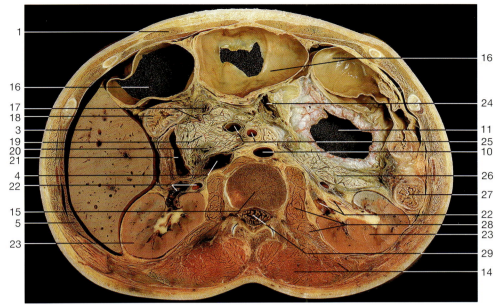

Horizontalschnitt durch die Bauchhöhle (Schnittebene 2) (von unten).

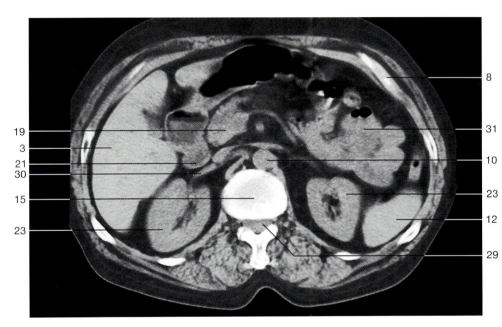

Horizontalschnitt durch die Bauchhöhle (CT-Bild entsprechend Schnittebene 2).

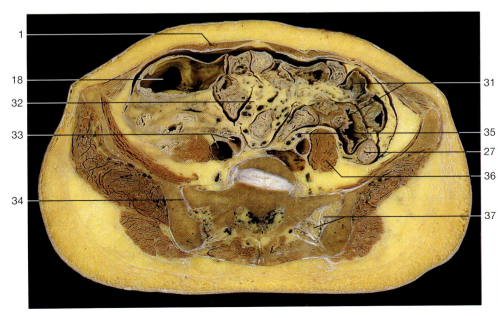

Horizontalschnitt durch die Bauchhöhle (Schnittebene 3) (von unten).

295

Pankreas, Milz

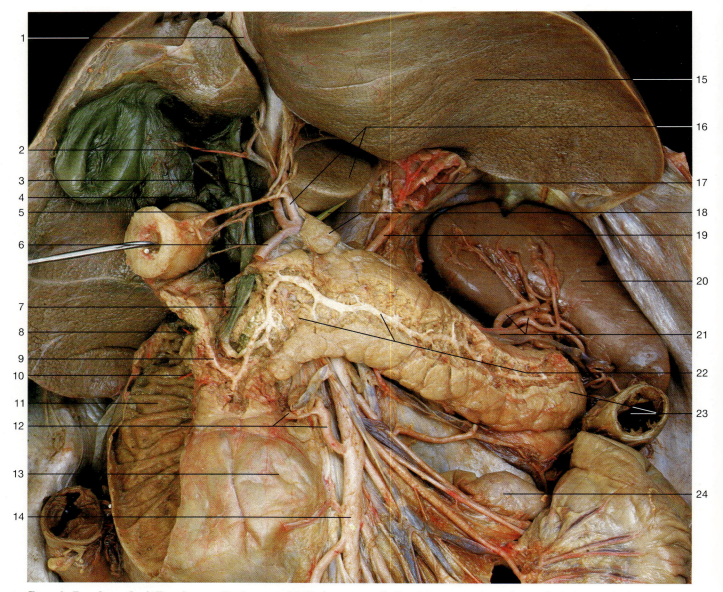

Dorsale Bauchwand mit Duodenum, Pankreas und Milz (von ventral). Der Magen wurde entfernt, die Leber nach oben gezogen und das Duodenum teilweise gefenstert. Ductus pancreaticus und Ductus choledochus wurden präpariert.

1 Lig. teres hepatis
2 Gallenblase (Vesica fellea), A. cystica
3 Ductus hepaticus communis, V. portae
4 Ductus cysticus
5 A. gastrica dext. (Pylorus und Pars superior duodeni durchtrennt und zurückgeklappt)
6 A. gastroduodenalis
7 **Ductus choledochus**
8 Sonde in der Papilla duodeni minor
9 **Ductus pancreaticus accessorius**
10 Sonde in der Papilla duodeni major
11 Pars descendens duodeni
12 A. pancreaticoduodenalis inf., A. colica media
13 Pars horizontalis duodeni (gedehnt)
14 **A. mesenterica sup.**
15 Lobus sinister hepatis
16 Lobus caudatus hepatis, A. hepatica propria
17 Oesophagus, pars abdominalis (durchtrennt)
18 Sonde im Foramen epiploicum, Lymphknoten
19 A. gastrica sin.
20 **Milz (Lien)**
21 V. lienalis, Äste der A. lienalis
22 **Ductus pancreaticus, Caput pancreatis**
23 Flexura coli sin., Cauda pancreatis
24 Flexura duodenojejunalis

Kapitel VII
Situs retroperitonealis
Urogenitalorgane

Uropoetisches System

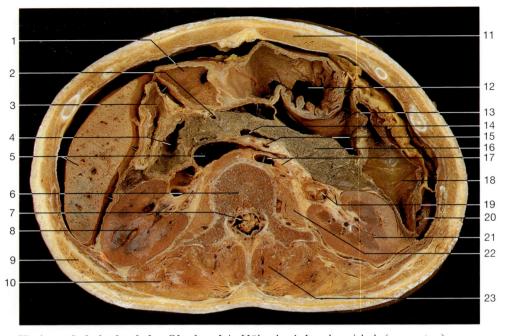

Horizontalschnitt durch den Oberbauch in Höhe des 1. Lendenwirbels (von unten).

1 Antrum pyloricum
2 A. gastroduodenalis
3 Duodenum, pars descendens
4 Vestibulum bursae omentalis
5 V. cava inf., Hepar
6 Corpus vertebrae lumbalis I
7 Cauda equina
8 **Rechte Niere** (Ren dext.)
9 M. latissimus dorsi
10 M. iliocostalis
11 M. rectus abdominis
12 Magen (Ventriculus)
13 Bursa omentalis
14 V. lienalis
15 A. mesenterica sup.
16 Pancreas
17 Aorta, A. renalis sin.
18 Colon transversum
19 A. und V. renalis
20 Milz (Lien)
21 **Linke Niere** (Ren sin.)
22 M. psoas major
23 M. multifidus
24 Lungengrenze
25 Pleuragrenze
26 Pelvis renalis
27 **Ureter sin.**
28 Colon descendens
29 Rectum
30 Gl. suprarenalis
31 Zwölfte Rippe
32 Colon ascendens
33 **Ureter dext.**
34 Caecum
35 Appendix vermiformis
36 Harnblase (Vesica urinaria)
37 Leber (Hepar)
38 Fascia praerenalis
39 Duodenum
40 Capsula adiposa
41 Fascia retrorenalis
42 Cavum abdominis

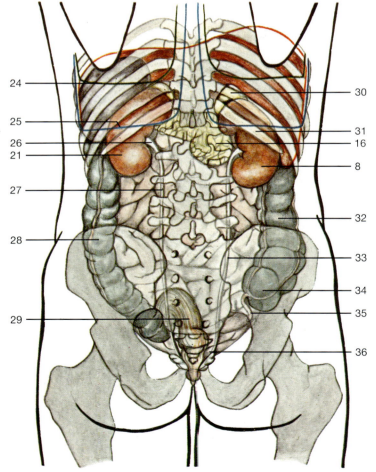

Lokalisation der Organe des uropoetischen Systems (Dorsalansicht). Man beachte die Lagebeziehungen der Nieren zu den Pleura- und Lungengrenzen.

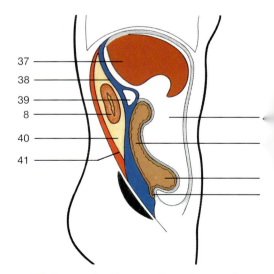

Gliederung des Retroperitonealraumes im Bereich der rechten Niere (Schemazeichnung) (W.). Gelb = Capsula adiposa.

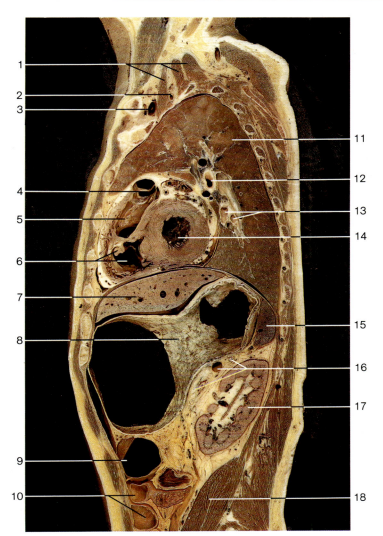

1 M. scalenus ant., med. und post.
2 A. subclavia sin.
3 V. subclavia sin.
4 Valva trunci pulmonalis
5 Conus arteriosus (rechter Ventrikel)
6 Rechter Ventrikel (Ventriculus dext.)
7 Leber (Hepar)
8 Magen (Ventriculus)
9 Colon transversum
10 Dünndarmschlingen (Intestinum tenue)
11 Linke Lunge (Pulmo sin.)
12 Bronchus principalis sin.
13 Äste der V. pulmonalis
14 Linker Ventrikel (Ventriculus sin.)
15 Milz (Lien)
16 A. und V. lienalis, Pancreas
17 Linke Niere (Ren sin.)
18 M. psoas major
19 V. cava inf.
20 V. renalis
21 Wirbelkörper des 12. Brustwirbels, Canalis vertebralis
22 Rechte Niere (Ren dext.)
23 A. mesenterica sup.
24 V. mesenterica sup.
25 Pancreas
26 Aorta abdominalis
27 M. psoas major sin., M. quadratus lumborum
28 Fascia praerenalis
29 Fascia retrorenalis
30 Nierenfettkörper (Capsula adiposa)
31 Cavum abdominis
32 Colon descendens, Colon sigmoideum

Sagittalschnitt durch Brust- und Bauchhöhle in Höhe des linken Nierenlagers. Der Schnitt liegt 5,5 cm links von der Medianebene.

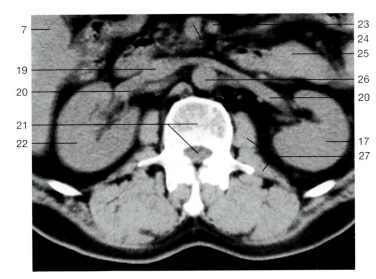

Horizontalschnitt durch den Retroperitonealraum in Höhe des 12. Brustwirbels. CT-Bild.

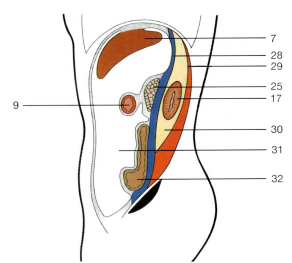

Gliederung des Retroperitonealraumes im Bereich der linken Niere (Schemazeichnung) (W.). Gelb = Capsula adiposa.

299

Harnorgane

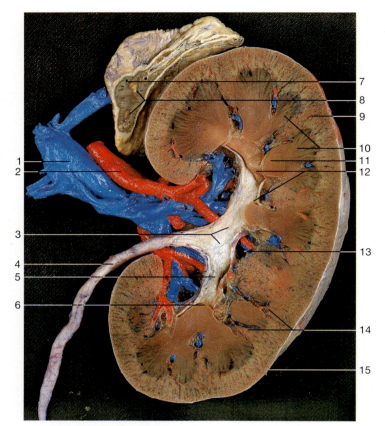

1 V. renalis
2 A. renalis
3 Pelvis renalis
4 Ureter, pars abdominalis
5 Calyx renalis major
6 Area cribrosa einer Papilla renalis (Aufsicht)
7 Nebennierenrinde
8 Nebennierenmark
9 Cortex renis
10 Medulla renis
11 Papillae renales (Schnittfläche)
12 Calyx renalis minor
13 Sinus renalis
14 Columnae renales
15 Capsula fibrosa
16 Elfte Rippe (Costa XI)
17 Linke Niere (Ren sin.)
18 Ureter, pars pelvina
19 Harnblase (Vesica urinaria)
20 Urethra masculina, pars spongiosa

Längsschnitt durch die Niere mit Nebenniere (von dorsal). Nierenkelche und Nierenbecken wurden eröffnet, das Fettgewebe entfernt, um die Nierengefäße zu zeigen.

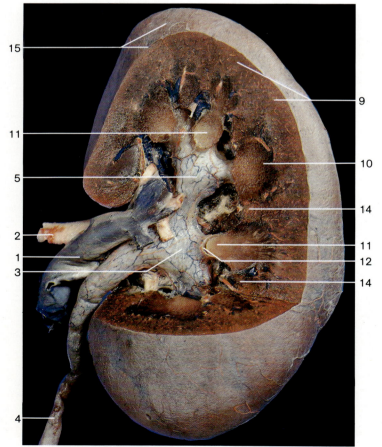

Rechte Niere, Injektionspräparat (von dorsal). Das Nierenparenchym wurde teilweise entfernt.

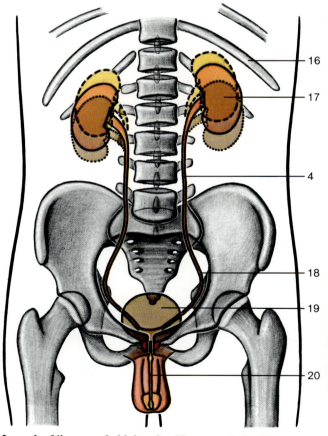

Lage der Nieren und ableitenden Harnwege beim Mann (Ventralansicht). Die Atemexkursionen der Nieren sind durch punktierte Linien angedeutet (Schemazeichnung) (W.).

Nierengefäße

1 Calices renales minores
2 V. subcorticalis
3 A. subcorticalis (A. arcuata)
4 Aa. corticales radiatae
5 V. interlobaris
6 A. interlobaris
7 Venensystem der Nierenrinde
8 Rr. ant. der A. renalis
9 R. post. der A. renalis
10 Rr. ant. der V. renalis
11 R. post. der V. renalis
12 Pelvis renalis
13 A. und V. interlobaris
14 Arterielles System der Nierenrinde
15 Vas afferens
16 Glomeruli
17 Vas efferens
18 Gefäßnetz der Nierenkapsel
19 Aa. und Vv. rectae medullares
20 Spiralarterien des Nierenbeckens

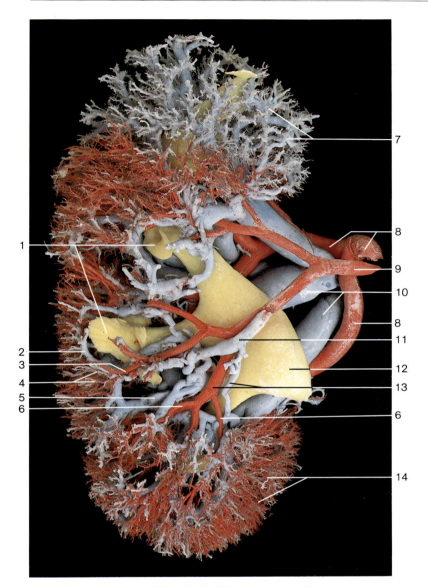

Korrosionspräparat der Niere (linke Niere, von dorsal).
Rot = Arterien; blau = Venen; gelb = Nierenbecken.

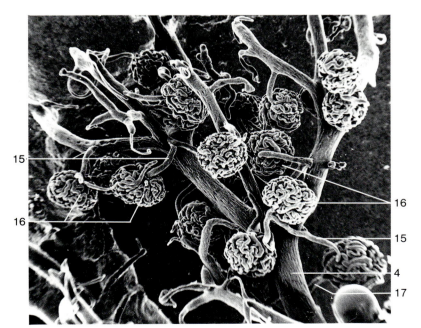

Rasterelektronenmikroskopische Aufnahme von den Glomeruli der Niere (210×).

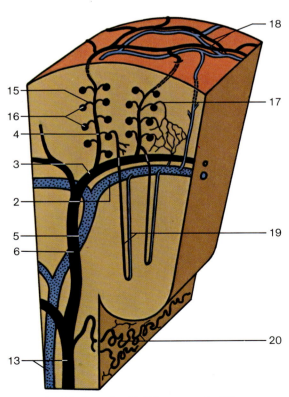

Architektur des Gefäßsystems der Niere
(Schemazeichnung) (W.).

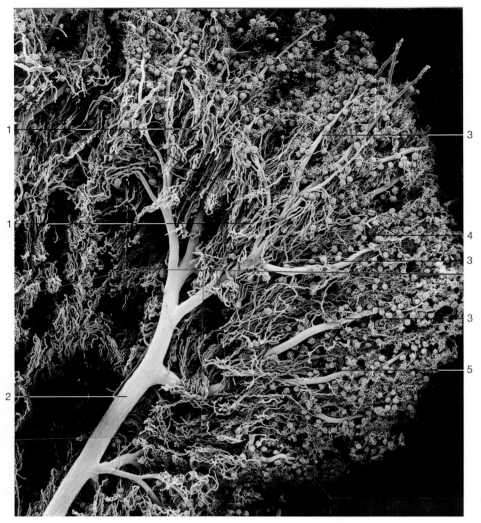

1 Arteriolae rectae medullares
2 A. interlobaris
3 **Aa. interlobulares**
4 **Glomeruli corticales**
5 **Glomeruli juxtamedullares**
6 Corpus vertebrae lumbalis I
7 **A. renalis sin.**
8 Aorta abdominalis mit Katheter
9 Extremitas sup. renis
10 Ramus ant. ⎫
11 Ramus post. ⎭ A. renalis
12 A. segmenti ant. sup.
13 Unterer Nierenpol (extremitas inf. renis)
14 Truncus coeliacus
15 A. mesenterica sup.
16 A. colica media
17 A. lienalis

Gefäßausguß der Nierenarterien. Rasterelektronenmikroskopische Aufnahme.

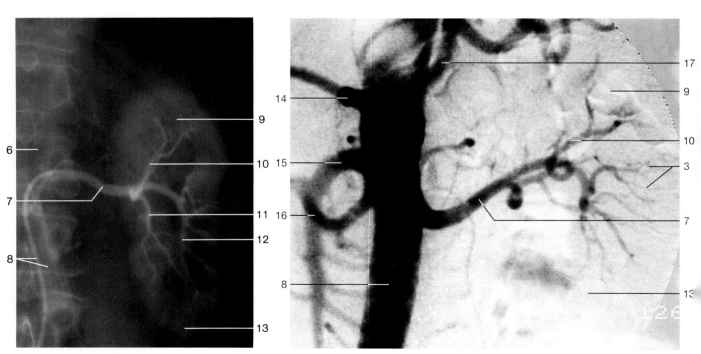

Arteriogramm der linken Niere.

Aorta abdominalis. Subtraktionsangiogramm.

Arterien des Retroperitonealraumes

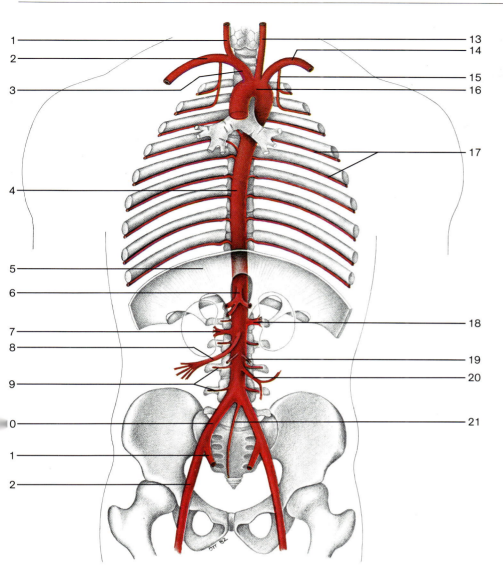

1 A. carotis comm. dext.
2 A. subclavia dext.
3 Truncus brachiocephalicus
4 Aorta thoracica
5 Diaphragma
6 Truncus coeliacus
7 A. renalis dext.
8 A. mesenterica sup.
9 Aa. lumbales
10 A. iliaca comm. dext.
11 A. iliaca int.
12 A. iliaca ext.
13 A. carotis comm. sin.
14 A. subclavia sin.
15 A. intercostalis suprema
16 Arcus aortae
17 Aa. intercostales
18 A. renalis sin.
19 A. testicularis (ovarica) sin.
20 A. mesenterica inf.
21 A. sacralis mediana
22 A. suprarenalis sup.
23 Obere Kapselarterie
24 R. ant. der A. renalis
25 A. perforans
26 Untere Kapselarterie
27 Ureter
28 A. phrenica inf. dext.
29 A. phrenica inf. sin.
30 A. suprarenalis media
31 A. suprarenalis inf.
32 R. post. der A. renalis

Hauptäste der Aorta (Schemazeichnung) (O.).

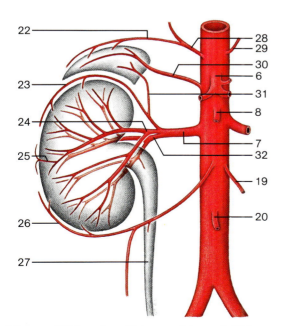

Arterien der Niere und Nebenniere (Schemazeichnung) (O.).

Retroperitonealraum

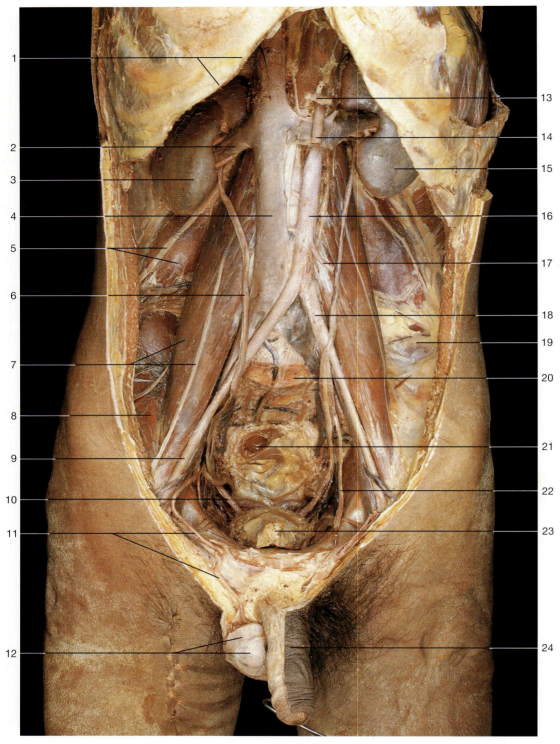

Retroperitonealraum, Nieren und ableitende Harnwege beim Mann (von ventral). Das Peritoneum wurde entfernt.

1	Arcus costalis	9	A. iliaca ext.
2	V. renalis dext.	10	**Ureter,** pars pelvina
3	**Rechte Niere** (Ren dextra)	11	Ductus deferens
4	V. cava inf.	12	Testis, Epididymis
5	N. iliohypogastricus, M. quadratus lumborum	13	Truncus coeliacus
		14	A. mesenterica sup.
6	**Ureter,** pars abdominalis	15	**Linke Niere** (Ren sin.)
7	M. psoas major, N. genitofemoralis	16	Aorta abdominalis
8	M. iliacus	17	A. mesenterica inf.
18	A. iliaca communis		
19	Crista iliaca		
20	Promontorium		
21	Rectum (durchtrennt)		
22	A. testicularis		
23	**Harnblase** (Vesica urinaria)		
24	Penis		

Retroperitonealraum

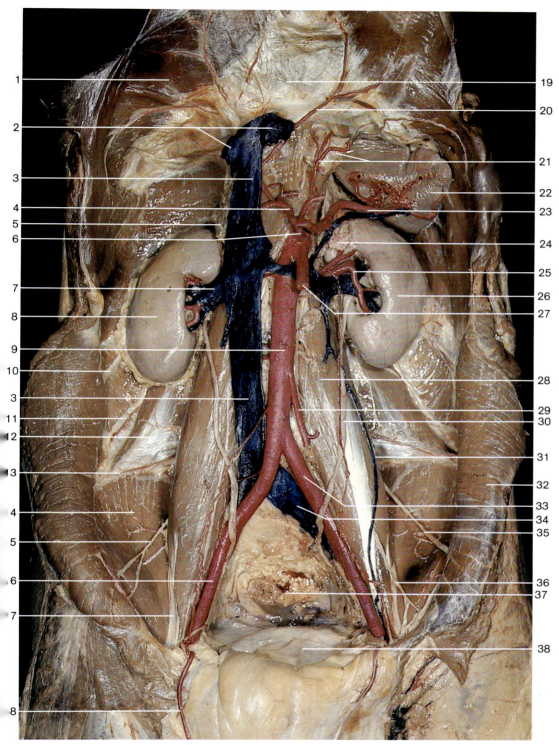

Retroperitonealraum; Nierenlager und retroperitoneale Leitungsbahnen (Ventralansicht). Das Peritoneum wurde vollständig entfernt. Rot = Arterien; blau = Venen.

1	Diaphragma	11	N. iliohypogastricus	19	Centrum tendineum diaphragmatis
2	Vv. hepaticae	12	M. quadratus lumborum	20	A. phrenica inf.
3	V. cava inf.		mit Faszie	21	Cardia und Rr. oesophagei
4	A. hepatica comm.	13	Beckenkamm	22	Milz (Lien)
5	Gl. suprarenalis dext.		(Crista iliaca)	23	A. lienalis
6	Truncus coeliacus	14	M. iliacus	24	Gl. suprarenalis sin.
7	V. renalis dext.	15	N. cutaneus femoris lat. dext.	25	A. renalis sin.
8	Rechte Niere (Ren dext.)	16	A. iliaca ext. dext.	26	Linke Niere (Ren sin.)
9	Aorta abdominalis	17	N. femoralis dext.	27	A. mesenterica sup.
10	N. subcostalis	18	A. epigastrica inf. dext.	28	M. psoas major sin.

29	A. mesenterica inf.	34	V. iliaca comm. sin.
30	Ureter	35	N. cutaneus femoris lat. sin.
31	V. testicularis sin.	36	N. genitofemoralis sin.
32	M. transversus abdominis	37	Rectum (durchtrennt)
33	A. iliaca comm. sin.	38	Harnblase (Vesica urinaria)

305

Lymphsystem des Retroperitonealraumes

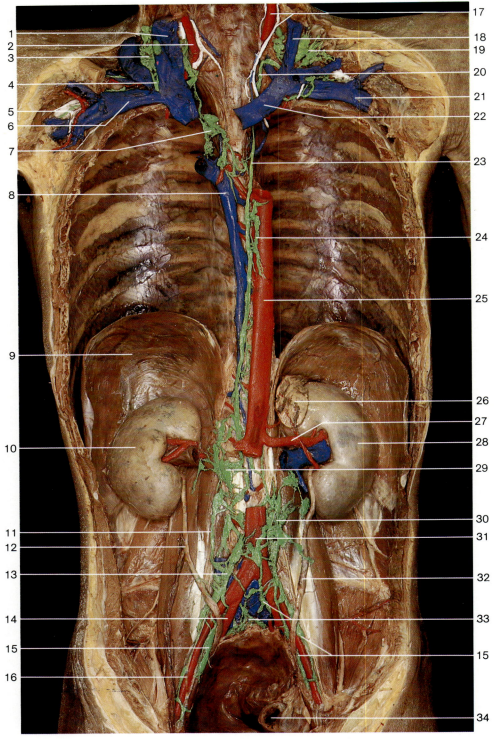

1 V. jugularis int.
2 A. carotis comm. dext.
3 Nodus lymphaticus juguloomohyoideus
4 Ductus lymphaticus dext.
5 Truncus subclavius (grün) und Plexus brachialis dext.
6 V. subclavia dext.
7 Truncus bronchomediastinalis
8 V. azygos
9 Diaphragma
10 Rechte Niere (Ren dext.)
11 Truncus lumbalis dext.
12 Ureter dext.
13 Nodi lymphatici iliaci communes
14 A. iliaca int. dext.
15 Nodi lymphatici iliaci ext.
16 A. iliaca ext. dext.
17 A. carotis comm. sin. und N. vagus sin.
18 V. jugularis int. sin.
19 Nodi lymphatici cervicales prof.
20 Ductus thoracicus (Übergang in den Angulus venosus sin.)
21 V. subclavia sin.
22 V. brachiocephalica sin.
23 Ductus thoracicus (im Brustbereich)
24 Nodi lymphatici mediastinales post.
25 Aorta thoracica
26 Gl. suprarenalis sin.
27 A. renalis sin.
28 Linke Niere (Ren sin.)
29 Cisterna chyli
30 Nodi lymphatici lumbales
31 Aorta abdominalis
32 Ureter sin.
33 Nodi lymphatici sacrales
34 Rectum (durchtrennt)

Retroperitonealer und extraperitonealer Raum mit Lymphgefäßen und Lymphknotengruppen (Ventralansicht).
Blau = Venen; rot = Arterien; weiß = Nerven; grün = Lymphgefäße und Lymphknoten.

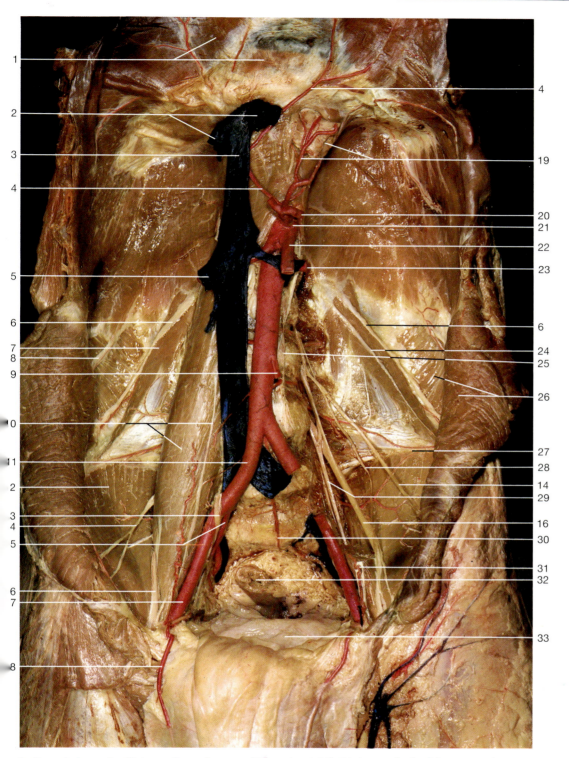

Leitungsbahnen des Retroperitonealraumes (Ventralansicht). Links wurde der M. psoas major entfernt, um den Plexus lumbalis darzustellen. Rot = Arterien; blau = Venen.

1. Diaphragma
2. Vv. hepaticae
3. V. cava inf.
4. A. phrenica inf.
5. V. renalis dext.
6. N. iliohypogastricus
7. M. quadratus lumborum
8. N. subcostalis
9. A. mesenterica inf.
10. N. genitofemoralis dext., M. psoas major dext.
11. A. iliaca communis
12. M. iliacus
13. Rechter Ureter (durchtrennt)
14. N. cutaneus femoris lat.
15. A. iliaca int.
16. N. femoralis
17. A. iliaca externa
18. A. epigastrica inf.
19. Rami oesophagei der A. gastrica sin., Pars cardiaca ventriculi
20. A. lienalis
21. Truncus coeliacus
22. A. mesenterica sup.
23. A. renalis sin.
24. N. ilioinguinalis
25. Truncus sympathicus
26. M. transversus abdominis
27. Beckenkamm (Crista iliaca)
28. N. genitofemoralis sin.
29. N. obturatorius sin.
30. A. sacralis mediana
31. M. psoas major (durchtrennt) mit Gefäßversorgung
32. Rectum (durchtrennt)
33. Harnblase (Vesica urinaria)

Autonomes Nervensystem

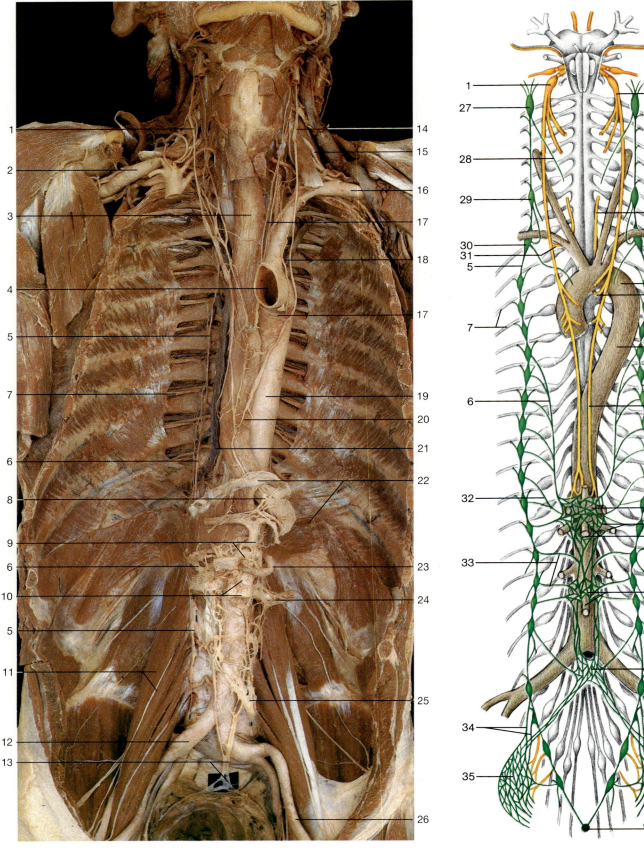

Retroperitonealraum und hinteres Mediastinum mit Truncus sympathicus, Nn. vagi und Ganglien des vegetativen Nervensystems (von ventral). Brust- und Bauchorgane wurden weitgehend entfernt.

Aufbau des vegetativen Nervensystems (nach MATTUSCHKA) (Schemazeichnung) (O Gelb = Parasympathikus; grün = Sympath

308

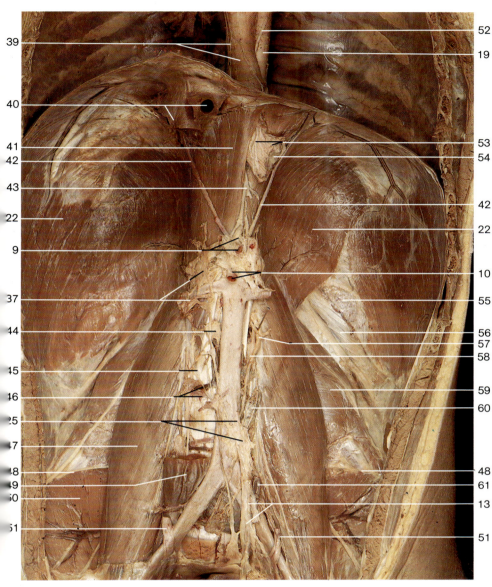

Retroperitonealraum mit vegetativem Nervenplexus (von ventral). Die Nieren und die untere Hohlvene wurden entfernt.

1. N. vagus dext.
2. A. subclavia dext.
3. Oesophagus
4. Arcus aortae
5. Truncus sympathicus
6. N. splanchnicus major
7. Nn. intercostales
8. Oesophagus, pars abdominalis und Truncus vagalis
9. Truncus coeliacus mit Ggl. coeliacum
10. A. mesenterica sup. und Ggl. mesentericum sup.
11. M. iliopsoas, N. genitofemoralis
12. A. iliaca comm.
13. Plexus und Ggl. hypogastricum sup.
14. N. vagus sin.
15. Plexus brachialis
16. A. subclavia sin.
17. N. laryngeus recurrens sin.
18. N. cardiacus cervicalis inf.
19. Aorta thoracica
20. Oesophagus und Plexus oesophageus
21. V. azygos
22. Diaphragma
23. A. lienalis
24. A. lienalis sin.
25. Ggl. mesentericum inf. und A. mesenterica inf.
26. A. iliaca ext. sin.
27. Ggl. cervicale sup. des Halsgrenzstrangs
28. R. cardicus sup. des Tr. sympathicus
29. Ggl. cervicale medium
30. Ggl. cervicale inf. des Halsgrenzstrangs
31. N. laryngeus recurrens dext.
32. N. splanchnicus minor
33. Nn. splanchnici lumbales
34. Nn. splanchnici sacrales
35. Ggl. hypogastricum inf.
36. N. laryngeus inf.
37. Ggl. aorticorenale und A. renalis
38. Ggl. impar
39. Oesophagus mit Ästen des N. vagus dext.
40. Vv. hepaticae
41. Crus dextrum des Zwerchfells
42. A. phrenica inf.
43. Übergang des Truncus vagalis post. in den Plexus solaris
44. Truncus lumbalis dext. (Lymphstrang)
45. Rechter Truncus sympathicus (lumbaler Abschnitt)
46. A. und V. lumbalis
47. M. psoas major
48. Beckenkamm (Crista iliaca)
49. V. cava inf.
50. M. iliacus dext.
51. Ureter (durchtrennt)
52. Teil des Plexus oesophageus (Ast des N. vagus sin.)
53. Übergang des Truncus vagalis ant. in den Plexus gastricus
54. Oesophagus, Übergang in die Cardia
55. Trig. lumbocostale (Bochdalek)
56. Lokalisation der 12. Rippe
57. Truncus lumbalis sin. (Lymphstrang)
58. Ganglion der pars lumbalis trunci sympathici
59. M. quadratus lumborum
60. Linker Truncus sympathicus (lumbaler Abschnitt)
61. Iliakale Lymphstränge

Männliche Genitalorgane

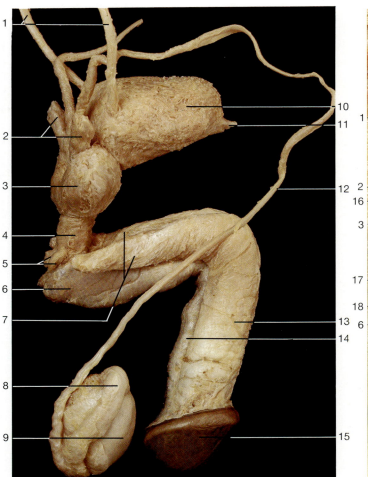

Männliche Genitalorgane, isoliert (von lateral). Harnblase kontrahiert.

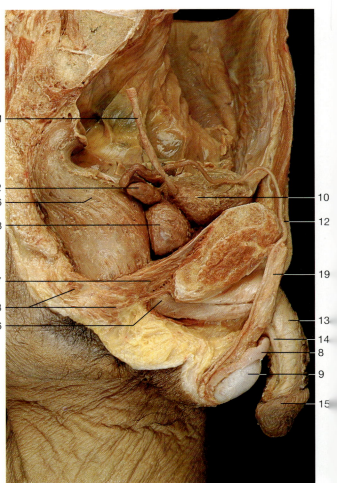

Männliche Genitalorgane in situ (von rechts-lateral).

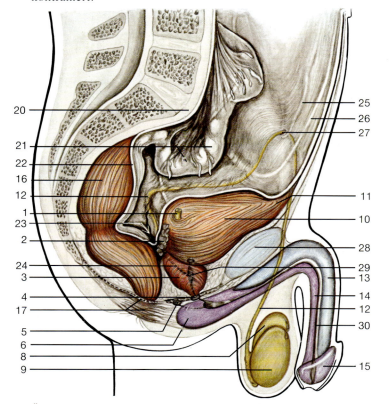

Übersicht über die Lage der männlichen Genitalorgane (halbschematische Zeichnung) (W.).

1 Ureter
2 Vesicula seminalis
3 Prostata
4 Diaphragma urogenitale und Urethra (pars membranacea)
5 Gl. bulbourethralis (Cowper)
6 Bulbus penis
7 Crus penis
8 Nebenhoden (Epididymis)
9 Hoden (Testis)
10 Harnblase (Vesica urinaria)
11 Apex vesicae
12 Ductus deferens
13 Corpus cavernosum penis
14 Corpus spongiosum penis
15 Glans penis
16 Ampulla recti
17 M. levator ani
18 Anus und M. sphincter ani ext.
19 Funiculus spermaticus (durchtrennt)
20 Promontorium
21 Colon sigmoideum
22 Peritoneum (Schnittrand)
23 Excavatio rectovesicalis
24 Ductus ejaculatorius
25 Plica umbilicalis lat.
26 Plica umbilicalis med.
27 Anulus inguinalis prof., Ductus deferens
28 Symphyse
29 Urethra, pars prostatica
30 Urethra, pars spongiosa

310

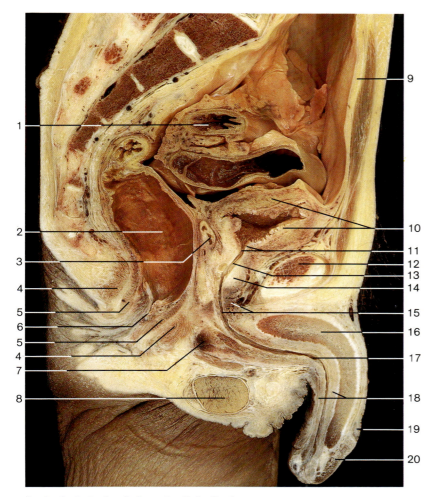

1 Colon sigmoideum
2 Ampulla recti
3 Ampulla ductus deferentis
4 M. sphincter ani ext.
5 M. sphincter ani int.
6 Canalis analis
7 Bulbus penis
8 Testis (Schnittfläche)
9 Lig. umbilicale medianum
10 Vesica urinaria
11 Sphincter int. vesicae und Ostium urethrae int.
12 Symphyse
13 Pars prostatica urethrae
14 Prostata
15 Pars membranacea urethrae und Sphincter ext. urethrae
16 Corpus cavernosum penis
17 Pars spongiosa urethrae
18 Corpus spongiosum penis
19 Praeputium penis
20 Glans penis
21 Niere (Ren)
22 Pelvis renalis
23 Ureter, pars abdominalis
24 Ureter, pars pelvina
25 Vesicula seminalis
26 Ductus ejaculatorius
27 Glandula bulbourethralis (Cowperi)
28 Ductus deferens
29 Nebenhoden (Epididymis)
30 Nabel (Umbilicus)
31 Trig. vesicae und Ostium ureteris
32 Fossa navicularis
33 Ostium urethrae ext.
34 Hoden (Testis)

Sagittalschnitt durch das männliche Becken.

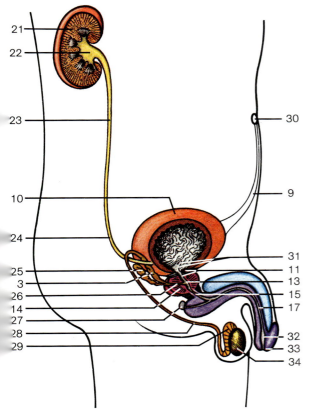

Übersicht über das Urogenitalsystem beim Mann (Schemazeichnung).

Die **Prostata** liegt zwischen der Harnblase und dem Diaphragma urogenitale. Die Harnröhre **(Urethra)** dient beim Manne sowohl als Harn- als auch als Samenweg. Sie wird durch einen unwillkürlichen Sphincter int. am Blasengrund und einen willkürlichen Sphincter ext. zwischen Prostata und Peniswurzel verschlossen. Der **Ureter** leitet den Harn von der Niere zum Blasengrund, wo er den Ductus deferens unterkreuzt.

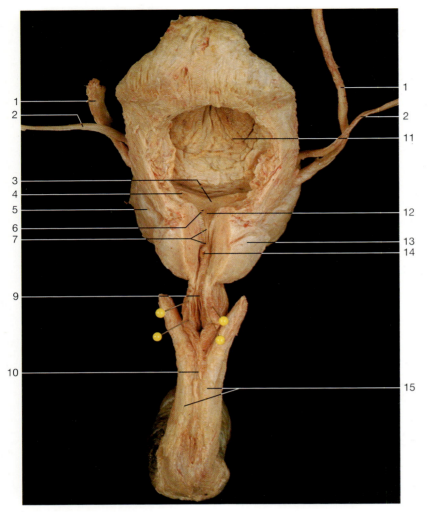

1 Ureter
2 Ductus deferens
3 Plica interureterica
4 Ostium ureteris (Sonde)
5 Vesicula seminalis
6 Trigonum vesicae
7 Pars prostatica urethrae mit Colliculus seminalis
8 M. transversus perinei prof.
9 Pars diaphragmatica urethrae
10 Pars spongiosa urethrae
11 Harnblasenschleimhaut
12 Ostium urethrae int., Uvula vesicae
13 Prostata
14 Utriculus prostaticus
15 Corpus cavernosum penis dext. et sin.
16 Mündung des Ductus ejaculatorius
17 M. sphincter urethrae
18 Plica umbilicalis med.
19 Plica umbilicalis lat.
20 Anulus inguinalis prof.
21 Bauchmuskulatur
22 Mesosigmoideum
23 M. psoas major
24 Plica umbilicalis mediana
25 Vesica urinaria
26 Excavatio rectovesicalis
27 Rectum
28 Lendenwirbelkörper
29 Cauda equina und Dura mater

Männliche Genitalorgane, isoliert (von ventral). Harnblase, Prostata und Urethra wurden eröffnet. Die Harnblase ist kontrahiert.

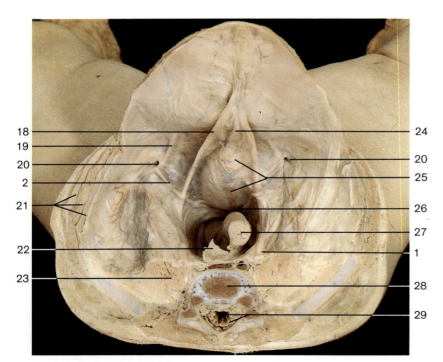

Harnblase eines Neugeborenen in situ. Man sieht von kranial auf die Beckenorgane (männliches Becken).

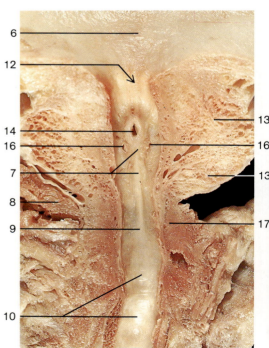

Männliche Urethra mit Prostata und Blasengrund, von ventral eröffnet. Utriculus prostaticus erweitert.

312

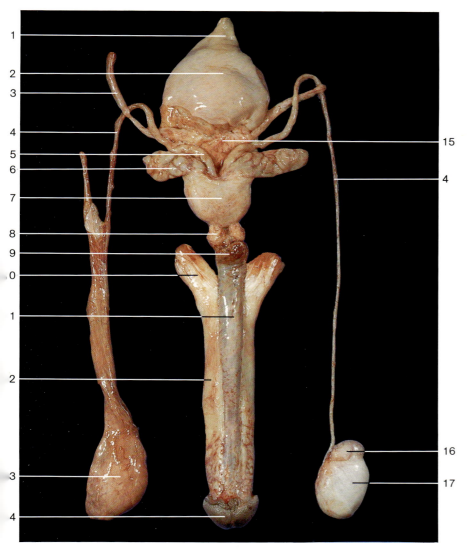

1	Apex vesicae mit Chorda urachi
2	Harnblase (Vesica urinaria)
3	Ureter
4	Ductus deferens
5	Ampulla ductus deferentis
6	Vesicula seminalis
7	Prostata
8	Gl. bulbourethralis (Cowperi)
9	Bulbus penis
10	Crus penis
11	Corpus spongiosum penis
12	Corpus cavernosum penis
13	Testis sin. und Epididymis mit Fascia spermatica interna und Tunica vaginalis
14	Glans penis
15	Blasenfundus
16	Caput epididymidis
17	Testis
18	Harnblasenschleimhaut
19	Trigonum vesicae
20	Ostium ureteris
21	Ostium urethrae internum
22	Colliculus seminalis
23	Prostata
24	Pars prostatica urethrae
25	Pars membranacea urethrae
26	Pars spongiosa urethrae
27	Haut des Penis
28	V. dorsalis penis prof. (unpaarig)
29	A. dorsalis penis (paarig)
30	Tunica albuginea der Corpora cavernosa penis
31	Septum pectiniforme
32	A. profunda penis
33	Tunica albuginea des Corpus spongiosum penis
34	Fascia penis prof.

Männliche Genital- und Harnorgane, isoliert (von dorsal).

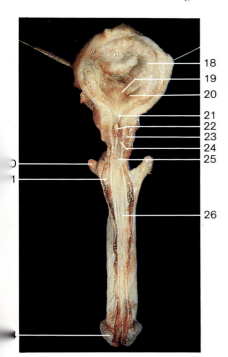

Harnblase, Urethra und Penis, median eröffnet (von ventral).

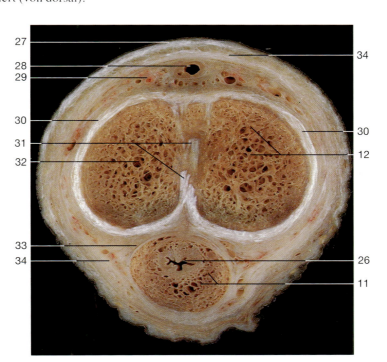

Querschnitt durch den Penis.

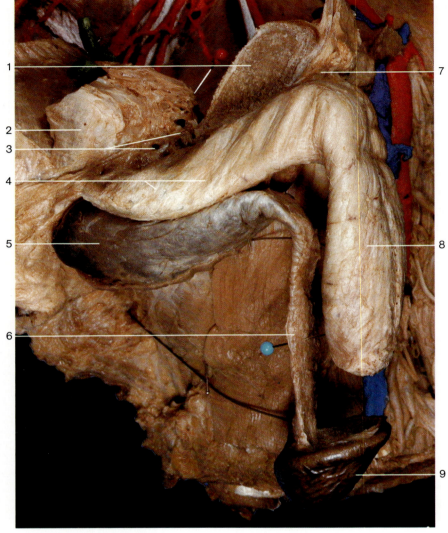

1 Os pubis (durchtrennt)
2 Prostata
3 Plexus venosus prostaticus
4 Crus penis
5 Bulbus penis
6 Corpus spongiosum penis
7 Lig. suspensorium penis
8 Corpus cavernosum penis
9 Glans penis
10 Gl. bulbourethralis (Cowperi)
11 Harnblase (Vesica urinaria)
12 Vesicula seminalis
13 Ampulla ductus deferentis
14 Ductus deferens
15 Pars membranacea urethrae
16 Ureter
17 V. dorsalis penis
18 Septum pectiniforme
19 A. dorsalis penis

Äußeres Genitale beim Mann (schräg von lateral). Das Corpus spongiosum penis mit der Glans penis wurde von den Corpora cavernosa penis gelöst. Die Symphyse wurde durchtrennt und die Harnblase entfernt.

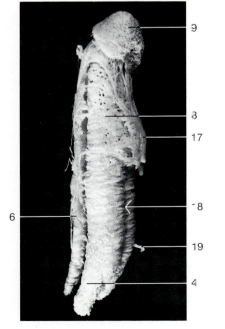

Kunststoffausguß eines erigierten Penis.

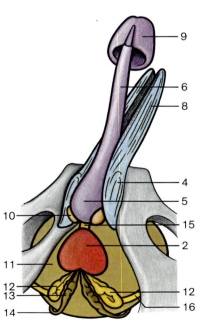

Gliederung des äußeren Genitales und der akzessorischen Geschlechtsdrüsen beim Mann (Schemazeichnung) (W.).

Testis und Epididymis

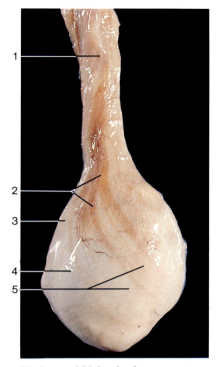
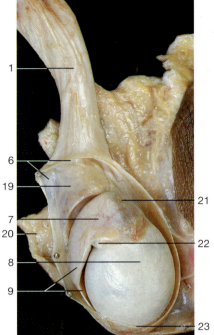
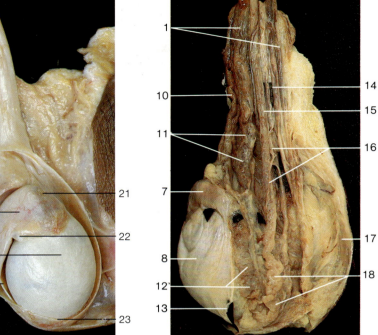

Hoden und Nebenhoden zusammen mit den Hodenhüllen (Seitenansicht).

Hoden und Nebenhoden. Tunica vaginalis testis eröffnet (Seitenansicht).

Hoden, Nebenhoden und Funiculus spermaticus (linke Seite, von dorsolateral eröffnet).

1 Funiculus spermaticus mit Fascia cremasterica
2 M. cremaster
3 Lokalisation des Nebenhodens
4 Fascia spermatica int.
5 Lokalisation des Hodens
6 Schnittfläche der Fascia spermatica int. mit der angrenzenden Lamina parietalis der Tunica vaginalis testis
7 Caput epididymidis
8 Testis mit Tunica vaginalis (Lamina visceralis)
9 Cauda epididymidis
10 A. testicularis
11 Plexus pampiniformis
12 Cauda epididymidis (aufgeknäuelter Ductus epididymidis)
13 Schnittrand der Tunica vaginalis testis
14 A. ductus deferentis
15 **Ductus deferens**
16 Plexus deferentialis
17 Skrotalhaut (verlagert)
18 Übergang des Ductus deferens in den Nebenhoden
19 Lamina parietalis tunicae vaginalis testis
20 Haut, Tunica dartos
21 Appendix epididymidis
22 Appendix testis
23 Gubernaculum testis

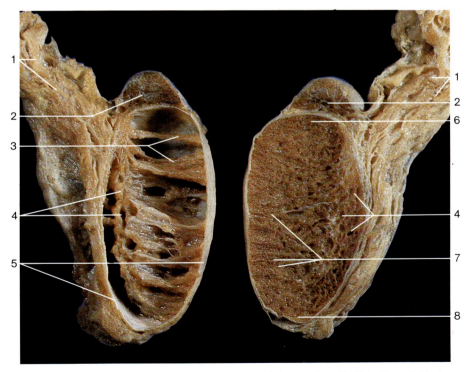

Längsschnitte durch Hoden und Nebenhoden. Links wurden die Tubuli seminiferi entfernt, um die Septula testis zu zeigen. Rechts ist das Parenchym noch erhalten.

1 Funiculus spermaticus (Schnittfläche)
2 Caput epididymidis (Schnittfläche)
3 Septula testis
4 Mediastinum testis
5 Hodenkapsel mit Tunica albuginea
6 Extremitas sup. testis
7 Hodenparenchym (Tubuli seminiferi contorti)
8 Extremitas inf. testis

Akzessorische Geschlechtsdrüsen

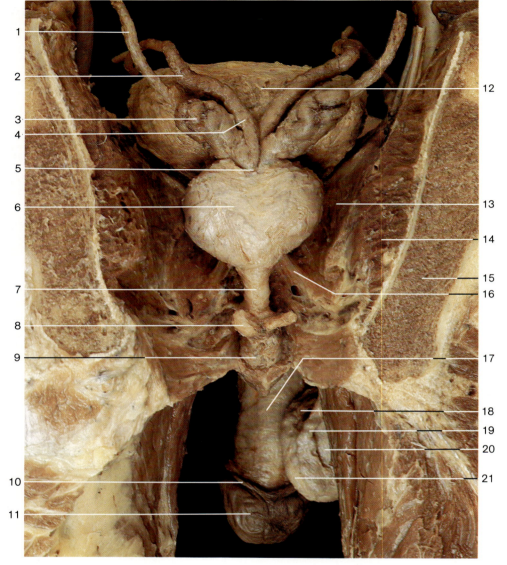

Akzessorische Geschlechtsdrüsen beim Mann (Prostata, Samenblasen) mit Beckenboden. Frontalschnitt durch das kleine Becken. Man sieht von dorsal auf Harnblase, Prostata und Samenblasen.

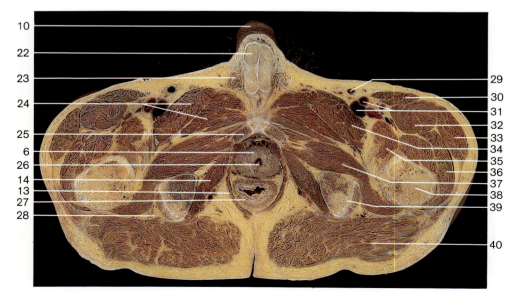

Querschnitt durch den Beckenboden beim Mann in Höhe der Prostata.

1 Ureter
2 Ductus deferens
3 Vesicula seminalis
4 Ampulla ductus deferentis
5 Ductus ejaculatorius
6 Prostata
7 Pars membranacea urethrae
8 Gl. bulbourethralis (Cowperi)
9 Bulbus penis
10 Corona glandis, Penis
11 Glans penis
12 Vesica urinaria
13 M. levator ani
14 M. obturatorius int.
15 Beckenknochen (Anschnitt)
16 Lig. puboprostaticum
17 Corpus spongiosum penis
18 Caput epididymidis
19 Anfangsstück des Ductus deferens
20 Hoden (Testis)
21 Cauda epididymidis
22 Corpus cavernosum penis
23 Funiculus spermaticus
24 Adduktorenmuskulatur
25 Os pubis
26 Pars prostatica urethrae (Colliculus seminalis)
27 Rectum
28 N. ischiadicus
29 V. saphena magna
30 M. sartorius
31 A. und V. femoralis
32 M. rectus femoris
33 M. tensor fasciae latae
34 M. pectineus
35 M. iliopsoas
36 M. vastus lat.
37 M. obturatorius ext.
38 Trochanter major
39 Tuber ischiadicum
40 M. glutaeus maximus

316

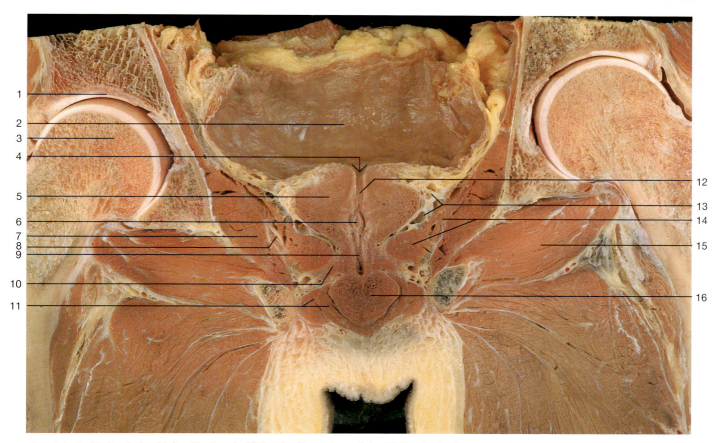

Frontalschnitt durch das kleine Becken in Höhe der Prostata und des Hüftgelenks (von vorne).

1 Hüftgelenkspfanne
2 Harnblase (Vesica urinaria)
3 Caput ossis femoris
4 Ostium urethrae internum
5 Prostata
6 Colliculus seminalis
7 M. obturatorius int.
8 Fossa ischiorectalis
9 Urethra, pars membranacea
10 M. transversus perinei prof.
11 Crus penis, M. ischiocavernosus
12 Urethra, pars prostatica
13 Plexus prostaticus
14 M. levator ani
15 M. obturatorius ext.
16 Bulbus penis
17 Ampulla recti
18 Canalis analis
19 Vesicula seminalis
20 M. sphincter ani int.
21 M. sphincter ani ext.
22 Anus
23 M. psoas major
24 Discus intervertebralis
25 Os ilium
26 Lig. capitis femoris
27 Promontorium

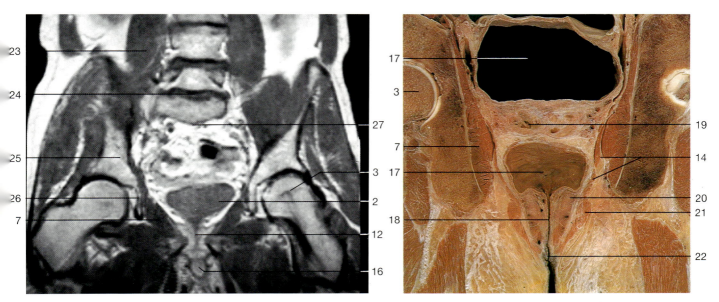

Frontalschnitt durch das kleine Becken. Kernspintomogramm.

Frontalschnitt durch den Canalis analis.

Gefäße der Beckenorgane

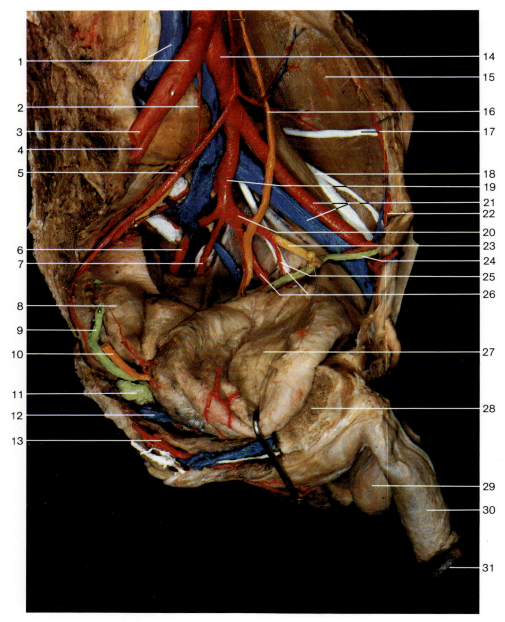

Männliches Becken mit Gefäßen und Nerven (linke Hälfte, von medial). Die Harnblase wurde nach unten verlagert, um die Leitungsbahnen des kleinen Beckens zu zeigen.
Rot = Arterien; blau = Venen; orange = Ureter; grün = Ductus deferens; weiß = Nerven.

1 A. und V. iliaca communis
2 A. sacralis mediana
3 A. iliaca ext. dext. (durchtrennt)
4 A. iliaca int. dext. (durchtrennt)
5 A. rectalis sup.
6 A. glutaea inf.
7 A. pudenda int.
8 Rectum
9 Ductus deferens dext.
10 Ureter dext.
11 Vesicula seminalis
12 Plexus venosus vesicoprostaticus
13 M. levator ani (durchtrennt)
14 A. iliaca communis sin.
15 M. iliacus
16 Ureter sin.
17 N. cutaneus femoris lat.
18 N. femoralis
19 **A. iliaca int. sin.**
20 A. umbilicalis
21 A. und V. iliaca ext. sin.
22 A. und V. epigastrica inf.
23 Chorda a. umbilicalis sin. (gelb)
24 Ductus deferens sin.
25 A. vesicalis sup. sin.
26 A. obturatoria, N. obturatorius sin.
27 Harnblase (Vesica urinaria)
28 Os pubis (durchtrennt)
29 Linker Hoden (Testis sin.)
30 Penis
31 Glans penis

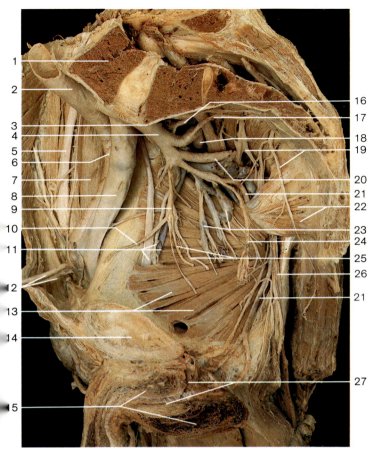

Gefäße des Beckenraumes beim Mann (Medianschnitt, rechte Seite, von medial). Die Eingeweide des kleinen Beckens (Harnblase, Prostata, Rectum usw.) wurden entfernt.

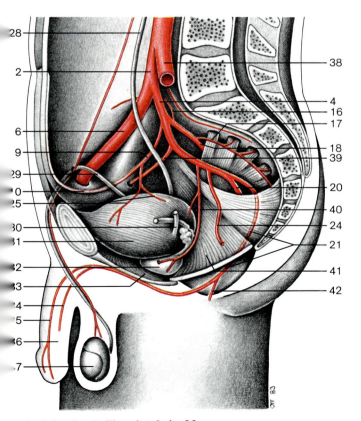

Astfolge der A. iliaca int. beim Mann (Schemazeichnung) (O.).

1 Fünfter Lendenwirbelkörper
2 A. iliaca comm. dext.
3 Promontorium
4 A. iliaca int. dext.
5 N. femoralis
6 A. iliaca ext. dext.
7 M. psoas major dext.
8 V. iliaca ext. dext.
9 A. umbilicalis
10 Chorda a. umbilicalis
11 A. und V. obturatoria, N. obturatorius
12 A. und V. epigastrica inf.
13 M. obturatorius int. dext.
14 Facies symphysialis
15 Schnittfläche der Peniswurzel
16 A. iliolumbalis
17 A. sacralis lat.
18 A. glutaea sup.
19 Plexus pudendalis und coccygeus
20 A. glutaea inf.
21 A. pudenda int.
22 M. coccygeus
23 Venöse Zuflüsse zur V. iliaca int. (V. rectalis med., V. vesicalis inf. etc.)
24 A. rectalis media
25 A. vesicalis sup. und A. ductus deferentis
26 N. pudendus
27 Urethra masculina, pars membranacea und pars spongiosa
28 Ureter dext.
29 Ductus deferens dext.
30 Ureter sin.
31 Harnblase (Vesica urinaria)
32 Prostata
33 Diaphragma urogenitale
34 A. penis prof.
35 A. dorsalis penis
36 Penis
37 Testis
38 A. iliaca comm. sin.
39 A. obturatoria
40 A. vesicalis inf.
41 M. levator ani
42 A. rectalis inf.

319

Äußeres Genitale beim Mann

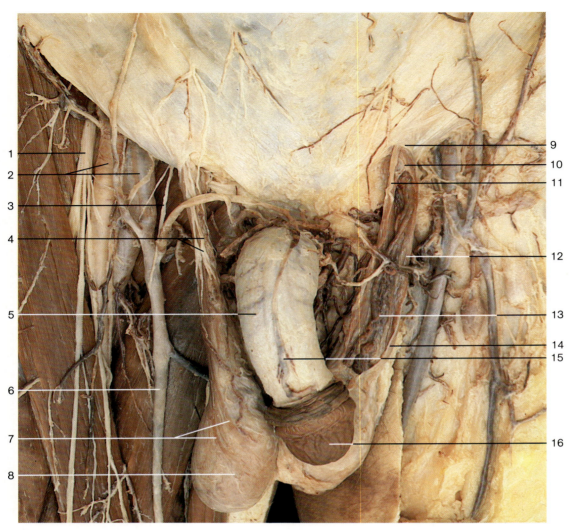

Äußeres Genitale beim Mann; Penis, Hoden und Samenstrang, oberflächliche Schichten (Ventralansicht).

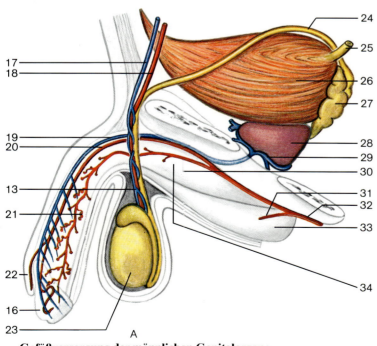
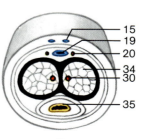

Gefäßversorgung der männlichen Genitalorgane
(Schemazeichnung) (W.). A = von lateral; B = Penisquerschnitt.

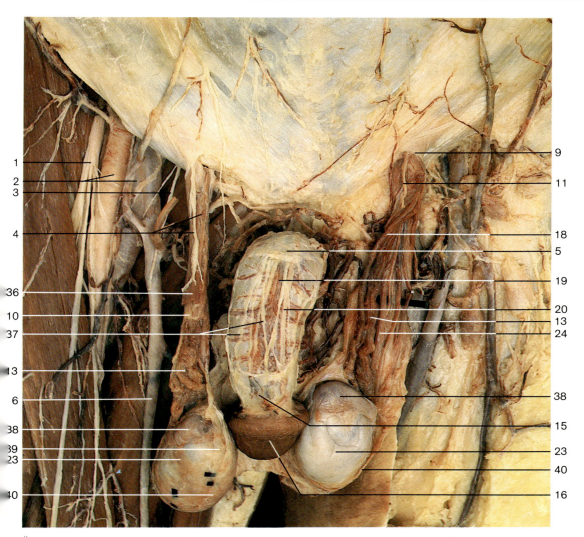

Äußeres Genitale beim Mann; Penis, Hoden und Samenstrang, tiefere Schichten (Ventralansicht). Links wurde der Samenstrang auseinandergespreitzt. Die Fascia penis prof. wurde gefenstert, um die Nn. dorsales penis mit den Begleitgefäßen zu zeigen.

1. N. femoralis
2. A. und V. femoralis
3. R. femoralis n. genitofemoralis
4. Funiculus spermaticus mit R. genitalis n. genitofemoralis
5. Penis mit Fascia penis prof.
6. V. saphena magna
7. M. cremaster
8. Testis mit seinen Hüllen
9. Anulus inguinalis superf. sin.
10. Fascia spermatica int. (durchtrennt)
11. N. ilioinguinalis
12. Linker Funiculus spermaticus
13. Plexus pampiniformis
14. Fascia spermatica ext.
15. V. dorsalis penis superf.
16. Glans penis
17. V. testicularis
18. A. testicularis
19. V. dorsalis penis prof.
20. A. dorsalis penis
21. Aa. helicinae
22. Praeputium penis
23. Testis mit Tunica albuginea
24. Ductus deferens
25. Ureter
26. Vesica urinaria
27. Vesicula seminalis
28. Prostata
29. Plexus venosus vesicoprostaticus
30. A. profunda penis
31. A. bulbi penis
32. A. pudenda int.
33. Corpus spongiosum penis
34. Corpus cavernosum penis
35. Urethra
36. Fascia cremasterica (Cowperi) mit M. cremaster
37. N. dorsalis penis
38. Caput epididymidis
39. Tunica vaginalis testis, lamina visceralis (Epiorchium)
40. Tunica vaginalis testis, lamina parietalis (Periorchium)

Beckenbodenmuskulatur

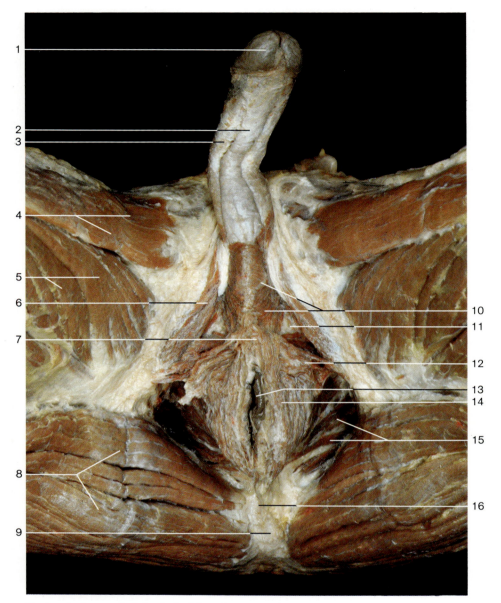

1 Glans penis
2 Corpus spongiosum penis
3 Corpus cavernosum penis
4 M. gracilis
5 Adduktorenmuskulatur
6 M. ischiocavernosus mit Crus penis
7 Perineum
8 M. glutaeus maximus
9 Os coccygis
10 M. bulbocavernosus
11 M. transversus perinei prof. mit Fascia diaphragmatis urogenitalis inf.
12 M. transversus perinei superf.
13 Anus
14 M. sphincter ani ext.
15 M. levator ani
16 Lig. anococcygeum
18 M. obturatorius int.
19 Urethra
20 M. transversus perinei prof.

Beckenbodenmuskulatur beim Mann (von unten).

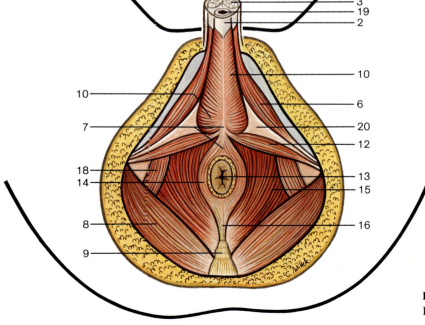

Beckenbodenmuskulatur beim Mann (von unten, Penis durchtrennt) (Schemazeichnung) (W.).

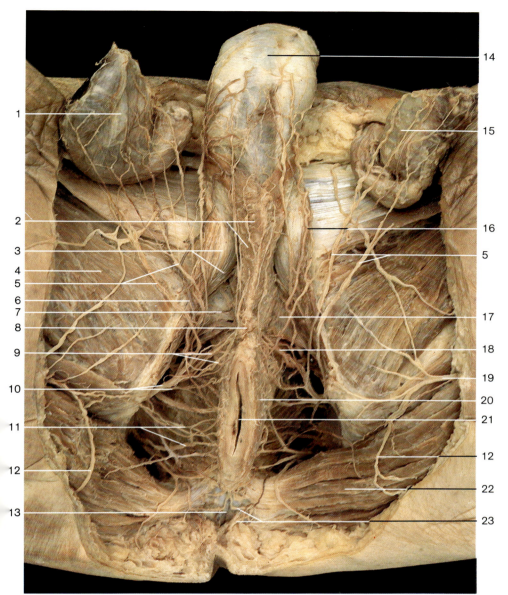

Beckenboden und äußeres Genitale beim Mann (von unten). Beide Hoden wurden nach lateral verlagert. Das Scrotum wurde entfernt.

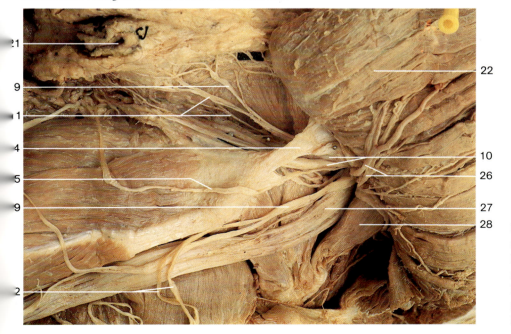

Beckenboden mit Regio glutaea (von lateral, rechte Seite). Der M. glutaeus maximus wurde durchtrennt und aufgeklappt. Das Lig. sacrotuberale wurde gefenstert, um die pudendalen Leitungsbahnen zu zeigen.

1 Testis dext. (hochgehoben und seitwärts verlagert)
2 M. bulbocavernosus
3 M. ischiocavernosus
4 M. adductor magnus
5 Nn. scrotales post.
6 A. dorsalis penis dext.
7 A. bulbi penis dext.
8 Perineum
9 Rami perineales
10 N. pudendus und A. pudenda int.
11 Nn. und Aa. rectales inf.
12 N. clunium inf.
13 Os coccygis
14 Penis
15 Testis sin. (seitwärts verlagert)
16 A. dorsalis penis sin.
17 M. transversus perinei prof.
18 A. bulbi penis sin.
19 Ast des N. cutaneus femoris post.
20 M. sphincter ani ext.
21 Anus
22 M. glutaeus maximus
23 Nn. anococcygei
24 Lig. sacrotuberale (gefenstert)
25 N. perforans lig. sacrotuberalis
26 A. glutaea inf. und N. glutaeus inf.
27 N. ischiadicus
28 M. piriformis

Regio urogenitalis et analis

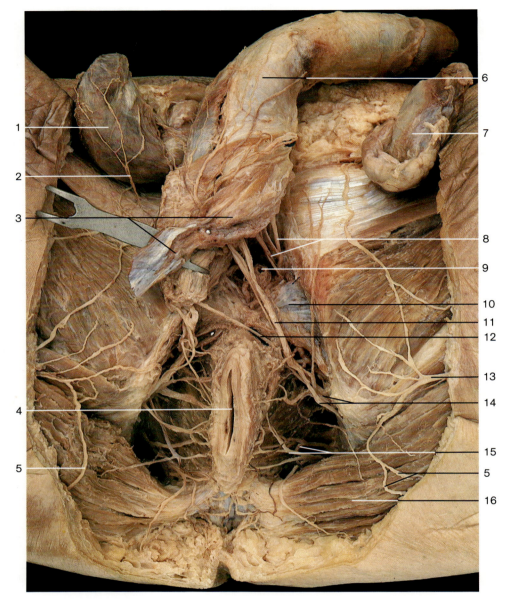

Beckenboden und äußeres Genitale beim Mann (von unten). Das linke Crus penis wurde vom Ramus pubis abgelöst und mit dem Bulbus penis zusammen nach lateral verlagert. Die Urethra wurde in Höhe des Diaphragma urogenitale durchtrennt.

1 Testis dext. (verlagert)
2 Nn. scrotales post.
3 Linkes Crus penis mit M. ischiocavernosus (seitwärts verlagert)
4 Anus
5 Nn. clunium inf.
6 Penis
7 Testis sin. (verlagert)
8 N. und A. dorsalis penis
9 Urethra
10 M. transversus perinei prof.
11 Nn. perineales des N. pudendus
12 A. bulbi penis
13 Ast des N. cutaneus femoris post.
14 A. pudenda int. und N. pudendus
15 Nn. und Aa. rectales inf.
16 M. glutaeus maximus

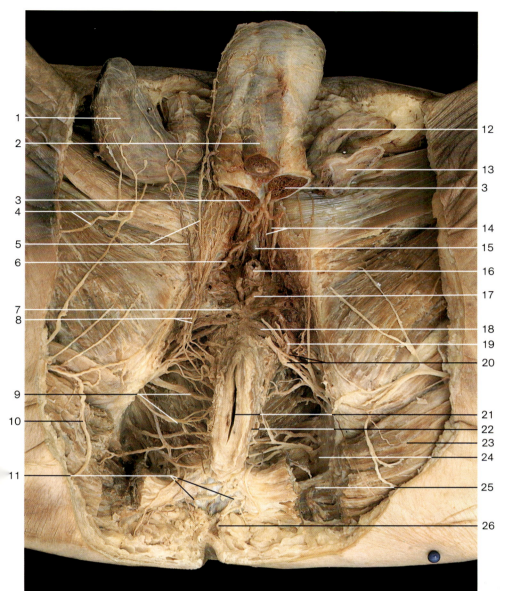

Regio urogenitalis und analis beim Mann (von unten). Die Peniswurzel wurde entfernt und der linke Hoden durchschnitten. Darstellung des Diaphragma urogenitale.

1. Testis dext. (verlagert)
2. Corpus spongiosum penis
3. Corpus cavernosum penis
4. R. perinealis des N. cutaneus femoris post.
5. Nn. und Aa. scrotales post.
6. A. penis profunda
7. M. transversus perinei prof.
8. Nn. perineales dext.
9. Nn. rectales inf.
10. N. clunium inf.
11. Nn. anococcygei
12. Funiculus spermaticus sin.
13. Testis sin. (durchschnitten)
14. N. und A. dorsalis penis
15. V. dorsalis penis prof.
16. Urethra (durchtrennt)
17. A. bulbi penis
18. M. transversus perinei superf.
19. A. bulbi penis sin. (durchtrennt)
20. N. perinealis des N. pudendus
21. Anus
22. M. sphincter ani ext.
23. M. glutaeus maximus
24. Fascia obturatoria mit Alcockschem Kanal für N. pudendus, A. und V. pudenda int.
25. Lig. sacrotuberale
26. Os coccygis
27. Diaphragma urogenitale (M. transversus perinei prof.)
28. Centrum tendineum perinei
29. M. levator ani
30. Lig. anococcygeum
31. M. obturator int.
32. A. dorsalis penis

Diaphragma urogenitale und pelvis beim Mann (von unten) (Schemazeichnung) (W.).
Penis entfernt. Die Pfeile deuten den Verlauf der Leitungsbahnen an.

325

Urogenitalsystem der Frau

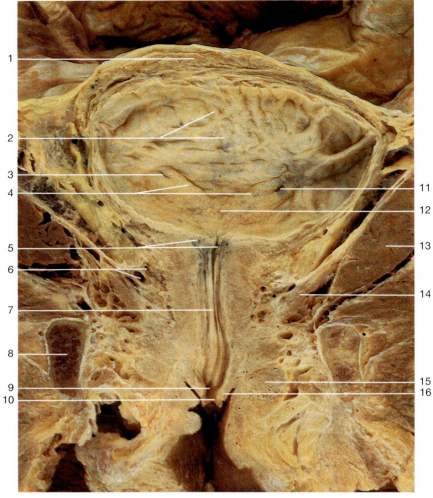

Frontalschnitt durch die Harnblase und Urethra der Frau (Ventralansicht).

1. Blasenwand (Schnittfläche, Tunica muscularis)
2. Blasenschleimhautfalten
3. Ostium ureteris dext.
4. Plica interureterica
5. Ostium urethrae internum
6. Plexus venosus vesicouterinus (Schnittfläche)
7. Urethra feminina
8. Os pubis (Schnittfläche)
9. Ostium urethrae ext.
10. Vestibulum vaginae
11. Ostium ureteris sin.
12. Trigonum vesicae
13. M. obturatorius int.
14. M. levator ani
15. Bulbus vestibuli
16. Labium minus pudendi sin.
17. Tuba uterina
18. Mesosalpinx
19. Ovarium
20. Colon sigmoideum
21. Hiatus saphenus
22. Harnblase (Vesica urinaria)
23. Excavatio vesicouterina
24. Fundus uteri
25. Excavatio rectouterina
26. Rectum, pars ampullaris
27. Niere
28. Ureter, pars abdominalis
29. Ureter, pars pelvina
30. Canalis analis
31. Centrum tendineum perinei
32. Nabel (Umbilicus)
33. Ampulla tubae
34. Portio vaginalis
35. Vagina
36. Symphysis pubica
37. Clitoris
38. M. transversus perinei prof.

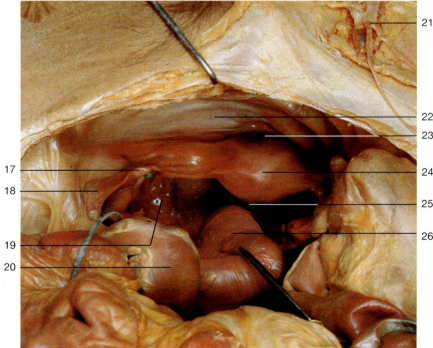

Innere Geschlechtsorgane der Frau. Blick in das kleine Becken von kranial.

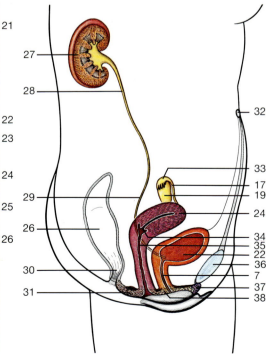

Übersicht über das weibliche Urogenitalsystem, dargestellt am Sagittalschnitt (Schemazeichnung) (W.).

Innere Geschlechtsorgane der Frau

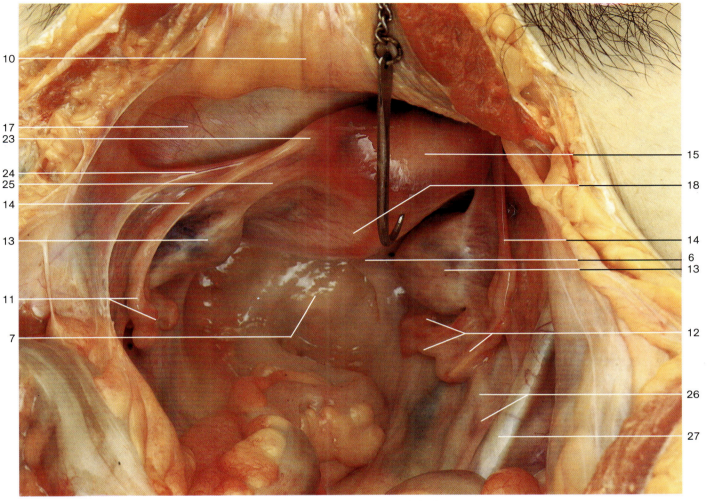

Innere Geschlechtsorgane der Frau; Einblick in das kleine Becken von kranial; der Uterus wurde etwas nach rechts verlagert.

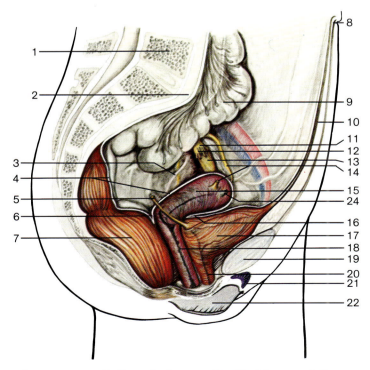

Übersicht über die Lage der inneren Geschlechtsorgane bei der Frau (von medial) (halbschematische Zeichnung) (W.).

1 Fünfter Lendenwirbelkörper
2 Promontorium
3 Ureter sin.
4 Peritoneum (Schnittrand)
5 Ureter dext. (durchtrennt)
6 Excavatio rectouterina
7 Rectum
8 Nabel (Umbilicus)
9 Colon sigmoideum
10 Plica umbilicalis mediana mit Chorda urachi
11 Ampulla tubae uterinae
12 Fimbriae tubae
13 Ovarium
14 Tuba uterina
15 Uterus
16 Excavatio vesicouterina
17 Harnblase (Vesica urinaria)
18 Vagina
19 Symphysis pubica
20 Urethra feminina
21 Clitoris
22 Labium minus pudendi
23 Tubenwinkel am Fundus uteri
24 Lig. teres uteri
25 Lig. ovarium proprium
26 Lig. suspensorium ovarii
27 A. iliaca communis dext.
   (vom Peritoneum bedeckt)

327

Schnitte durch das weibliche Becken

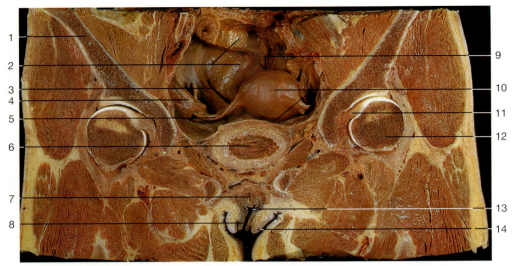

Frontalschnitt durch das weibliche Becken (vgl. gegenüberstehendes Kernspintomogramm).

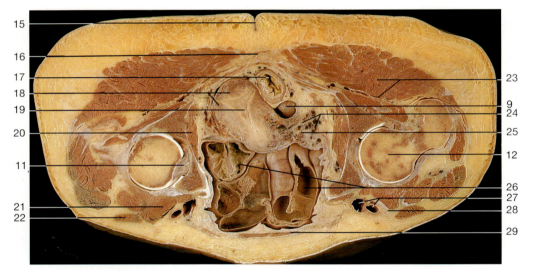

Horizontalschnitt durch das Becken in Höhe des Uterus (von kaudal). Der Uterus ist nach links hinten verlagert.

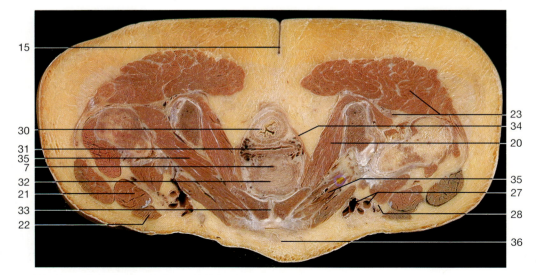

Horizontalschnitt durch das weibliche Becken in Höhe von M. sphincter urethrae und Vagina (von kaudal).

1 Os ilium
2 Rectum
3 Plica rectouterina
4 **Ovarium**
5 **Tuba uterina**
6 Harnblase **(Vesica urinaria)**
7 **Urethra**
8 Labium minus
9 Excavatio rectouterina (Douglasscher Raum)
10 **Uterus,** Excavatio vesicouterina
11 Lig. capitis femoris
12 Caput femoris
13 Vestibulum vaginae
14 Labium majus
15 Rima ani
16 Os coccygis
17 Rectum (Ampulla recti)
18 Uterus, Myometrium
19 Uterus, Endometrium
20 M. obturator int.
21 M. iliopsoas
22 M. sartorius
23 N. ischiadicus, M. glutaeus maximus
24 Plexus venosus uterinus
25 Lig. latum uteri
26 Dünndarm
27 A., V. femoralis
28 N. femoralis
29 M. pyramidalis
30 Rectum, Canalis analis
31 Vagina
32 M. sphincter urethrae (Vesica urinaria)
33 Symphysis pubica
34 M. levator ani (M. pubococcygeus)
35 M. obturatorius ext.
36 Mons pubis

328

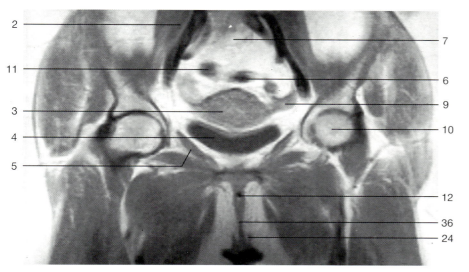

Frontalschnitt durch das weibliche Becken (Kernspintomogramm).

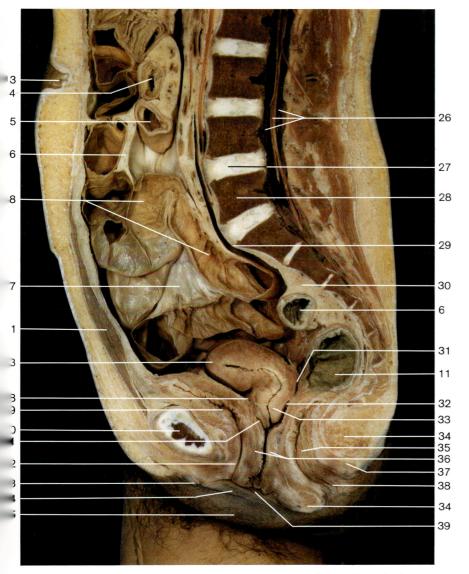

Medianschnitt durch die untere Körperhälfte der Frau. Die Harnblase ist leer und der Uterus befindet sich in normaler Lage.

1 M. rectus abdominis
2 M. psoas major
3 **Uterus**
4 **Harnblase** (Vesica urinaria)
5 M. obturator int.
6 Colon sigmoideum
7 Promontorium
8 Dünndarmschlingen
9 **Tuba uterina**
10 Caput femoris
11 Rectum (Ampulla recti)
12 Orificium urethrae
13 Nabel (Umbilicus)
14 Duodenum
15 Pars ascendens duodeni
16 Radix mesenterii
17 Mesenterium
18 Excavatio vesicouterina
19 Harnblase (Vesica urinaria)
20 Facies symphysialis
21 Fornix ant. vaginae
22 Urethra feminina
23 Clitoris
24 Labium minus pudendi
25 Labium majus pudendi
26 Canalis vertebralis mit Cauda equina
27 Discus intervertebralis (Lendenwirbelsäule)
28 Fünfter Lendenwirbelkörper
29 Promontorium
30 Mesocolon sigmoideum
31 Excavatio rectouterina
32 Fornix post. vaginae
33 Portio vaginalis cervicis
34 M. sphincter ani ext.
35 Canalis analis
36 Vagina
37 M. sphincter ani int.
38 Anus
39 Hymen

329

Uterus und Adnexe

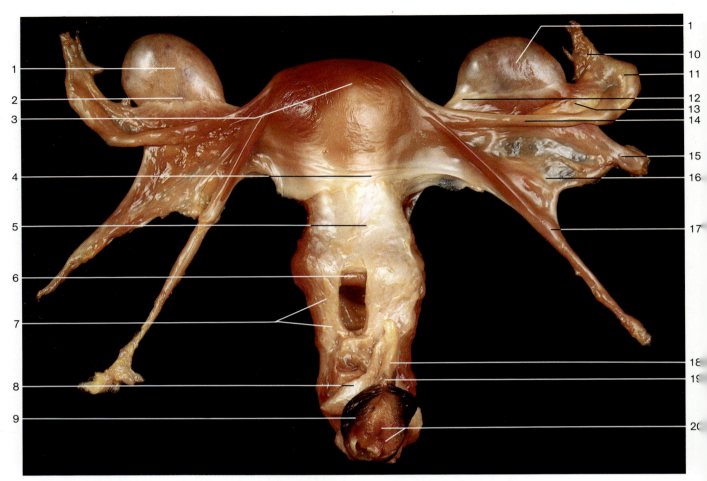

Weibliche Geschlechtsorgane, isoliert (von ventral). Die Vorderwand der Vagina wurde gefenstert, um die Portio vaginalis zu zeigen.

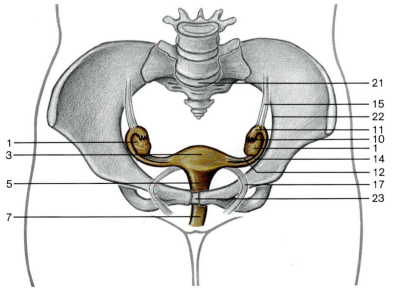

Lage der inneren Geschlechtsorgane bei der Frau (Schemazeichnung) (W.).

1 Ovarium
2 Mesovarium
3 Fundus uteri
4 Umschlagfalte des Peritoneums (Excavatio vesicouterina)
5 Cervix uteri, portio supravaginalis
6 Portio vaginalis
7 Vagina
8 Crus clitoridis
9 Labium minus pudendi
10 Fimbriae tubae
11 Ampulla tubae uterinae
12 Lig. ovarii proprium
13 Mesosalpinx
14 Isthmus tubae uterinae
15 Lig. suspensorium ovarii (nach kaudal verlagert)
16 Lig. latum uteri
17 Lig. teres uteri
18 Corpus cavernosum clitoridis
19 Glans clitoridis
20 Ostium vaginae und Hymen
21 Promontorium
22 Linea terminalis (Beckeneingangsebene)
23 Symphysis pubica

Uterus und Adnexe

1 Fundus uteri
2 Isthmus tubae uterinae
3 Lig. ovarii proprium
4 Ovarium
5 Ampulla tubae uterinae
6 Fimbriae tubae uterinae
7 Ureter
8 Rectum
9 Apex vesicae mit Lig. umbilicale medianum
10 Vesica urinaria
11 Lig. teres uteri
12 Mesosalpinx
13 Mesovarium
14 Excavatio rectouterina
15 Lig. suspensorium ovarii
16 Stigma einer abgelaufenen Ovulation
17 Ostium abdominale tubae uterinae
18 Corpus uteri
19 Cervix uteri
20 Portio vaginalis cervicis
21 Vagina
22 Uterusschleimhaut (Blutung)
23 Fornix ant. vaginae

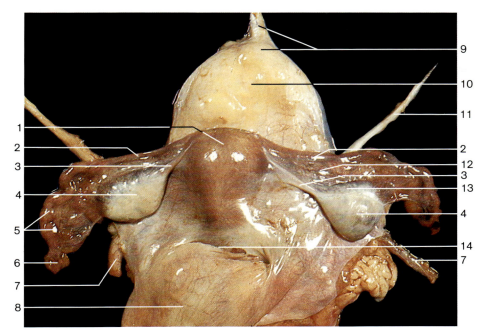

Beckenorgane der Frau, isoliert (von hinten-oben).

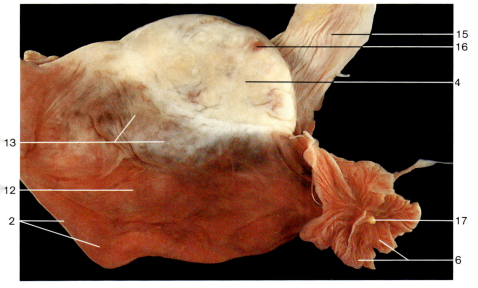

Ovarium und Tuba uterina, isoliert, rechte Seite (von hinten-oben). Die Fimbrien wurden entfaltet, um das Ostium abdominale tubae zu zeigen.

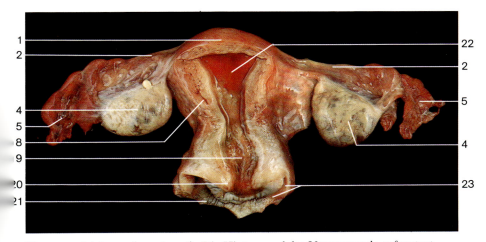

Uterus und Adnexe (von dorsal). Die Hinterwand des Uterus wurde gefenstert.

331

Gefäße der weiblichen Geschlechtsorgane

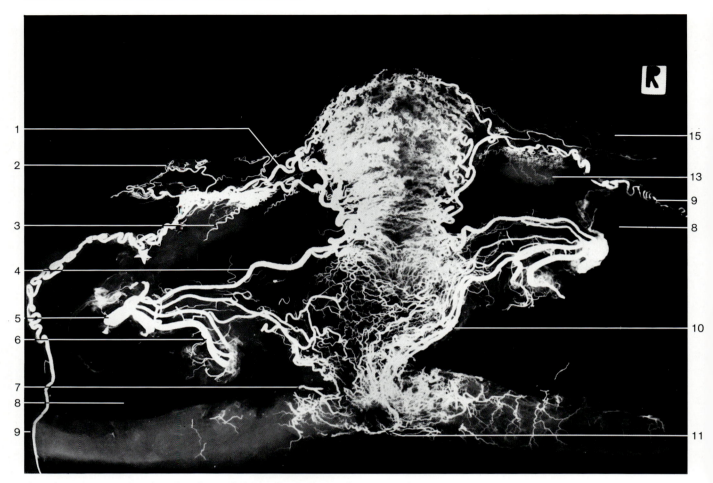

Arteriogramm von den Arterien des weiblichen Genitaltrakts (von ventral). Man beachte die gewundenen Arterien bei Ovar und Uterus (Aa. helicinae).

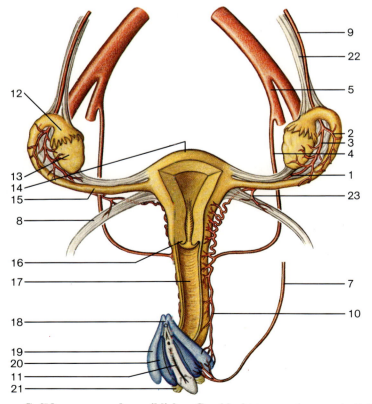

Gefäßversorgung der weiblichen Geschlechtsorgane (von ventral) (W.).

1 R. ovaricus der A. uterina (Ovarialarkade)
2 R. tubarius der A. ovarica
3 R. ovaricus der A. ovarica
4 **A. uterina**
5 A. iliaca int.
6 A. glutaea inf.
7 **A. pudenda int.**
8 Lig. teres uteri
9 **A. ovarica**
10 A. vaginalis
11 Ostium vaginae
12 Ampulla tubae uterinae
13 Ovarium
14 Fundus uteri
15 Isthmus tubae uterinae
16 Portio vaginalis
17 Vagina
18 Clitoris
19 Corpus cavernosum clitoridis
20 Bulbus vestibuli
21 Gl. vestibularis major
22 Lig. suspensorium ovarii
23 A. ligamenti teretis uteri

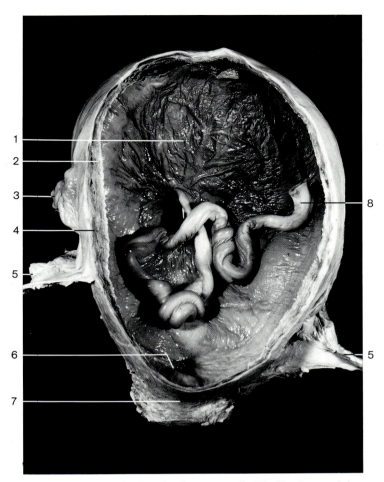

1 Placenta
2 Eihäute (Amnion und Chorion)
3 Adnexe
4 Uteruswand (Myometrium)
5 Lig. teres uteri
6 Innerer Muttermund
7 Cervix uteri
8 Nabelstrang (Funiculus umbilicalis)
9 Nodi lymphatici lumbales
10 Nodi lymphatici iliaci ext.
11 Nodi lymphatici inguinales
12 Aorta abdominalis
13 Lig. suspensorium ovarii
14 A. iliaca ext.
15 Nodi lymphatici sacrales
16 A. iliaca int.
17 Ovarium
18 Tuba uterina
19 Nodi lymphatici iliaci int.
20 Äußeres Genitale

Gravider Uterus mit Placenta (von ventral). Die Vorderwand des Uterus wurde entfernt, um die Placenta zu zeigen.

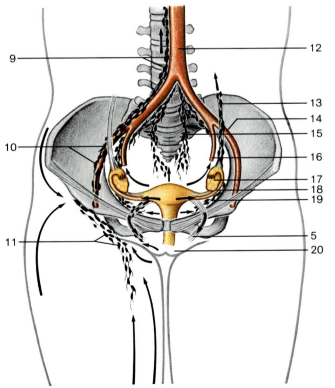

Lymphabflüsse aus Uterus und Adnexe (Schemazeichnung) (W.). Rot = Arterien; schwarz = Lymphknoten und Lymphgefäße. Die Pfeile deuten die Richtung der Lymphabflußwege an.

Äußeres Genitale der Frau

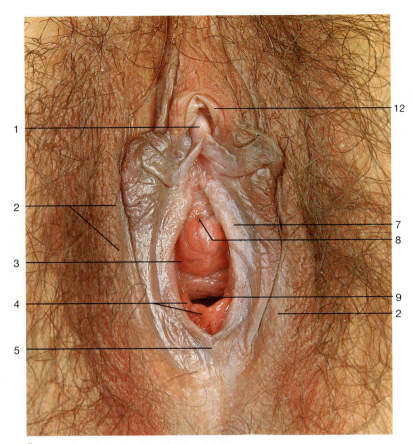

Äußeres Genitale der Frau in situ. Nullipara.

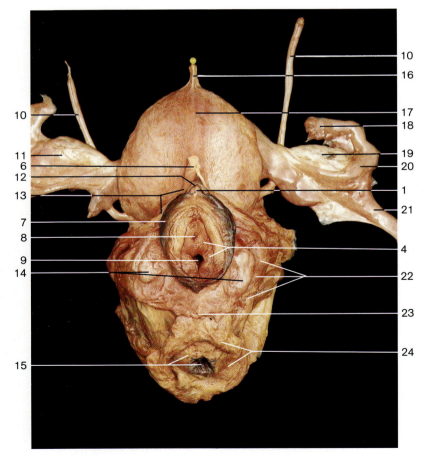

Äußeres Genitale und innere Geschlechtsorgane der Frau (Virgo, Organpaket, von vorne gesehen).

1 Glans clitoridis
2 Labia majora pudendi
3 Vestibulum vaginae
4 Hymen
5 Commissura labiorum post.
6 Corpus clitoridis
7 Labium minus pudendi
8 Ostium urethrae ext.
9 Ostium vaginae
10 Ureter
11 Adnexe
12 Praeputium clitoridis
13 Corpus cavernosum clitoridis (crus clitoridis)
14 Gl. vestibularis major (Bartholini)
15 Anus und M. sphincter ani int.
16 Chorda urachi
17 Vesica urinaria
18 Ampulla tubae uterinae
19 Ovarium
20 Tuba uterina (Isthmus)
21 Lig. suspensorium ovarii (kaudalwärts verlagert)
22 M. bulbocavernosus und Bulbus vestibuli
23 Centrum tendineum perinei
24 M. sphincter ani ext.

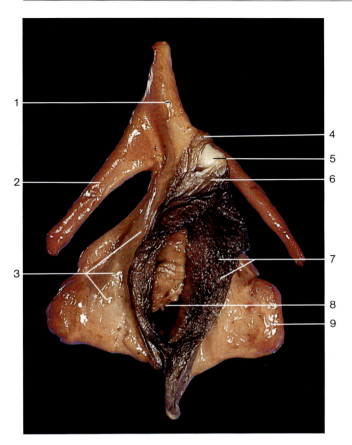

Schwellkörper im Bereich des äußeren Genitales der Frau, isoliert (von vorne).

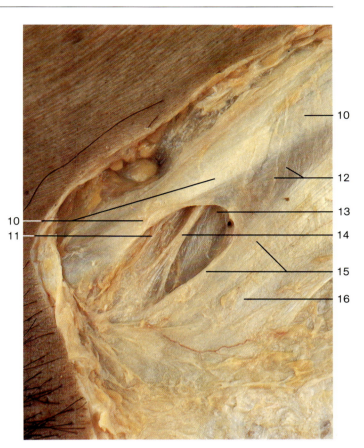

Canalis inguinalis und Lig. teres uteri in situ (linke Seite, von ventral gesehen).

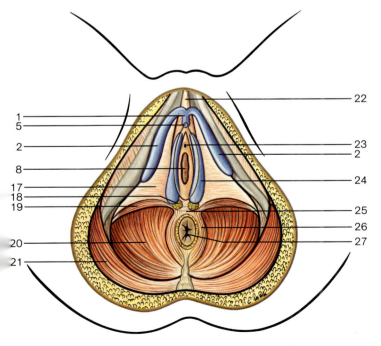

Beckenboden und Schwellkörper im Bereich des äußeren Genitales der Frau (von vorne und unten gesehen) (Schemazeichnung) (W.).

1 Corpus clitoridis ⎫ Corpus cavernosum clitoridis
2 Crus clitoridis ⎭
3 Bulbus vestibuli mit M. bulbocavernosus
4 Praeputium clitoridis
5 Glans clitoridis
6 Frenulum clitoridis
7 Labium minus pudendi
8 Ostium vaginae
9 Gl. vestibularis major
10 Crus mediale
11 N. ilioinguinalis
12 Fibrae intercrurales
13 Anulus inguinalis superf.
14 Lig. teres uteri
15 Crus. lat.
16 Lig. inguinale
17 M. transversus perinei prof. mit Faszie
18 Gl. vestibularis major (Bartholini)
19 M. transversus perinei superf.
20 M. levator ani
21 M. glutaeus maximus
22 Lig. suspensorium clitoridis
23 Ostium urethrae ext.
24 Bulbus vestibuli
25 Centrum tendineum perinei
26 M. sphincter ani ext.
27 Anus

Diaphragma urogenitale bei der Frau

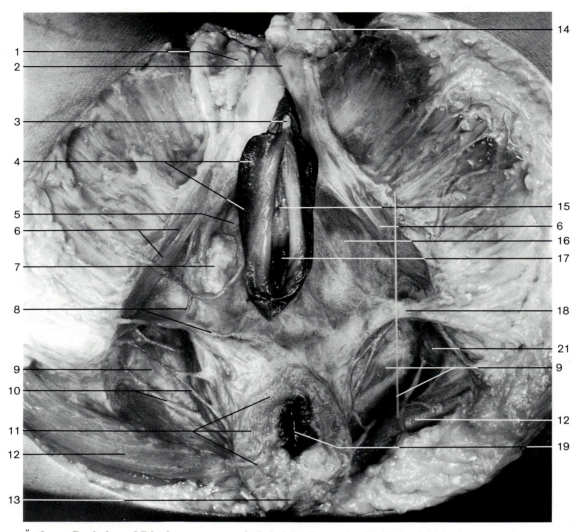

Äußeres Genitale und Diaphragma urogenitale bei der Frau, oberflächliche Schicht (von unten).

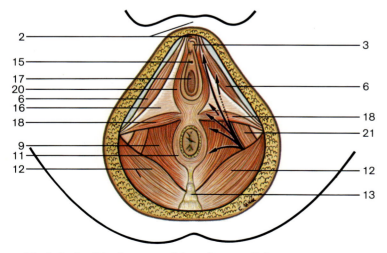

Muskeln des Diaphragma pelvis und urogenitale (Schemazeichnung) (W.).

1 Fettgewebe in der Umgebung des Lig. teres uteri
2 Lokalisation der Symphysis pubica
3 Clitoris
4 Labium minus pudendi
5 Bulbus vestibuli
6 M. ischiocavernosus
7 Glandula vestibularis major (Bartholini)
8 Rr. perineales des N. pudendus
9 M. levator ani
10 Nn. rectales inf.
11 M. sphincter ani ext.
12 M. glutaeus maximus
13 Os coccygis
14 Fettgewebe des Mons pubis
15 Ostium ext. urethrae
16 M. transversus perinei prof. mit Fascia diaphragmatis urogenitalis inf.
17 Ostium vaginae
18 M. transversus perinei superf.
19 Anus
20 M. bulbocavernosus
21 M. obturatorius int.

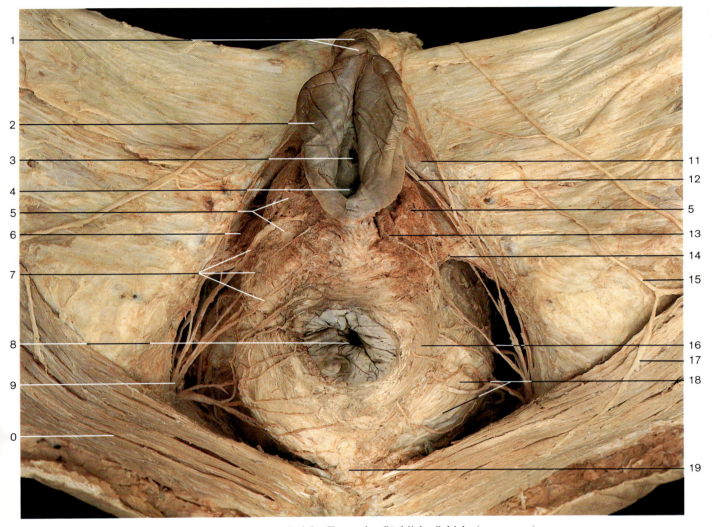

Diaphragma urogenitale und äußere Genitalorgane bei der Frau, oberflächliche Schicht (von unten).

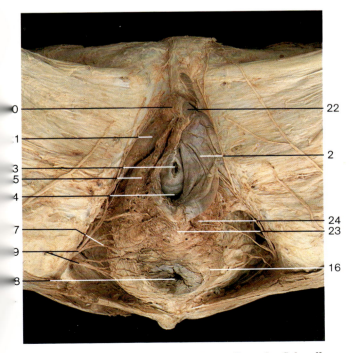

Äußere weibliche Genitalorgane, Darstellung der Schwellkörper (Bulbus vestibuli und Corpus cavernosum clitoridis) (von unten). Das rechte Labium minus wurde entfernt.

1 Clitoris mit Praeputium clitoridis
2 Labium minus pudendi
3 Ostium urethrae ext.
4 Ostium vaginae
5 Bulbus vestibuli
6 Diaphragma urogenitale (M. transversus perinei prof.)
7 Nn. perineales des N. pudendus
8 Anus
9 N. pudendus, A. und V. pudenda int.
10 M. glutaeus maximus
11 Crus clitoridis mit M. ischiocavernosus
12 N. und A. dorsalis clitoridis, Nn. labiales post.
13 Gl. vestibularis major (Bartholini)
14 M. transversus perinei superf.
15 R. perinealis des N. cutaneus femoris post.
16 M. sphincter ani ext.
17 N. clunium inf.
18 M. levator ani
19 Lig. anococcygeum
20 Corpus clitoridis
21 Crus clitoridis
22 Glans clitoridis
23 Centrum tendineum perinei
24 M. bulbocavernosus

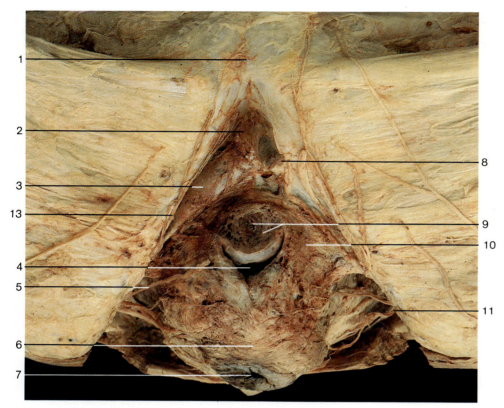

Diaphragma urogenitale und Diaphragma pelvis bei der Frau (von unten). Die Labia minora und der linke Schenkel des Klitorisschwellkörpers wurden entfernt.

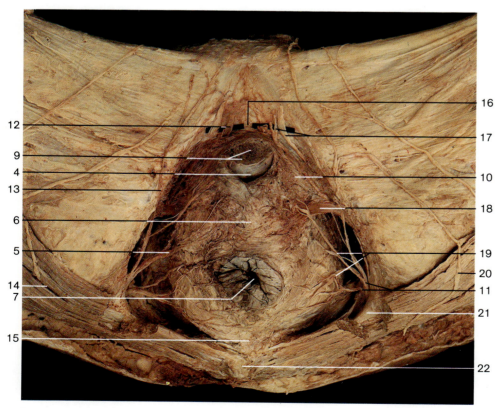

Diaphragma urogenitale bei der Frau (von unten). Die Labia minora, Clitoris und der Bulbus vestibuli wurden entfernt.

1 Lokalisation der Symphysis pubica
2 Corpus clitoridis
3 Crus clitoridis dext.
4 Ostium vaginae
5 Nn. perineales des N. pudendus
6 Centrum tendineum perinei
7 Anus
8 Glans clitoridis
9 Urethra femina mit umgebendem Harnröhrenschwellkörper
10 M. transversus perinei prof.
11 N. pudendus und A. pudenda int.
12 V. dorsalis clitoridis superf. dext.
13 Nn. labiales post.
14 M. glutaeus maximus
15 Lig. anococcygeum
16 V. dorsalis clitoridis prof.
17 N. und A. dorsalis clitoridis
18 M. transversus perinei superf.
19 Nn. perineales und Nn. rectales inf. n. pudendi
20 N. clunium inf.
21 Lig. sacrotuberale
22 Os coccygis

338

Kapitel VIII
Obere Extremität

Schulter und Arm

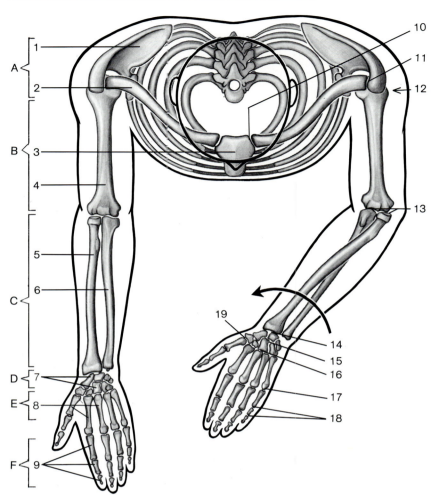

A Schultergürtel
   (Cingulum membri sup.)
B Oberarm (Brachium)
C Unterarm (Antebrachium)
D Handwurzel (Carpus)
E Mittelhand (Metacarpus)
F Finger (Phalanges)

Knochen

1 Scapula
2 Clavicula
3 Sternum
4 Humerus
5 Radius
6 Ulna
7 Ossa carpi
8 Ossa metacarpalia
9 Phalanges

Gelenke

10 Articulatio sternoclavicularis
11 Articulatio acromioclavicularis
12 Articulatio humeri
13 Articulatio cubiti
14 Articulatio radiocarpea
15 Articulatio mediocarpea
16 Articulationes carpometacarpeae
17 Articulationes metacarpophalangeae
18 Articulationes interphalangeae manus
19 Articulatio carpometacarpea pollicis

Übersicht über die Gliederung der oberen Extremität (Ansicht von oben). Der linke Arm befindet sich in Pronationsstellung, der rechte in Supinationsstellung.

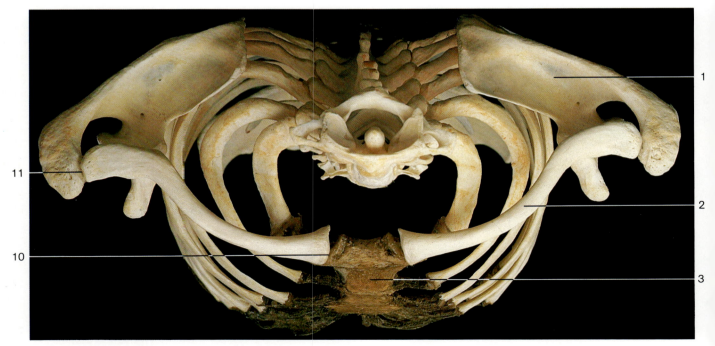

Skelett des Schultergürtels mit Thorax (Ansicht von oben).

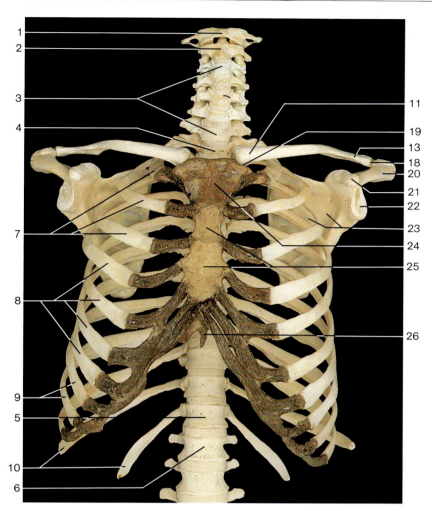

Skelett von Schultergürtel und Thorax (von vorne). Die knorpeligen Anteile der Rippen erscheinen dunkelbraun.

Columna vertebralis
1 Atlas (Vertebra cervicalis I)
2 Axis (Vertebra cervicalis II)
3 Vertebrae cervicales III–VII
4 Vertebra thoracica I
5 Vertebra thoracica XII
6 Vertebra lumbalis I

Costae
7 Costae I–III ⎫
8 Costae IV–VII ⎬ Costae verae
9 Costae VIII–X ⎫
10 Costae XI-XII ⎬ Costae spuriae
(Costae fluctuantes)

Clavicula
11 Extremitas sternalis
12 Facies articularis sternalis
13 Extremitas acromialis
14 Facies articularis acromialis
15 Impressio lig. costoclavicularis
16 Tuberculum conoideum
17 Linea trapezoidea
18 Lage der Articulatio acromioclavicularis
19 Lage der Articulatio sternoclavicularis

Scapula
20 Acromion
21 Processus coracoideus
22 Cavitas glenoidalis
23 Facies costalis scapulae

Sternum
24 Manubrium sterni
25 Corpus sterni
26 Processus xiphoideus

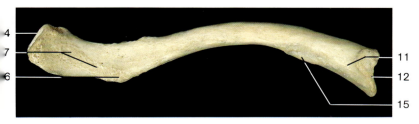

Clavicula dext. (von oben).

Clavicula dext. (von unten).

Durch die in der Evolution erfolgte Aufrichtung des menschlichen Körpers hat die obere Extremität einen großen Freiraum für ihre Bewegungen gewonnen. Der Schultergürtel kann auf dem Thorax hin und her gleiten und damit Arm und Hand in eine jeweils andere Ausgangslage bringen. Der Schultergürtel ist nur im Sternoklavikulargelenk mit dem Rumpf verbunden. Die Bewegungsmöglichkeiten der oberen Extremität sind außerdem durch die Pro-Supination des Unterarms bedeutend vergrößert worden.

Thorax

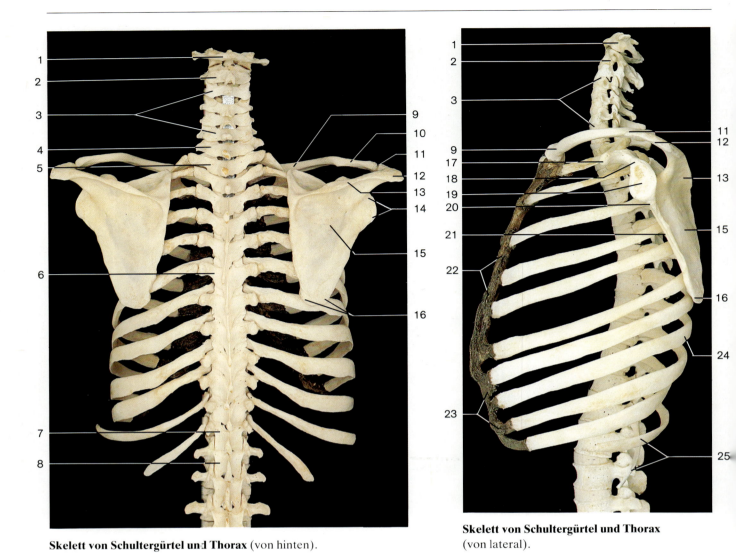

Skelett von Schultergürtel und Thorax (von hinten).

Skelett von Schultergürtel und Thorax (von lateral).

Columna vertebralis
1 Atlas (Vertebra cervicalis I)
2 Axis (Vertebra cervicalis II)
3 Vertebrae cervicales III–VI
4 Vertebra prominens (Vertebra cervicalis VII)
5 Vertebra thoracica I
6 Vertebra thoracica VI
7 Vertebra thoracica XII
8 Vertebra lumbalis I

Clavicula
9 Extremitas sternalis
10 Extremitas acromialis
11 Articulatio acromioclavicularis (Lokalisation)

Scapula
12 Acromion
13 Spina scapulae
14 Angulus lateralis scapulae
15 Facies dorsalis scapulae
16 Angulus inferior scapulae
17 Processus coracoideus
18 Tuberculum supraglenoidale
19 Cavitas glenoidalis
20 Tuberculum infraglenoidale
21 Margo lateralis

Thorax
22 Sternum (Corpus sterni)
23 Angulus infrasternalis
24 Angulus costae
25 Costae fluctuantes

342

Scapula

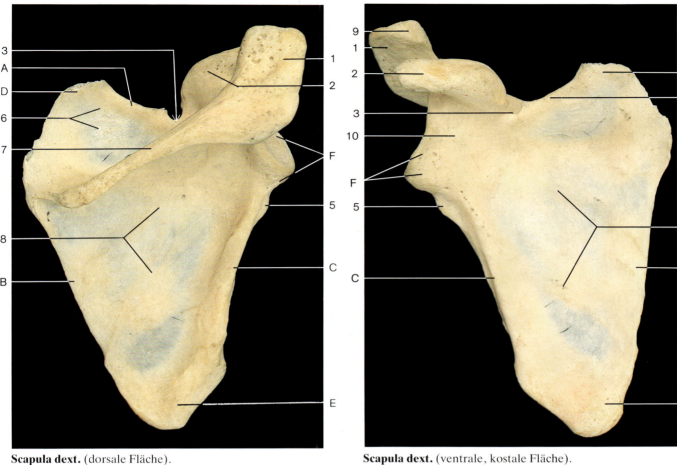

Scapula dext. (dorsale Fläche).

Scapula dext. (ventrale, kostale Fläche).

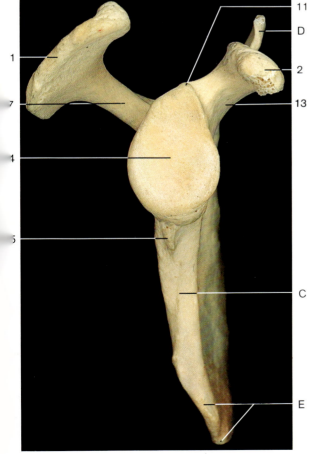

Scapula dext. (von lateral).

Scapula

- A Margo superior
- B Margo medialis
- C Margo lateralis
- D Angulus superior
- E Angulus inferior
- F Angulus lateralis

1. Acromion
2. Processus coracoideus
3. Incisura scapulae
4. Cavitas glenoidalis
5. Tuberculum infraglenoidale
6. Fossa supraspinata
7. Spina scapulae
8. Fossa infraspinata
9. Facies articularis acromii
10. Collum scapulae
11. Tuberculum supraglenoidale
12. Facies costalis scapulae
13. Basis des Proc. coracoideus

343

Schultergürtel und Humerus

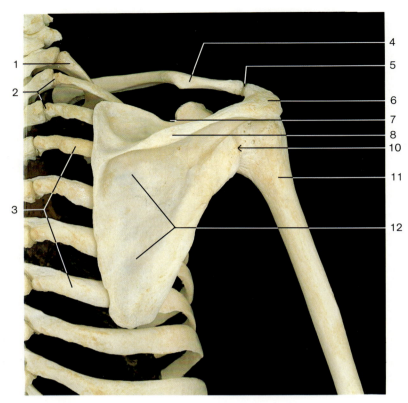

1 Erste Rippe
2 Lage der Articulationes costotransversariae
3 Vierte bis siebte Rippe
4 Clavicula
5 Lage der Articulatio acromioclavicularis
6 Acromion
7 Incisura scapulae
8 Spina scapulae
9 Caput humeri
10 Cavitas glenoidalis
11 Collum chirurgicum
12 Fossa infraspinata
13 Processus coracoideus
14 Tuberculum infraglenoidale
15 Tuberculum majus humeri
16 Collum anatomicum

Schultergürtel, Gelenkkörper des Schultergelenkes (von dorsal).

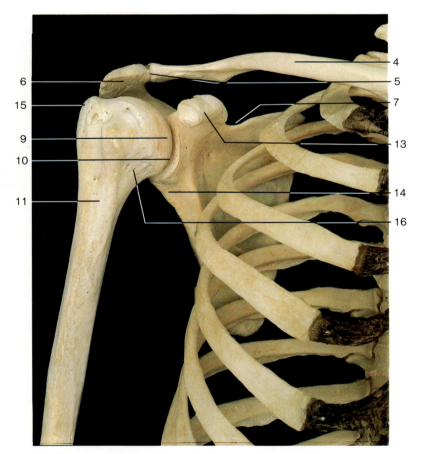

Schultergürtel, Gelenkkörper des Schultergelenkes (von ventral).

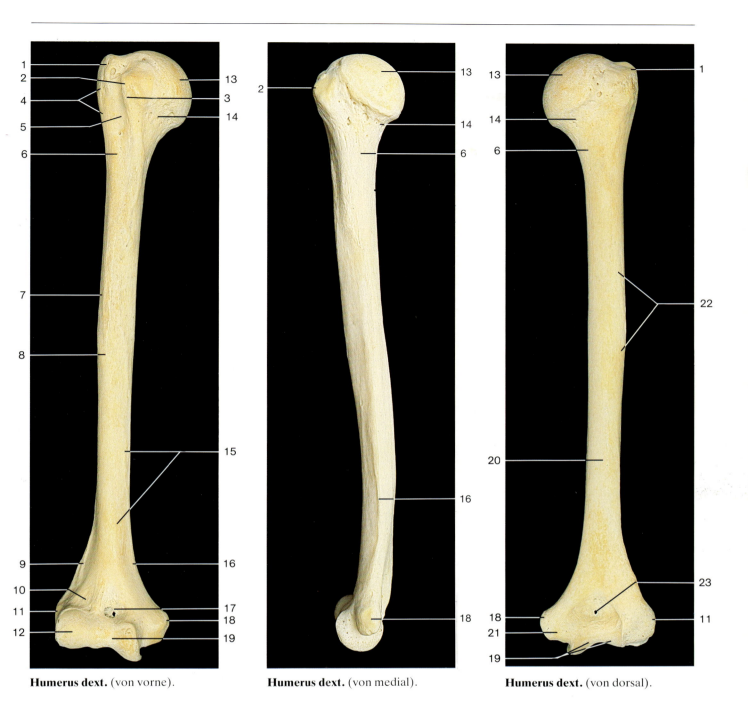

Humerus dext. (von vorne). **Humerus dext.** (von medial). **Humerus dext.** (von dorsal).

Humerus

1	Tuberculum majus	7	Tuberositas deltoidea	13	Caput humeri
2	Tuberculum minus	8	Facies ant. lat. humeri	14	Collum anatomicum
3	Crista tuberculi minoris	9	Margo lat.	15	Facies ant. med. humeri
4	Crista tuberculi majoris	10	Fossa radialis	16	Margo med.
5	Sulcus intertubercularis	11	Epicondylus lateralis humeri	17	Fossa coronoidea
6	Collum chirurgicum	12	Capitulum humeri	18	Epicondylus med. humeri
19	Trochlea humeri				
20	Facies post. humeri				
21	Sulcus n. ulnaris				
22	Sulcus n. radialis				
23	Fossa olecrani				

345

Skelett des Unterarms

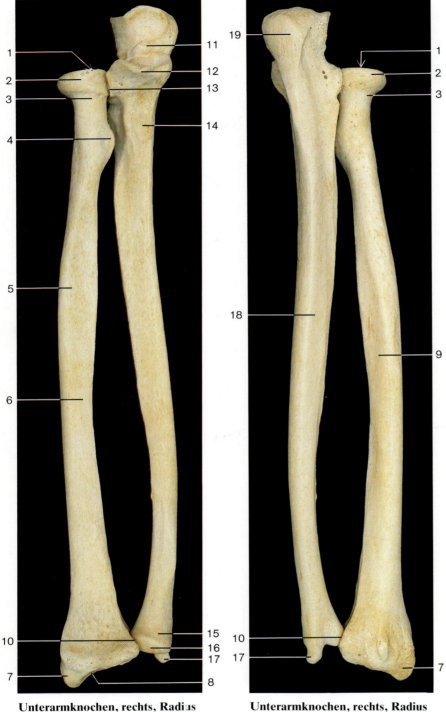

Radius
1 Caput radii mit Fovea capitis
2 Circumferentia articularis radii
3 Collum radii
4 Tuberositas radii
5 Corpus radii
6 Facies ant. radii
7 Processus styloideus radii
8 Facies articularis carpea
9 Facies post. radii
10 Incisura ulnaris radii

Ulna
11 Incisura trochlearis
12 Processus coronoideus
13 Incisura radialis ulnae
14 Tuberositas ulnae
15 Caput ulnae
16 Circumferentia articularis ulnae
17 Processus styloideus ulnae
18 Facies post. ulnae
19 Olecranon

Unterarmknochen, rechts, Radius und Ulna (von vorne).

Unterarmknochen, rechts, Radius und Ulna (von hinten).

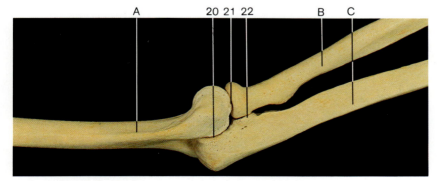

Gelenkkörper des rechten Ellenbogengelenkes (von lateral).

Ellenbogengelenk (Lokalisation der Teilgelenke der Articulatio cubiti).

20 Articulatio humeroulnaris
21 Articulatio humeroradialis
22 Articulatio radioulnaris proximalis

A Humerus
B Radius
C Ulna

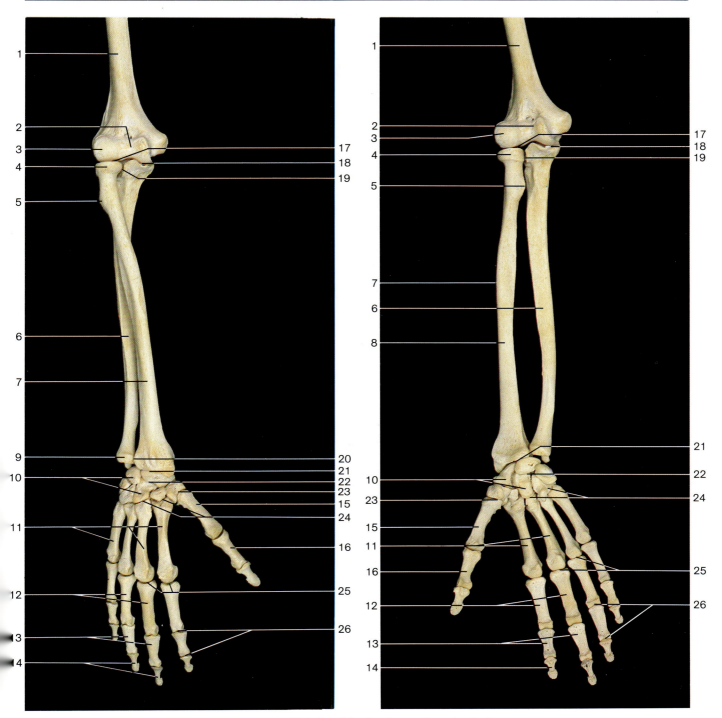

Unterarmknochen mit Hand in Pronationsstellung (links) **und Supinationsstellung** (rechts).

	Humerus	9	Circumferentia articularis ulnae		**Gelenke von Unterarm und Hand** (Lokalisation)
	Trochlea humeri	10	Carpus (Ossa carpi)	17	Articulatio humeroradialis
	Capitulum humeri	11	Metacarpus (Ossa metacarpalia)	18	Articulatio humeroulnaris
	Circumferentia articularis radii	12	Phalanges proximales	19	Articulatio radioulnaris proximalis
	Tuberositas radii	13	Phalanges mediae	20	Articulatio radioulnaris distalis
	Ulna (facies ant.)	14	Phalanges distales	21	Articulatio radiocarpea
	Radius (facies post.)	15	Os metacarpale I	22	Articulatio mediocarpea
	Radius (facies ant.)	16	Phalanx proximalis pollicis	23	Articulatio carpometacarpea pollicis
				24	Articulationes carpometacarpeae
				25	Articulationes metacarpophangeae
				26	Articulationes interphalangeae manus

Skelett der Hand

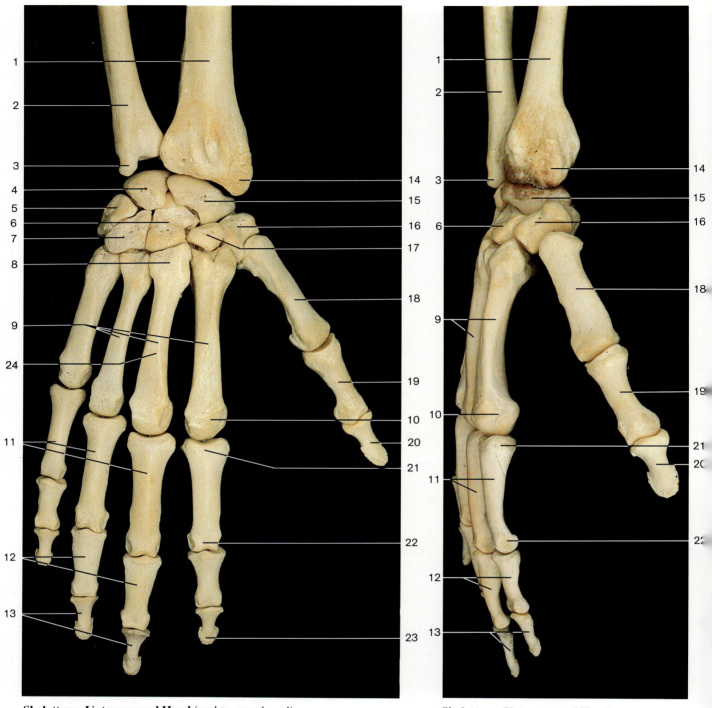

Skelett von Unterarm und Hand (rechts, von dorsal).

Skelett von Unterarm und Hand (rechts, Seitenansicht).

1 Radius
2 Ulna
3 Processus styloideus ulnae
4 Os lunatum ⎫
5 Os triquetrum ⎬ Ossa carpi
6 Os capitatum ⎪
7 Os hamatum ⎭
8 Basis ossis metacarpalis III
9 Ossa metacarpalia
10 Caput ossis metacarpalis
11 Phalanges proximales manus
12 Phalanges mediae
13 Phalanges distales
14 Processus styloideus radii
15 Os scaphoideum ⎫
16 Os trapezium ⎬ Ossa carpi
17 Os trapezoideum ⎭
18 Os metacarpale I
19 Phalanx proximalis pollicis
20 Phalanx distalis pollicis
21 Basis phalangis II
22 Caput phalangis II
23 Tuberositas phalangis distalis
24 Corpus ossis metacarpalis III

348

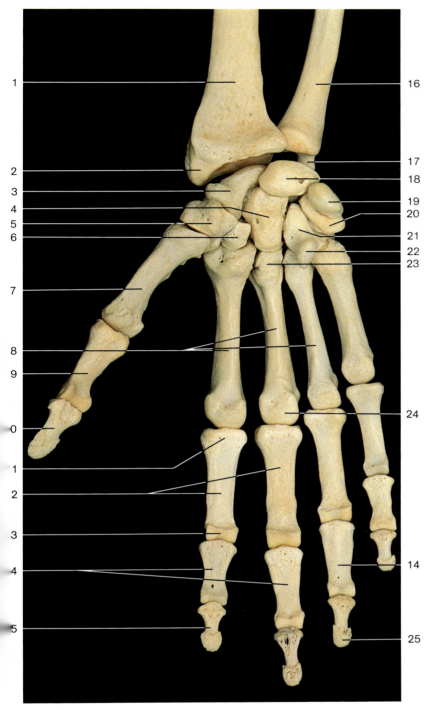

1 Radius
2 Processus styloideus radii
3 Os scaphoideum ⎫
4 Os capitatum   ⎬ Ossa carpi
5 Os trapezium   ⎪
6 Os trapezoideum ⎭
7 Os metacarpale I
8 Ossa metacarpalia II–IV
9 Phalanx proximalis pollicis
10 Phalanx distalis pollicis
11 Basis phalangis proximalis II
12 Phalanges proximales manus
13 Caput phalangis proximalis II
14 Phalanges mediae
15 Phalanx distalis
16 Ulna
17 Processus styloideus ulnae
18 Os lunatum ⎫
19 Os pisiforme ⎪
20 Os triquetrum ⎬ Ossa carpi
21 Os hamatum ⎪
22 Hamulus ossis hamati ⎭
23 Basis ossis metacarpalis III
24 Caput ossis metacarpalis III
25 Tuberositas phalangis distalis

Skelett von Unterarm und Hand (rechts, von palmar).

349

Bänder und Gelenke

1. Infrahyale Muskulatur
2. Clavicula (extremitas sternalis)
3. M. subclavius
4. Lig. costoclaviculare
5. **Articulatio sternoclavicularis** mit Discus articularis
6. Manubrium sterni
7. Lig. sternoclaviculare ant.
8. Lig. interclaviculare
9. Clavicula (extremitas acromialis)
10. **Articulatio acromioclavicularis**
11. Acromion
12. Sehne des M. supraspinatus (mit der Gelenkkapsel verwachsen)
13. Lig. coracoacromiale
14. Sehne des Caput longum m. bicipitis brachii
15. Sehne des M. subscapularis (mit der Gelenkkapsel verwachsen)
16. Sulcus intertubercularis
17. Capsula articularis des Schultergelenkes
18. Humerus
19. Lig. trapezoideum
20. Proc. coracoideus
21. Labrum glenoidale
22. **Articulatio humeri** (Gelenkhöhle des Schultergelenkes)
23. Scapula
24. M. supraspinatus
25. Cavitas glenoidalis (Gelenkknorpel)
26. Sehne des Caput longum m. tricipitis brachii
27. Caput humeri (Gelenkknorpel)
28. Epiphysenfuge

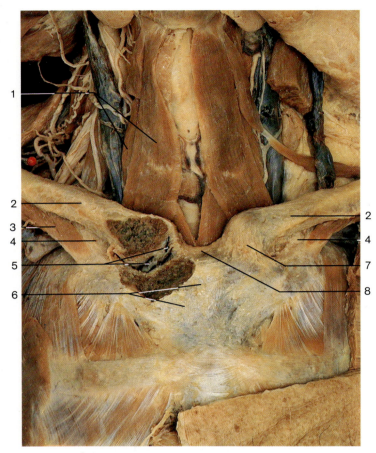

Articulatio sternoclavicularis (von ventral). Links: geschlossen; rechts: eröffnet.

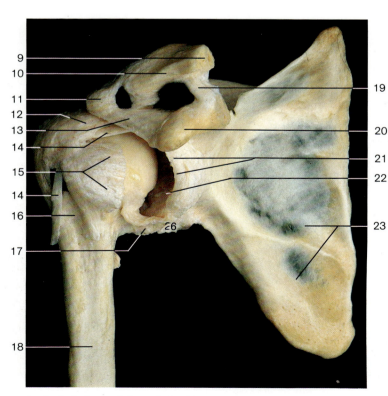

Articulatio humeri dext. Gelenkkapsel ventral entfernt. Gelenkkopf leicht nach außen luxiert, um die Gelenkhöhle zu zeigen.

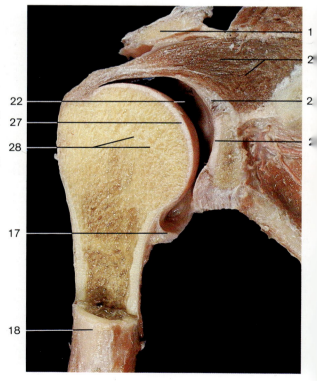

Frontalschnitt durch das rechte Schultergelenk (von vorne).

350

Bänder des Ellenbogengelenkes

1 Humerus
2 Epicondylus lat. humeri
3 Capsula articularis
4 Ligamentum anulare radii
5 Radius
6 Sehne des M. biceps brachii
7 Epicondylus med. humeri
8 Ligamentum collaterale ulnare
9 Chorda obliqua
10 Ulna
11 Membrana interossea antebrachii
12 Fossa radialis
13 Capitulum humeri
14 Caput radii
15 Lig. collaterale radiale
16 Fossa coronoidea
17 Trochlea humeri
18 Proc. coronoideus ulnae
19 Olecranon
20 Tuberositas radii

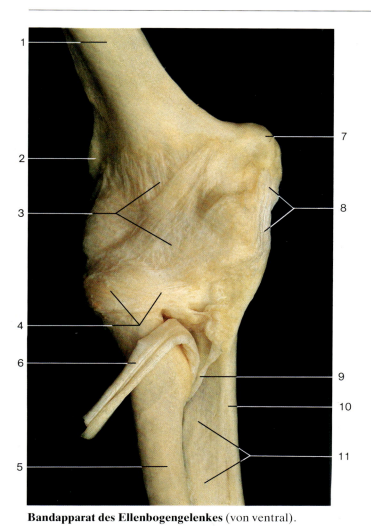

Bandapparat des Ellenbogengelenkes (von ventral).

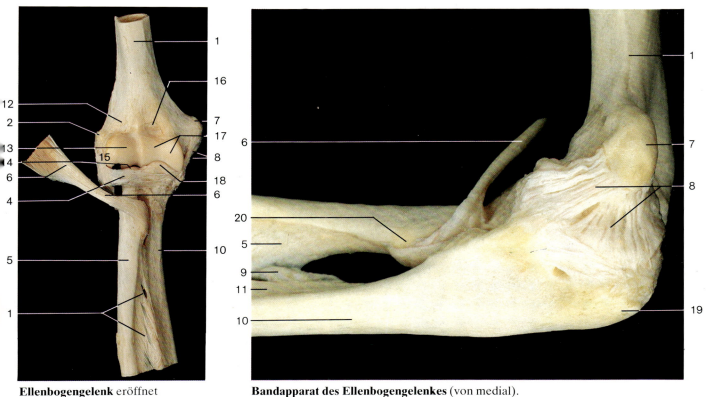

Ellenbogengelenk eröffnet (von vorne). Darstellung des Lig. anulare radii.

Bandapparat des Ellenbogengelenkes (von medial).

351

Bandapparat der Hand

1 Ulna
2 Exostose (Var.)
3 Caput ulnae
4 Lig. collaterale carpi ulnare
5 Ligg. carpi dorsalia
6 Ligg. carpometacarpea dorsalia
7 Ligg. metacarpea dorsalia
8 Membrana interossea antebrachii
9 Radius
10 Processus styloideus radii
11 Lig. radiocarpeum dorsale
12 Lig. collaterale carpi radiale
13 Capsula articularis, Ligg. intercarpea dorsalia
14 Lig. radiocarpeum palmare
15 Sehne des M. flexor carpi radialis (durchtrennt)
16 Lig. carpi radiatum
17 Ligg. carpometacarpea palmaria
18 Os metacarpale I
19 Lig. ulnocarpeum palmare
20 Sehne des M. flexor carpi ulnaris (durchtrennt)
21 Lig. pisohamatum
22 Lig. pisometacarpeum
23 Ligg. metacarpea palmaria
24 Os metacarpale V

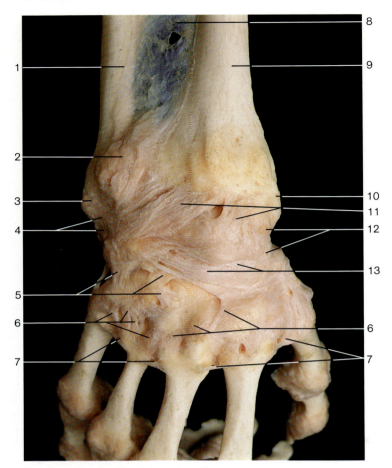

Bandapparat der Hand (von dorsal).

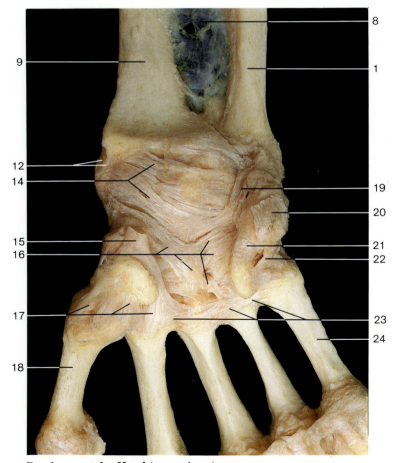

Bandapparat der Hand (von palmar).

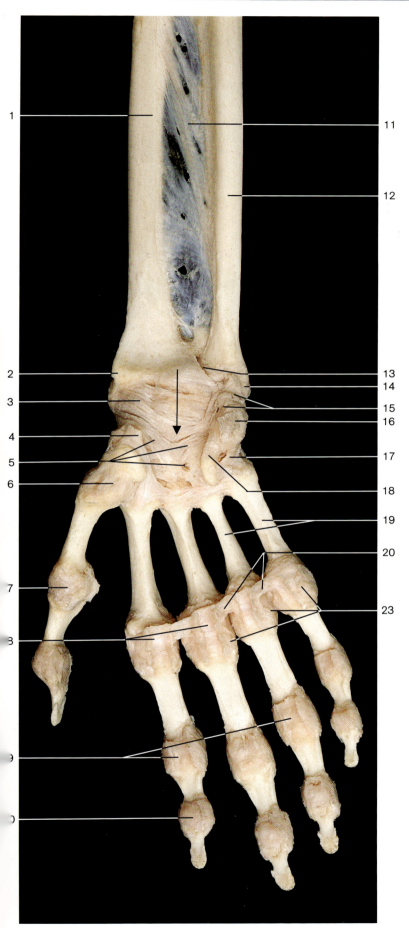

Bandapparat von Unterarm, Hand und Fingern (von palmar).
Der Pfeil deutet die Lage des Canalis carpi an.

1 Radius
2 Processus styloideus radii
3 Lig. radiocarpeum palmare
4 Sehne des M. flexor carpi radialis
5 Lig. carpi radiatum
6 **Articulatio carpometacarpea pollicis** mit Gelenkkapsel
7 Grundgelenk des Daumens **Articulatio metacarpophalangea I** mit Gelenkkapsel
8 Ligg. palmaria und Gelenkkapseln der Grundgelenke
9 Ligg. palmaria und Gelenkkapseln der Mittelgelenke
10 Gelenkkapsel der Endgelenke
11 Membrana interossea antebrachii
12 Ulna
13 **Articulatio radioulnaris distalis**
14 Processus styloideus ulnae
15 Lig. ulnocarpeum palmare
16 Os pisiforme mit Sehne des M. flexor carpi ulnaris
17 Lig. pisometacarpeum
18 Lig. pisohamatum
19 Ossa metacarpalia
20 Ligg. metacarpea transversa profunda
21 Extensorensehne mit Dorsalaponeurose und Gelenkkapsel
22 Lig. collaterale vom Mittelgelenk des Zeigefingers
23 Ligg. collateralia der Grundgelenke **(Articulationes metacarpophalangeae)**
24 Os metacarpale II

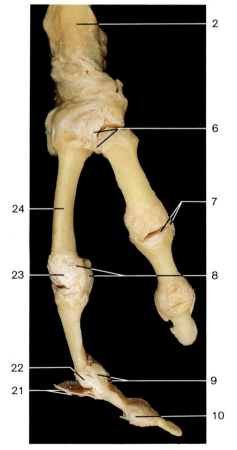

Bandapparat der Finger
(Radialansicht).

353

Dorsale Schultermuskulatur

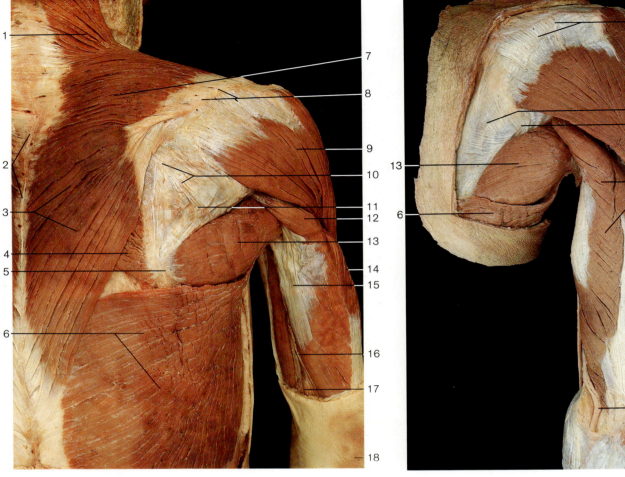

Rechte Schulter- und Oberarmmuskulatur, oberflächliche Schicht (von dorsal).

Rechte Oberarmmuskulatur, oberflächliche Schicht (von dorsal).

1 M. trapezius, pars descendens
2 Dornfortsätze der Brustwirbelsäule
3 M. trapezius, pars ascendens
4 M. rhomboideus major
5 Angulus inf. scapulae
6 M. latissimus dorsi
7 M. trapezius, pars transversa
8 Spina scapulae
9 M. deltoideus, pars spinata
10 M. infraspinatus mit Faszie
11 M. teres minor mit Faszie
12 Caput longum m. tricipitis brachii
13 M. teres major
14 Caput lat. m. tricipitis brachii
15 Sehnenplatte des M. triceps brachii
16 Septum intermusculare brachii mediale
17 N. ulnaris
18 Olecranon
19 Acromion

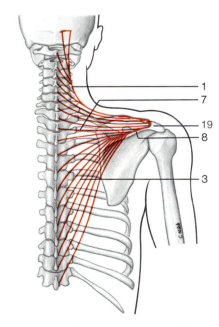

Verlauf des M. trapezius (Schemazeichnung) (W.).

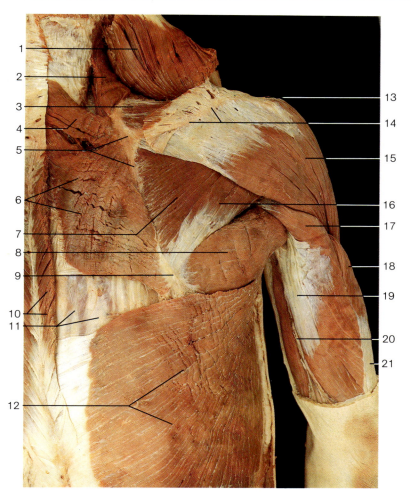

1 M. trapezius (zurückgeklappt)
2 M. levator scapulae
3 M. supraspinatus
4 M. rhomboideus minor
5 Margo medialis scapulae
6 M. rhomboideus major
7 M. infraspinatus
8 M. teres major
9 Angulus inf. scapulae
10 Schnittrand des M. trapezius
11 Autochthone Rückenmuskulatur (M. erector spinae) mit Faszie
12 M. latissimus dorsi
13 Acromion
14 Spina scapulae
15 M. deltoideus
16 M. teres minor
17 Caput longum ⎫
18 Caput lat. ⎬ m. tricipitis brachii
19 Caput med. ⎭
20 Septum intermusculare brachii med.
21 Sehnenplatte des M. triceps brachii

Schultermuskulatur rechts, tiefe Schicht (von dorsal).
Der M. trapezius wurde an der Wirbelsäule durchtrennt und nach oben geklappt.

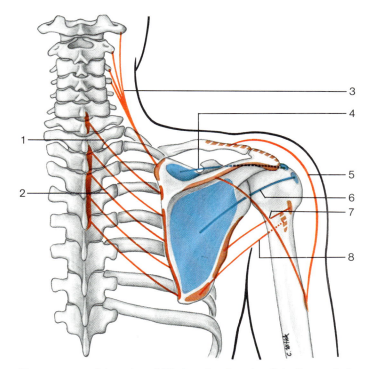

Ursprungs- und Ansatzverhältnisse der dorsalen Schultermuskeln (Schemazeichnung) (W.).

◁
1 M. rhomboideus minor (rot)
2 M. rhomboideus major (rot)
3 M. levator scapulae (rot)
4 M. supraspinatus (blau)
5 M. deltoideus (rot)
6 M. infraspinatus (blau)
7 M. teres minor (rot)
8 M. teres major (rot)

Brustmuskulatur

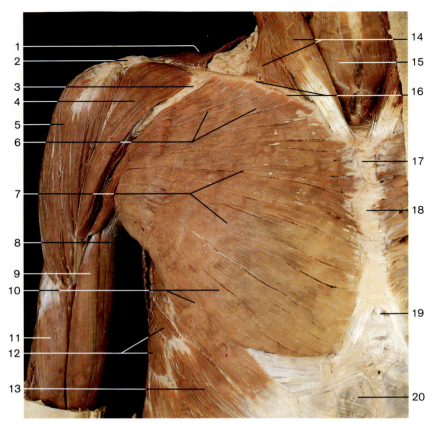

1 M. trapezius
2 Acromion
3 Trigonum deltoideopectorale
4 M. deltoideus, pars clavicularis
5 M. deltoideus, pars acromialis
6 M. pectoralis major, pars clavicularis
7 M. pectoralis major, pars sternocostalis
8 Caput breve m. bicipitis brachii
9 Caput longum m. bicipitis brachii
10 M. pectoralis major, pars abdominalis
11 M. brachialis
12 M. serratus ant.
13 M. obliquus ext. abdominis
14 M. sternocleidomastoideus
15 Infrahyale Muskulatur
16 Clavicula
17 Manubrium sterni
18 Corpus sterni
19 Processus xiphoideus
20 Vorderes Blatt der Rektusscheide

Schulter- und Oberarmmuskulatur, oberflächliche Schicht (von ventral).

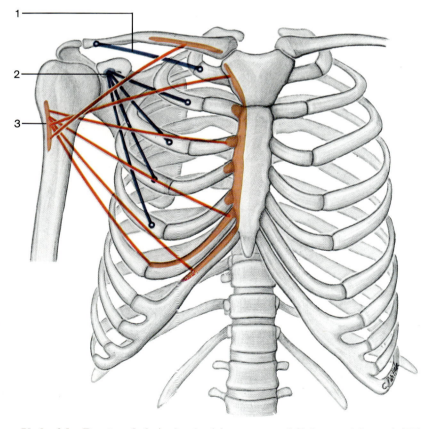

Verlauf der Brustmuskeln in der Ansicht von ventral (Schemazeichnung) (W.).

◁

1 M. subclavius (blau)
2 M. pectoralis minor (blau)
3 M. pectoralis major (rot)

1 Acromion
2 M. deltoideus, pars clavicularis
3 M. pectoralis major (zurückgeklappt)
4 M. coracobrachialis
5 Caput breve m. bicipitis brachii
6 M. deltoideus (Ansatz am Humerus)
7 Caput longum m. bicipitis brachii
8 M. brachialis
9 M. sternocleidomastoideus
10 Clavicula
11 M. subclavius
12 M. pectoralis minor
13 Sternum
14 Dritte Rippe
15 M. pectoralis major (Ursprungsfeld am Sternum)
16 M. triceps brachii, caput lat.
17 M. latissimus dorsi
18 M. biceps brachii
19 M. serratus ant.
20 M. obliquus ext. abdominis

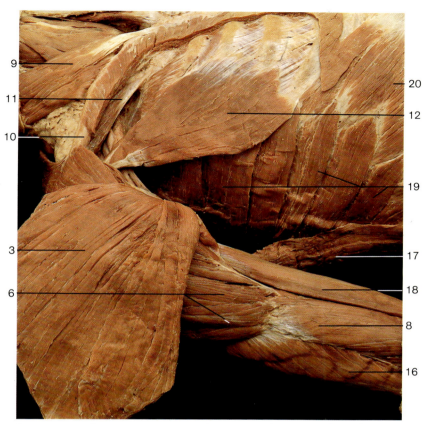

Schulter- und Oberarmmuskulatur, tiefe Schicht (von ventrolateral).
Darstellung des M. serratus anterior.

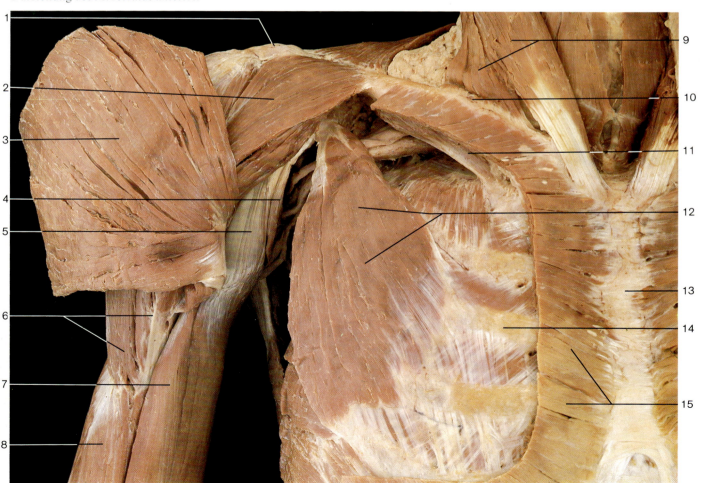

Schulter- und Oberarmmuskulatur, tiefe Schicht (von ventral).

357

Oberarmmuskulatur

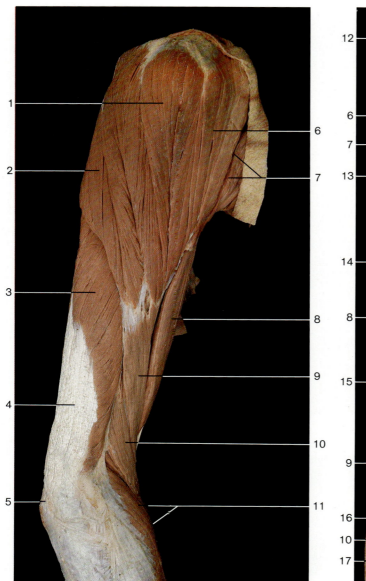

Oberarmmuskulatur, rechts (von lateral).

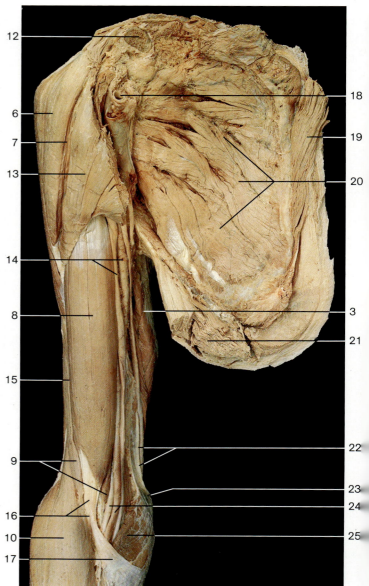

Oberarmmuskulatur, Beugemuskeln (rechter Arm, von ventral). Das Schulterblatt wurde mit der zugehörigen Muskulatur vom Rumpf gelöst.

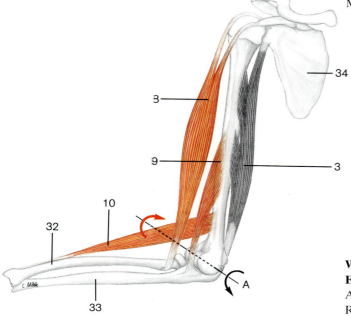

Wirkung der Oberarmbeuger und -strecker auf das Ellenbogengelenk (Schemazeichnung) (W.).
A = Achse für die Beuge- und Streckbewegungen (vgl. Pfeile: Rot = Flexion; schwarz = Extension).

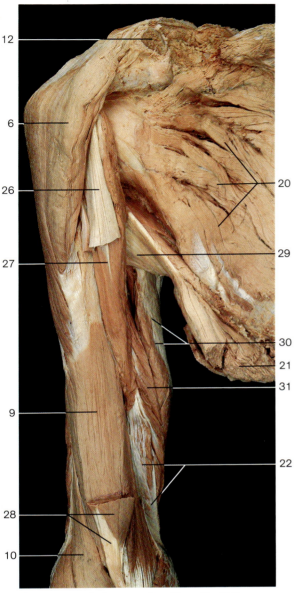

Oberarmmuskulatur, rechts. Dasselbe Präparat wie auf der gegenüberliegenden Seite, jedoch nach teilweiser Entfernung des M. biceps brachii (von ventral).

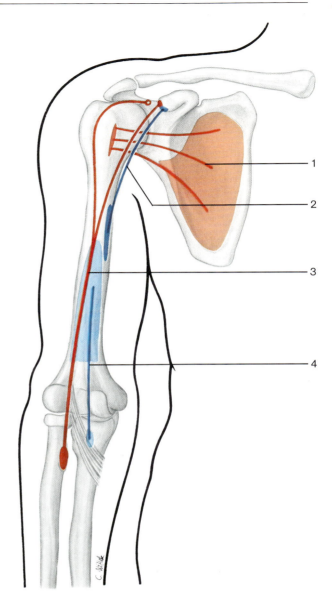

Verlauf der Oberarmbeuger (Schemazeichnung) (W.).

1. M. subscapularis (rot)
2. M. coracobrachialis (blau)
3. M. biceps brachii (rot)
4. M. brachialis (blau)

---

1 M. deltoideus, pars acromialis
2 M. deltoideus, pars spinata
3 M. triceps brachii
4 Sehnenplatte des M. triceps brachii
5 Olecranon
6 M. deltoideus, pars clavicularis
7 Sulcus deltoideopectoralis
8 M. biceps brachii
9 M. brachialis
10 M. brachioradialis
11 M. extensor carpi radialis longus
12 Clavicula (durchtrennt)
13 M. pectoralis major
14 Gefäßnervenbündel des Oberarms im Sulcus bicipitalis med.
15 Sulcus bicipitalis lat.
16 Tendo m. bicipitis brachii
17 Aponeurosis m. bicipitis brachii

18 A. axillaris
19 M. rhomboideus major
20 M. subscapularis
21 M. latissimus dorsi (durchtrennt)
22 Septum intermusculare brachii med.
23 Epicondylus med. humeri
24 A. brachialis und N. medianus
25 M. pronator teres
26 Sehne des Caput longum m. bicipitis brachii
27 M. coracobrachialis
28 Distaler Abschnitt des M. biceps brachii
29 M. teres major
30 Caput longum m. tricipitis brachii
31 Caput mediale m. tricipitis brachii
32 Radius
33 Ulna
34 Scapula

Unterarmmuskulatur

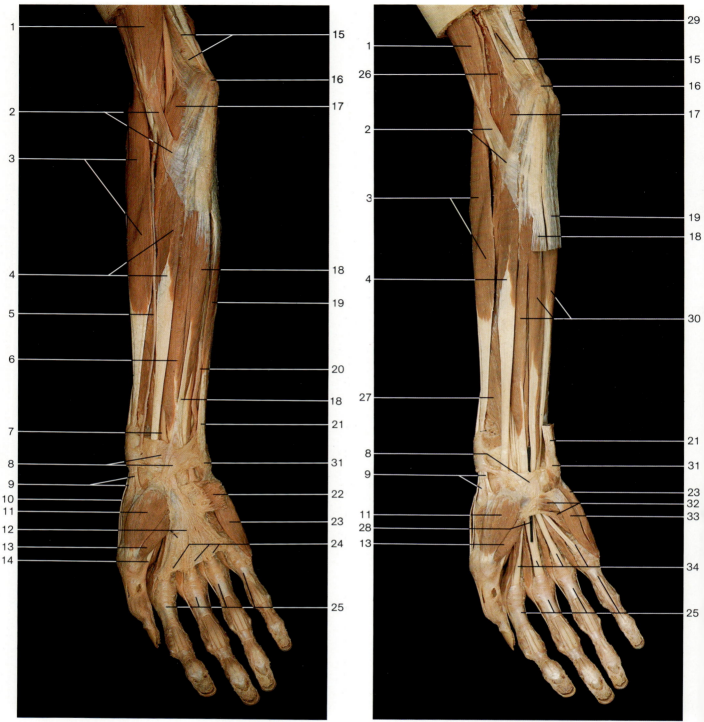

Flexoren des Unterarms, oberflächliche Schicht (von ventral).

Flexoren des Unterarms, oberflächliche Schicht nach Entfernung von M. palmaris longus und M. flexor carpi ulnaris (von ventral).

1. M. biceps brachii
2. Aponeurosis m. bicipitis brachii (Lacertus fibrosus)
3. M. brachioradialis
4. M. flexor carpi radialis
5. A. radialis
6. M. flexor digitorum superf.
7. N. medianus
8. Retinaculum flexorum
9. Sehne des M. abductor pollicis longus (doppelt, Var.)
10. Sehne des M. extensor pollicis brevis
11. M. abductor pollicis brevis
12. Aponeurosis palmaris
13. M. flexor pollicis brevis, caput superf.
14. Sehne des M. flexor pollicis longus
15. Septum intermusculare brachii med.
16. Epicondylus med. humeri
17. M. pronator teres, caput humerale
18. M. palmaris longus
19. M. flexor carpi ulnaris
20. A. ulnaris
21. Sehne des M. flexor carpi ulnaris
22. M. palmaris brevis

360

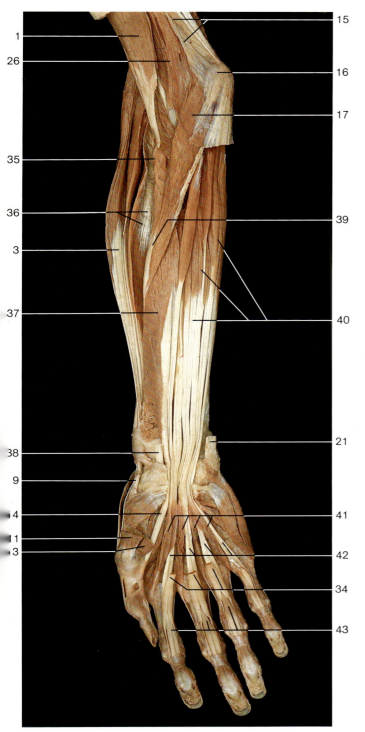

Flexoren des Unterarms, mittlere Schicht (von ventral).
M. flexor carpi ulnaris und radialis sowie M. palmaris longus wurden entfernt. Das Retinaculum flexorum wurde durchtrennt.

M. abductor digiti minimi
Fasciculi transversi aponeurosis palmaris
Proximale Abschnitte der Vaginae fibrosae digitorum manus
M. brachialis
M. flexor pollicis longus
Canalis carpi (Sonde)
M. triceps brachii
M. flexor digitorum superf.
Os pisiforme
M. opponens digiti minimi
M. flexor digiti minimi brevis

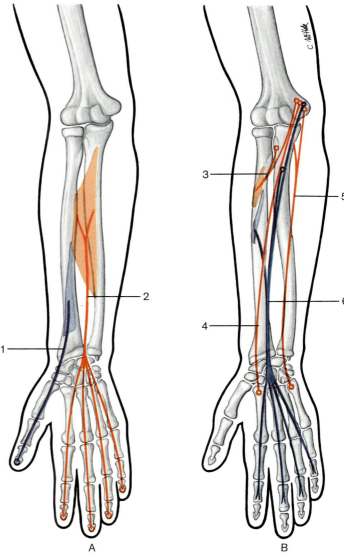

Verlauf der Unterarmbeuger (Schemazeichnung) (W.).

A Tiefe Beuger   B Oberflächliche Beuger

△
1   M. flexor pollicis longus (blau)
2   M. flexor digitorum prof. (rot)
3   M. pronator teres (rot)
4   M. flexor carpi radialis (rot)
5   M. flexor carpi ulnaris (rot)
6   M. flexor digitorum superf. (blau)

34   Sehnen des M. flexor digitorum superf.
35   M. supinator
36   Radius und M. extensor carpi radialis brevis
37   M. flexor pollicis longus
38   Sehne des M. flexor carpi radialis
39   M. pronator teres (Ansatzsehne am Radius)
40   M. flexor digitorum prof.
41   Mm. lumbricales
42   Sehnen des M. flexor digitorum prof.
43   Sehnen des M. flexor digitorum prof. nach dem Durchtritt durch den Sehnenschlitz der Sehnen des M. flexor digitorum superf.

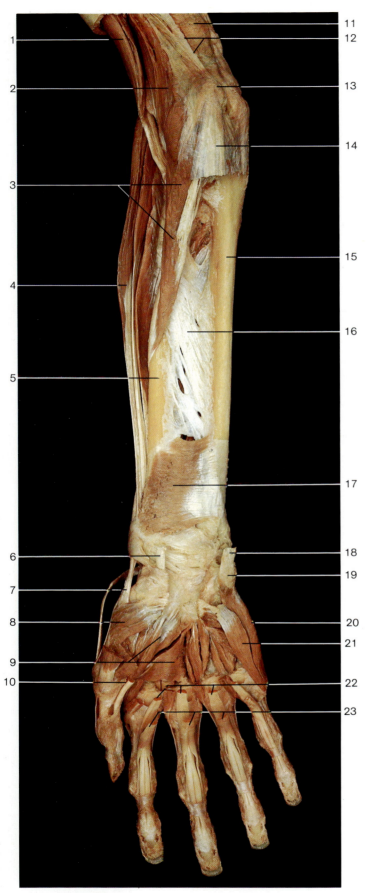

1 M. biceps brachii
2 M. brachialis
3 M. pronator teres
4 M. brachioradialis
5 Radius
6 Sehne des M. flexor carpi radialis
7 Sehne des M. abductor pollicis longus
8 M. opponens pollicis
9 M. adductor pollicis
10 Sehne des M. flexor pollicis longus
11 M. triceps brachii
12 Septum intermusculare brachii med.
13 Epicondylus med. humeri
14 Ursprung der Beugemuskeln (durchtrennt)
15 Ulna
16 Membrana interossea
17 M. pronator quadratus
18 Sehne des M. flexor carpi ulnaris
19 Os pisiforme
20 M. abductor digiti minimi
21 M. flexor digiti minimi brevis
22 Sehnen des M. flexor digitorum prof.
23 Sehnen des M. flexor digitorum superf.
24 Retinaculum flexorum
25 Hypothenarmuskulatur
26 Thenarmuskulatur
27 Gemeinsamer Hohlhandsack für die Sehnenscheiden der Fingerbeuger (Vagina synovialis communis mm. flexorum)
28 Vagina synovialis tendinis m. flexoris pollicis longi
29 Vaginae synoviales tendinum digitorum manus

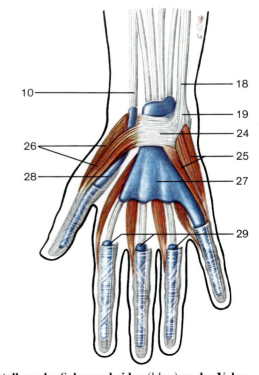

Unterarmmuskulatur, tiefste Schicht (von ventral). Alle Beugemuskeln wurden entfernt, so daß der M. pronator quadratus und die Membrana interossea antebrachii sichtbar geworden sind.

Darstellung der Sehnenscheiden (blau) **an der Volarseite der Hand** (Schemazeichnung) (W.).

1 Humerus
2 Epicondylus lat. humeri
3 Capsula articularis
4 Lokalisation des Capitulum humeri
5 R. prof. n. radialis
6 M. supinator
7 Eintritt des R. prof. n. radialis in die Streckerloge
8 Radius
9 Membrana interossea
10 N. medianus
11 M. triceps brachii
12 Trochlea humeri
13 Sehne des M. biceps brachii
14 A. brachialis
15 M. pronator teres
16 Ansatzsehne des M. pronator teres am Radius
17 Ulna
18 M. pronator quadratus
19 Sehne des M. flexor carpi radialis
20 Thenarmuskulatur
21 Vagina synovialis tendinis m. flexoris pollicis longi
22 Vaginae fibrosae ⎫
23 Vaginae synoviales ⎭ der Fingerbeugersehnen
24 M. flexor digitorum superf.
25 Sehne des M. flexor carpi ulnaris
26 Vagina synovialis communis mm. flexorum
27 Lokalisation des Os pisiforme
28 Retinaculum flexorum
29 Hypothenarmuskulatur

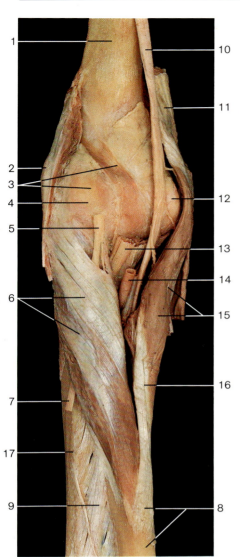

M. supinator und Ellenbogengelenk, rechter Arm (von ventral).

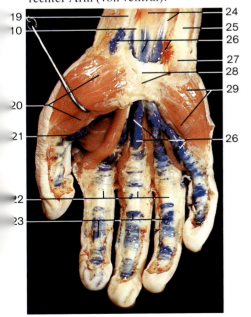

Sehnenscheiden an der Palmarseite der rechten Hand, Darstellung durch Injektion von blauer Kunststofflösung.

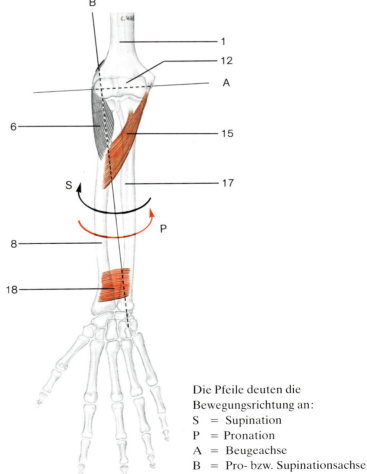

Die Pfeile deuten die Bewegungsrichtung an:
S = Supination
P = Pronation
A = Beugeachse
B = Pro- bzw. Supinationsachse

Lage der Beuge- und Rotationsachse im Bereich des Unterarms (Schemazeichnung) (W.).

363

Muskulatur der Hand

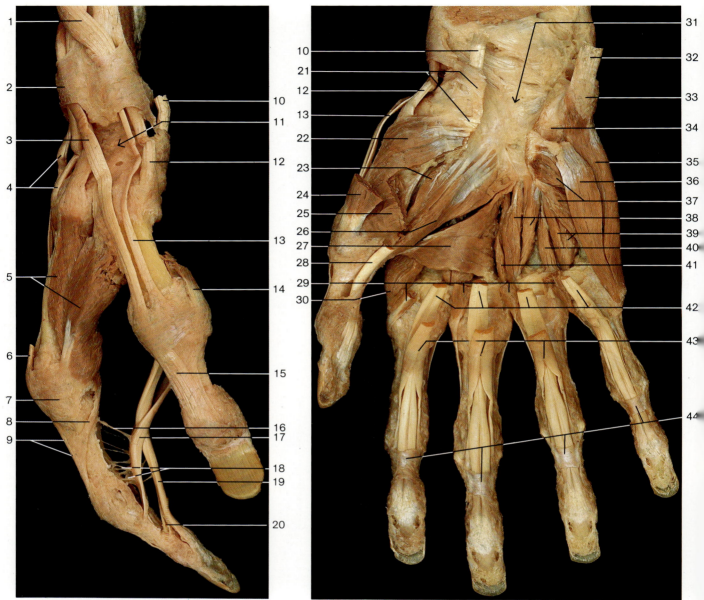

Daumen und Zeigefinger in der Seitenansicht. Darstellung der Beugersehnen am Zeigefinger. Die Streckersehnen des Daumens sind erkennbar.

Muskulatur der Hand nach Entfernung der Beugersehnen und eines Teiles der Thenarmuskulatur (von volar). Canalis carpi eröffnet.

1 Sehnen von M. extensor pollicis brevis und M. abductor pollicis longus
2 Retinaculum extensorum
3 Sehne des M. extensor pollicis longus
4 Sehnen von M. extensor carpi radialis longus und brevis
5 M. interosseus dorsalis I
6 Sehne des M. extensor digitorum für den 2. Finger
7 Lokalisation des Grundgelenkes (Articulatio metacarpophalangea)
8 Sehne des M. lumbricalis
9 Dorsalaponeurose des Zeigefingers
10 Sehne des M. flexor carpi radialis (durchtrennt)
11 Lage der Fovea radialis (sog. Tabatière)
12 Sehne des M. abductor pollicis longus
13 Sehne des M. extensor pollicis brevis
14 Sehne des M. abductor pollicis brevis
15 Dorsalaponeurose des Daumens
16 Vinculum longum (in Höhe der Grundgelenke)
17 Sehne des M. flexor digitorum superf. (Ort der Sehnenspaltung)
18 Vincula tendinum
19 Sehne des M. flexor digitorum prof.
20 Vinculum breve
21 Eminentia carpi radialis (Schnitt des Retinaculum flexorum)
22 M. opponens pollicis
23 M. flexor pollicis brevis, caput prof.
24 M. abductor pollicis brevis (durchtrennt)
25 M. flexor pollicis brevis, caput superf. (durchtrennt)
26 M. adductor pollicis, caput obliquum
27 M. adductor pollicis, caput transversum
28 Sehne des M. flexor pollicis longus (durchtrennt)
29 Mm. lumbricales (durchtrennt)
30 M. interosseus dorsalis I
31 Lage des Canalis carpi (Pfeil)
32 Sehne des M. flexor carpi ulnaris
33 Lokalisation des Os pisiforme
34 Lokalisation des Hamulus ossis hamati
35 M. abductor digiti minimi
36 M. flexor digiti minimi brevis
37 M. opponens digiti minimi
38 M. interosseus palmaris II
39 M. interosseus palmaris III
40 M. interosseus dorsalis IV
41 M. interosseus dorsalis III
42 Sehnen des M. flexor digitorum prof. (durchtrennt)
43 Sehnen des M. flexor digitorum superf. (durchtrennt)
44 Vaginae fibrosae digitorum manus

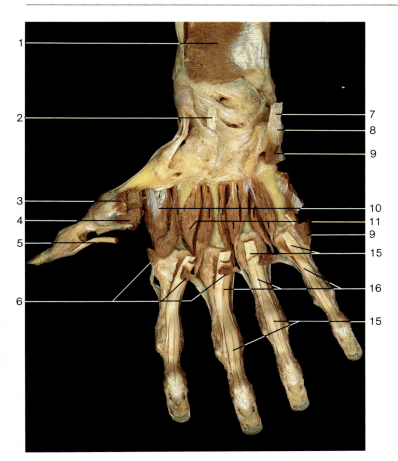

1 M. pronator quadratus
2 Sehne des M. flexor carpi radialis
3 M. abductor pollicis brevis (durchtrennt)
4 M. adductor pollicis (durchtrennt)
5 Sehne des M. flexor pollicis longus
6 Mm. lumbricales (durchtrennt)
7 Sehne des M. flexor carpi ulnaris
8 Os pisiforme
9 M. abductor digiti minimi (durchtrennt)
10 Mm. interossei dorsales
11 Musculi interossei palmares
12 Radius
13 Ulna
14 Retinaculum flexorum
15 Sehnen des M. flexor digitorum prof. (perforans)
16 Sehnen des M. flexor digitorum superf. (perforatus)

Handmuskulatur rechts, tiefe Schicht (von volar). Thenar- und Hypothenarmuskulatur wurden entfernt, um die Mm. interossei zu zeigen.

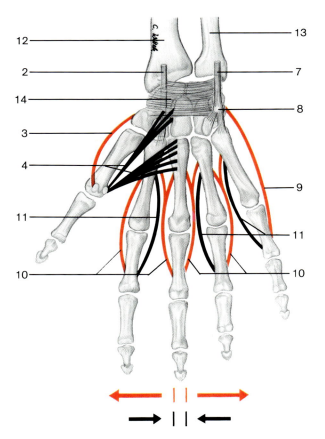

Wirkung der Handmuskulatur auf die Ab- bzw. Adduktion der Finger (Schemazeichnung) (W.).
Rot = Abduktion (Mm. interossei dorsales, M. abductor digiti minimi und M. abductor pollicis brevis);
Schwarz = Adduktion (Mm. interossei palmares, M. adductor pollicis).

365

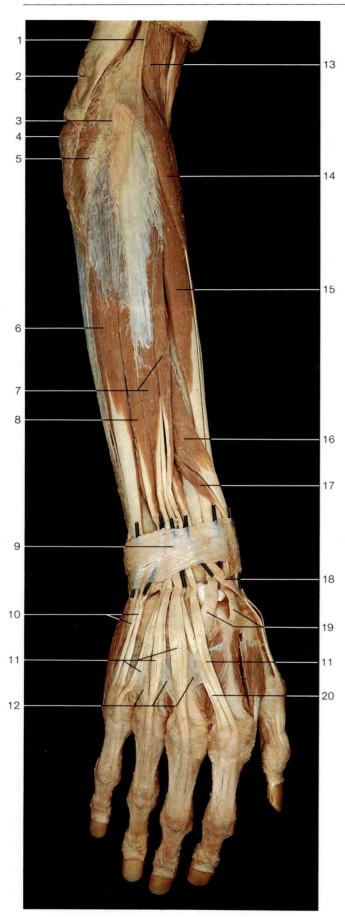

Extensorenmuskulatur von Unterarm und Hand, oberflächliche Schicht (von dorsal). Die dorsalen Sehnenfächer sind durch Sonden gekennzeichnet.

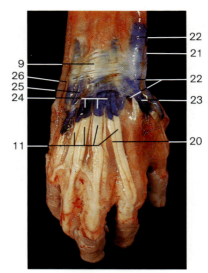

Sehnenscheiden an der Dorsalseite der rechten Hand. Darstellung durch Injektion von gefärbter Gelatinelösung.

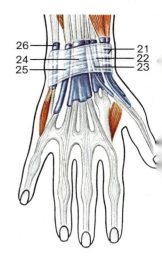

Lage der Sehnenscheiden im Verhältnis zum Retinaculum extensorum und zu den Sehnen der Streckmuskeln. Die 6 Sehnenfächer sind erkennbar (Schemazeichnung) (W.).

1 Septum intermusculare brachii lat.
2 Sehne des M. triceps brachii
3 Epicondylus lat. humeri
4 Olecranon
5 M. anconaeus
6 M. extensor carpi ulnaris
7 M. extensor digitorum
8 M. extensor digiti minimi
9 Retinaculum extensorum
10 Sehnen des M. extensor digiti minimi
11 Sehnen des M. extensor digitorum
12 Connexus intertendineus
13 M. brachioradialis
14 M. extensor carpi radialis longus
15 M. extensor carpi radialis brevis
16 M. abductor pollicis longus
17 M. extensor pollicis brevis
18 Sehne des M. extensor pollicis longus
19 Sehnen der Mm. extensores carpi radiales longus et brevis
20 Sehne des M. extensor indicis
21 1. Sehnenfach: M. abductor pollicis longus und M. extensor pollicis brevis
22 2. Sehnenfach: Mm. extensores carpi radiales longus et brevis
23 3. Sehnenfach: M. extensor pollicis longus
24 4. Sehnenfach: M. extensor digitorum und M. extensor indicis Vagina synovialis digitorum manus
25 5. Sehnenfach: M. extensor digiti minimi
26 6. Sehnenfach: M. extensor carpi ulnaris

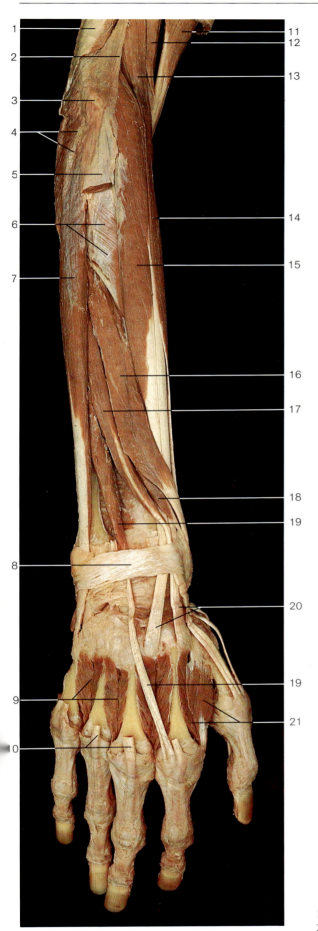

1 M. triceps brachii
2 Septum intermusculare brachii lat.
3 Epicondylus lat. humeri
4 M. anconaeus
5 M. extensor digitorum und M. extensor digiti minimi (durchtrennt)
6 M. supinator
7 M. extensor carpi ulnaris
8 Retinaculum extensorum
9 Mm. interossei dorsales III und IV
10 Sehnen des M. extensor digitorum (durchtrennt)
11 M. biceps brachii
12 M. brachialis
13 M. brachioradialis
14 M. extensor carpi radialis longus
15 M. extensor carpi radialis brevis
16 M. abductor pollicis longus
17 M. extensor pollicis longus
18 M. extensor pollicis brevis
19 M. extensor indicis
20 Sehnen der Mm. extensores carpi radiales longus et brevis
21 M. interosseus dorsalis I

Extensoren von Unterarm und Hand, tiefe Schicht (von dorsal).

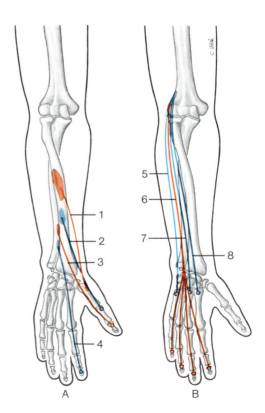

Ansatz- und Ursprungsgebiete der Extensoren des Unterarms (Schemazeichnung) (W.).
A Daumen- und Zeigefingerstrecker
B Finger- und Handgelenkstrecker

1 M. abductor pollicis longus (rot)
2 M. extensor pollicis brevis (blau)
3 M. extensor pollicis longus (rot)
4 M. extensor indicis (blau)
5 M. extensor carpi ulnaris (blau)
6 M. extensor digitorum (rot)
7 M. extensor carpi radialis brevis (blau)
8 M. extensor carpi radialis longus (blau)

Arterien der oberen Extremität

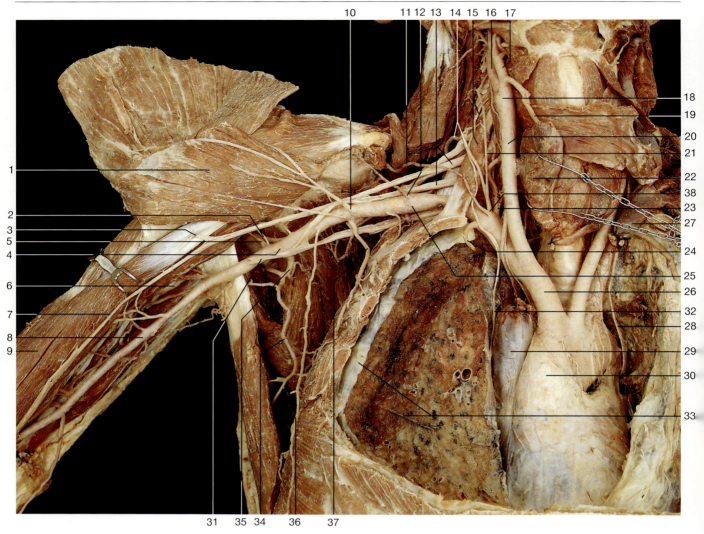

Astfolge der A. subclavia und A. axillaris (von ventral). Clavicula und Thoraxwand wurden entfernt, die Mm. pectorales zurückgeklappt; die rechte Lunge wurde teilweise entfernt. Linke Lunge, Pleura und Gl. thyroidea wurden zur Seite geklappt, um den Aortenbogen und die Äste der A. carotis communis zu zeigen.

1 M. pectoralis minor (zurückgeklappt)
2 A. circumflexa humeri ant.
3 N. musculocutaneus (durchtrennt)
4 **A. axillaris**
5 A. circumflexa humeri post.
6 **A. profunda brachii**
7 N. medianus (var.)
8 **A. brachialis**
9 M. biceps brachii
10 A. thoracoacromialis
11 A. suprascapularis
12 A. scapularis descendens
13 Plexus brachialis
14 A. transversa colli
15 M. scalenus ant., N. phrenicus
16 A. carotis interna dext.
17 A. carotis externa dext.
18 Sinus caroticus
19 A. thyroidea sup.
20 A. carotis communis dext.

21 A. cervicalis ascendens
22 Gl. thyroidea
23 A. thyroidea inf.
24 A. thoracica int.
25 A. subclavia
26 Truncus brachiocephalicus
27 V. brachiocephalica sin. (durchtrennt)
28 N. vagus sin.
29 V. cava sup. (durchtrennt)
30 **Aorta ascendens**
31 N. medianus
32 N. phrenicus
33 Rechte Lunge (Pulmo dexter), Pleura pulmonalis
34 A. thoracodorsalis
35 A. subscapularis
36 Rr. mammarii lat. (var.)
37 A. thoracica lat.
38 **Truncus thyrocervicalis**
39 A. intercostalis suprema
40 A. collateralis ulnaris sup.

41 A. collateralis ulnaris inf.
42 A. collateralis media
43 A. collateralis radialis
44 A. recurrens radialis
45 **A. radialis**
46 Aa. interosseae ant. et post.
47 A. princeps pollicis
48 **Arcus palmaris prof.**
49 Aa. digitales palmares communes
50 A. recurrens ulnaris
51 A. interossea recurrens
52 A. interossea communis
53 **A. ulnaris**
54 **Arcus palmaris superf.**
55 N. medianus mit A. brachialis
56 M. biceps brachii
57 N. ulnaris
58 M. flexor pollicis longus
59 Aa. digitales palmares propriae
60 A. interossea ant.
61 M. flexor carpi ulnaris
62 R. palmaris superf. der A. radialis

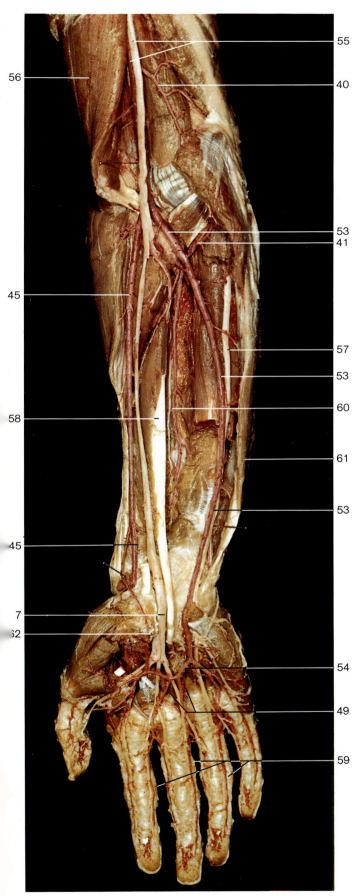

Hauptarterien von Unterarm und Hand; rechte Seite. Oberflächliche Beugemuskeln entfernt, Retinaculum flexorum durchtrennt und Canalis carpi eröffnet. Arterien mit gefärbter Kunststofflösung injiziert.

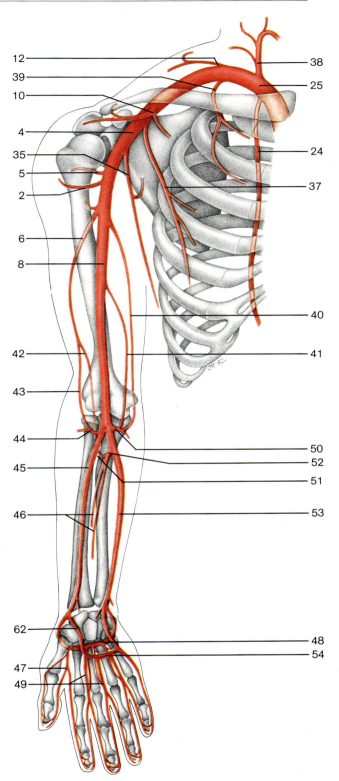

Arterien des Armes, Astfolge der A. subclavia, A. axillaris und A. brachialis (Schemazeichnung) (O.).

369

Venen der oberen Extremität

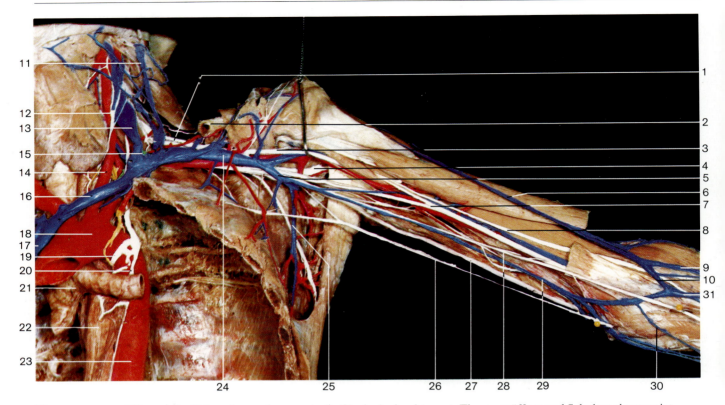

Venensystem und **Nerven des linken Armes** (von ventral). Clavicula durchtrennt, Thorax eröffnet und Schulter abgespreizt. Gefäße mit gefärbten Kunststofflösungen injiziert. Rot = Arterien; blau = Venen.

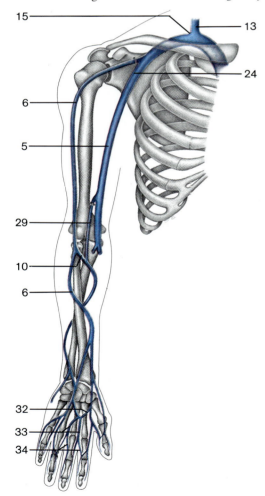

Hauptvenenstämme des rechten Armes (Schemazeichnung) (O.).

1 Plexus brachialis
2 Clavicula (durchtrennt)
3 Fasciculus lat. des Plexus brachialis
4 N. axillaris
5 **V. brachialis**
6 **V. cephalica**
7 N. medianus (Medianusschlinge)
8 N. musculocutaneus
9 V. cephalica accessoria
10 **V. mediana cubiti**
11 V. jugularis ext.
12 Ansa cervicalis
13 **V. jugularis int.**
14 A. carotis communis
15 Angulus venosus
   [links: Einmündung des Ductus thoracicus (grün)]
16 **V. brachiocephalica**
17 **V. cava sup.**
18 Arcus aortae
19 N. laryngeus recurrens
20 N. vagus
21 Bifurcatio tracheae
22 Oesophagus
23 Aorta thoracica
24 **V. axillaris**
25 **V. thoracoepigastrica**
26 N. cutaneus brachii med.
27 N. ulnaris
28 N. cutaneus antebrachii med.
29 **V. basilica**
30 V. mediana basilica
31 V. mediana antebrachii
32 Rete venosum dorsale manus
33 Vv. metacarpeae dorsales
34 Vv. digitales palmares

Nerven der oberen Extremität

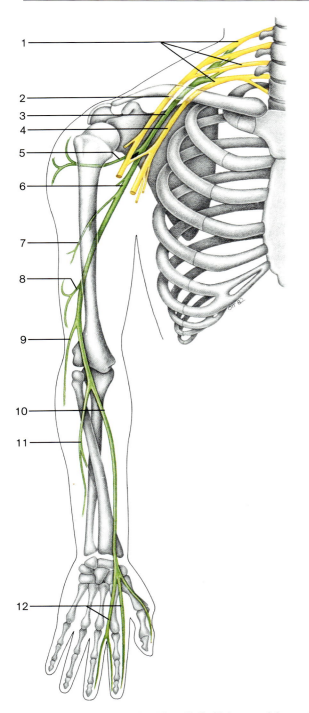

Verzweigungsmuster des N. radialis (Schemazeichnung) (O.).

N. medianus, N. musculocutaneus und **N. ulnaris** mit ihren Ästen (Schemazeichnung) (O.).

1 Plexus brachialis
2 Fasciculus lat. des Plexus brachialis
3 Fasciculus post. des Plexus brachialis
4 Fasciculus med. des Plexus brachialis
5 **N. axillaris**
6 **N. radialis**
7 N. cutaneus brachii post.
8 N. cutaneus brachii lat. inf.
9 N. cutaneus antebrachii post.
10 Ramus superf. n. radialis
11 Ramus prof. n. radialis
12 Nn. digitales dorsales

13 Medianusschlinge
14 **N. musculocutaneus**
15 **N. medianus**
16 **N. ulnaris**
17 N. cutaneus brachii und antebrachii med.
18 N. cutaneus antebrachii lat.
19 N. interosseus (antebrachii) ant.
20 Ramus palmaris n. mediani
21 Ramus dorsalis n. ulnaris
22 Ramus prof. n. ulnaris
23 Nn. digitales palmares communes n. mediani
24 Ramus superf. n. ulnaris

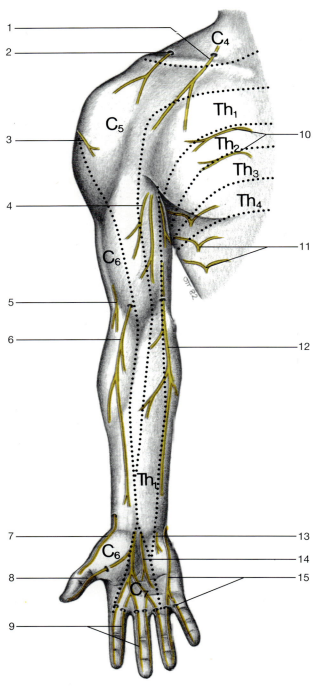
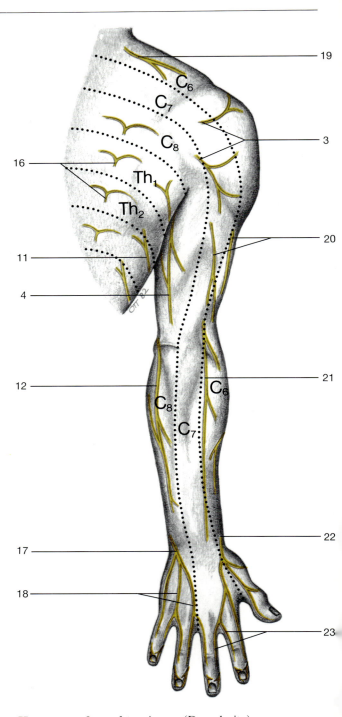

Hautnerven des rechten Armes (Ventralseite) (Schemazeichnung) (O.).

Hautnerven des rechten Armes (Dorsalseite) (Schemazeichnung) (O.).

1 N. supraclavicularis med.
2 N. supraclavicularis intermedius
3 N. cutaneus brachii lat. sup. (N. axillaris)
4 Endäste des N. cutaneus brachii med.
5 N. cutaneus brachii lat. inf. (aus N. radialis)
6 N. cutaneus antebrachii lat. (aus N. musculocutaneus)
7 Endast des Ramus superf. n. radialis
8 N. digitalis palmaris proprius pollicis (aus N. medianus)
9 Nn. digitales palmares proprii (aus N. medianus)
10 Rami cutanei ant. der Interkostalnerven
11 Rami cutanei lat. der Interkostalnerven
12 N. cutaneus antebrachii med.
13 Ramus palmaris (aus N. ulnaris)
14 Ramus palmaris (aus N. medianus)
15 Nn. digitales palmares (aus N. ulnaris)
16 Hautäste der Rami dorsales der thorakalen Spinalnerven
17 Ramus dorsalis (aus N. ulnaris)
18 Nn. digitales dorsales communes (aus N. ulnaris)
19 N. supraclavicularis lat.
20 N. cutaneus brachii post. (aus N. radialis)
21 N. cutaneus antebrachii post. (aus N. radialis)
22 Ramus superf. n. radialis
23 Nn. digitales dorsales proprii (aus N. radialis)

Dorsalseite von Schulter und Oberarm

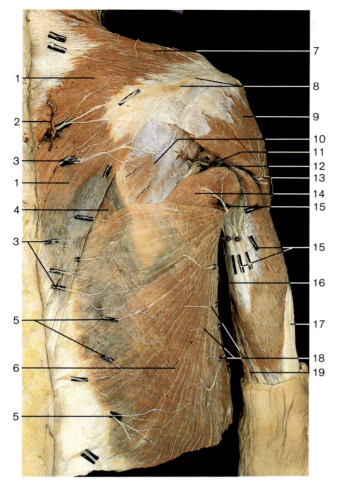

Schulterregion, oberflächliche Schicht (von dorsal). Man beachte die segmentale Anordnung der Hautnerven im Bereich des Rückens.

1 M. trapezius
2 Rr. dorsales der A. und V. intercostalis post.
3 Rami mediales der dorsalen Spinalnervenäste
4 M. rhomboideus major
5 Rami laterales der dorsalen Spinalnervenäste
6 M. latissimus dorsi
7 Nn. supraclaviculares lat.
8 Spina scapulae
9 M. deltoideus
10 M. infraspinatus
11 M. teres minor
12 **Mediale Achselmuskellücke** (For. axillare med.) mit A. und V. circumflexa scapulae
13 N. cutaneus brachii lat. sup. (aus N. axillaris)
14 M. teres major
15 Endäste der Nn. intercostobrachiales
16 N. cutaneus brachii med.
17 Sehne des M. triceps brachii
18 Posteriore Äste der Rr. cutanei laterales der Nn. intercostales
19 N. cutaneus antebrachii med.
20 Caput longum m. tricipitis brachii
21 **Laterale Achselmuskellücke** (For. axillare lat.) mit N. axillaris und A. und V. circumflexa humeri post.
22 Anastomose zwischen A. profunda brachii und A. circumflexa humeri post.
23 Gefäß-Nerven-Straße mit N. radialis und A. profunda brachii
24 Caput lat. m. tricipitis brachii
25 Gefäß-Nerven-Straße für N. dorsalis scapulae und A. scapularis descendens
26 Gefäß-Nerven-Straße für A., V. und N. suprascapularis

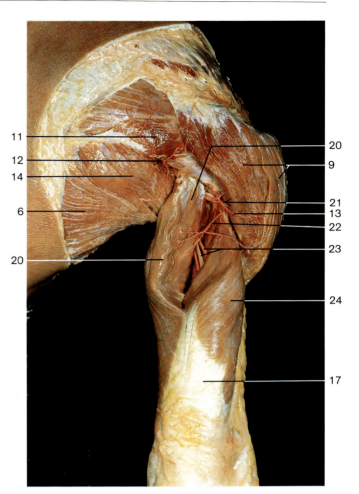

Schulter und Oberarm (von dorsal). Darstellung der Achselmuskellücken mit den zugehörigen Leitungsbahnen.

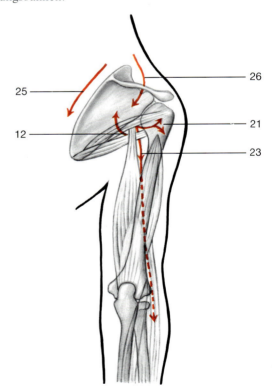

Lokalisation der Gefäß-Nerven-Straßen von Schulter und Oberarm (Schemazeichnung).

373

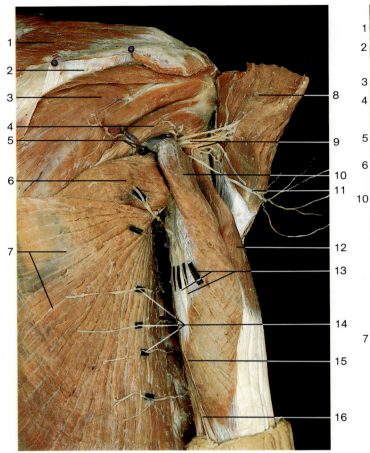 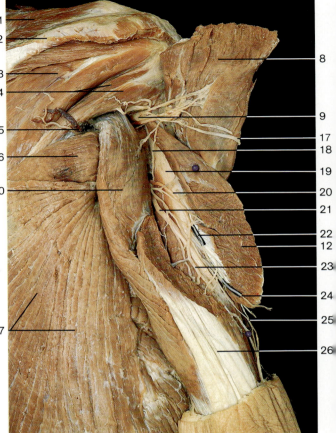

Regio scapularis, Oberarm und Schulter, tiefe Schicht (von dorsal). Der spinale Ursprung des M. deltoideus wurde durchtrennt und zurückgeklappt, um die beiden Achselmuskellücken zu zeigen.

Regio scapularis, Regio brachii post., Oberarm und Schulter, tiefe Schicht (von dorsal). Zusätzlich zum nebenstehenden Präparat wurde das Caput laterale des M. triceps brachii durchtrennt und der Radialiskanal eröffnet.

1 M. trapezius
2 Spina scapulae
3 M. infraspinatus
4 M. teres minor
5 **Mediale Achselmuskellücke** mit A. und V. circumflexa scapulae
6 M. teres major
7 M. latissimus dorsi
8 M. deltoideus, pars spinata (durchtrennt und zurückgeklappt)
9 **Laterale Achselmuskellücke** mit N. axillaris und A. und V. circumflexa humeri post.
10 Caput longum m. tricipitis brachii
11 Hautast des N. axillaris (N. cutaneus brachii lat. sup.)
12 Caput lat. m. tricipitis brachii
13 Endäste des N. intercostobrachialis
14 Rr. cutanei lat. der Nn. intercostales
15 N. cutaneus brachii med.
16 N. cutaneus antebrachii med.
18 Anastomose zwischen A. profunda brachii und der A. circumflexa humeri post.
19 Humerus
20 **A. profunda brachii**
21 **N. radialis**
22 A. collateralis radialis
23 A. collateralis med.
24 N. cutaneus brachii lat. inf.
25 N. cutaneus antebrachii post.
26 Sehne des M. triceps brachii

Dorsalseite von Nacken und Schulter

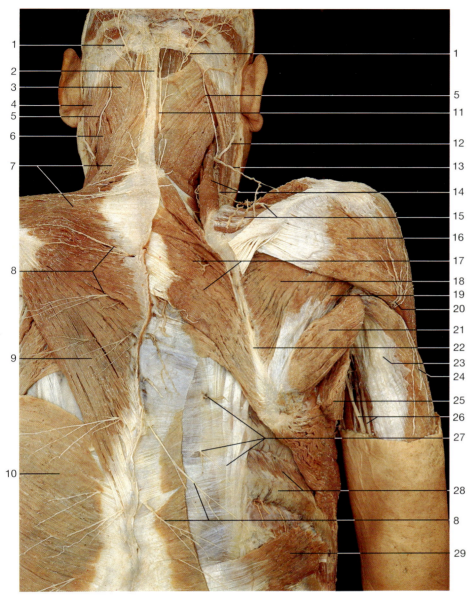

Nacken- und Schulterregion (von dorsal). Links: oberflächliche Schicht. Rechts wurden M. trapezius und M. latissimus dorsi entfernt und die Rami dorsales der Spinalnerven dargestellt.

1	N. occipitalis major	16	M. deltoideus
2	Lig. nuchae	17	M. rhomboideus major
3	M. splenius capitis	18	M. infraspinatus
4	M. sternocleidomastoideus	19	M. teres minor
5	N. occipitalis minor	20	N. cutaneus brachii lat. sup. (Ast des N. axillaris)
6	M. splenius cervicis	21	M. teres major
7	M. trapezius, pars descendens und pars transversa	22	Margo med. scapulae
8	Rami cutanei med. der dorsalen Spinalnervenäste	23	M. triceps brachii, caput longum
9	M. trapezius, pars ascendens	24	N. cutaneus brachii post. (Ast des N. radialis)
10	M. latissimus dorsi	25	M. latissimus dorsi (durchtrennt)
11	Ramus cutaneus des N. occipitalis tertius	26	N. ulnaris, A. brachialis
12	N. auricularis magnus	27	Rami cutanei lat. der dorsalen Spinalnervenäste, M. iliocostalis thoracis
13	N. accessorius (n. XI)		
14	N. supraclavicularis lat., M. levator scapulae	28	M. intercostalis ext., siebte Rippe
15	Äste der A. suprascapularis	29	M. serratus post. inf.

Dorsalseite der Schulter. Tiefe Schicht

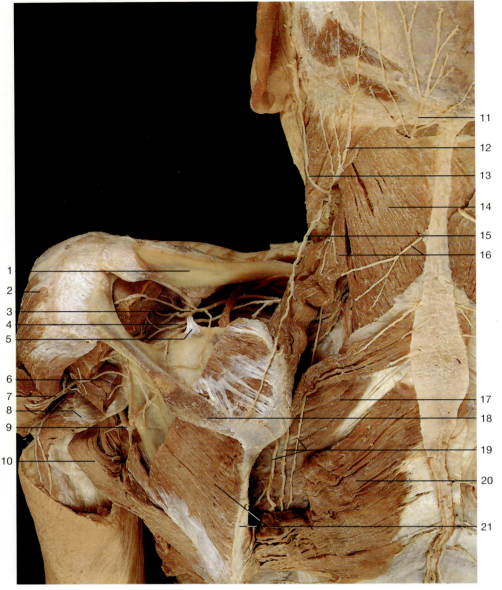

1 Clavicula
2 M. deltoideus
3 **A. suprascapularis**
4 N. suprascapularis
5 Lig. transversum scapulae sup.
6 M. teres minor
7 N. axillaris, A. circumflexa humeri post.
8 M. triceps, caput longum
9 **A. circumflexa scapulae**
10 M. teres major
11 N. occipitalis major
12 N. occipitalis minor
13 N. auricularis magnus
14 M. splenius capitis
15 N. accessorius (N. XI)
16 N. occipitalis tertius, M. levator scapulae
17 M. serratus post. sup.
18 Spina scapulae
19 A. scapularis descendens, N. dorsalis scapulae
20 M. rhomboideus major
21 M. infraspinatus, Margo medialis scapulae
22 N. radialis, A. profunda brachii
23 A. thoracodorsalis
24 Truncus thyrocervicalis
25 Plexus brachialis

Schulterregion, tiefste Schicht (von dorsal). Mm. rhomboidei und Schulterblattmuskulatur wurden gefenstert, der hintere Teil des M. deltoideus wurde zurückgeklappt.

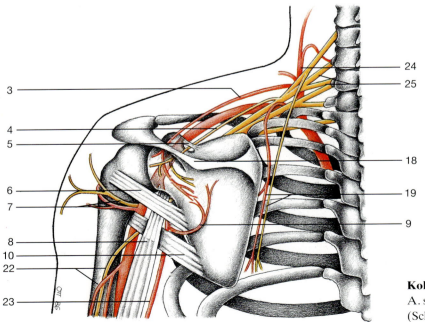

Kollateralkreislauf der Schulter. Anastomosen der A. subscapularis und A. circumflexa scapulae (Schemazeichnung) (O.).

Ventralseite von Schulter und Oberarm

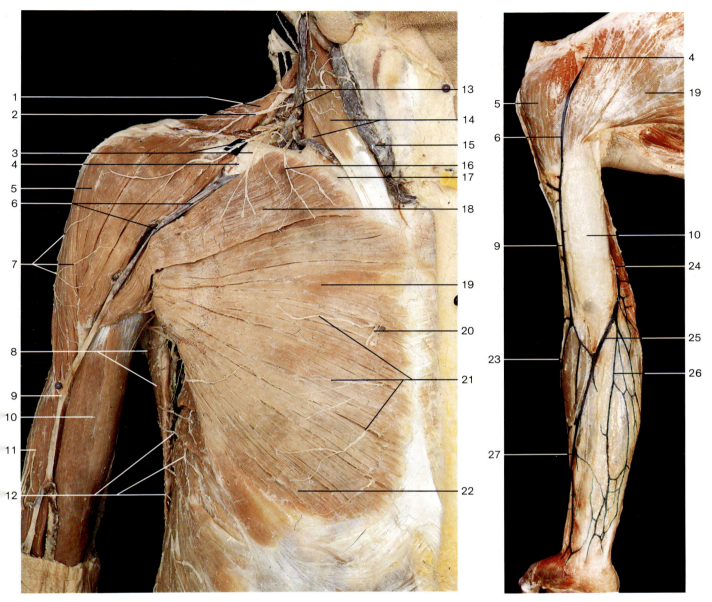

Brustwand und Schulter, oberflächliche Schicht (rechte Seite, von ventral). Darstellung der Hautnerven.

Hautvenen des rechten Armes nach Injektion mit blaugefärbter Gelatinelösung.

1 M. trapezius
2 N. supraclavicularis lat.
3 N. supraclavicularis intermedius
4 Trig. deltoideopectorale (Mohrenheimsche Grube)
5 M. deltoideus
6 V. cephalica im Sulcus deltoideopectoralis
7 N. cutaneus brachii lat. sup. aus dem N. axillaris
8 M. latissimus dorsi
9 V. cephalica im Sulcus bicipitalis lat.
10 M. biceps brachii
11 M. triceps brachii
12 Rami cutanei lat. der Nn. intercostales
13 N. transversus colli und V. jugularis ext.
14 M. sternocleidomastoideus
15 V. jugularis ant.
16 N. supraclavicularis med.
17 Clavicula
18 Pars clavicularis m. pectoralis majoris
19 Pars sternocostalis m. pectoralis majoris
20 Ramus perforans der A. thoracica int.
21 Rami cutanei ant. der Nn. intercostales
22 Pars abdominalis m. pectoralis majoris
23 V. cephalica accessoria
24 V. basilica
25 V. mediana cubiti
26 V. mediana antebrachii
27 V. cephalica am Unterarm

377

Lymphabflüsse der Mamma

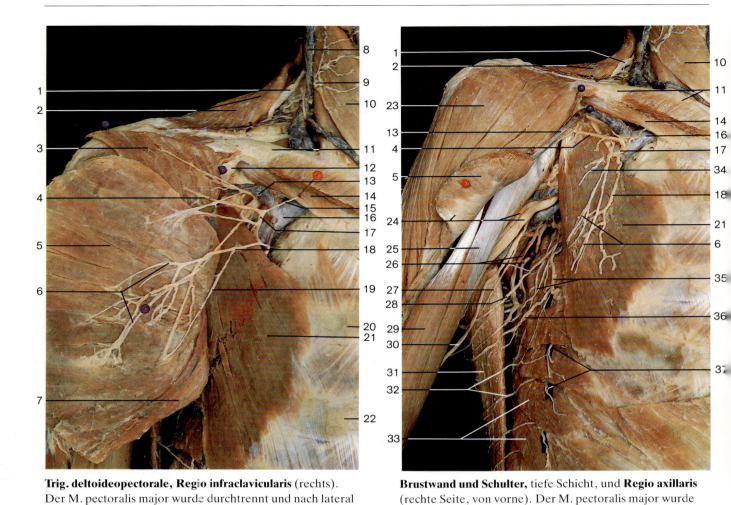

Trig. deltoideopectorale, Regio infraclavicularis (rechts). Der M. pectoralis major wurde durchtrennt und nach lateral geklappt.

Brustwand und Schulter, tiefe Schicht, und **Regio axillaris** (rechte Seite, von vorne). Der M. pectoralis major wurde durchtrennt und teilweise entfernt.

1 N. accessorius
2 M. trapezius
3 Pars clavicularis m. pectoralis majoris
4 R. acromialis der A. thoracoacromialis
5 Pars sternocostalis des M. pectoralis major
6 Nn. pectorales lat. (Muskeläste des Plexus brachialis)
7 Pars abdominalis m. pectoralis majoris
8 V. jugularis ext.
9 Plexus cervicalis (Punctum nervosum)
10 M. sternocleidomastoideus
11 Clavicula
12 Fascia clavipectoralis (zurückgeklappt)
13 V. cephalica
14 M. subclavius
15 R. clavicularis der A. thoracoacromialis
16 V. subclavia
17 A. thoracoacromialis
18 R. pectoralis der A. thoracoacromialis
19 N. pectoralis med.
20 Zweite Rippe
21 M. pectoralis minor
22 Dritte Rippe
23 M. deltoideus
24 A. brachialis und N. medianus
25 Caput breve m. bicipitis brachii
26 A. und N. thoracodorsalis
27 N. cutaneus brachii med.
28 N. intercostobrachialis (Th$_2$)
29 Caput longum m. bicipitis brachii
30 N. cutaneus antebrachii med.
31 M. latissimus dorsi
32 Hintere Äste der Rr. cutanei lat. der Interkostalnerven
33 M. serratus ant.
34 N. pectoralis med.
35 N. thoracicus longus und A. thoracica lat.
36 N. intercostobrachialis (Th$_3$)
37 Vordere Äste der Rr. cutanei lat. der Interkostalnerven

Regio axillaris

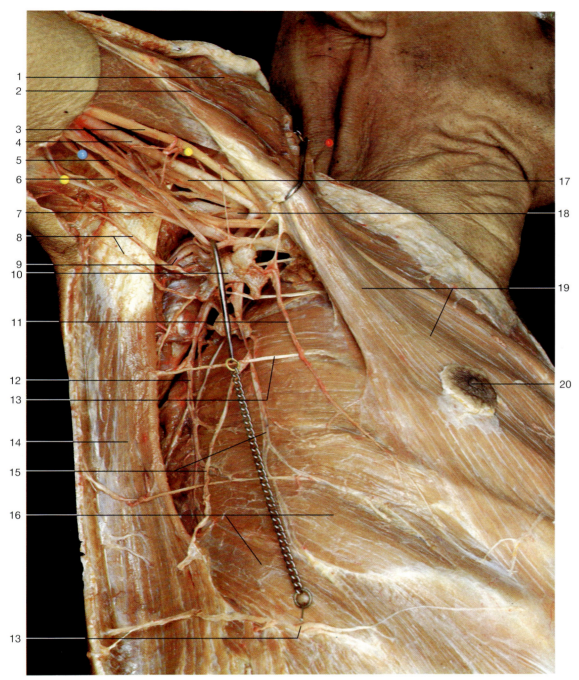

Regio axillaris, rechts (von kaudal). Präparation der **oberflächlichen Achsellymphknoten und Lymphgefäße.** Der M. pectoralis major wurde leicht angehoben.

1 M. deltoideus
2 V. cephalica
3 N. medianus
4 A. brachialis
5 N. cutaneus brachii med., N. cutaneus antebrachii med.
6 N. ulnaris
7 V. basilica
8 Nn. intercostobrachiales
9 A. circumflexa scapulae
10 Nodi lymphatici axillares superf.
11 A. thoracica lat.
12 A. thoracodorsalis
13 Rami cutanei lat. nn. intercostalium
14 M. latissimus dorsi
15 V. thoracoepigastrica
16 M. serratus ant.
17 N. musculocutaneus
18 N. radialis
19 M. pectoralis major
20 Papilla mammae

379

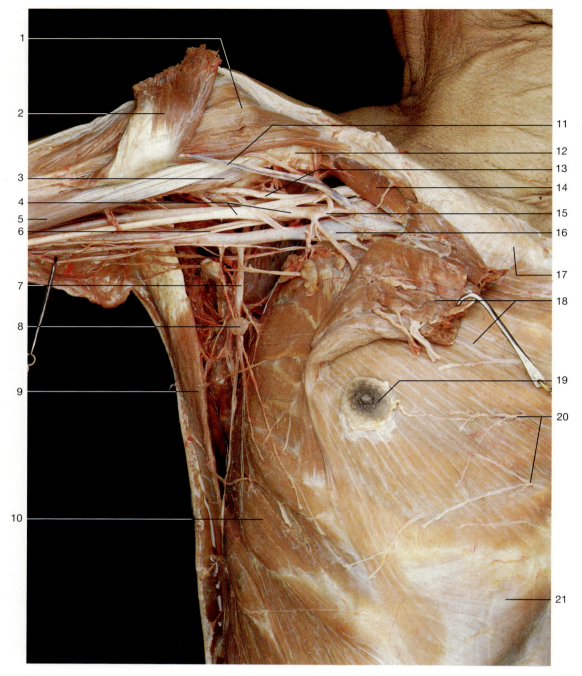

Regio axillaris (von ventral). Präparation der tiefen Achsellymphknoten. M. pectoralis major und minor wurden durchtrennt und zurückgeklappt. Schultergürtel und Arm wurden nach hinten angehoben.

1 M. deltoideus
2 Ansatz des M. pectoralis major
3 M. coracobrachialis
4 **N. medianus** (Fasciculus lat. und med.), **A. axillaris**
5 M. biceps brachii, caput breve
6 **N. ulnaris**
7 V. thoracoepigastrica
8 **Nodi lymphatici axillares prof.**
9 M. latissimus dorsi
10 M. serratus anterior
11 V. cephalica
12 Ansatz des M. pectoralis minor, Processus coracoideus
13 **N. musculocutaneus**
14 M. subclavius
15 A. thoracoacromialis
16 **V. axillaris**
17 Clavicula
18 M. pectoralis major et minor (zurückgeklappt)
19 Papilla mammae
20 Rami cutanei ant. nn. intercostalium
21 Vorderes Blatt der Rektusscheide

Regio axillaris. Tiefe Schicht

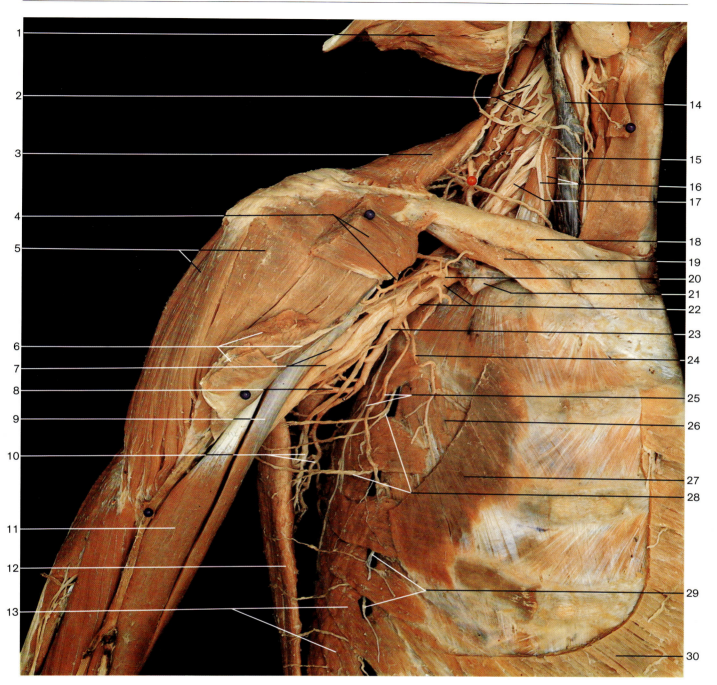

Regio axillaris, rechts (von vorne). Außer dem M. pectoralis major wurde hier auch der M. pectoralis minor durchtrennt, so daß der Gefäß-Nerven-Strang der Achselhöhle sichtbar geworden ist.

1 M. sternocleidomastoideus (durchtrennt und zurückgeklappt)
2 Plexus cervicalis
3 M. trapezius
4 M. pectoralis minor mit N. pectoralis med.
5 M. deltoideus
6 M. pectoralis major mit N. pectoralis lat.
7 N. medianus und A. brachialis
8 A. circumflexa scapulae
9 Caput breve m. bicipitis brachii
10 A. und N. thoracodorsalis
11 Caput longum m. bicipitis brachii
12 M. latissimus dorsi
13 M. serratus ant.
14 V. jugularis int.
15 M. scalenus ant.
16 N. phrenicus und A. cervicalis ascendens
17 Plexus brachialis
18 Clavicula
19 M. subclavius
20 A. thoracoacromialis
21 V. subclavia (durchtrennt)
22 A. subclavia bzw. A. axillaris
23 A. subscapularis
24 A. thoracica suprema
25 A. thoracica lat. und N. thoracicus longus
26 M. intercostalis ext.
27 Ansatz des M. pectoralis minor
28 Nn. intercostobrachiales
29 Rr. cutanei lat. der Interkostalnerven
30 Ansatz des M. pectoralis major

Plexus brachialis

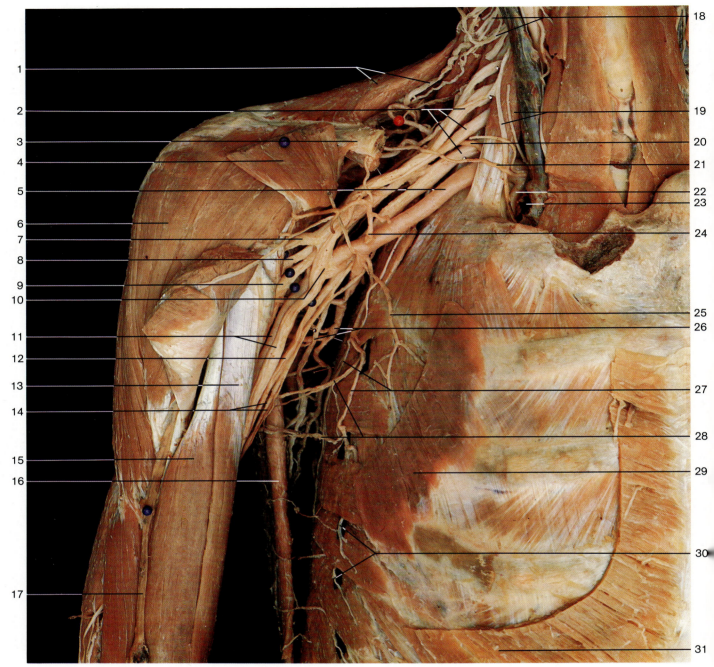

Nerven und Gefäße des Armes, hintere Skalenuslücke mit Plexus brachialis und A. subclavia, Regio axillaris und Oberarm (von ventral). Clavicula und Mm. pectorales wurden teilweise entfernt.

1 M. trapezius und N. accessorius
2 Plexus brachialis
3 Clavicula (durchtrennt)
4 M. pectoralis minor
5 A. axillaris bzw. A. subclavia
6 M. deltoideus
7 N. musculocutaneus
8 N. axillaris
9 N. radialis
10 Medianusschlinge
11 N. medianus und A. brachialis
12 N. ulnaris
13 Caput breve m. bicipitis brachii
14 N. cutaneus brachii und antebrachii med.
15 Caput longum m. bicipitis brachii
16 M. latissimus dorsi
17 V. cephalica
18 Plexus cervicalis
19 N. phrenicus und M. scalenus ant.
20 A. scapularis descendens
21 A. suprascapularis
22 A. thoracica int.
23 V. subclavia
24 A. thoracoacromialis
25 A. thoracica suprema
26 A. und N. thoracodorsalis
27 A. thoracica lat. und N. thoracicus longus
28 Nn. intercostobrachiales
29 Ansatz des M. pectoralis minor an der 2.–5. Rippe
30 Rami cutanei lat. der Interkostalnerven
31 Pars abdominalis des M. pectoralis major (durchtrennt)

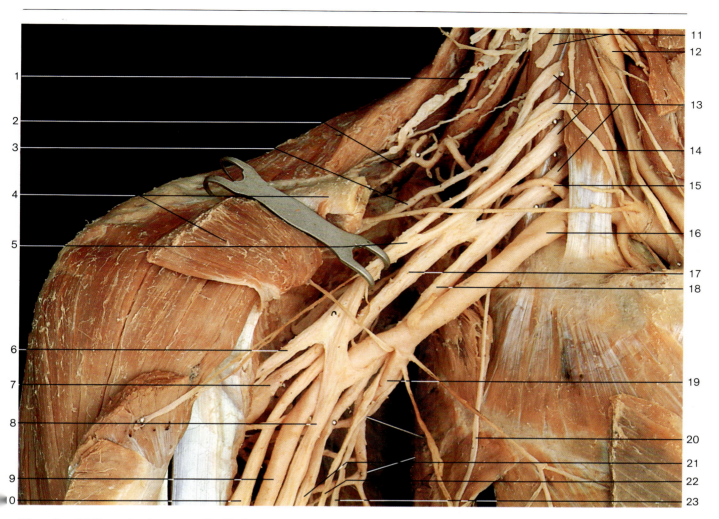

Plexus brachialis, rechts (von ventral). Clavicula und Pektoralismuskulatur wurden teilweise entfernt.

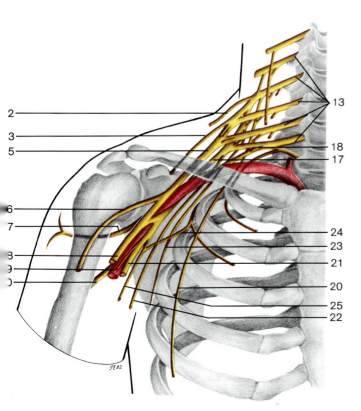

Gliederung und Astfolge des Plexus brachialis (Schemazeichnung) (Tr.).

1 N. accessorius
2 N. dorsalis scapulae
3 N. suprascapularis
4 Clavicula und M. pectoralis minor
5 **Fasciculus lat.** des Plexus brachialis
6 N. musculocutaneus
7 N. axillaris
8 N. medianus
9 A. brachialis
10 N. radialis, A. profunda brachii
11 Plexus cervicalis
12 A. carotis communis
13 Wurzeln des Plexus brachialis (C_5-Th_1)
14 N. phrenicus
15 A. scapularis descendens
16 A. subclavia
17 **Fasciculus post.** des Plexus brachialis
18 **Fasciculus med.** des Plexus brachialis
19 A. subscapularis
20 N. thoracicus longus
21 N. ulnaris
22 N. cutaneus antebrachii med.
23 N. thoracodorsalis
24 N. intercostobrachialis
25 N. cutaneus brachii med.

383

Regio brachii anterior

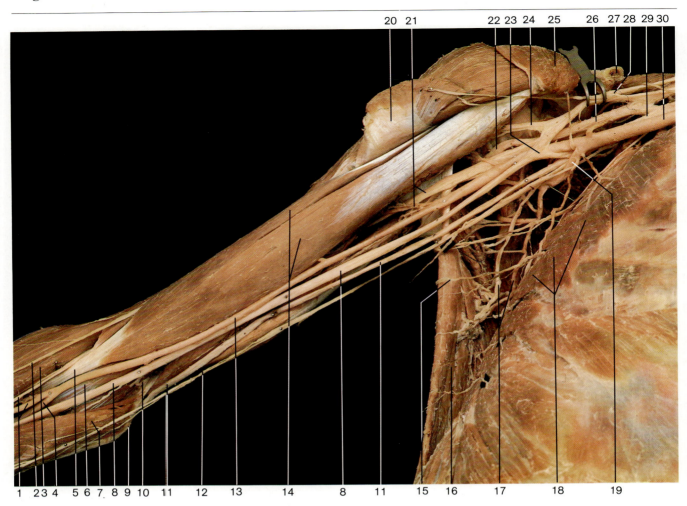

Rechter Oberarm. Darstellung der Leitungsbahnen von ventral. Schultergürtel etwas nach hinten abgespreizt.

1 A. radialis und Ramus superf. n. radialis
2 N. cutaneus antebrachii lat. (aus N. musculocutaneus)
3 M. brachioradialis
4 A. ulnaris
5 Sehne des M. biceps brachii
6 M. brachialis
7 M. pronator teres
8 N. medianus
9 Epicondylus medialis humeri
10 A. collateralis ulnaris inf.
11 N. ulnaris
12 N. cutaneus antebrachii med.
13 A. brachialis
14 M. biceps brachii
15 N. intercostobrachialis (Th$_3$)
16 M. latissimus dorsi
17 N. und A. thoracodorsalis
18 M. serratus ant.
19 A. subscapularis
20 M. pectoralis major (zurückgeklappt) mit N. pectoralis lat.
21 N. radialis und A. profunda brachii
22 N. axillaris
23 Medianusschlinge um die A. axillaris
24 N. musculocutaneus
25 M. pectoralis minor (zurückgeklappt) und N. pectoralis med.
26 Fasciculus post. des Plexus brachialis
27 Clavicula (durchtrennt)
28 Fasciculus lat. des Plexus brachialis
29 Fasciculus med. des Plexus brachialis
30 A. subclavia

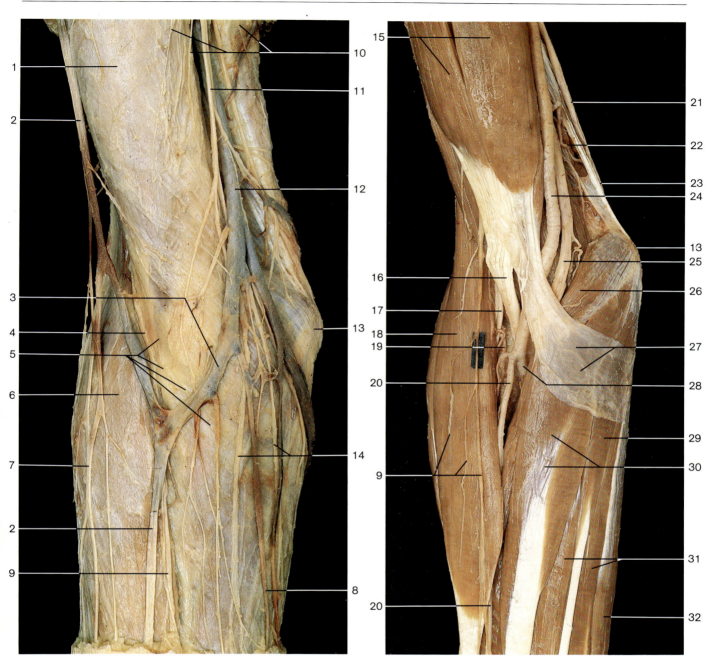

Regio cubiti I, Hautnerven und Venensystem der Ellenbeuge (von ventral).

Regio cubiti II, oberflächliche Schicht (von ventral). Muskelfaszien entfernt.

1 M. biceps brachii mit Faszie
2 V. cephalica
3 V. mediana cubiti
4 N. musculocutaneus
5 Sehne und Aponeurose des M. biceps brachii (zusammen mit der Faszie des Unterarms)
6 M. brachioradialis mit Faszie
7 V. cephalica accessoria
2 V. mediana antebrachii
9 Hautäste des N. musculocutaneus (N. cutaneus antebrachii lat.)
10 Endäste des N. cutaneus brachii med.
11 N. cutaneus brachii med.
12 V. basilica
13 Epicondylus med. humeri
14 Endäste des N. cutaneus antebrachii med.
15 M. biceps brachii

16 Sehne des M. biceps brachii
17 N. radialis
18 M. brachioradialis
19 A. recurrens radialis
20 A. radialis
21 N. ulnaris
22 A. collateralis ulnaris inf.
23 Septum intermusculare brachii med.
24 A. brachialis
25 N. medianus
26 M. pronator teres
27 Aponeurose des M. biceps brachii
28 A. ulnaris
29 M. palmaris longus
30 M. flexor carpi radialis
31 M. flexor digitorum superficialis
32 M. flexor carpi ulnaris

385

Regio cubiti

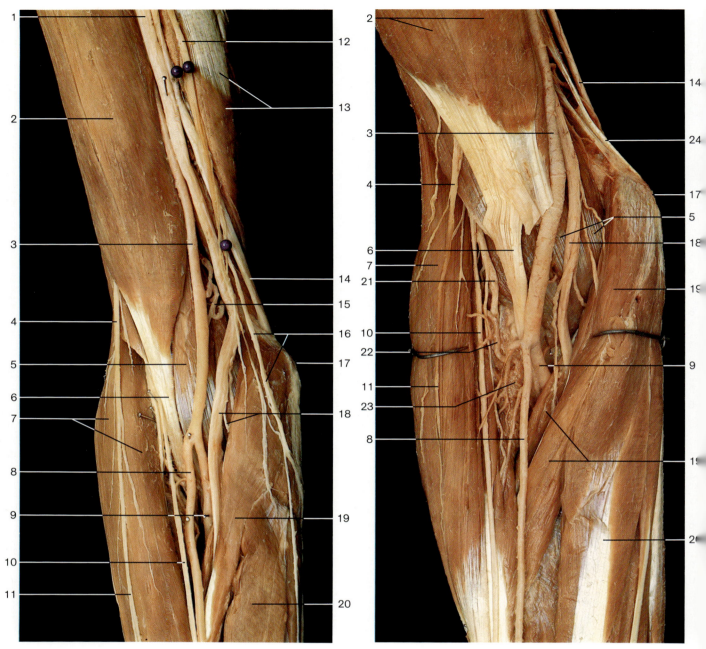

Regio cubiti III, mittlere Schicht (von ventral). Die Aponeurose des M. biceps brachii wurde entfernt.

Regio cubiti IV, mittlere Schicht (von ventral). M. pronator teres und M. brachioradialis wurden etwas zur Seite gezogen.

1. N. medianus
2. M. biceps brachii
3. A. brachialis
4. N. musculocutaneus
5. M. brachialis
6. Sehne des M. biceps brachii
7. M. brachioradialis
8. A. radialis
9. A. ulnaris
10. Ramus superf. n. radialis
11. N. cutaneus antebrachii lat. (aus N. musculocutaneus)
12. N. cutaneus antebrachii med.
13. M. triceps brachii
14. N. ulnaris
15. A. collateralis ulnaris inf.
16. Endäste des N. cutaneus antebrachii med.
17. Epicondylus med. humeri
18. N. medianus mit Rami musculares (zum M. pronator teres)
19. M. pronator teres
20. M. flexor carpi radialis
21. R. profundus n. radialis
22. A. recurrens radialis
23. M. supinator
24. Septum intermusculare brachii med.

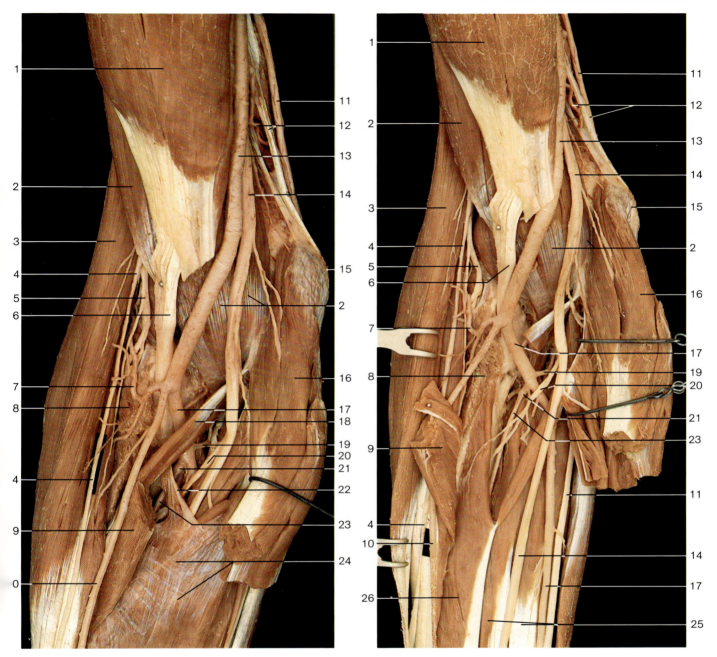

Regio cubiti V, tiefe Schicht (von ventral). M. pronator teres und M. flexor carpi ulnaris wurden durchtrennt und zur Seite gezogen.

Regio cubiti VI, tiefste Schicht (von ventral). In Ergänzung zum nebenstehenden Bild wurden hier auch der M. flexor digitorum superf. sowie das Caput ulnare des M. pronator teres durchtrennt und zurückgeklappt.

1. M. biceps brachii
2. M. brachialis
3. M. brachioradialis
4. Ramus superf. n. radialis
5. Ramus prof. n. radialis
6. Sehne des M. biceps brachii
7. A. recurrens radialis
8. M. supinator
9. Ansatz des M. pronator teres (durchschnitten)
10. A. radialis
11. N. ulnaris
12. Septum intermusculare brachii med. und A. collateralis ulnaris inf.
13. A. brachialis
14. N. medianus
15. Epicondylus med. humeri
16. M. pronator teres, caput humerale
17. A. ulnaris
18. M. pronator teres, caput ulnare
19. A. recurrens ulnaris
20. N. interosseus antebrachii ant.
21. A. interossea communis
22. Sehnenbogen des M. flexor digitorum superf.
23. A. interossea ant.
24. M. flexor digitorum superf.
25. M. flexor digitorum prof.
26. M. flexor pollicis longus

Ventralseite von Unterarm und Hand

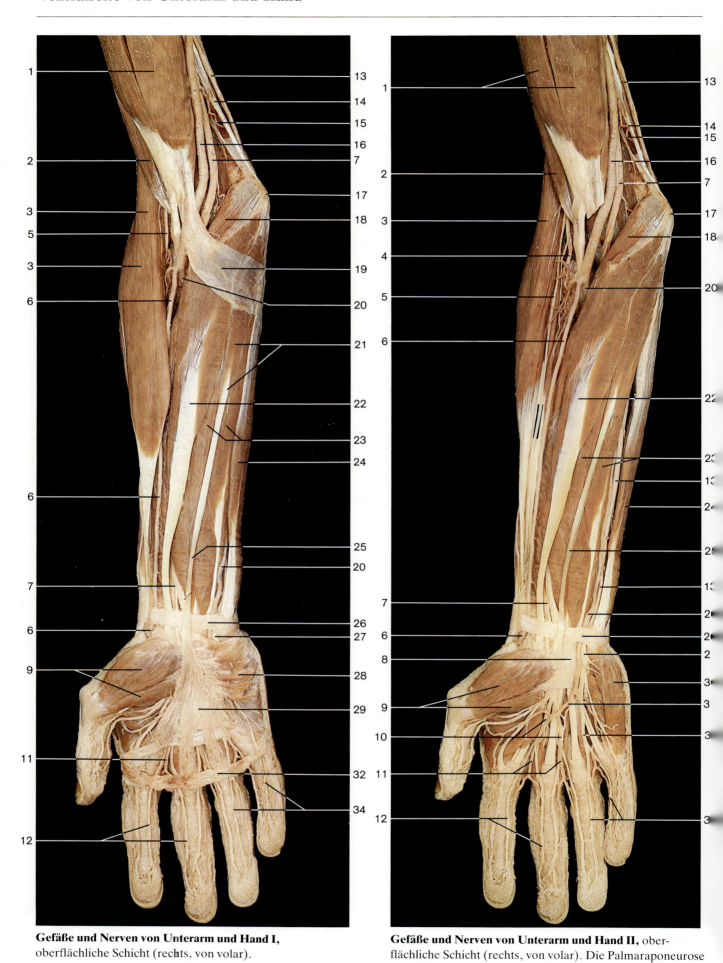

Gefäße und Nerven von Unterarm und Hand I, oberflächliche Schicht (rechts, von volar).

Gefäße und Nerven von Unterarm und Hand II, oberflächliche Schicht (rechts, von volar). Die Palmaraponeurose und die Bizepsaponeurose wurden entfernt.

388

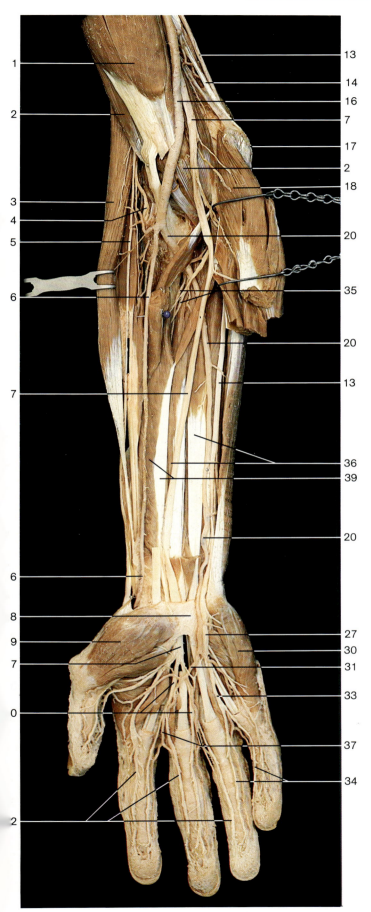

1 M. biceps brachii
2 M. brachialis
3 M. brachioradialis
4 R. prof. n. radialis
5 R. superf. n. radialis
6 A. radialis
7 N. medianus
8 Retinaculum flexorum
9 Thenarmuskulatur
10 Nn. digitales palmares communes (aus N. medianus)
11 Aa. digitales palmares communes
12 Nn. digitales palmares proprii (aus N. medianus)
13 N. ulnaris
14 Septum intermusculare brachii med.
15 A. collateralis ulnaris inf.
16 A. brachialis
17 Epicondylus med. humeri
18 M. pronator teres
19 Aponeurosis m. bicipitis brachii
20 A. ulnaris
21 M. palmaris longus
22 M. flexor carpi radialis
23 M. flexor digitorum superf.
24 M. flexor carpi ulnaris
25 Sehne des M. palmaris longus
26 Rest der Fascia antebrachii
27 Ramus superf. n. ulnaris
28 M. palmaris brevis
29 Palmaraponeurose
30 Hypothenarmuskulatur
31 **Arcus palmaris superficialis**
32 Lig. metacarpeum transversum superf.
33 N. digitalis palmaris communis (aus N. ulnaris)
34 Nn. digitales palmares proprii (aus N. ulnaris)
35 A. interossea und N. interosseus ant.
36 M. flexor digitorum prof.
37 Aa. digitales palmares communes
38 Ramus palmaris (aus N. medianus)
39 M. flexor pollicis longus
40 Ramus cutaneus palmaris (aus N. ulnaris)

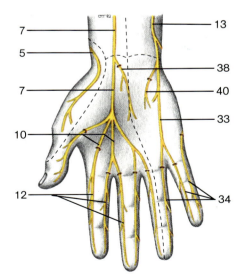

Sensible Innervation der Volarfläche der Hand (Schemazeichnung) (O.).
Innervation: 3½ Finger vom N. medianus,
1½ Finger vom N. ulnaris.

Gefäße und Nerven von Unterarm und Hand III, tiefe Schicht (von ventral). Die oberflächlichen Beuger wurden durchtrennt.

Dorsalseite vom Unterarm

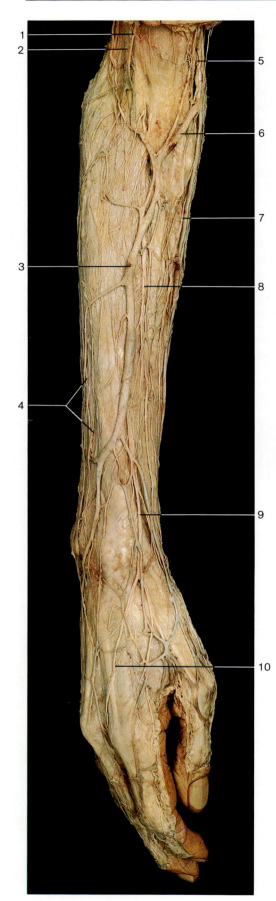

Subkutanes Venensystem und Hautnerven von Unterarm und Hand (von ventro-lateral).

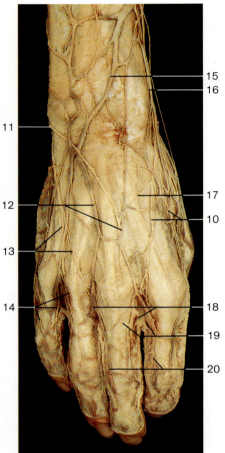

Handrücken, oberflächliche Schicht (von dorsal). Hautnerven und Venennetz.

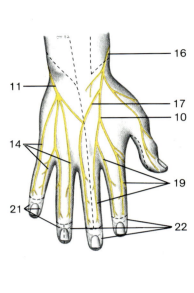

Sensible Innervation der Dorsalseite der Hand (Schemazeichnung) (O.).
Innervation:
2½ Finger vom N. ulnaris,
2½ Finger vom N. radialis.
Man beachte, daß die Endglieder von den palmaren Hautnerven versorgt werden.

1 N. musculocutaneus
2 V. cephalica im Sulcus bicipitalis lat.
3 V. cephalica
4 Nn. cutanei antebrachii post. (aus N. radialis)
5 V. basilica
6 V. mediana cubiti
7 N. cutaneus antebrachii med.
8 N. cutaneus antebrachii lat. (aus N. musculocutaneus)
9 Ramus superf. n. radialis
10 Nn. digitales dorsales n. radialis
11 R. dorsalis n. ulnaris
12 Rete venosum dorsale manus
13 Nn. digitales dorsales communes (aus N. ulnaris)
14 Nn. digitales dorsales proprii (aus N. ulnaris)
15 V. cephalica (Ursprung an der Handwurzel)
16 R. superf. n. radialis
17 R. communicans cum n. ulnare
18 Vv. intercapitales
19 Nn. digitales dorsales proprii (aus N. radialis)
20 Vv. digitales dorsales
21 Nn. digitales palmares proprii (aus N. ulnaris)
22 Nn. digitales palmares proprii (aus N. medianus)

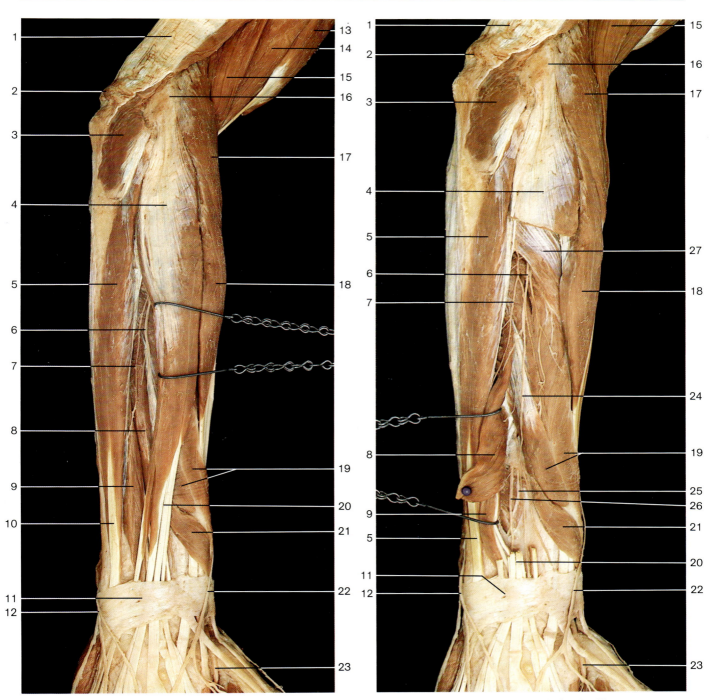

Gefäße und Nerven an der Dorsalseite des Unterarms, oberflächliche Präparation, Extensorenloge (rechter Arm).

Gefäße und Nerven an der Dorsalseite des Unterarms, tiefe Präparation, Extensorenloge (rechter Arm).

1 Sehne des M. triceps brachii
2 Olecranon
3 M. anconaeus
4 M. extensor digitorum
5 M. extensor carpi ulnaris
6 Ramus prof. n. radialis
7 A. interossea post.
8 M. extensor pollicis longus
9 M. extensor indicis
10 Sehne des M. extensor carpi ulnaris
11 Retinaculum extensorum
12 Ramus dorsalis n. ulnaris
13 M. biceps brachii
14 M. brachialis
15 M. brachioradialis
16 Epicondylus lat. humeri
17 M. extensor carpi radialis longus
18 M. extensor carpi radialis brevis
19 M. abductor pollicis longus
20 Sehnen des M. extensor digitorum
21 M. extensor pollicis brevis
22 Ramus superf. n. radialis
23 A. radialis
24 N. interosseus antebrachii post.
25 N. interosseus antebrachii ant.
26 A. interossea ant.
27 M. supinator

Palma manus

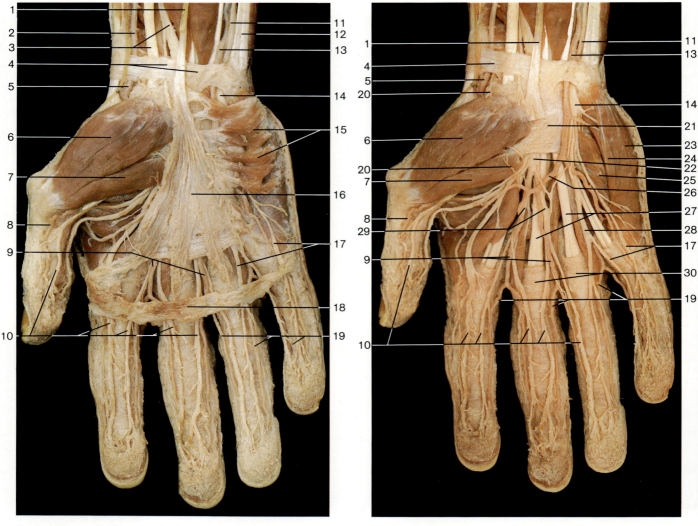

Rechte Hand I, Volarseite, oberflächliche Schicht mit Gefäßen und Nerven.

Rechte Hand II, Volarseite, oberflächliche Schicht nach Entfernung der Palmaraponeurose.

1 Sehne des M. palmaris longus
2 **A. radialis**
3 Sehne des M. flexor carpi radialis und N. medianus
4 Rest der Fascia antebrachii
5 A. radialis beim Übertritt in die Fovea radialis (Tabatière)
6 M. abductor pollicis brevis
7 M. flexor pollicis brevis (caput super.)
8 A. digitalis palmaris propria pollicis
9 Aa. digitales palmares communes
10 Nn. digitales palmares proprii (aus N. medianus)
11 **N. ulnaris**
12 Sehne des M. flexor carpi ulnaris
13 **A. ulnaris**
14 Ramus superficialis n. ulnaris
15 M. palmaris brevis
16 Palmaraponeurose

17 Nn. digitales palmares proprii (aus N. ulnaris)
18 Lig. metacarpeum transversum superf.
19 Aa. digitales palmares proprii
20 Ramus palmaris superf. der A. radialis (Verbindung mit dem Arcus palmaris superf.)
21 Retinaculum flexorum
22 **N. medianus**
23 M. abductor digiti minimi
24 M. flexor digiti minimi brevis
25 M. opponens digiti minimi
26 **Arcus palmaris superf.**
27 Sehnen des M. flexor digitorum superf.
28 N. digitalis palmaris communis (aus N. ulnaris)
29 Nn. digitales palmares communes (aus N. medianus)
30 Vaginae fibrosae digitorum manus

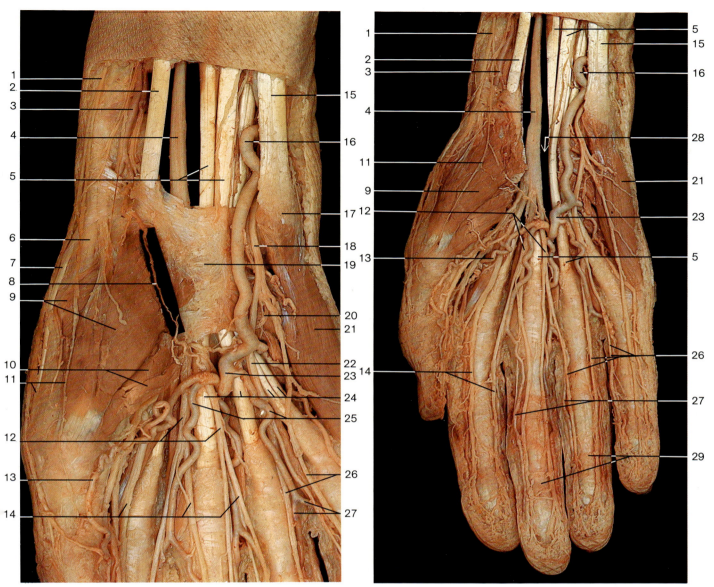

Rechte Hand III, Volarseite, oberflächliche Schicht im Handwurzelbereich. Darstellung des Arcus palmaris superficialis.

Rechte Hand IV, Volarseite, mittlere Schicht. Das Retinaculum flexorum wurde entfernt.

1 Ramus superf. n. radialis
2 Sehne des M. flexor carpi radialis
3 A. radialis
4 N. medianus
5 Sehnen des M. flexor digitorum superf.
6 Sehne des M. abductor pollicis longus
7 Sehne des M. extensor pollicis brevis
8 Ramus palmaris superf. der A. radialis
9 M. abductor pollicis brevis
10 Caput superf. des M. flexor pollicis brevis
11 Endäste des R. superf. n. radialis
12 Nn. digitales palmares communes (aus N. medianus)
13 A. digitalis palmaris propria pollicis
14 Nn. digitales palmares proprii (aus N. medianus)
15 Sehne des M. flexor carpi ulnaris
16 A. ulnaris
17 Lage des Os pisiforme
18 Ramus superf. n. ulnaris
19 Retinaculum flexorum
20 Ramus prof. n. ulnaris
21 M. abductor digiti minimi
22 N. digitalis palmaris communis (aus N. ulnaris)
23 Arcus palmaris superf.
24 Sehnen der Mm. flexores digitorum
25 Aa. digitales palmares communes
26 Nn. digitales palmares proprii (aus N. ulnaris)
27 Aa. digitales palmares propriae
28 Canalis carpi
29 Vaginae fibrosae digitorum manus

1 Sehne des M. flexor carpi radialis
2 A. radialis
3 Sehne des M. abductor pollicis longus
4 M. abductor pollicis brevis
5 M. flexor pollicis brevis (caput superf. et prof.)
6 M. adductor pollicis (caput obliquum et transversum)
7 N. medianus
8 Sehnen der Mm. flexores digitorum
9 Sehne des M. flexor pollicis longus
10 M. pronator quadratus
11 Sehne des M. flexor carpi ulnaris
12 A. ulnaris
13 Ramus superf. n. ulnaris
14 Ramus prof. n. ulnaris
15 M. abductor digiti minimi
16 **Arcus palmaris superf.** (durchtrennt)
17 N. digitalis palmaris communis (aus N. ulnaris)
18 Aa. metacarpeae palmares (aus Arcus palmaris prof.)
19 A. digitalis palmaris propria für den 5. Finger
20 Vaginae fibrosae digitorum manus
21 Mm. interossei palmares
22 M. opponens pollicis (durchtrennt)
23 **Arcus palmaris profundus**
24 M. interosseus dorsalis I
25 M. lumbricalis I

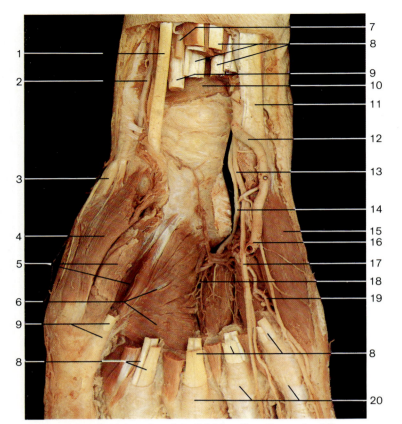

Rechte Hand V, Volarseite, tiefe Schicht. Canalis carpi eröffnet, Sehnen der Mm. flexores digitorum entfernt und Arcus palmaris superf. durchtrennt.

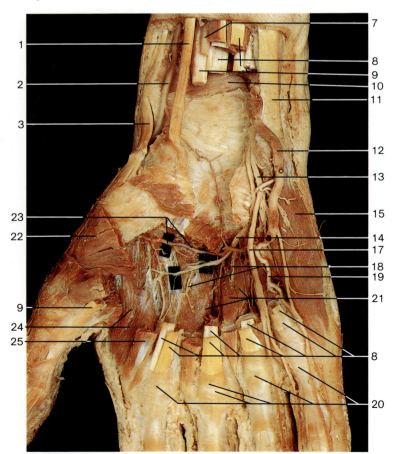

Rechte Hand VI, Volarseite, tiefste Schicht. Darstellung des **Arcus palmaris prof.**

Kapitel IX
Untere Extremität

Skelett der unteren Extremität

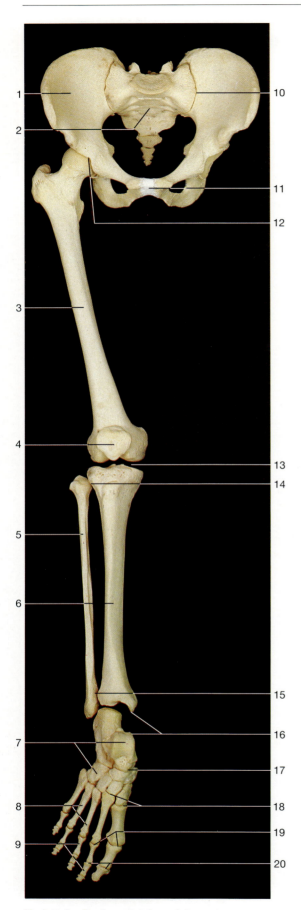

A Beckengürtel (Cingulum membri sup.)
B Oberschenkel
C Unterschenkel (Crus)
D Fuß

1 Os coxae
2 Os sacrum
3 Femur
4 Patella
5 Fibula
6 Tibia
7 Ossa tarsi
8 Ossa metatarsalia
9 Phalanges
10 Articulatio sacroiliaca
11 Symphysis pubica
12 Articulatio coxae
13 Articulatio genus
14 Articulatio tibiofibularis
15 Syndesmosis tibiofibularis
16 Articulatio talocruralis
17 Articulatio talocalcaneonavicularis
18 Articulationes tarsometatarseae
19 Articulationes metatarsophalangeae
20 Articulationes interphalangeae pedis

Der Beckengürtel bildet einen Ring, der durch das Kreuzbein fest mit der Wirbelsäule verbunden ist. Dadurch kann der Körper auch dann in seiner aufrechten Stellung erhalten werden, wenn nur 1 Gliedmaße als Stütze benützt (Standbein) und die andere (Spielbein) bewegt wird. Die Bewegungsmöglichkeiten sind bei der unteren Extremität stärker eingeschränkt als bei der oberen.

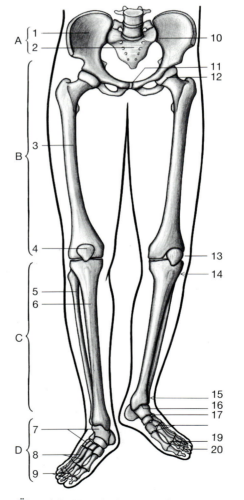

Skelett des Beckengürtels und der **unteren Extremität** (von vorne).

Übersicht über Aufbau und Gliederung der unteren Extremität (Schemazeichnung) (W.). Das rechte Bein ist als Standbein, das linke als Spielbein dargestellt.

Beckenknochen

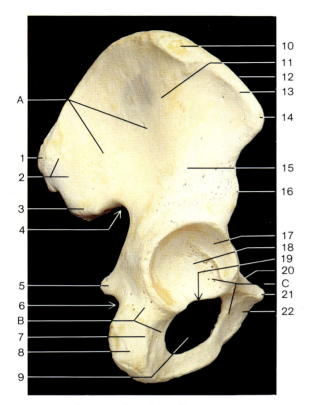

Rechtes Os coxae (von lateral).

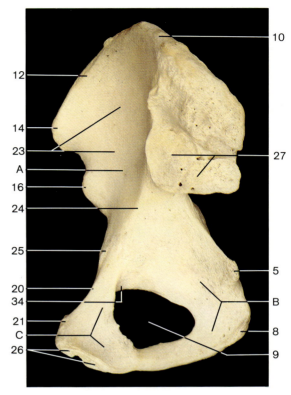

Rechtes Os coxae (von medial).

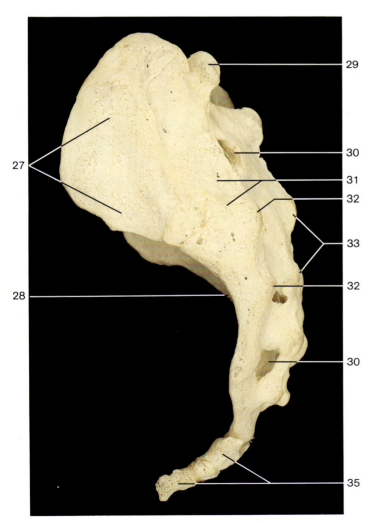

Os sacrum und Os coccygis (von lateral).

A Os ilium
B Os ischii
C Os pubis
1 Spina iliaca post. sup.
2 Linea glutaea post.
3 Spina iliaca post. inf.
4 Incisura ischiadica major
5 Spina ischiadica
6 Incisura ischiadica minor
7 Corpus ossis ischii
8 Tuber ischiadicum
9 Foramen obturatum
10 Crista iliaca
11 Linea glutaea ant.
12 Labium int. cristae iliacae
13 Labium ext. cristae iliacae
14 Spina iliaca ant. sup.
15 Linea glutaea inf.
16 Spina iliaca ant. inf.
17 Acetabulum (Facies lunata)
18 Fossa acetabuli
19 Incisura acetabuli
20 Pecten ossis pubis
21 Tuberculum pubicum
22 Corpus ossis pubis
23 Fossa iliaca
24 Linea arcuata
25 Eminentia iliopubica
26 Facies symphysialis
27 Facies auricularis
28 Facies pelvina
29 Processus articularis sup.
30 Foramina sacralia dorsalia
31 Tuberositas sacralis
32 Crista sacralis lat.
33 Crista sacralis mediana
34 Sulcus obturatorius
35 Os coccygis

397

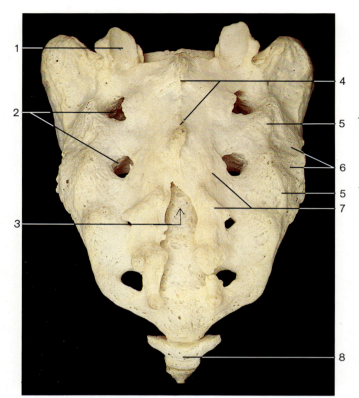

Os sacrum (von dorsal).

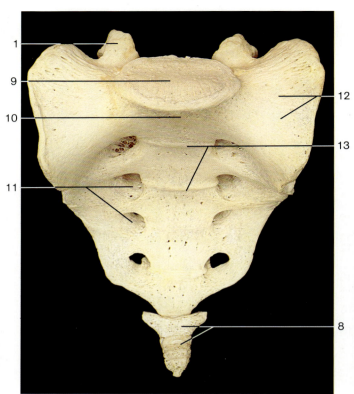

Os sacrum (von ventral).

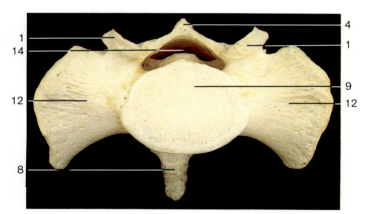

Os sacrum (von oben).

1 Processus articularis sup.
2 Foramina sacralia dorsalia
3 Hiatus sacralis
4 Crista sacralis mediana
5 Crista sacralis lat.
6 Tuberositas sacralis
7 Crista sacralis intermedia
8 Os coccygis
9 Basis ossis sacri
10 Promontorium
11 Foramina sacralia pelvina
12 Pars lat. ossis sacri
13 Lineae transversae
14 Canalis sacralis
15 Linea terminalis
16 Conjugata vera
17 Conjugata diagonalis
18 Diameter transversa
19 Diameter obliqua
20 Apertura pelvis inf.

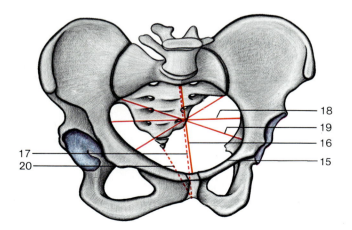

Beckenmaße (Schemazeichnung) (W.).

Becken (Pelvis)

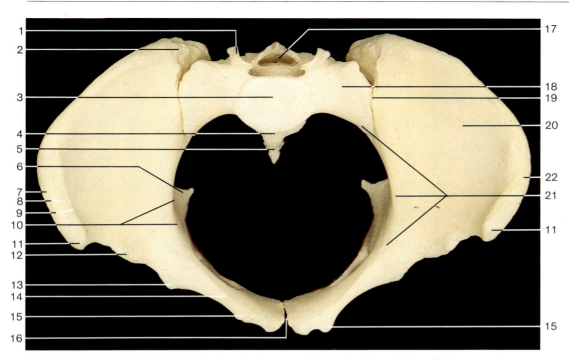

Weibliches Becken (von oben). Man beachte Lage und Form des Kreuzbeins, die Formung der Beckeneingangsebene und die unterschiedliche Gestalt der Beckenschaufeln bei beiden Geschlechtern.

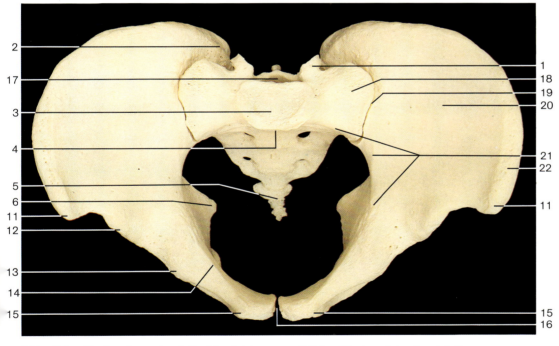

Männliches Becken (von oben). Im Vergleich zum weiblichen Becken (oben) weist die Beckeneingangsebene eine mehr kartenherzförmige Gestalt auf.

1 Processus articularis sup.
2 Spina iliaca post. sup.
3 Basis ossis sacri
4 Promontorium
5 Os coccygis
6 Spina ischiadica
7 Labium externum ⎫
8 Linea intermedia ⎬ cristae iliacae
9 Labium internum ⎭
10 Linea arcuata
11 Spina iliaca ant. sup.
12 Spina iliaca ant. inf.
13 Eminentia iliopubica
14 Pecten ossis pubis
15 Tuberculum pubicum
16 Symphysis pubica
17 Canalis sacralis
18 Os sacrum, pars lateralis
19 Lokalisation der Articulatio sacroiliaca
20 Fossa iliaca
21 Linea terminalis
22 Crista iliaca

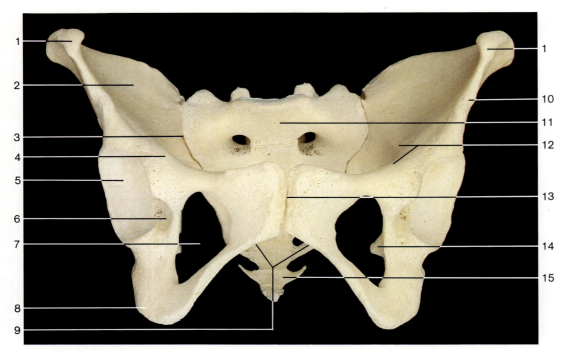

Weibliches Becken (von ventral). Man beachte die bei beiden Geschlechtern unterschiedliche Form des Beckens, insbesondere die Stellung der Beckenschaufeln und die Gestalt des Kreuzbeins. Der Arcus pubis ist bei der Frau deutlich größer, und das Foramen obturatum hat eine mehr dreiseitige Gestalt.

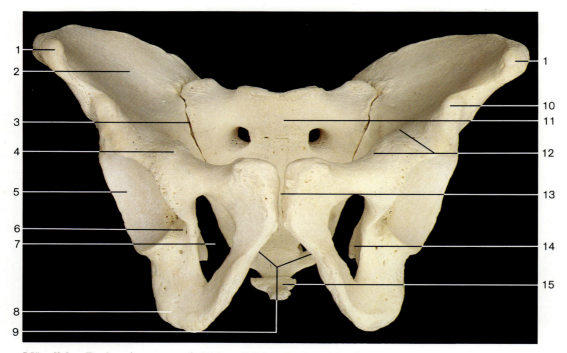

Männliches Becken (von ventral). Vgl. weibliches Becken (oben).

1 Spina iliaca ant. sup.
2 Fossa iliaca
3 Lokalisation der Articulatio sacroiliaca
4 Eminentia iliopubica
5 Acetabulum (Facies lunata)
6 Incisura acetabuli
7 Foramen obturatum
8 Tuber ischiadicum
9 Arcus bzw. Angulus pubis
10 Spina iliaca ant. inf.
11 Os sacrum
12 Linea terminalis (Höhe der Beckeneingangsebene)
13 Symphysis pubica
14 Spina ischiadica
15 Os coccygis

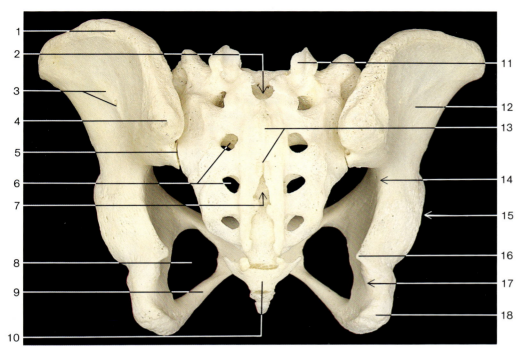

Weibliches Becken (von dorsal). Man beachte besonders die Unterschiede in der Gestaltung des Beckenausgangs, des Kreuzbeins, der Incisurae ischiadicae und des Arcus pubis zwischen dem männlichen und weiblichen Becken.

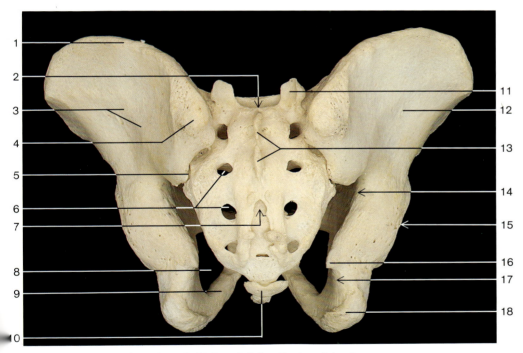

Männliches Becken (von dorsal). Vgl. weibliches Becken (oben).

1	Crista iliaca	10	Os coccygis
2	Canalis sacralis	11	Processus articularis sup.
3	Linea glutaea post.	12	Facies glutaea ossis ilii
4	Spina iliaca post. sup.	13	Crista sacralis mediana
5	Lokalisation der Articulatio sacroiliaca	14	Incisura ischiadica major
6	Foramina sacralia dorsalia	15	Lokalisation des Acetabulum
7	Hiatus sacralis	16	Spina ischiadica
8	Foramen obturatum	17	Incisura ischiadica minor
9	Ramus ossis ischii	18	Tuber ischiadicum

Skelett des Hüftgelenkes

1 Crista iliaca
2 Os sacrum, pars lateralis
3 Lokalisation der **Articulatio sacroiliaca**
4 Spina iliaca ant. sup.
5 Linea terminalis
6 Eminentia iliopubica
7 Rand des Acetabulum
8 Caput femoris, Lage der **Articulatio coxae**
9 Trochanter major
10 Collum femoris
11 Linea intertrochanterica
12 Femurschaft
13 Fünfter Lendenwirbel
14 Bandscheibe zwischen 5. Lendenwirbel und Kreuzbein (Imitation)
15 Promontorium
16 Foramina sacralia pelvina
17 Tuberculum pubicum
18 Foramen obturatum
19 Ramus ossis ischii
20 Trochanter minor
21 Foramina sacralia dorsalia
22 Incisura ischiadica major
23 Spina ischiadica
24 Symphysis pubica
25 Os pubis
26 Tuber ischiadicum
27 Crista intertrochanterica

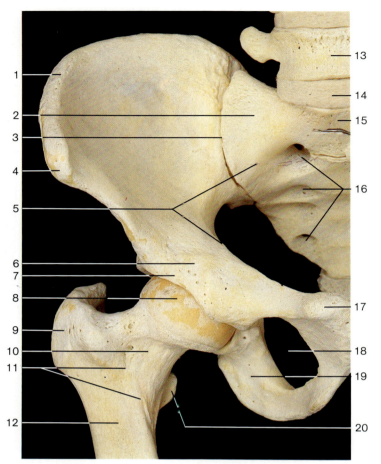

Gelenkkörper des rechten Hüftgelenkes (von ventral).

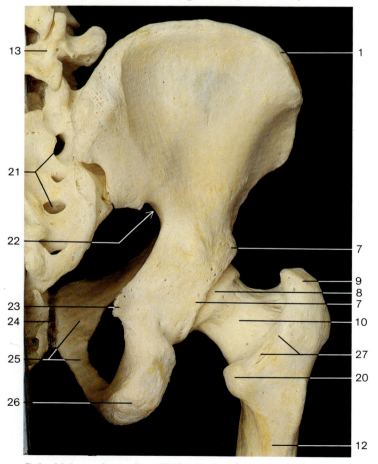

Gelenkkörper des rechten Hüftgelenkes (von dorsal).

Knochen der unteren Extremität

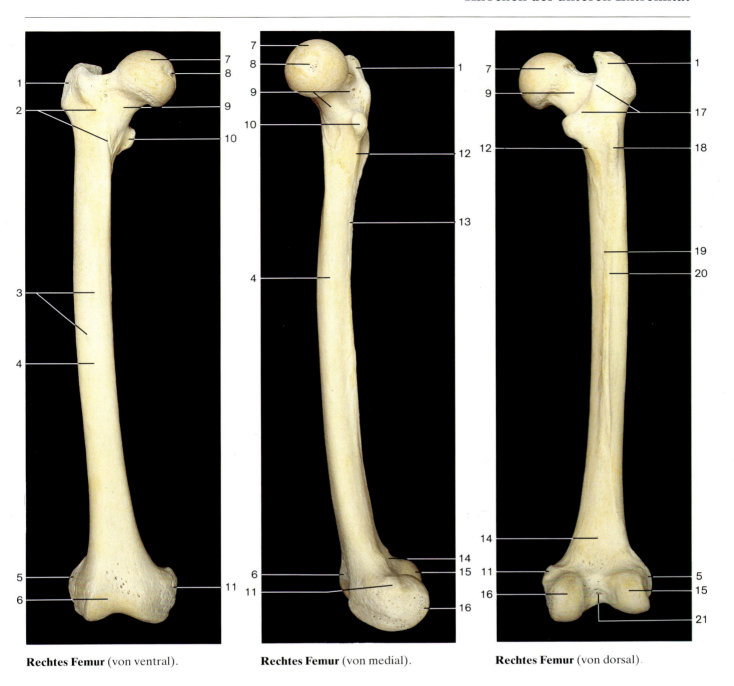

Rechtes Femur (von ventral).   **Rechtes Femur** (von medial).   **Rechtes Femur** (von dorsal).

1 Trochanter major
2 Linea intertrochanterica
3 Foramina nutricia
4 Corpus femoris (Diaphyse)
5 Epicondylus lat.
6 Facies patellaris
7 Caput femoris
8 Fovea capitis femoris
9 Collum femoris
10 Trochanter minor
11 Epicondylus med.
12 Linea pectinea
13 Linea aspera
14 Facies poplitea
15 Condylus lat.
16 Condylus med.
17 Crista intertrochanterica
18 Trochanter tertius
19 Labium med. } der Linea aspera
20 Labium lat.
21 Fossa intercondylaris

Skelett des Kniegelenkes

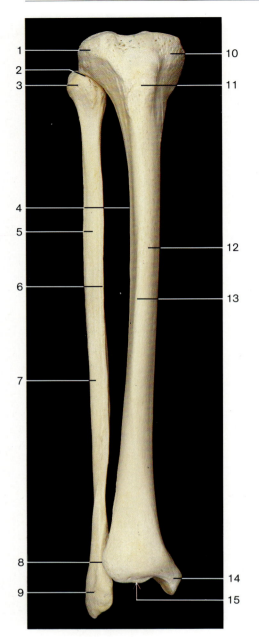
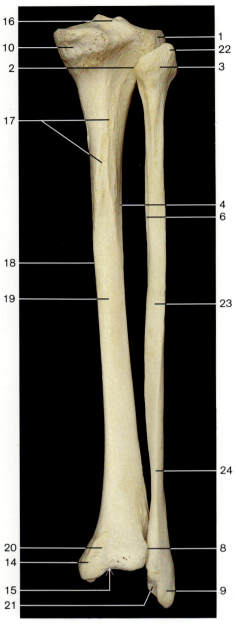

1 Condylus lat. tibiae
2 Lokalisation der Articulatio tibiofibularis
3 Caput fibulae
4 Margo interosseus tibiae
5 Corpus fibulae (Diaphyse)
6 Margo interosseus fibulae
7 Facies lat. fibulae
8 Lokalisation der Syndesmosis tibiofibularis
9 Malleolus lat. fibulae
10 Condylus med. tibiae
11 Tuberositas tibiae
12 Corpus tibiae (Diaphyse)
13 Margo ant. tibiae
14 Malleolus med. tibiae
15 Facies articularis inf. tibiae
16 Eminentia intercondylaris
17 Linea m. solei
18 Margo med. tibiae
19 Facies post. tibiae
20 Sulcus malleolaris tibiae
21 Facies articularis malleoli
22 Apex capitis fibulae
23 Facies post. fibulae
24 Margo post. fibulae
25 Tuberculum intercondylare med.
26 Area intercondylaris post.
27 Area intercondylaris ant.
28 Tuberculum intercondylare lat.

Unterschenkelknochen, rechte Seite, Tibia und Fibula (von ventral).

Unterschenkelknochen, rechte Seite, Tibia und Fibula (von dorsal).

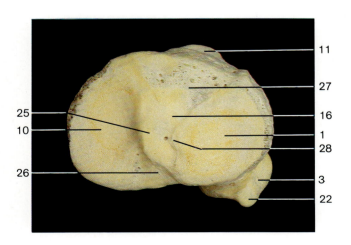

Rechter Tibiakopf (von kranial, die Vorderfläche der Tibia zeigt nach oben). Die Gelenkflächen des Condylus med. und lat. bilden zusammen die Facies articularis sup.

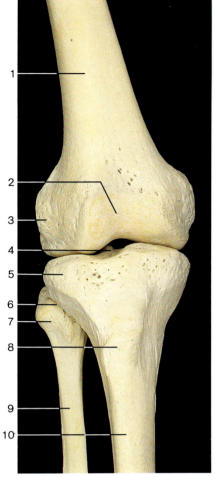
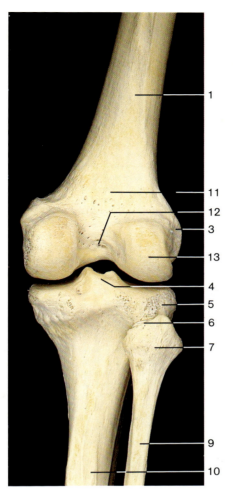
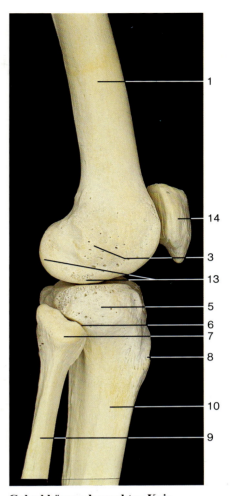

Gelenkkörper des rechten Kniegelenkes (von ventral).

Gelenkkörper des rechten Kniegelenkes (von dorsal).

Gelenkkörper des rechten Kniegelenkes (von lateral).

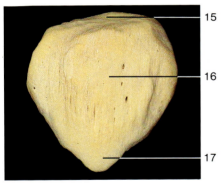

Patella (von vorne).

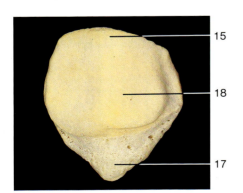

Patella (von hinten).

1 **Femur** (Corpus femoris)
2 Facies patellaris
3 Epicondylus lat. femoris
4 Eminentia intercondylaris
5 Condylus lat. tibiae
6 Lokalisation der Articulatio tibiofibularis
7 Caput fibulae
8 Tuberositas tibiae
9 **Fibula**
10 **Tibia** (Corpus tibiae)
11 Facies poplitea
12 Fossa intercondylaris
13 Condylus lat. femoris
14 **Patella**
15 Basis patellae
16 Facies ant. patellae
17 Apex patellae
18 Facies articularis patellae

Fußskelett

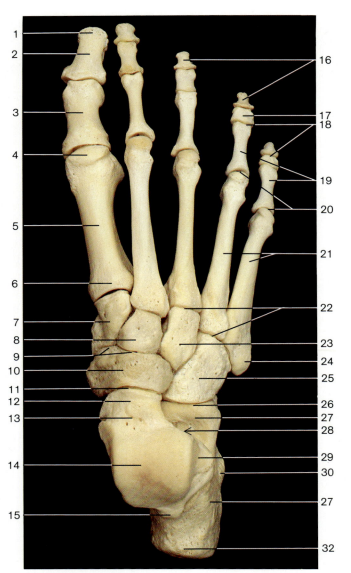

Fußskelett (rechter Fuß, von dorsal).

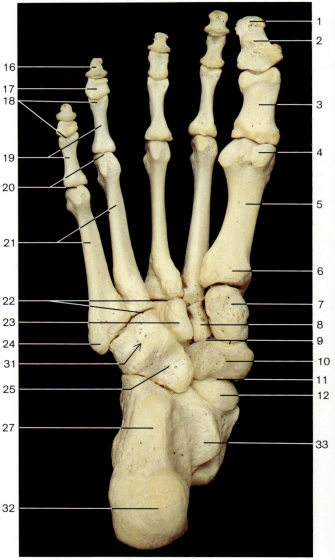

Fußskelett (rechter Fuß, von plantar).

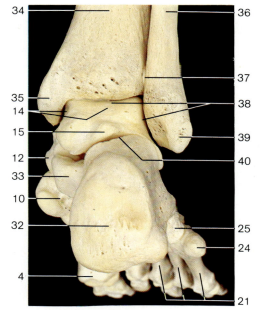

Knochen von Unterschenkel und Fuß (rechte Seite, von dorsal).

1 Tuberositas phalangis distalis hallucis
2 Phalanx distalis hallucis
3 Phalanx proximalis hallucis
4 Caput ossis metatarsalis I
5 Os metatarsale I
6 Basis ossis metatarsalis I
7 Os cuneiforme mediale
8 Os cuneiforme intermedium
9 Lage der **Articulatio cuneonavicularis**
10 Os naviculare

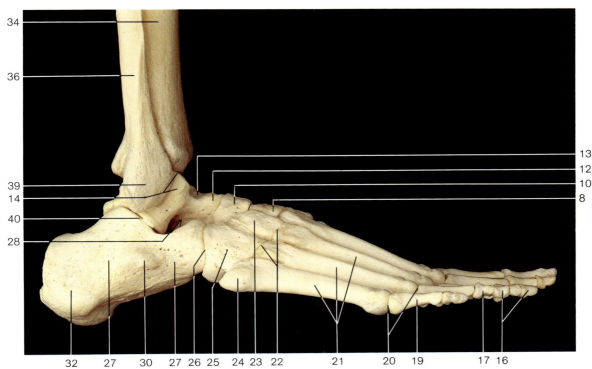

Knochen von Unterschenkel und Fuß (rechte Seite, von lateral).

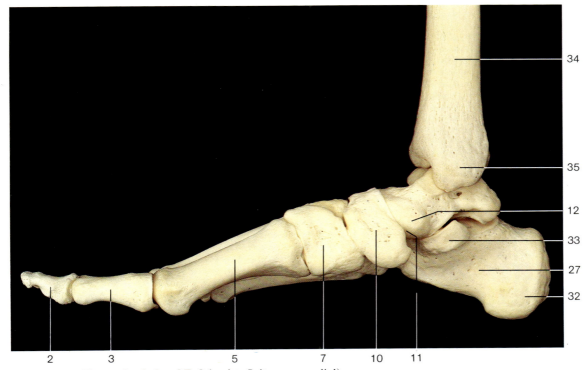

Knochen von Unterschenkel und Fuß (rechte Seite, von medial).

1	Lage der **Articulatio talocalcaneonavicularis** (Teil des unteren Sprunggelenkes)	
2	Caput tali	
3	Collum tali	
4	Trochlea und Facies malleolaris med. tali	
5	Tuberculum post. tali	
6	Phalanges distales	
7	Phalanx media	
8	Lage der **Articulationes interphalangeae**	
9	Phalanges proximales	
20	Lage der **Articulationes metatarsophalangeae**	
21	Ossa metatarsalia	
22	Lage der **Articulationes tarsometatarseae**	
23	Os cuneiforme lat.	
24	Tuberositas ossis metatarsalis V	
25	Os cuboideum	
26	Lage der **Articulatio calcaneocuboidea**	
27	Calcaneus	
28	Sinus tarsi	
29	Facies malleolaris lat. tali	
30	Trochlea peronaealis	
31	Sulcus tendinis m. peronaei longi	
32	Tuber calcanei	
33	Sustentaculum tali des Calcaneus	
34	Tibia	
35	Malleolus med.	
36	Fibula	
37	Syndesmosis tibiofibularis	
38	Lage der **Articulatio talocruralis**	
39	Malleolus lat.	
40	Lage der **Articulatio subtalaris**	

407

Bandapparat von Becken und Hüftgelenk

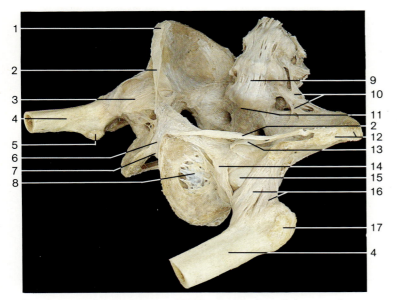

Bandapparat des Beckens und Hüftgelenkes (von links-vorne).

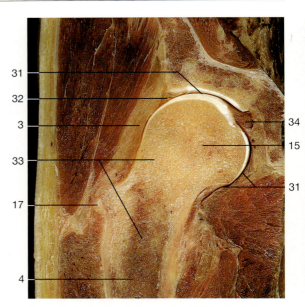

Frontalschnitt durch das rechte Hüftgelenk (von vorne).

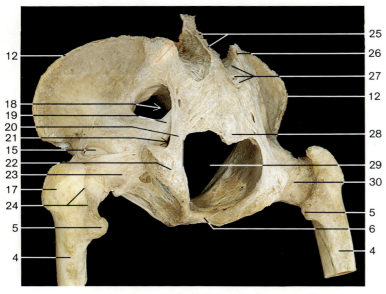

Bandapparat des Beckens und Hüftgelenkes (von links-hinten).

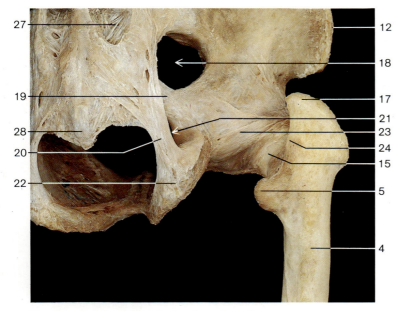

Bandapparat des Hüftgelenkes (von dorsal).

1 Spina iliaca ant. sup.
2 Lig. inguinale
3 Capsula articularis des Hüftgelenkes
4 Femur
5 Trochanter minor
6 Symphysis pubica
7 Lig. arcuatum pubis
8 Membrana obturatoria
9 Fünfter Lendenwirbel mit Lig. longitudinale ant.
10 Lig. iliolumbale
11 Promontorium
12 Crista iliaca
13 Arcus iliopectineus
14 Lig. pubofemorale
15 Caput femoris
16 Lig. iliofemorale
17 Trochanter major
18 Foramen ischiadicum majus
19 Lig. sacrospinale
20 Lig. sacrotuberale
21 Foramen ischiadicum minus
22 Tuber ischiadicum
23 Lig. ischiofemorale
24 Crista intertrochanterica
25 Dornfortsätze der Lendenwirbelsäule mit Lig. supraspinale
26 Spina iliaca post. sup.
27 Ligg. sacroiliaca dorsalia
28 Os coccygis mit Lig. sacrococcygeum dorsale superf.
29 Apertura inf. pelvis (Beckenausgangsebene)
30 Zona orbicularis
31 Acetabulum (Anschnitt)
32 Labrum acetabulare
33 Spongiosa-Architektur des Oberschenkelhalses
34 Lig. capitis femoris

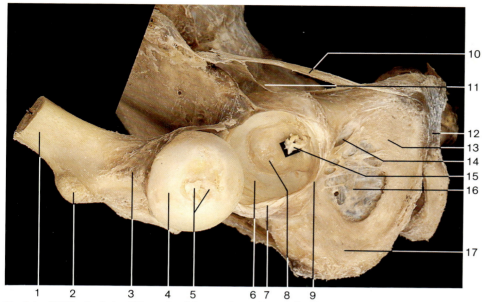

Rechtes Hüftgelenk (eröffnet, Ansicht von lateral-vorne). Lig. capitis femoris durchtrennt. Femurkopf nach hinten-oben aus dem Acetabulum luxiert.

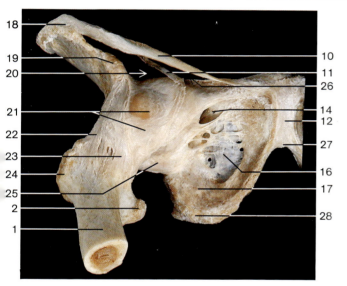

Bandapparat des Hüftgelenkes (von vorne unten).

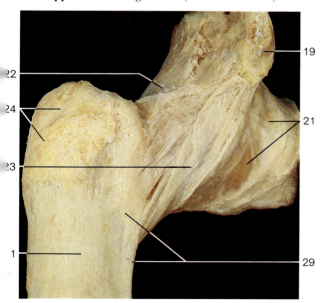

Bandapparat des Hüftgelenkes (von lateral-vorne).

1 Femur
2 Trochanter minor
3 Collum femoris
4 Caput femoris
5 Fovea capitis mit Rest des Lig. capitis femoris
6 Facies lunata
7 Labrum acetabulare ⎫
8 Fossa acetabuli ⎬ Acetabulum
9 Lig. transversum acetabuli ⎭
10 Lig. inguinale
11 Arcus iliopectineus
12 Symphysis pubica
13 Os pubis
14 Canalis obturatorius
15 Lig. capitis femoris
16 Membrana obturatoria
17 Os ischii
18 Spina iliaca ant. sup.
19 Spina iliaca ant. inf.
20 **Lacuna musculorum**
21 Rinne für M. iliopsoas
   (darunter Caput femoris)
22 Lig. iliofemorale (horizontaler Zug)
23 Lig. iliofemorale (vertikaler Zug)
24 Trochanter major
25 Lig. ischiofemorale
26 **Lacuna vasorum**
27 Lig. arcuatum pubis
28 Tuber ischiadicum
29 Linea intertrochanterica

Bandapparat des Kniegelenkes

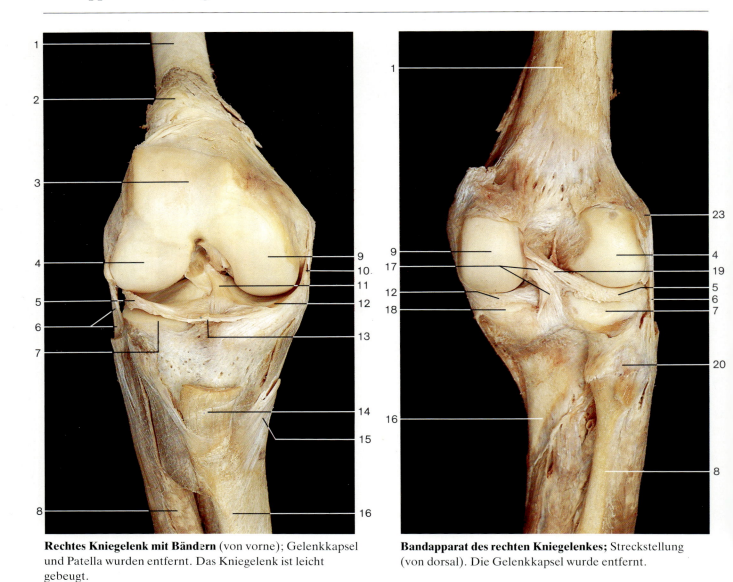

Rechtes Kniegelenk mit Bändern (von vorne); Gelenkkapsel und Patella wurden entfernt. Das Kniegelenk ist leicht gebeugt.

Bandapparat des rechten Kniegelenkes; Streckstellung (von dorsal). Die Gelenkkapsel wurde entfernt.

Obere Gelenkfläche der rechten Tibia mit Menisci und Kreuzbändern. Die Vorderfläche der Tibia zeigt zum oberen Bildrand.

1 Femur
2 Capsula articularis genus (Bursa suprapatellaris)
3 Facies patellaris
4 Condylus lat. femoris
5 **Meniscus lat.**
6 Lig. collaterale fibulare
7 Condylus lat. tibiae (Facies articularis sup.)
8 Fibula
9 Condylus med. femoris
10 Lig. collaterale tibiale
11 **Lig. cruciatum ant.**
12 **Meniscus med.**
13 Lig. transversum genus
14 Lig. patellae
15 Pes anserinus
16 Tibia
17 **Lig. cruciatum post.**
18 Condylus med. tibiae (Facies articularis sup.)
19 Lig. meniscofemorale post.
20 Caput fibulae
21 Sehne des M. semimembranosus
22 Hinterer Ansatz der Kniegelenkkapsel
23 Epicondylus lat. femoris

410

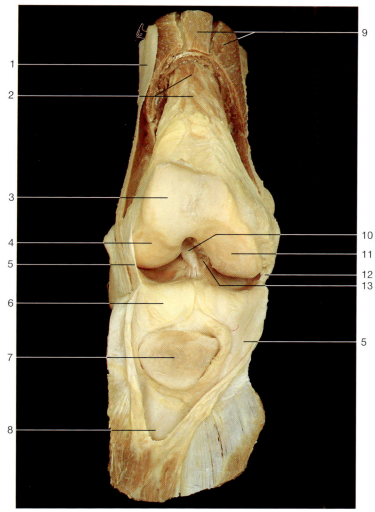

1	Tractus iliotibialis
2	M. articularis genus
3	Facies patellaris
4	Condylus lat. femoris
5	Capsula articularis
6	Corpus adiposum infrapatellare
7	Patella, facies articularis
8	Bursa suprapatellaris
9	M. quadriceps femoris (durchtrennt)
10	Lig. cruciatum ant.
11	Condylus med. femoris
12	Lig. collaterale tibiale
13	Lig. cruciatum post.
14	Epicondylus femoris med.
15	Fossa intercondylaris femoris
16	Lig. collaterale fibulare
17	Meniscus med. des Kniegelenks
18	Tuberculum intercondylare med.
19	Femur
20	Epicondylus femoris lat.
21	Meniscus lat. des Kniegelenks
22	Epiphysenlinie der Tibia
23	Tibia

Rechtes Kniegelenk, eröffnet (von vorne). Das Lig. patellae wurde zusammen mit der Patella zurückgeklappt.

Rechtes Kniegelenk. Frontalschnitt durch den zentralen Teil des Gelenkes (von hinten). Kernspintomogramm.

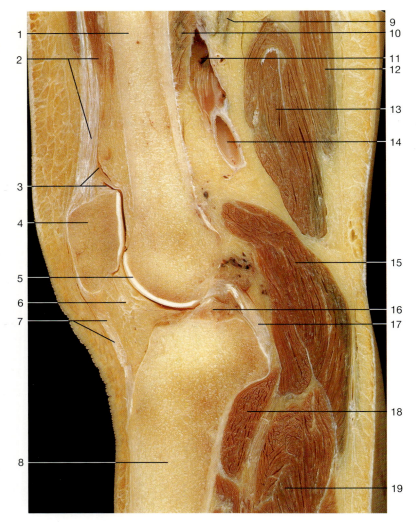

1	**Femur**
2	M. quadriceps femoris
3	**Bursa suprapatellaris**
4	**Patella**
5	Facies patellaris (Knorpel)
6	Corpus adiposum infrapatellare
7	Lig. patellae
8	**Tibia**
9	N. tibialis
10	M. adductor magnus
11	V. poplitea
12	M. semitendinosus
13	M. semimembranosus
14	**A. poplitea**
15	M. gastrocnemius
16	Lig. cruciatum ant.
17	Lig. cruciatum post.
18	M. popliteus
19	M. soleus
20	Tiefe Unterschenkelflexoren
21	Achillessehne (Tendo calcaneus)
22	Epiphysenlinie der Tibia
23	Calcaneus
24	Articulatio talocruralis (oberes Sprunggelenk)
25	Talus

Sagittalschnitt durch das Kniegelenk. Die Ventralseite zeigt nach links.

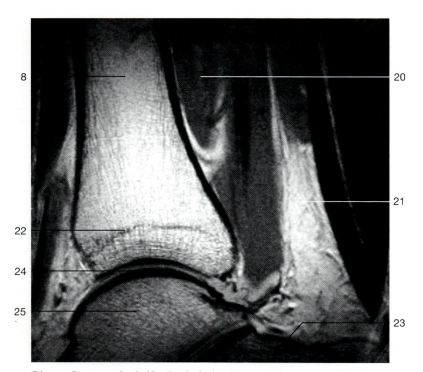

Oberes Sprunggelenk (Sagittalschnitt, Kernspintomogramm). Die Ventralseite zeigt nach links.

Bandapparat des Fußes

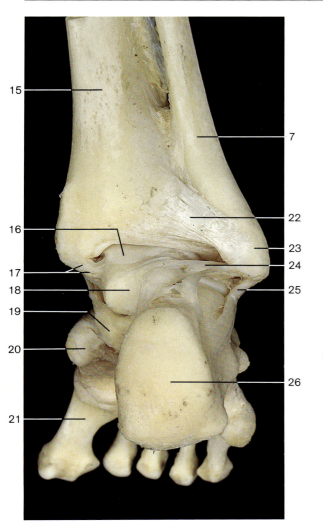

Bänder des oberen Sprunggelenkes (rechte Seite, von dorsal).

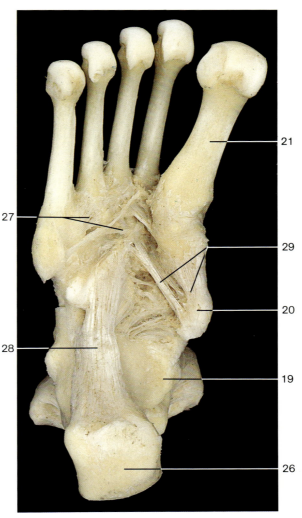

Tiefe Bänder der Fußsohle (rechter Fuß, von plantar). Die Zehen wurden entfernt.

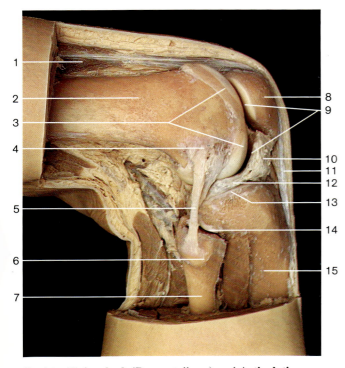

Rechtes Kniegelenk (Beugestellung) und **Articulatio tibiofibularis** (von lateral). Die Gelenkkapseln wurden entfernt.

1 M. quadriceps femoris
2 Femur
3 Facies patellaris
4 Epicondylus lat. femoris
5 Lig. collaterale fibulare
6 Caput fibulae
7 Fibula
8 Patella
9 Gelenkspalt der **Articulatio genus**
10 Corpus adiposum infrapatellare
11 Lig. patellae
12 Meniscus lat.
13 Condylus lat. tibiae (Facies articularis sup.)
14 **Articulatio tibiofibularis**
15 Tibia
16 Trochlea tali
17 **Lig. mediale** (deltoideum), pars tibiotalaris post.
18 Talus
19 Sustentaculum tali
20 Os naviculare
21 Os metatarsale I
22 Lig. tibiofibulare post.
23 Malleolus lat.
24 Lig. talofibulare post.
25 Lig. calcaneofibulare
26 Tuber calcanei
27 Ligg. tarsometatarsea plantaria
28 **Lig. plantare longum**
29 Ligg. cuneonavicularia plantaria

413

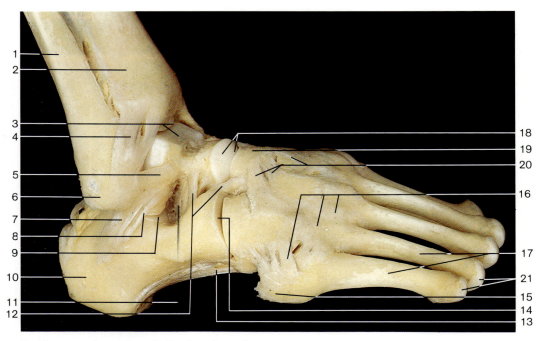

Bandapparat des rechten Fußes (von lateral).

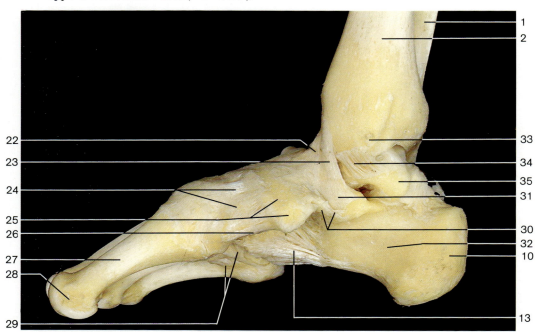

Bandapparat des rechten Fußes (von medial).

1 Fibula
2 Tibia
3 Trochlea tali, **Articulatio talocruralis**
4 Lig. tibiofibulare ant.
5 Lig. talofibulare ant.
6 Malleolus lat.
7 Lig. calcaneofibulare
8 Lig. talocalcaneum lat.
9 **Articulatio subtalaris**
10 Tuber calcanei
11 Lig. talocalcaneum interosseum
12 Lig. bifurcatum
13 **Lig. plantare longum**
14 **Articulatio calcaneocuboidea**
15 Tuberositas ossis metatarsalis V
16 Ligg. tarsometatarsea dorsalia
17 Ossa metatarsalia
18 Caput tali, **Articulatio talocalcaneonavicularis**
19 Os naviculare
20 Ligg. cuneonavicularia dorsalia
21 Capita ossium metatarsalia
22 **Lig. mediale** (deltoideum), pars tibionavicularis
23 **Lig. mediale** (deltoideum), pars tibiocalcanea
24 Ligg. cuneonavicularia dorsalia
25 Os naviculare
26 Lig. cuneonaviculare plantare
27 Os metatarsale I
28 Caput ossis metatarsalis I
29 Ligg. tarsometatarsalia plantaria
30 **Lig. calcaneonaviculare plantare** (Pfannenband)
31 Sustentaculum tali
32 Calcaneus
33 Malleolus med.
34 **Lig. mediale** (deltoideum), pars tibiotalaris post.
35 Talus

414

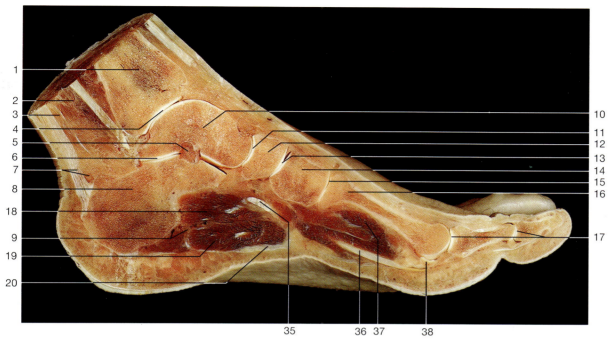

Längsschnitt durch den Fuß in Höhe des 1. Zehenstrahles.

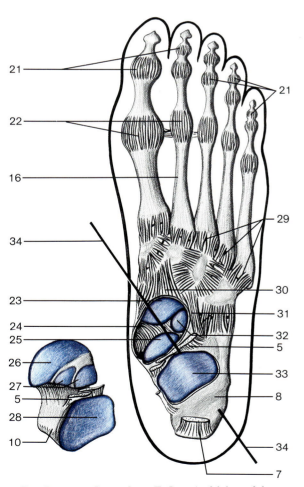

Bandapparat des rechten Fußes. Aufsicht auf das untere Sprunggelenk, dessen schräge Achse dargestellt ist. Der Talus wurde seitlich so herausgeklappt, daß die miteinander artikulierenden Gelenkflächen erkennbar geworden sind (Schemazeichnung) (W.).

1 Tibia
2 Tiefe Unterschenkelflexoren
3 Oberflächliche Unterschenkelflexoren
4 **Articulatio talocruralis**
5 Lig. talocalcaneum interosseum
6 **Articulatio subtalaris**
7 Achillessehne mit Bursa subtendinea
8 Calcaneus
9 Gefäß-Nerven-Bündel des Fußes
10 Talus
11 **Articulatio talocalcaneonavicularis**
12 Os naviculare
13 **Articulatio cuneonavicularis**
14 Os cuneiforme intermedium
15 **Articulatio tarsometatarsea**
16 Ossa metatarsalia
17 **Articulatio metacarpophalangea und interphalangea pedis**
18 M. quadratus plantae mit Beugersehnen
19 M. flexor digitorum brevis
20 Aponeurosis plantaris
21 Gelenkkapseln der Zehengelenke
22 Gelenkkapseln der Metatarsophalangealgelenke
23 Facies articularis ossis navicularis
24 Lig. calcaneonaviculare plantare
25 Facies articularis talaris media des Calcaneus
26 Facies articularis navicularis ⎫
27 Facies articularis calcanea ant. et media ⎬ des Talus
28 Facies articularis calcanea post. ⎭
29 Ligg. tarsometatarsalia dors.
30 Lig. talonaviculare
31 Lig. bifurcatum
32 Facies articularis talaris ant. ⎫ des Calcaneus
33 Facies articularis talaris post. ⎭
34 Pro- bzw. Supinationsachse des Fußes
35 Sehne des M. tibialis post.
36 Sehne des M. flexor hallucis longus
37 M. flexor hallucis brevis
38 Os sesamoideum

415

Oberschenkelmuskulatur

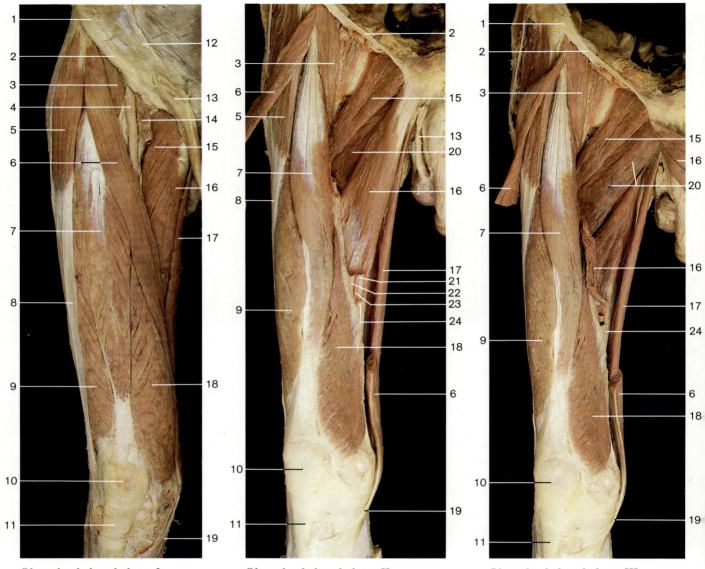

Oberschenkelmuskulatur I (rechtes Bein, Ventralansicht).

Oberschenkelmuskulatur II. M. quadriceps femoris und oberflächliche Schicht der Adduktoren (rechtes Bein, Ventralansicht). Der M. sartorius wurde durchtrennt.

Oberschenkelmuskulatur III. M. quadriceps femoris und mittlere Schicht der Adduktoren (rechte Seite von ventral). Zusätzlich zum M. sartorius wurde auch der M. adductor longus durchtrennt.

1 Spina iliaca ant. sup.
2 Lig. inguinale
3 M. iliopsoas
4 A. femoralis
5 M. tensor fasciae latae
6 M. sartorius
7 M. rectus femoris
8 Tractus iliotibialis
9 M. vastus lat.
10 Patella
11 Lig. patellae
12 Aponeurosis m. obliqui abdominis ext.
13 Funiculus spermaticus
14 V. femoralis
15 **M. pectineus**
16 **M. adductor longus**
17 M. gracilis
18 M. vastus med.
19 Pes anserinus
20 **M. adductor brevis**
21 A. femoralis ⎫ vor Eintritt
22 V. femoralis ⎬ in den
23 N. saphenus ⎭ Adduktorenkanal
24 Lamina vastoadductoria

416

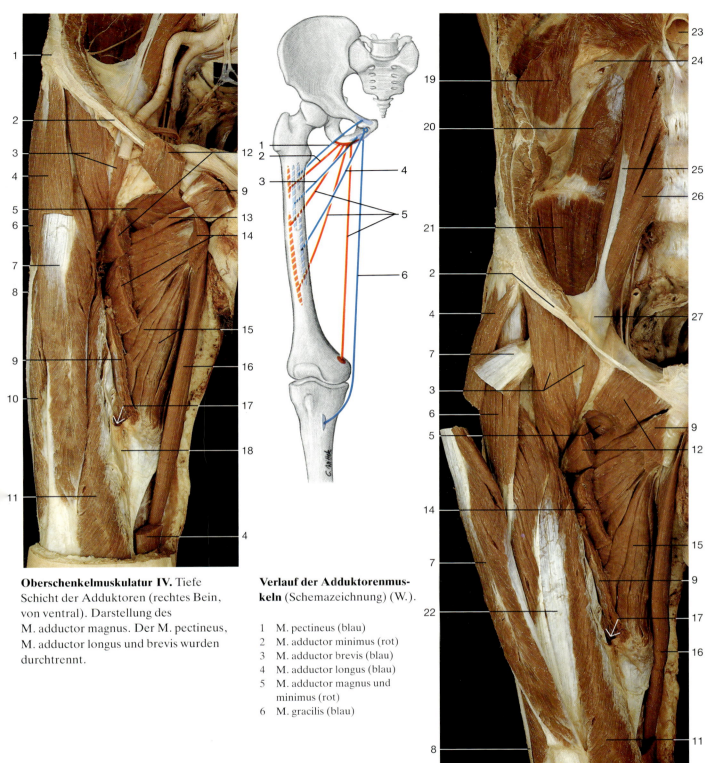

Oberschenkelmuskulatur IV. Tiefe Schicht der Adduktoren (rechtes Bein, von ventral). Darstellung des M. adductor magnus. Der M. pectineus, M. adductor longus und brevis wurden durchtrennt.

Verlauf der Adduktorenmuskeln (Schemazeichnung) (W.).

1 M. pectineus (blau)
2 M. adductor minimus (rot)
3 M. adductor brevis (blau)
4 M. adductor longus (blau)
5 M. adductor magnus und minimus (rot)
6 M. gracilis (blau)

1 Spina iliaca ant.
2 Lig. inguinale
3 **M. iliopsoas**
4 M. sartorius
5 M. obturatorius ext.
6 M. tensor fasciae latae
7 M. rectus femoris
8 Tractus iliotibialis
9 M. adductor longus (durchtrennt)
10 M. vastus lat.
11 M. vastus med.
12 M. pectineus (durchtrennt)
13 M. adductor minimus
14 M. adductor brevis (durchtrennt)
15 **M. adductor magnus**
16 M. gracilis
17 Adduktorenkanal
18 Membrana vastoadductoria
19 Diaphragma
20 M. quadratus lumborum
21 **M. iliacus**
22 M. vastus intermedius
23 Hiatus aorticus
24 Zwölfte Rippe
25 **M. psoas minor**
26 **M. psoas major**
27 Arcus iliopectineus

Oberschenkelmuskulatur V (tiefste Schicht, rechtes Bein, von ventral). Darstellung des M. iliopsoas und der Adduktoren. Der M. pectineus, M. adductor longus und brevis sowie der M. rectus femoris wurden durchtrennt.

417

Glutäalmuskulatur

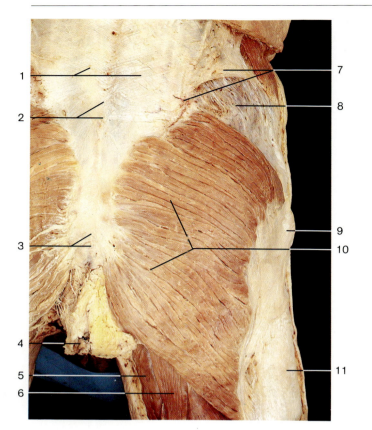

Glutäalmuskulatur I, oberflächliche Schicht (rechte Seite, von dorsal).

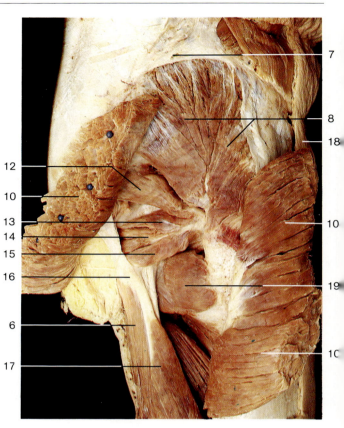

Glutäalmuskulatur II, tiefe Schicht (rechte Seite, von dorsal).

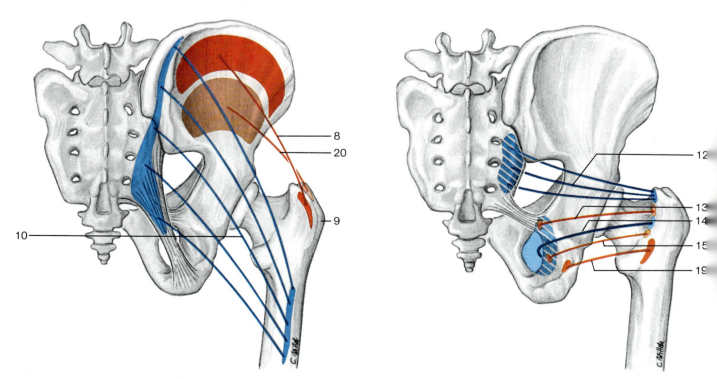

Verlauf der oberflächlichen (links) und **tiefen** (rechts) **Glutäalmuskeln** (Schemazeichnung) (W.).

418

Flexoren des Oberschenkels

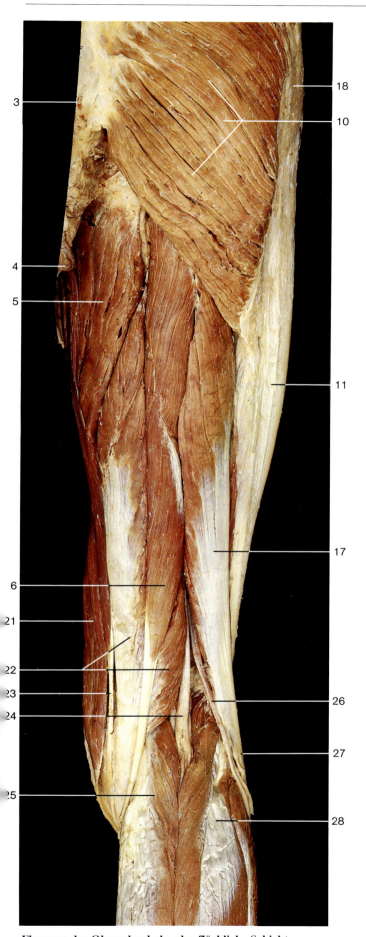

1 Fascia thoracolumbalis
2 Processus spinosi der unteren Lendenwirbel
3 Os coccygis
4 Anus
5 M. adductor magnus
6 M. semitendinosus
7 Crista iliaca
8 **M. glutaeus medius**
9 Trochanter major
10 **M. glutaeus maximus**
11 Tractus iliotibialis
12 M. piriformis
13 M. gemellus sup.
14 M. obturatorius int.
15 M. gemellus inf.
16 Tuber ischiadicum
17 M. biceps femoris, Caput longum
18 M. tensor fasciae latae
19 M. quadratus femoris
20 **M. glutaeus minimus**
21 M. sartorius
22 M. semimembranosus
23 Sehne des M. gracilis
24 N. tibialis
25 Caput med. m. gastrocnemii
26 N. peronaeus communis
27 Sehne des M. biceps femoris
28 Caput lat. m. gastrocnemii
29 M. rectus femoris
30 M. vastus med.
31 M. vastus intermedius
32 M. vastus lat.
33 **N. ischiadicus**
34 M. glutaeus maximus (kaudalste Portion)
35 V. saphena magna
36 **A. femoralis**
37 V. femoralis
38 M. adductor longus
39 Femur
40 M. gracilis
41 Septum zwischen M. semitendinosus und semimembranosus

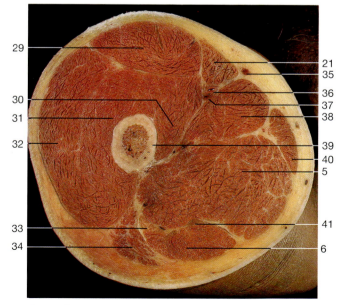

Flexoren des Oberschenkels, oberflächliche Schicht (rechtes Bein, von dorsal).

Querschnitt durch den rechten Oberschenkel (von kaudal). Die Ventralseite zeigt nach oben.

419

Oberschenkelflexoren

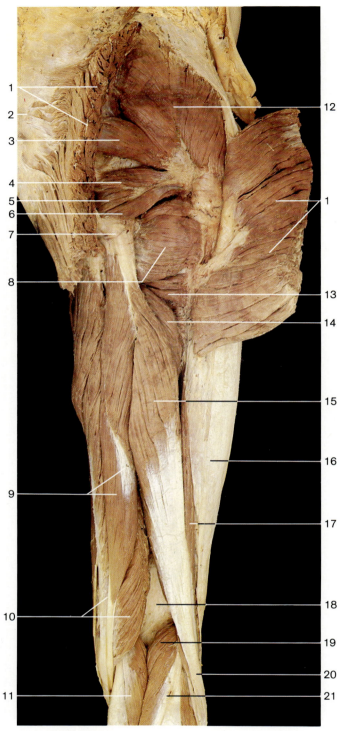
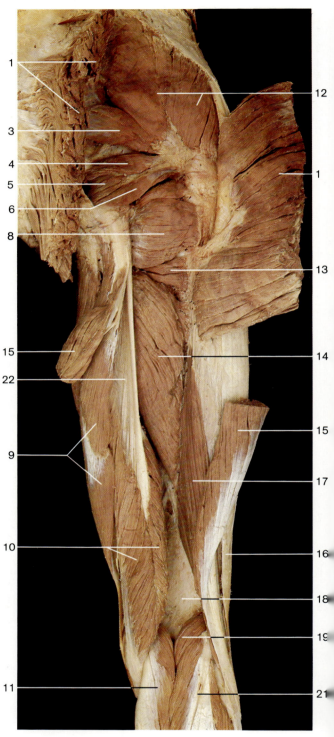

Oberschenkelmuskulatur (rechtes Bein, von dorsal). Der M. glutaeus maximus wurde durchtrennt und zur Seite geklappt.

Oberschenkelmuskulatur (rechtes Bein, von dorsal). Der M. glutaeus maximus und das Caput longum des M. biceps femoris wurden durchtrennt und zur Seite geklappt. Der M. semitendinosus wurde etwas medialwärts verlagert.

1 M. glutaeus maximus (durchtrennt)
2 Lokalisation des Os coccygis
3 M. piriformis
4 M. gemellus sup.
5 M. obturatorius int.
6 M. gemellus inf.
7 Tuber ischiadicum
8 M. quadratus femoris
9 M. semitendinosus mit Zwischensehne
10 M. semimembranosus
11 Caput med. m. gastrocnemii
12 M. glutaeus medius
13 M. adductor minimus
14 M. adductor magnus
15 Caput longum m. bicipitis femoris
16 Tractus iliotibialis
17 Caput breve m. bicipitis femoris
18 Facies poplitea femoris
19 M. plantaris
20 Sehne des M. biceps femoris
21 Caput lat. m. gastrocnemii
22 Sehne des M. semimembranosus

Unterschenkelflexoren

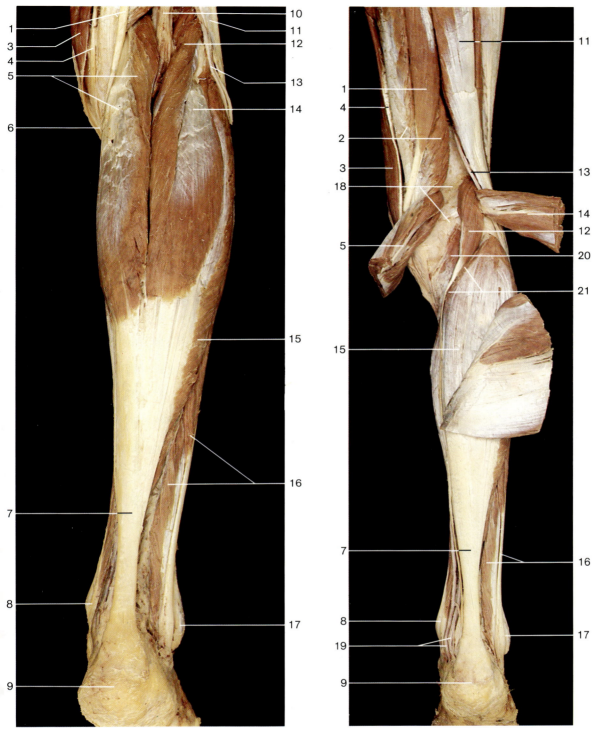

Unterschenkelflexoren (rechtes Bein, von dorsal).

Unterschenkelflexoren (rechtes Bein, von dorsal). Beide Gastrocnemiusköpfe wurden durchtrennt und zur Seite geklappt.

1	M. semitendinosus	8	Malleolus med.	15	**M. soleus**
2	M. semimembranosus	9	Tuber calcanei	16	M. peronaeus longus und brevis
3	M. sartorius	10	N. tibialis	17	Malleolus lat.
4	Sehne des M. gracilis	11	M. biceps femoris	18	Fossa poplitea
5	**Caput med. m. gastrocnemii**	12	M. plantaris	19	N. tibialis und A. tibialis post.
6	Pes anserinus	13	N. peronaeus communis	20	M. popliteus
7	Tendo m. tricipitis surae (Achillessehne)	14	**Caput lat. m. gastrocnemii**	21	Arcus tendineus m. solei

Unterschenkelmuskulatur

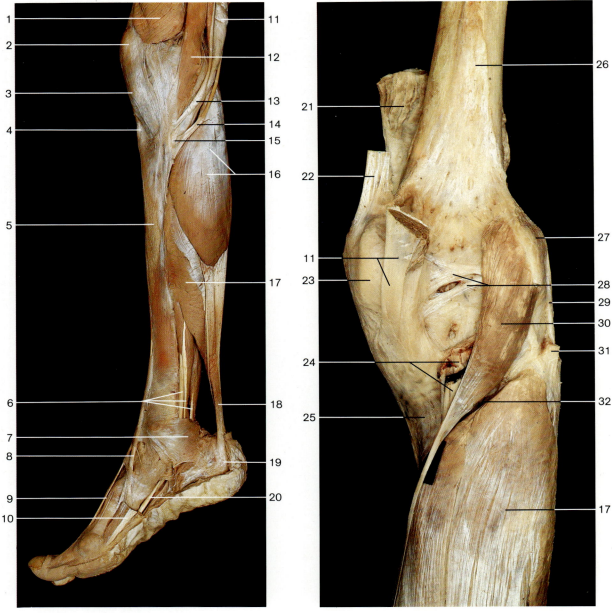

Muskulatur von Unterschenkel und Fuß (rechte Seite, von medial).

Knieregion mit M. plantaris und M. soleus (rechte Seite, von dorsal). Man beachte die fächerartige Ausstrahlung der Sehne des M. semimembranosus (sog. Pes anserinus minor).

1 M. vastus med.
2 Patella
3 Lig. patellae
4 Tuberositas tibiae
5 Tibia
6 Sehnen der tiefen Flexoren (von vorne nach hinten: 1. M. tibialis post., 2. M. flexor digitorum longus, 3. M. flexor hallucis longus)
7 Retinaculum mm. flexorum
8 Sehne des M. tibialis ant.
9 Sehne des M. extensor hallucis longus
10 M. abductor hallucis
11 Sehne des M. semimembranosus
12 M. sartorius
13 Sehne des M. gracilis
14 Sehne des M. semitendinosus
15 Pes anserinus
16 **M. gastrocnemius,** caput med.

17 **M. soleus**
18 Achillessehne (Tendo m. tricipitis surae)
19 Calcaneus
20 Sehne des M. flexor hallucis longus
21 M. quadriceps femoris (durchtrennt)
22 Sehne des M. sartorius (durchtrennt)
23 Condylus med. femoris
24 Gefäß-Nerven-Strang des Unterschenkels (A. und V. poplitea, N. tibialis)
25 Tibia
26 Femur
27 Epicondylus lat. femoris
28 Lig. popliteum obliquum
29 Lig. collaterale lat.
30 **M. plantaris**
31 Sehne des M. biceps femoris (durchtrennt)
32 Arcus tendineus m. solei

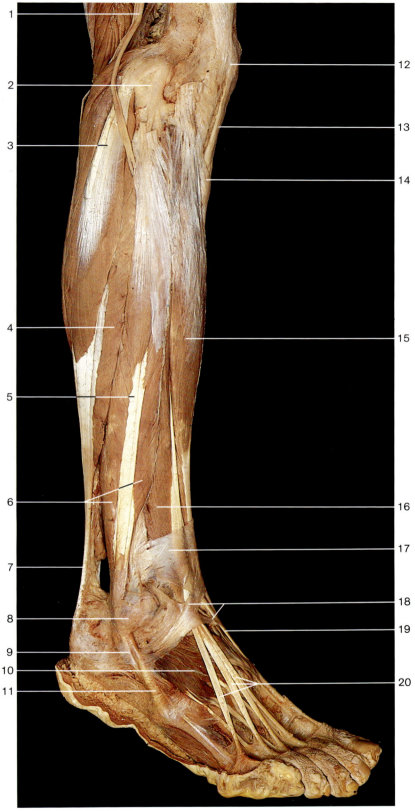

Muskulatur von Unterschenkel und Fuß (rechtes Bein, von lateral).

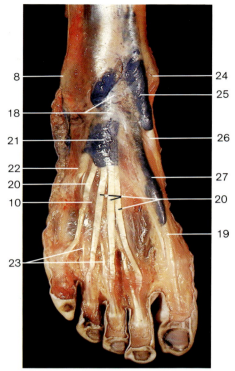

Dorsalseite des rechten Fußes; Darstellung der Sehnenscheiden nach Injektion einer blauen Farblösung (von dorsal).

1 N. peronaeus communis
2 Caput fibulae
3 Caput lat. m. gastrocnemii
4 M. soleus
5 M. peronaeus longus
6 M. peronaeus brevis
7 Achillessehne (Tendo m. tricipitis surae)
8 Malleolus lat.
9 Sehne des M. peronaeus longus
10 M. extensor digitorum brevis
11 Sehne des M. peronaeus brevis
12 Patella
13 Lig. patellae
14 Tuberositas tibiae
15 M. tibialis ant.
16 M. extensor digitorum longus
17 Retinaculum mm. extensorum sup.
18 Retinaculum mm. extensorum inf.
19 Sehne des M. extensor hallucis longus
20 Sehnen des M. extensor digitorum longus
21 Vagina synovialis communis m. extensoris digitorum longi
22 Sehne des M. extensor digitorum longus zum lateralen Fußrand (sog. M. peronaeus tertius)
23 Sehnen des M. extensor digitorum brevis
24 Malleolus med.
25 Vagina synovialis tendinis m. tibialis ant.
26 Sehne des M. tibialis ant.
27 Vagina synovialis tendinis m. extensoris hallucis longi

Tiefe Unterschenkelflexoren

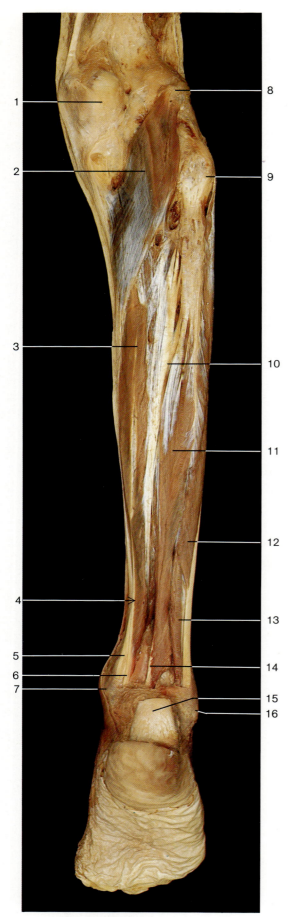

1 Condylus med. femoris
2 M. popliteus
3 M. flexor digitorum longus
4 Chiasma crurale
5 Sehne des M. tibialis post.
6 Sehne des M. flexor digitorum longus
7 Malleolus med.
8 Condylus lat. femoris
9 Caput fibulae
10 M. tibialis post.
11 M. flexor hallucis longus
12 M. peronaeus longus
13 M. peronaeus brevis
14 Sehne des M. flexor hallucis longus
15 Achillessehne (Tendo m. tricipitis surae) (durchtrennt)
16 Malleolus lat.

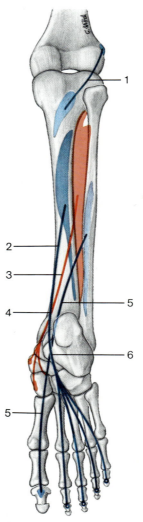

Verlauf der tiefen Unterschenkelflexoren (Schemazeichnung) (W.).

1 M. popliteus (blau)
2 M. flexor digitorum longus (blau)
3 M. tibialis post. (rot)
4 Chiasma crurale
5 M. flexor hallucis longus (blau)
6 Chiasma plantare

Tiefe Flexoren des Unterschenkels (rechtes Bein, von dorsal).

1 Condylus med. femoris
2 Tibia
3 M. flexor digitorum longus
4 Chiasma crurale
5 Sehne des M. tibialis post.
6 M. abductor hallucis
7 Sehne des M. flexor hallucis longus
8 Condylus lat. femoris
9 Caput fibulae
10 M. tibialis post.
11 Sehne des M. flexor digitorum longus
12 Retinaculum mm. flexorum
13 Achillessehne (Tendo m. tricipitis surae)
14 Tuber calcanei
15 Chiasma plantare
16 M. quadratus plantae (M. flexor accessorius)
17 Sehnenfächer des M. flexor digitorum longus
18 Sehne des M. tibialis ant.
19 Ansatzfeld des M. tibialis post.
20 Mm. lumbricales
21 M. flexor hallucis longus

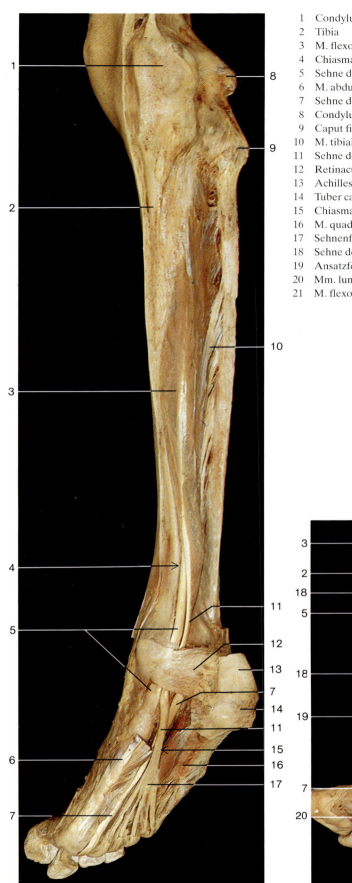

Tiefe Unterschenkelflexoren mit Fuß (rechtes Bein, schräg von medial hinten). M. flexor digitorum brevis und M. flexor hallucis longus wurden entfernt.

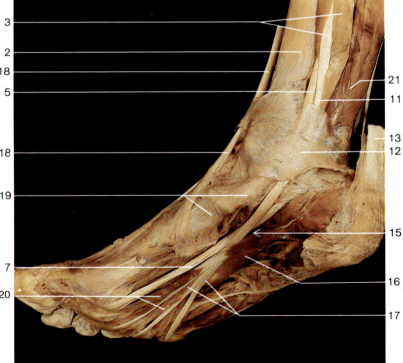

Fußsohle mit Flexorensehnen und Chiasma plantare (rechter Fuß, schräg von medial-unten). Der M. flexor digitorum brevis wurde entfernt.

Unterschenkelextensoren

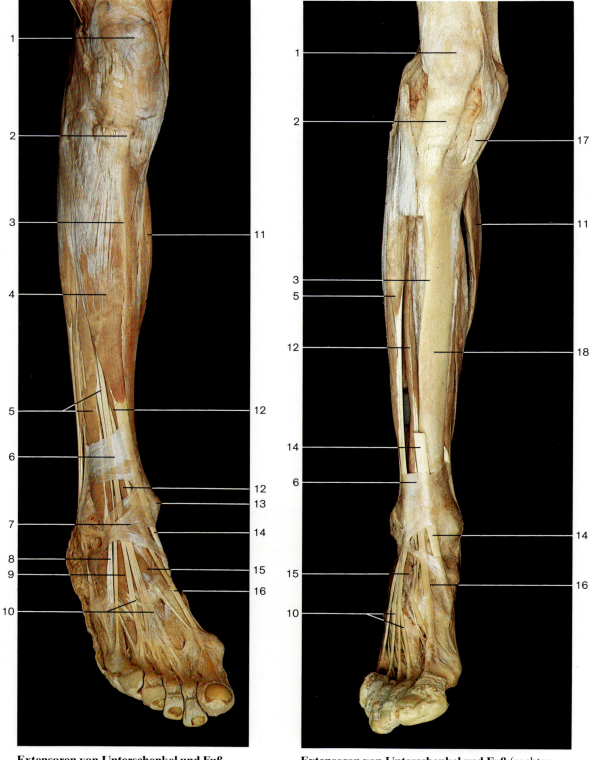

Extensoren von Unterschenkel und Fuß (rechtes Bein, schräg von lateral-vorne).

Extensoren von Unterschenkel und Fuß (rechtes Bein, von vorne). Der M. tibialis ant. wurde weitgehend entfernt.

1 Patella
2 Lig. patellae
3 Margo ant. tibiae
4 M. tibialis ant.
5 M. extensor digitorum longus
6 Retinaculum mm. extensorum sup.
7 Retinaculum mm. extensorum inf.
8 Sehne des M. peronaeus tertius
9 M. extensor digitorum brevis
10 Sehnenfächer des M. extensor digitorum longus
11 M. soleus
12 M. extensor hallucis longus
13 Malleolus med.
14 Sehne des M. tibialis ant.
15 M. extensor hallucis brevis
16 Sehne des M. extensor hallucis longus
17 Pes anserinus
18 Tibia

Fußmuskulatur

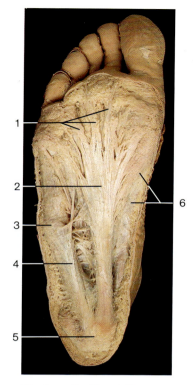

Planta pedis, Darstellung der Plantaraponeurose (von unten).

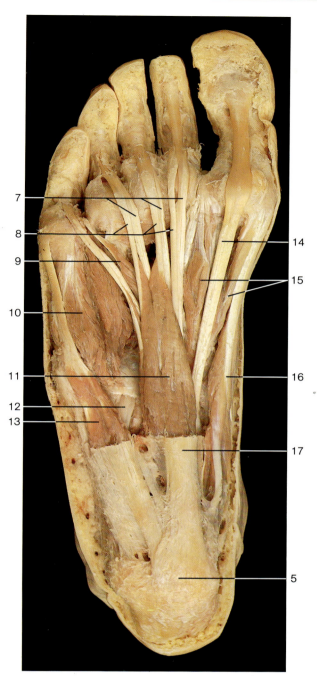

Planta pedis, oberflächliche Schicht der Muskulatur (von unten). Die Plantaraponeurose und die Muskelfaszien wurden entfernt.

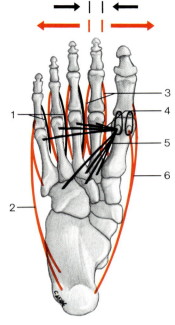

Verlauf der Ab- und Adduktoren des Fußes (Schemazeichnung) (W.).

Schwarze Pfeile = Adduktion
Rote Pfeile = Abduktion

1 Mm. interossei plantares (schwarz)
2 M. abductor digiti minimi (rot)
3 Mm. interossei dors. (rot)
4 M. adductor hallucis, caput transversum (schwarz)
5 M. adductor hallucis, caput obliquum (schwarz)
6 M. abductor hallucis (rot)

1 Fasciculi longitudinales der Plantaraponeurose
2 Aponeurosis plantaris
3 Lokalisation der Tuberositas ossis metatarsalis V
4 Faszienloge für die Kleinzehenmuskulatur
5 Tuber calcanei
6 Faszienloge für die Großzehenmuskulatur
7 Sehnen des M. flexor digitorum longus
8 Sehnen des M. flexor digitorum brevis
9 M. lumbricalis
10 M. flexor digiti minimi brevis
11 M. flexor digitorum brevis
12 Sehne des M. peronaeus longus
13 M. abductor digiti minimi
14 Sehne des M. flexor hallucis longus
15 M. flexor hallucis brevis
16 M. abductor hallucis
17 Rest der Plantaraponeurose

Fußmuskulatur

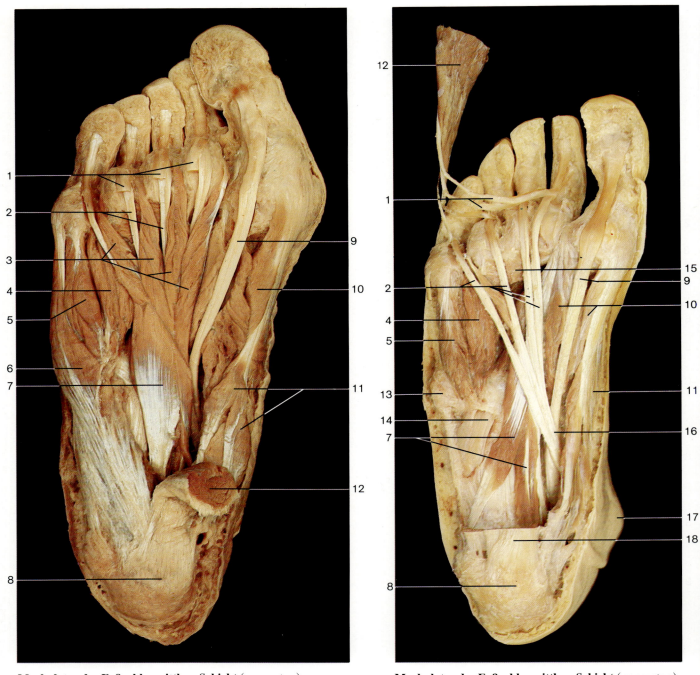

Muskulatur der Fußsohle, mittlere Schicht (von unten). Der M. flexor digitorum brevis wurde durchtrennt.

Muskulatur der Fußsohle, mittlere Schicht (von unten). Darstellung des Sehnenfächers der Zehenbeuger und des Chiasma plantare. Der M. flexor digitorum brevis wurde durchtrennt und nach oben geklappt.

1 Sehnen des M. flexor digitorum brevis
2 Sehnen des M. flexor digitorum longus
3 Mm. lumbricales
4 Mm. interossei
5 M. flexor digiti minimi brevis
6 M. abductor digiti minimi
7 M. quadratus plantae (M. flexor accessorius)
8 Tuber calcanei
9 Sehne des M. flexor hallucis longus
10 M. flexor hallucis brevis
11 M. abductor hallucis
12 M. flexor digitorum brevis (durchtrennt)
13 Tuberositas ossis metatarsalis V
14 Sehne des M. peronaeus longus
15 M. adductor hallucis, caput transversum
16 Chiasma plantare
17 Malleolus med.
18 Rest der Aponeurosis plantaris

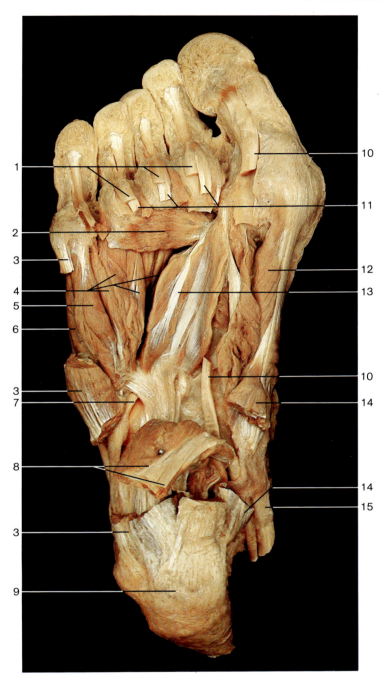

Muskulatur der Fußsohle, tiefe Schicht (von unten). Der M. flexor digitorum brevis wurde entfernt, der M. quadratus plantae sowie die Abduktoren des Kleinzehen- und Großzehenballens wurden durchtrennt.

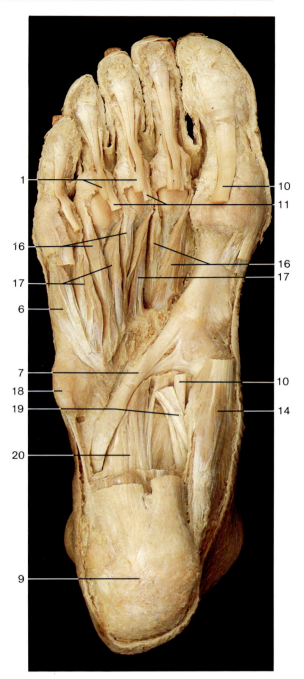

Muskulatur der Fußsohle, tiefste Schicht (von unten). Darstellung der Mm. interossei und des osteofibrösen Kanals der Fußsohle.

1 Sehnen des M. flexor digitorum brevis	8 M. quadratus plantae (durchtrennt) mit Sehne des M. flexor digitorum longus	14 M. abductor hallucis (durchtrennt)
2 M. adductor hallucis, caput transversum	9 Tuber calcanei	15 Sehne des M. tibialis post.
3 M. abductor digiti minimi (durchtrennt)	10 Sehne des M. flexor hallucis longus (durchtrennt)	16 Mm. interossei dorsales
4 Mm. interossei	11 Sehnen des M. flexor digitorum longus	17 Mm. interossei plantares
5 M. flexor digiti minimi brevis	12 M. flexor hallucis brevis	18 Tuberositas ossis metatarsalis V
6 M. opponens digiti minimi	13 M. adductor hallucis, caput obliquum	19 Chiasma plantare
7 Sehne des M. peronaeus longus		20 Lig. plantare longum

429

Arterien des Beines

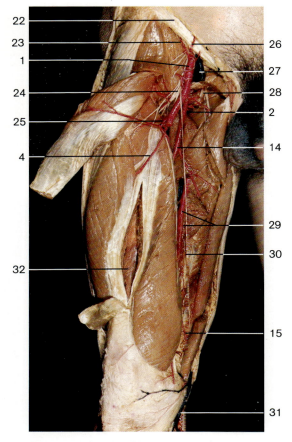

Hauptarterien des Oberschenkels (rechtes Bein, von ventral).
Rot = Arterien; blau = Venen.

1 **A. femoralis**
2 **A. profunda femoris**
3 R. ascendens a. circumflexae femoris lat.
4 R. descendens a. circumflexae femoris lat.
5 A. genus sup. lat.
6 A. poplitea
7 A. genus inf. lat.
8 **A. tibialis ant.**
9 A. peronaea
10 A. plantaris lat.
11 A. arcuata mit Aa. metatarseae dors.
12 **Arcus plantaris** mit Aa. metatarseae plantares
13 A. circumflexa femoris med.
14 A. profunda femoris mit Aa. perforantes
15 A. genus descendens
16 A. genus sup. med.
17 A. genus media
18 A. genus inf. med.
19 **A. tibialis post.**
20 A. dorsalis pedis
21 A. plantaris med.
22 Lig. inguinale
23 A. circumflexa ilium superf.
24 N. femoralis
25 A. circumflexa femoris lat.
26 A. epigastrica superf.
27 V. femoralis
28 N. obturatorius
29 A. und V. femoralis
30 N. saphenus
31 V. saphena magna
32 M. vastus intermedius

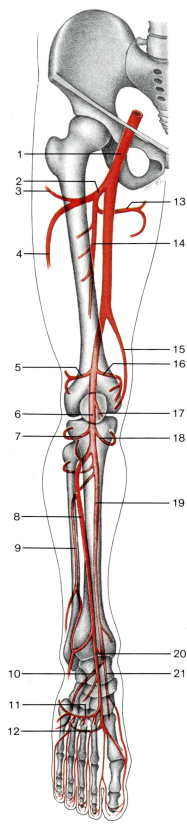

Hauptarterien des Beines (von ventral) (Schemazeichnung) (O.).

Venen des Beines

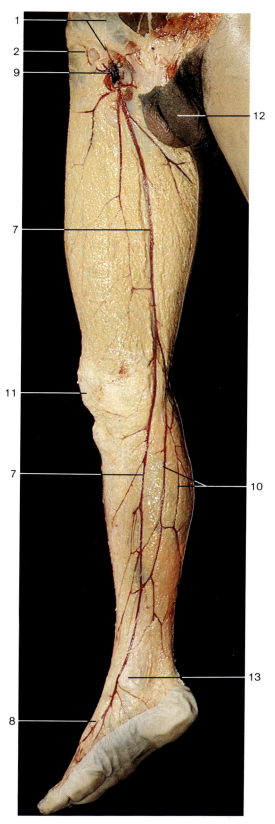

Hautvenen des rechten Beines (schräg von medial hinten). Die Venen wurden mit roter Farblösung injiziert.

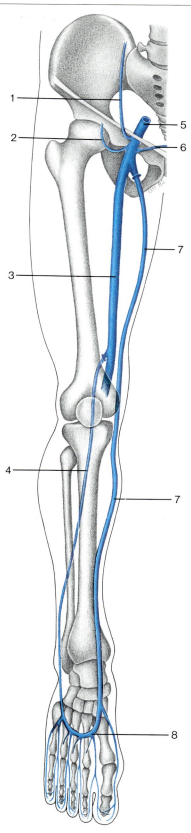

Venenstämme des rechten Beines (von ventral) (Schemazeichnung) (O.).

1 V. epigastrica superf.
2 V. circumflexa ilium superf.
3 V. femoralis
4 V. saphena parva
5 V. iliaca ext.
6 V. pudenda ext.
7 V. saphena magna
8 Arcus venosus dorsalis pedis
9 Hiatus saphenus mit V. femoralis
10 Anastomosen der V. saphena magna mit der V. saphena parva
11 Patella
12 Penis
13 Malleolus med.

Nerven des Beines

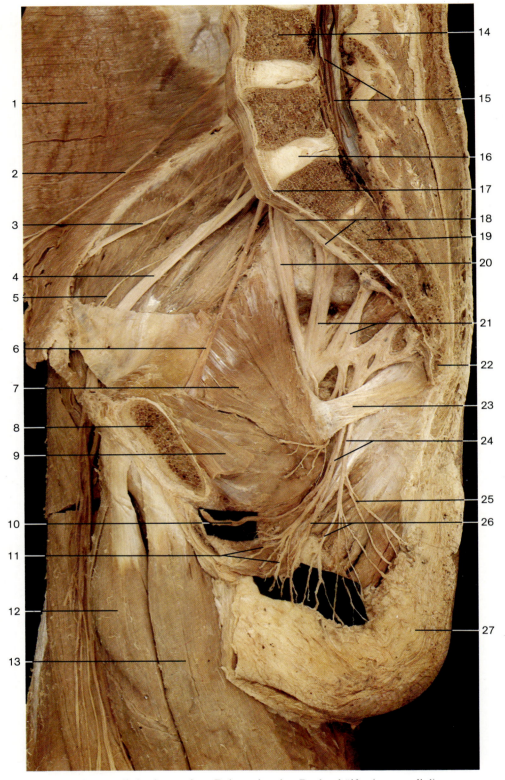

Plexus lumbosacralis in situ, rechtes Bein und rechte Beckenhälfte (von medial). Peritoneum, Beckeneingeweide und M. levator ani (bis auf einen kleinen Rest) wurden entfernt.

1 M. transversus abdominis
2 N. iliohypogastricus
3 N. ilioinguinalis
4 **N. femoralis**
5 N. cutaneus femoris lat.
6 N. obturatorius
7 M. obturatorius int.
8 Os pubis (Schnittfläche)
9 M. levator ani (Rest)
10 N. dorsalis penis
11 Nn. scrotales post. n. pudendi
12 M. adductor longus
13 M. gracilis
14 Vierter Lendenwirbelkörper
15 Cauda equina
16 Discus intervertebralis
17 Promontorium
18 Truncus sympathicus
19 Os sacrum
20 **Truncus lumbosacralis**
21 **Plexus sacralis**
22 Os coccygis
23 Lig. sacrospinale
24 **N. pudendus**
25 Nn. rectales inf.
26 Nn. perineales n. pudendi
27 Haut der Gesäßregion

1 N. subcostalis
2 N. iliohypogastricus
3 N. ilioinguinalis
4 N. cutaneus femoris lat.
5 N. genitofemoralis
6 N. pudendus
7 **N. femoralis**
8 **N. obturatorius**
9 **N. ischiadicus**
10 **Plexus lumbalis** (Th$_{12}$–L$_3$) ⎫
11 **Plexus sacralis** (L$_4$–S$_2$) ⎬ Plexus lumbosacralis
12 **Plexus pudendalis** (S$_2$–S$_4$) ⎭
13 N. clunium inf.
14 N. cutaneus femoris post.
15 N. peronaeus comm.
16 **N. tibialis**
17 N. cutaneus surae lat.
18 N. plantaris med. und lat.
19 N. saphenus
20 R. infrapatellaris n. sapheni
21 **N. peronaeus prof.**
22 **N. peronaeus superf.**

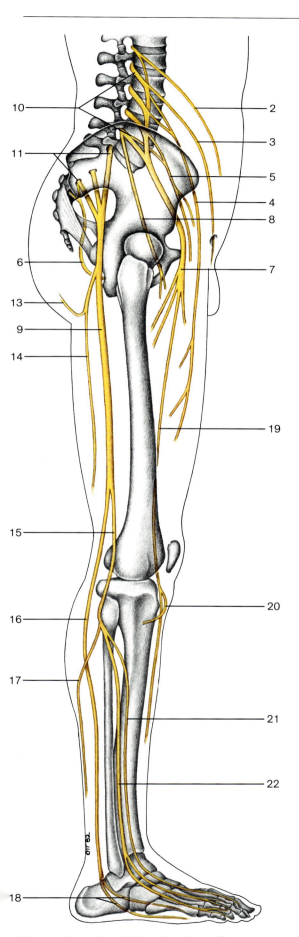

Nerven des rechten Beines (von lateral) (Schemazeichnung) (O.).

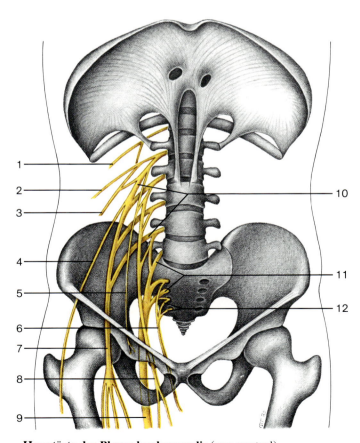

Hauptäste des Plexus lumbosacralis (von ventral) (Schemazeichnung) (O.).

433

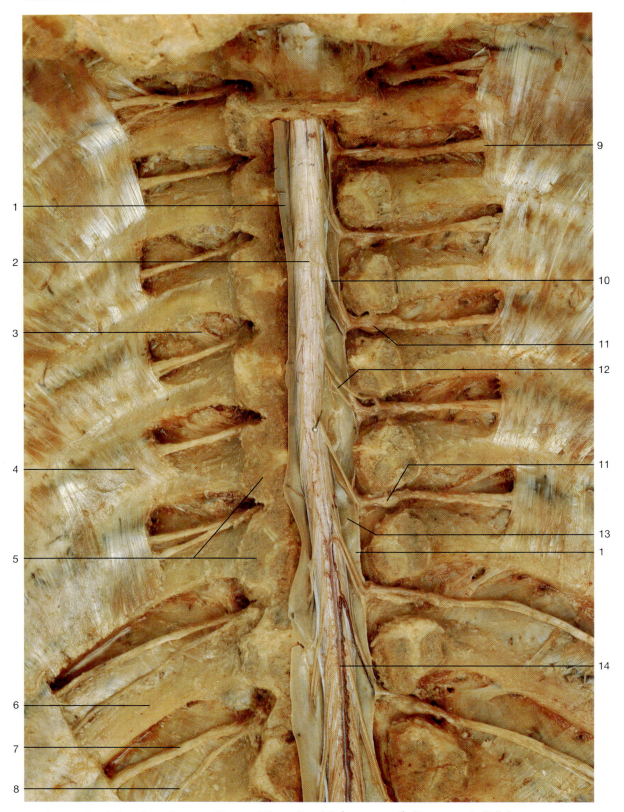

Rückenmark mit Interkostalnerven. Unterer Thoraxbereich (von ventral). Der ventrale Teil der Brustwirbelsäule wurde entfernt, die Dura eröffnet und das Rückenmark leicht nach rechts verlagert, um die Fila radicularia zu zeigen.

1 Dura mater
2 Rückenmark **(Medulla spinalis)**
3 Lig. costotransversarium
4 M. intercostalis intimus
5 Arcus vertebrae (Schnittfläche)
6 Elfte Rippe
7 **N. intercostalis,** r. infracostalis
8 **N. intercostalis,** r. supracostalis
9 N. intercostalis, Eintrittsstelle in den Canalis intercostalis
10 Fila radicularia der Radix ventralis
11 Ganglion spinale
12 Fila radicularia der Radix dorsalis
13 Arachnoidea
14 A. spinalis ant.

Rückenmark und Plexus lumbalis

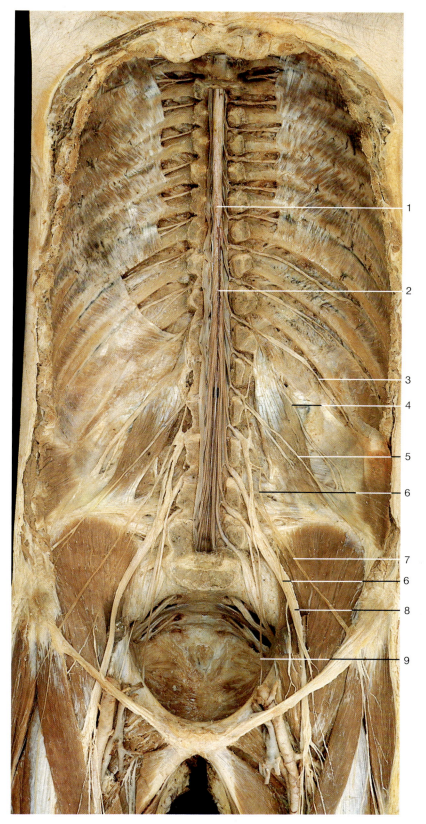

Rückenmark und Plexus lumbalis (von ventral).

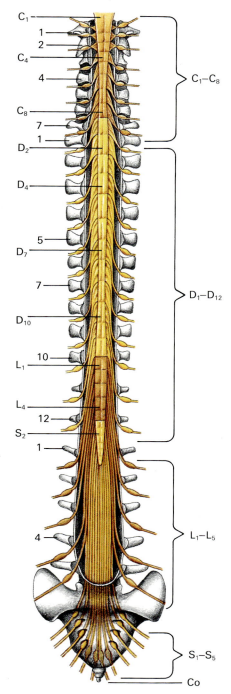

Rückenmarkssegmente und deren Lagebeziehungen zur Wirbelsäule (von ventral).

1 Conus medullaris
2 Filum terminale
3 N. subcostalis
4 N. iliohypogastricus
5 N. ilioinguinalis
6 N. genitofemoralis
7 N. cutaneus femoris lat.
8 N. femoralis
9 N. obturatorius

435

Oberschenkel, Ventralregion

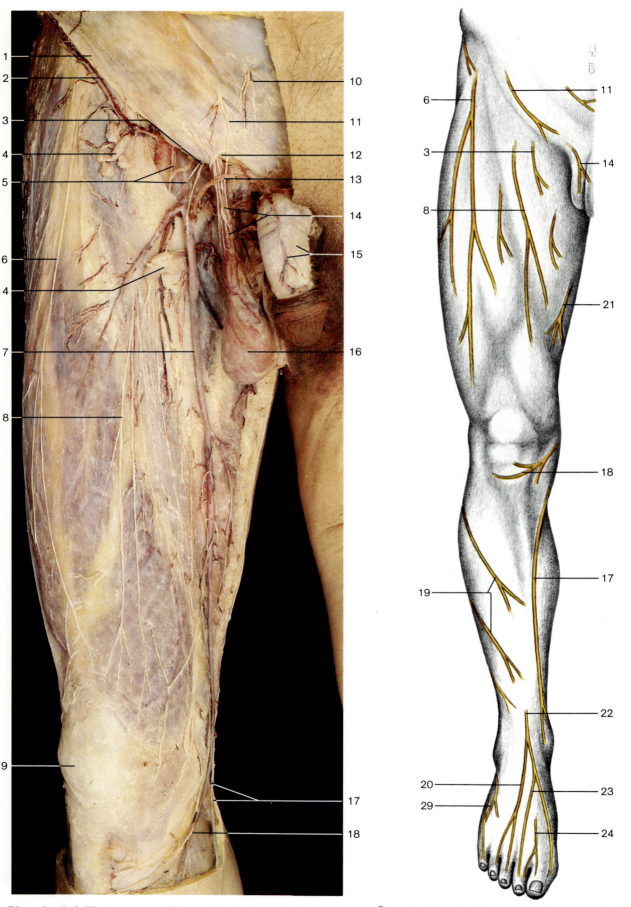

Oberschenkel, Hautnerven und Venen, Regio femoris ant. (rechtes Bein, von ventral).

Übersicht über die Hautnerven des rechten Beines (Schemazeichnung) (O.).

436

1 Lig. inguinale
2 V. circumflexa ilium superf.
3 R. femoralis n. genitofemoralis
4 Nodi lymphatici inguinales superf.
5 Hiatus saphenus mit A. und V. femoralis
6 N. cutaneus femoris lat.
7 V. saphena magna
8 Rr. cutanei ant. n. femoralis
9 Patella
10 Hautäste des N. subcostalis
11 Hautäste des N. iliohypogastricus
12 Anulus inguinalis superf.
13 V. pudenda ext.
14 Funiculus spermaticus mit R. genitalis n. genitofemoralis
15 Penis mit V. dorsalis penis superf.
16 Hoden mit Hodenhüllen
17 N. saphenus
18 R. infrapatellaris n. sapheni
19 Rr. cutanei surae lat.
20 N. cutaneus dorsalis intermedius
21 R. cutaneus n. obturatorii
22 N. peronaeus superf.
23 N. cutaneus dorsalis med.
24 N. peronaeus prof.
25 **N. femoralis**
26 **A. femoralis**
27 V. epigastrica superf.
28 **V. femoralis**
29 N. cutaneus dorsalis lat. aus dem N. suralis
30 **Nodi lymphatici inguinales** (vergrößert)
31 Vasa lymphatica
32 M. sartorius

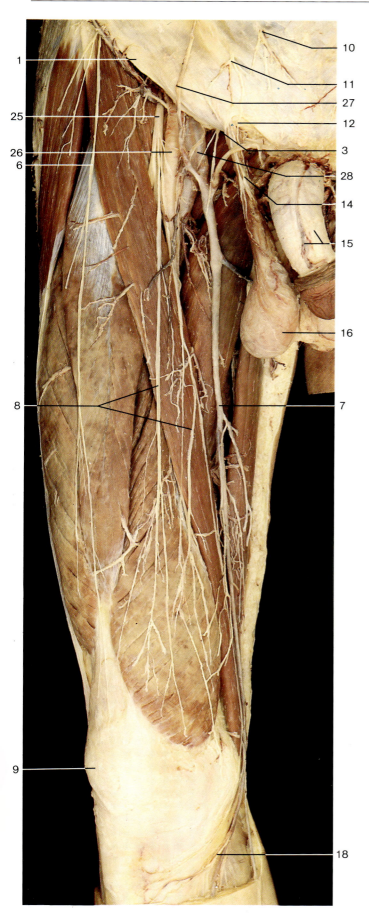

Oberschenkel, Hautnerven und Venen (Regio femoris ant.) (rechtes Bein, von ventral). Fascia lata und Muskelfaszien wurden entfernt.

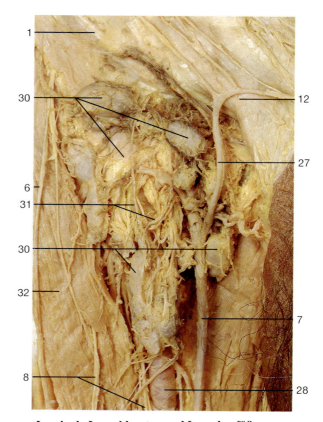

Inguinale Lymphknoten und Lymphgefäße (von ventral).

437

Regio femoris anterior

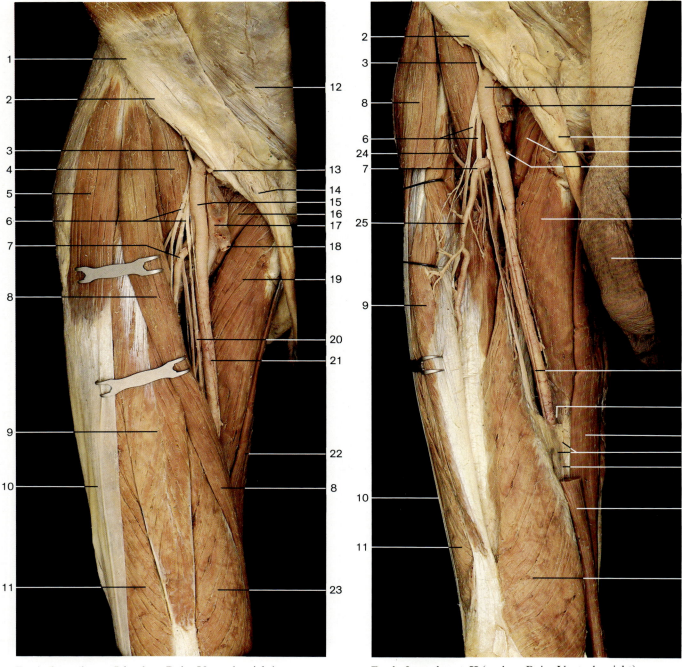

Regio femoris ant. I (rechtes Bein, Ventralansicht). Die Fascia lata wurde entfernt und der M. sartorius etwas zur Seite gezogen.

Regio femoris ant. II (rechtes Bein, Ventralansicht). Die Fascia lata wurde entfernt und der M. sartorius durchtrennt.

1 Spina iliaca ant. sup.
2 Lig. inguinale
3 A. circumflexa ilium prof.
4 M. iliopsoas
5 M. tensor fasciae latae
6 N. femoralis
7 A. circumflexa femoris lat.
8 M. sartorius
9 M. rectus femoris
10 Tractus iliotibialis
11 M. vastus lat.
12 Vorderes Blatt der Rektusscheide
13 A. epigastrica inf.
14 Funiculus spermaticus
15 A. femoralis
16 M. pectineus
17 V. femoralis
18 Einmündung der V. saphena magna (durchtrennt)
19 M. adductor longus
20 N. saphenus
21 R. muscularis n. femoralis
22 M. gracilis
23 M. vastus med.
24 R. ascendens der A. circumflexa femoris lat.
25 R. descendens der A. circumflexa femoris lat.
26 A. circumflexa femoris med.
27 M. adductor longus
28 Penis
29 Eingang zum Adduktorenkanal
30 Lamina vastoadductoria

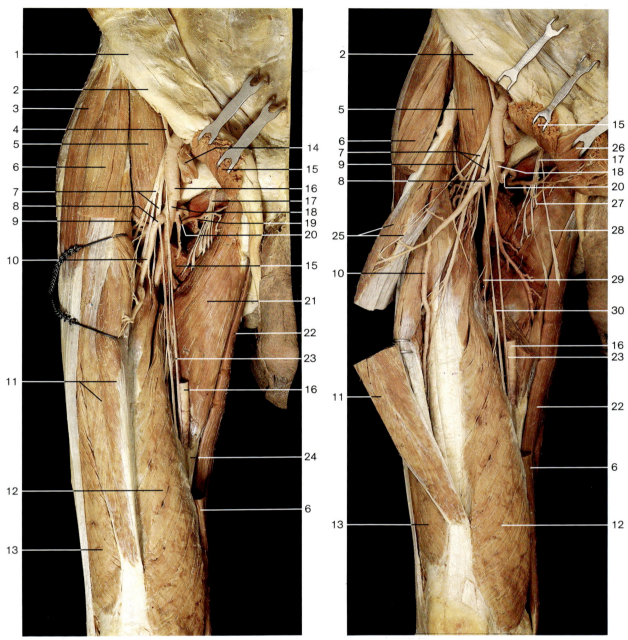

Regio femoris ant. III (rechtes Bein, von ventral). Die Fascia lata wurde entfernt, der M. sartorius, der M. pectineus und die A. femoralis wurden durchtrennt, um die Äste der A. profunda femoris zu zeigen. Der M. rectus femoris wurde etwas zur Seite gezogen.

Regio femoris ant. IV (rechtes Bein von ventral). Die Fascia lata wurde entfernt; außerdem wurden der M. sartorius, M. pectineus, M. adductor longus und M. rectus femoris durchtrennt und zur Seite gezogen. Die A. femoralis wurde teilweise entfernt.

1 Spina iliaca ant. sup.
2 Lig. inguinale
3 M. tensor fasciae latae
4 A. circumflexa ilium prof.
5 M. iliopsoas
6 M. sartorius (durchtrennt)
7 **N. femoralis**
8 **A. circumflexa femoris lat.**
9 R. ascendens ⎫ der A. circumflexa
10 R. descendens ⎭ femoris lat.
11 M. rectus femoris
12 M. vastus med.
13 M. vastus lat.
14 V. femoralis
15 M. pectineus (durchtrennt)
16 A. femoralis (durchtrennt)
17 **N. obturatorius**
18 **A. profunda femoris**
19 R. ascendens der A. circumflexa femoris med.
20 **A. circumflexa femoris med.**
21 M. adductor longus
22 M. gracilis
23 N. saphenus
24 Lamina vastoadductoria, distale Hälfte
25 M. rectus femoris mit Rr. musculares des N. femoralis
26 M. adductor longus (durchtrennt)
27 R. post. ⎫ n. obturatorii
28 R. ant. ⎭
29 Abgang einer A. perforans der A. profunda femoris
30 R. muscularis des N. femoralis zum M. vastus med.

Regio glutaea

1 Crista iliaca
2 M. glutaeus maximus
3 **Nn. clunium med.**
4 Nn. anococcygei
5 R. perinealis n. cutanei femoris post.
6 M. adductor magnus
7 **Nn. clunium sup.**
8 Lokalisation des Trochanter major
9 **Nn. clunium inf.**
10 M. semitendinosus
11 N. cutaneus femoris post.
12 M. biceps femoris, caput longum
13 Lig. sacrotuberale
14 **N. ischiadicus**
15 M. quadratus femoris
16 M. glutaeus maximus (durchtrennt)
17 M. tensor fasciae latae
18 N. glutaeus inf.
19 M. glutaeus medius
20 **M. piriformis**
21 M. gemellus sup.
22 Sehne des M. obturatorius int.
23 M. gemellus inf.

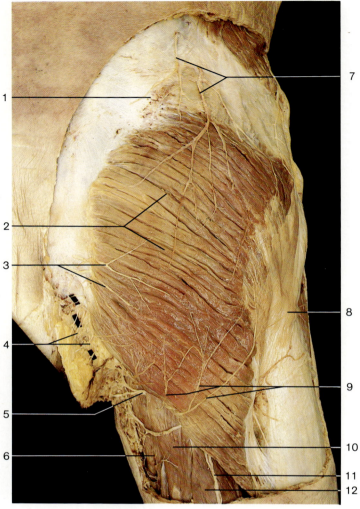

Regio glutaea I (rechtes Bein, von dorsal). Darstellung der Hautnerven. Die Fascia glutaea wurde entfernt.

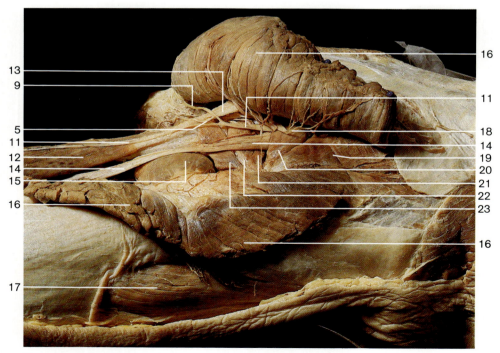

Regio glutaea II (rechtes Bein, von dorsolateral). Der M. glutaeus maximus wurde durchtrennt und aufgeklappt.

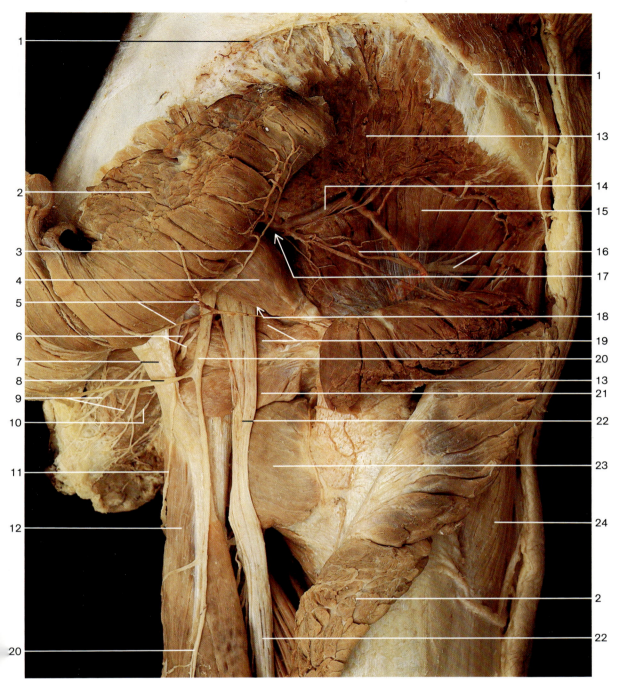

Regio glutaea III (Dorsalansicht). Die Mm. glutaei maximus und medius wurden durchtrennt und aufgeklappt. Man beachte die Lage der drei großen Foramina (For. suprapiriforme, For. infrapiriforme und For. ischiadicum minus).

1 Crista iliaca
2 M. glutaeus maximus (durchtrennt)
3 N. glutaeus inf.
4 M. piriformis
5 Rr. musculares
6 N. pudendus und A. pudenda int. im Alcockschen Kanal **(For. ischiadicum minus)**
7 Lig. sacrotuberale
8 N. clunium inf.
9 Nn. rectales inf.
10 Aa. rectales inf.
11 N. perforans lig. sacrotuberalis
12 M. biceps femoris, caput longum

13 M. glutaeus medius (durchtrennt)
14 A. glutaea sup., r. prof.
15 M. glutaeus minimus
16 N. glutaeus sup.
17 **Foramen suprapiriforme** ⎱ Foramen
18 **Foramen infrapiriforme** ⎰ ischiadicum majus
19 M. obturatorius int. und M. gemellus sup.
20 N. cutaneus femoris post.
21 M. gemellus inf.
22 **N. ischiadicus**
23 M. quadratus femoris
24 M. tensor fasciae latae

Regio femoris posterior

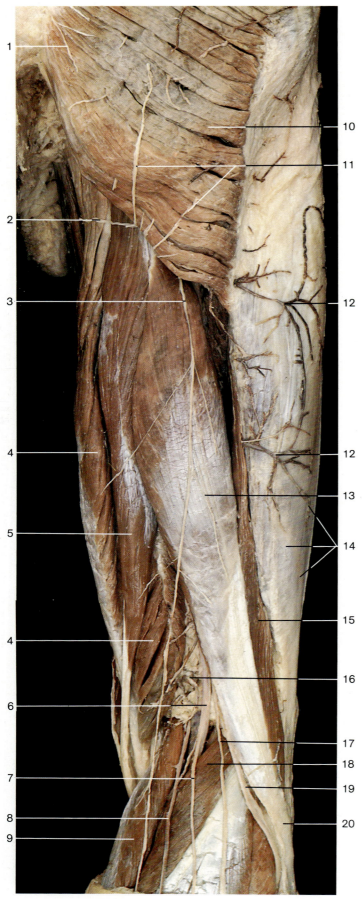

1 Nn. clunium med.
2 R. perinealis des N. cutaneus femoris post.
3 N. cutaneus femoris post.
4 M. semimembranosus
5 M. semitendinosus
6 N. tibialis
7 N. cutaneus surae med.
8 V. saphena parva
9 Caput med. m. gastrocnemii
10 M. glutaeus maximus
11 Nn. clunium inf.
12 Hautvenen
13 Caput longum m. bicipitis femoris
14 Tractus iliotibialis
15 Caput breve m. bicipitis femoris
16 Fossa poplitea
17 N. cutaneus surae lat.
18 Caput lat. m. gastrocnemii
19 N. peronaeus communis
20 Sehne des M. biceps femoris
21 N. glutaeus inf.
22 Lig. sacrotuberale
23 Nn. rectales inf. des N. pudendus
24 Anus
25 M. glutaeus medius
26 M. piriformis
27 N. ischiadicus im For. infrapiriforme
28 A. glutaea inf.
29 M. glutaeus maximus (durchtrennt)
30 M. quadratus femoris
31 Teilungsstelle des N. ischiadicus in N. peronaeus comm. und N. tibialis
32 Rr. musculares des N. ischiadicus für die ischiokrurale Muskulatur
33 A. poplitea
34 V. poplitea
35 V. saphena parva (durchtrennt)
36 Caput longum m. bicipitis femoris (durchtrennt)
37 N. peronaeus superf.

Hautnerven an der Dorsalseite des Oberschenkels (rechte Seite, von dorsal). Fascia lata und Muskelfaszien wurden entfernt.

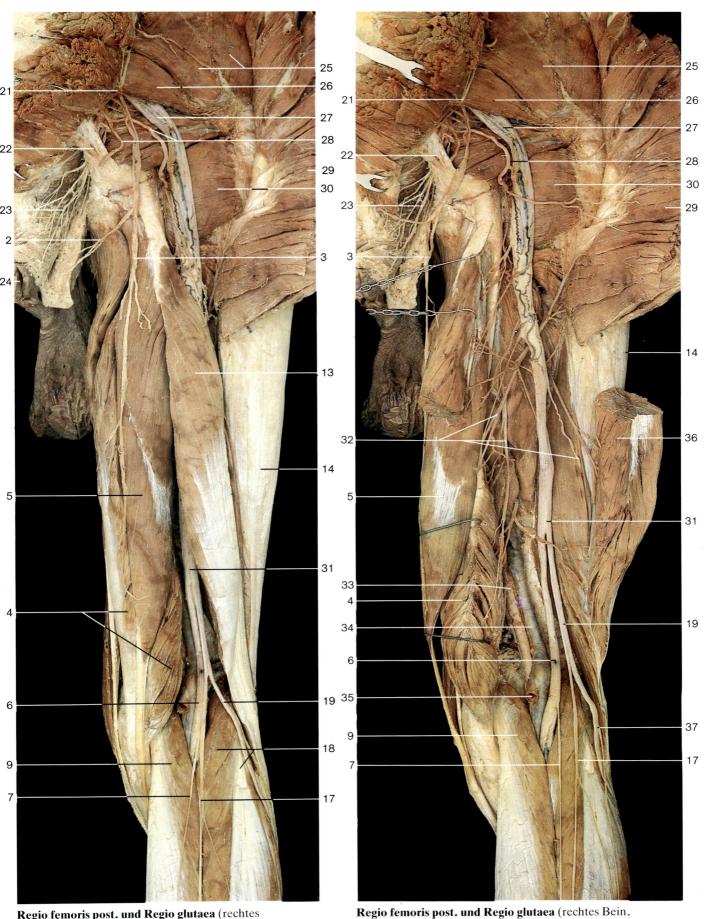

Regio femoris post. und Regio glutaea (rechtes Bein, von dorsal). M. glutaeus maximus und Caput longum des M. biceps femoris wurden durchtrennt und aufgeklappt.

Regio femoris post. und Regio glutaea (rechtes Bein, von dorsal). Der M. glutaeus maximus wurde durchtrennt und aufgeklappt.

Regio genus anterior

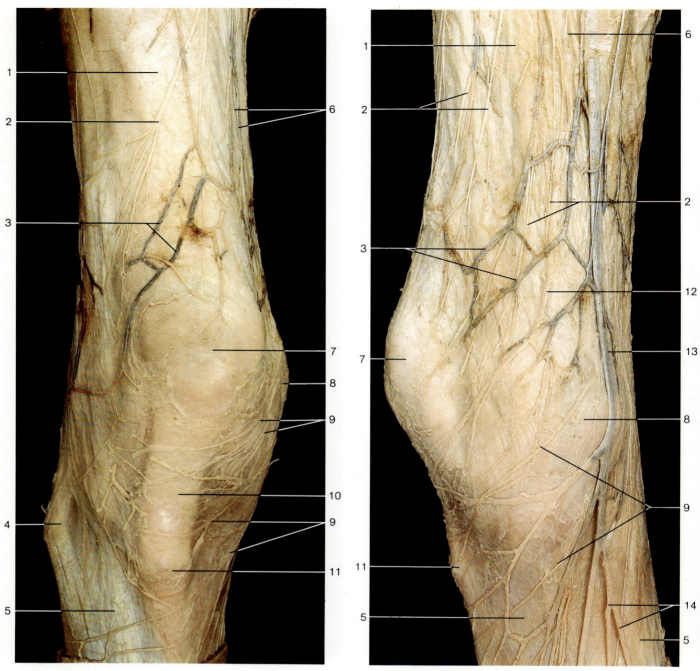

Rechtes Knie; Regio genus anterior; Hautnerven und Venennetz (Ventralansicht).

Rechtes Knie; Regio genus (Medialansicht); Hautnerven und Hautvenen.

1 Fascia lata
2 Endäste der Rr. cutanei ant. des N. femoralis
3 Rete venosum genus
4 Lokalisation des Caput fibulae
5 Fascia cruris
6 R. cutaneus n. obturatorii
7 Patella
8 Lokalisation des Epicondylus med. femoris
9 Zweige des R. infrapatellaris n. sapheni
10 Lig. patellae
11 Lokalisation der Tuberositas tibiae
12 Endast eines N. cutaneus femoris ant.
13 V. saphena magna
14 Zuflüsse aus dem Unterschenkelbereich zur V. saphena magna

Regio genus posterior

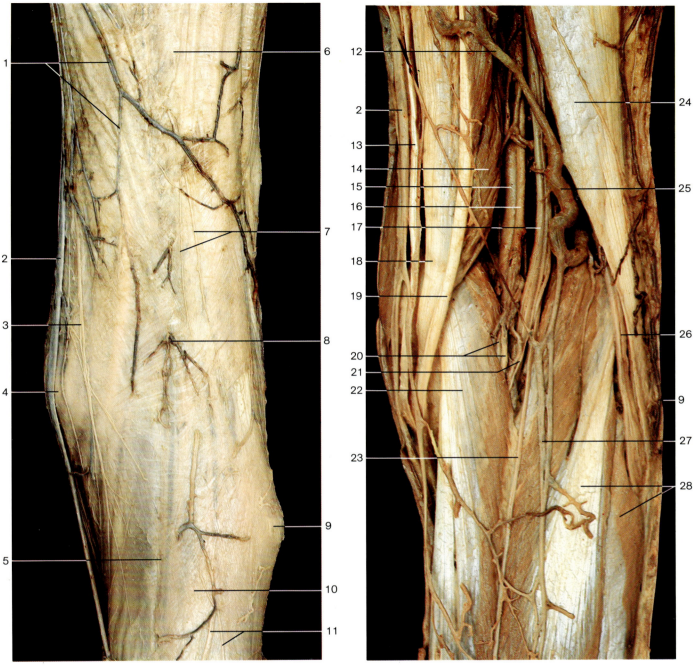

Rechtes Knie, Regio genus posterior; Hautnerven und Hautvenen (Dorsalansicht).

Kniekehle, Fossa poplitea (rechts, Dorsalansicht). Die Faszien wurden entfernt.

1. Hautvenen der Kniekehle (Zuflüsse zur V. saphena magna)
2. V. saphena magna
3. Hautast des N. femoralis
4. Lokalisation des Epicondylus med. femoris
5. Lokalisation der V. saphena parva (unter der Fascia cruris)
6. Fascia lata
7. Endäste des N. cutaneus femoris post.
8. Hautvenen der Kniekehle
9. Lokalisation des Caput fibulae
10. Fascia cruris (oberflächliches Blatt)
11. N. cutaneus surae lat.
12. V. femoropoplitea
13. Sehne des M. gracilis
14. M. semimembranosus
15. **A. poplitea**
16. **V. poplitea**
17. **N. tibialis**
18. Sehne des M. semimembranosus
19. Sehne des M. semitendinosus
20. A. und V. suralis
21. R. muscularis n. tibialis
22. Caput med. m. gastrocnemii
23. N. cutaneus surae med.
24. M. biceps femoris
25. Variköse Venenstrecke
26. N. peronaeus communis
27. V. saphena parva
28. Caput lat. m. gastrocnemii

445

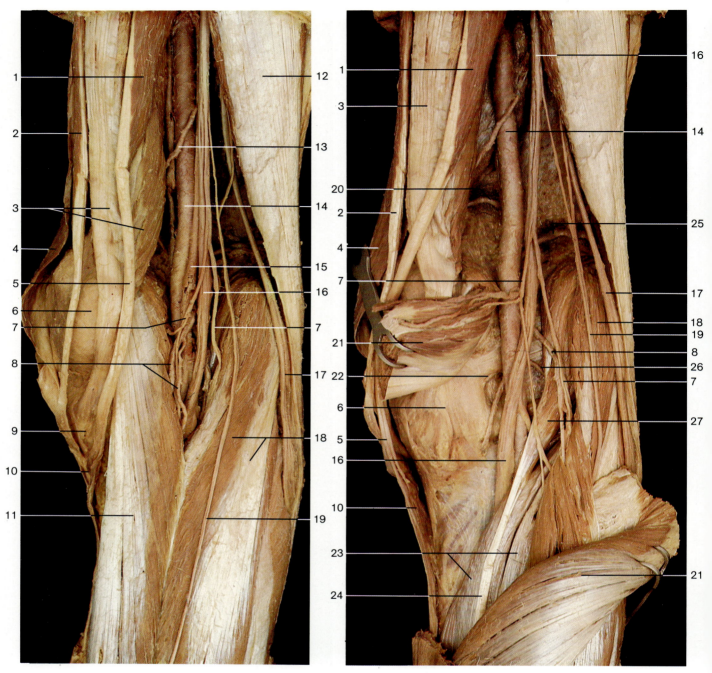

Rechte Fossa poplitea, mittlere Schicht (Dorsalansicht).
Die Hautvenen und Hautnerven wurden entfernt.

Rechte Fossa poplitea, tiefe Schicht (Dorsalansicht).
Das Caput mediale des M. gastrocnemius wurde durchschnitten und zurückgeklappt.

1 M. semitendinosus
2 M. gracilis
3 M. semimembranosus
4 M. sartorius
5 Sehne des M. semitendinosus
6 Lokalisation des Condylus med. femoris
7 Rami musculares n. tibialis
8 Aa. und Vv. surales
9 Sehne des M. semimembranosus
10 Pes anserinus
11 Caput med. m. gastrocnemii
12 M. biceps femoris
13 Muskelast der A. poplitea
14 **A. poplitea**

15 **V. poplitea**
16 **N. tibialis**
17 **N. peronaeus communis**
18 Caput lat. m. gastrocnemii
19 N. cutaneus surae med.
20 A. genus sup. med.
21 Caput med. m. gastrocnemii (durchtrennt und zurückgeklappt)
22 A. genus inf. med.
23 M. soleus
24 Sehne des M. plantaris
25 A. genus sup. lat.
26 A. genus inf. lat.
27 M. plantaris

Regio cruris post.

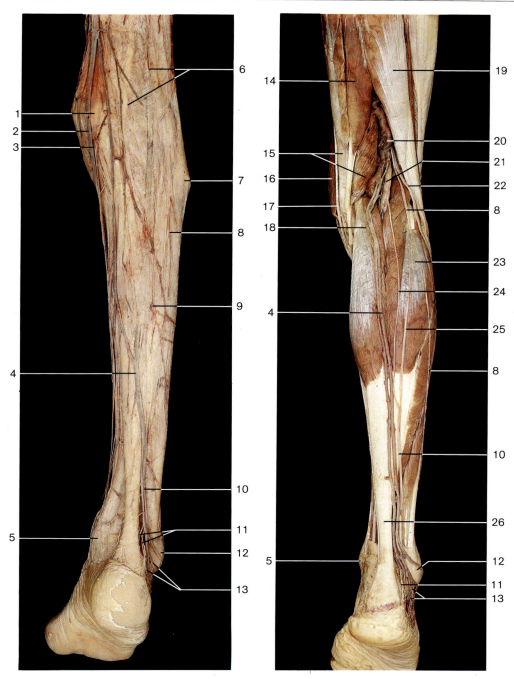

Rechter Unterschenkel und Fuß (Dorsalansicht). Darstellung der Hautnerven und Venen.

Rechter Unterschenkel und Fuß (Dorsalansicht). Hautnerven und Venen nach Entfernung der Unterschenkel- und Muskelfaszien.

1 Lokalisation des Condylus med. femoris
2 V. saphena magna
3 N. saphenus
4 **V. saphena parva**
5 Malleolus med.
6 Endäste des N. cutaneus femoris post.
7 Lokalisation des Caput fibulae
8 N. cutaneus surae lat.
9 V. perforans (Anastomose zwischen oberflächlichen und tiefen Venen des Unterschenkels)
10 **N. suralis**
11 Rr. calcanei lat. n. suralis
12 Malleolus lat.
13 Rete venosum
14 M. semitendinosus
15 M. semimembranosus
16 M. sartorius
17 Sehne des M. gracilis
18 Caput med. m. gastrocnemii
19 M. biceps femoris
20 Variköse Venenstrecke (pathologisch)
21 **N. tibialis**
22 **N. peronaeus communis**
23 Caput lat. m. gastrocnemii
24 N. cutaneus surae med.
25 R. communicans peronaeus
26 Tendo m. tricipitis surae (Achillessehne)

447

Regio cruris posterior

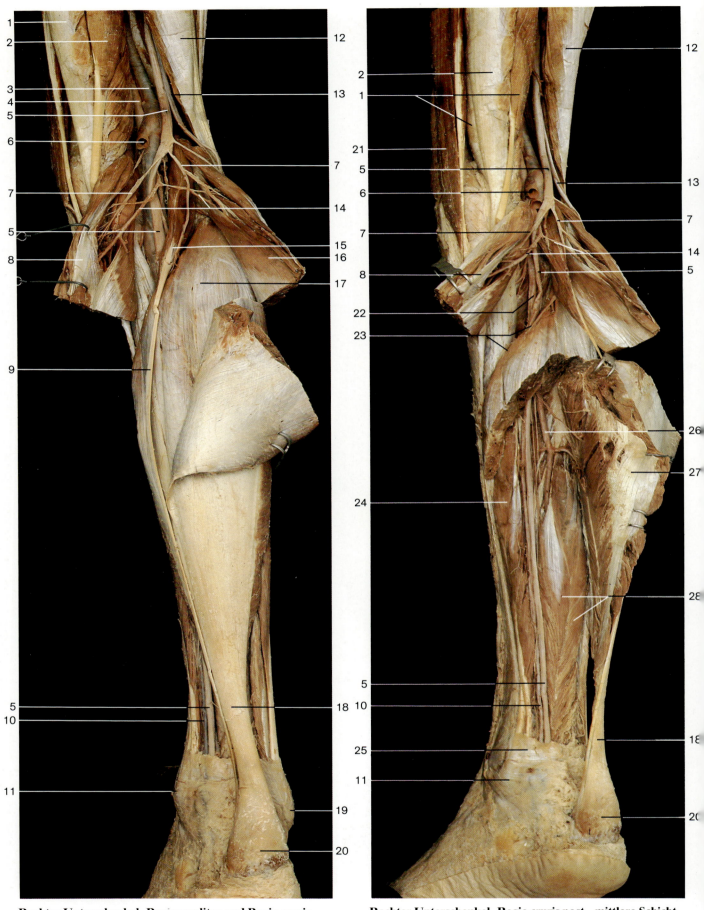

Rechter Unterschenkel, Regio poplitea und Regio cruris post. (oberflächliche Schicht) (von dorsal). Der M. gastrocnemius wurde durchtrennt und aufgeklappt.

Rechter Unterschenkel, Regio cruris post., mittlere Schicht (schräg von medial-hinten). Die Gastrocnemiusköpfe und der M. soleus wurden durchtrennt.

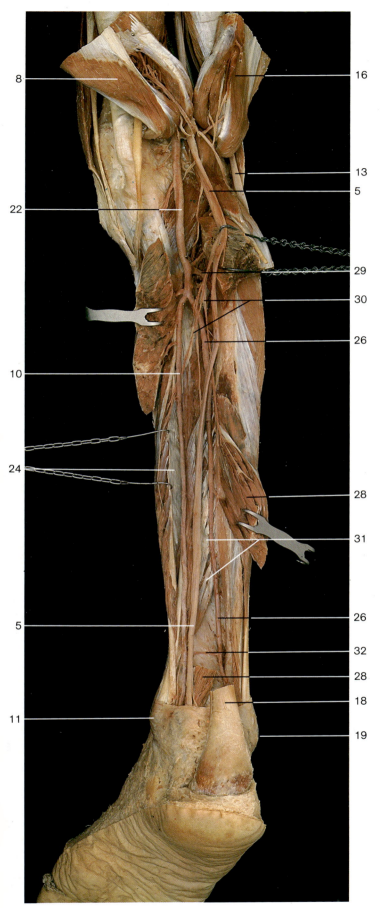

1 M. semimembranosus
2 M. semitendinosus
3 V. poplitea
4 A. poplitea
5 N. tibialis
6 Einmündung der V. saphena parva
7 R. muscularis des N. tibialis für den M. gastrocnemius
8 Caput med. m. gastrocnemii
9 Sehne des M. plantaris
10 A. tibialis post.
11 Malleolus med.
12 M. biceps femoris
13 N. peronaeus communis
14 Aa. surales
15 M. plantaris
16 Caput lat. m. gastrocnemii
17 M. soleus
18 Tendo m. tricipitis surae (Achillessehne)
19 Malleolus lat.
20 Tuber calcanei
21 M. sartorius
22 A. poplitea (vor dem Durchtritt durch den Arcus tendineus des M. soleus)
23 Arcus tendineus m. solei
24 M. flexor digitorum longus
25 Retinaculum mm. flexorum
26 A. peronaea
27 M. triceps surae (durchtrennt)
28 M. flexor hallucis longus
29 A. tibialis ant.
30 Rr. musculares des N. tibialis für die tiefen Flexoren
31 M. tibialis post.
32 R. communicans der A. peronaea

Rechter Unterschenkel, Regio cruris post., tiefe Schicht
(Dorsalansicht). Außer dem M. triceps surae wurde auch der M. flexor hallucis longus durchtrennt und seitwärts verlagert.

Regio cruris anterior

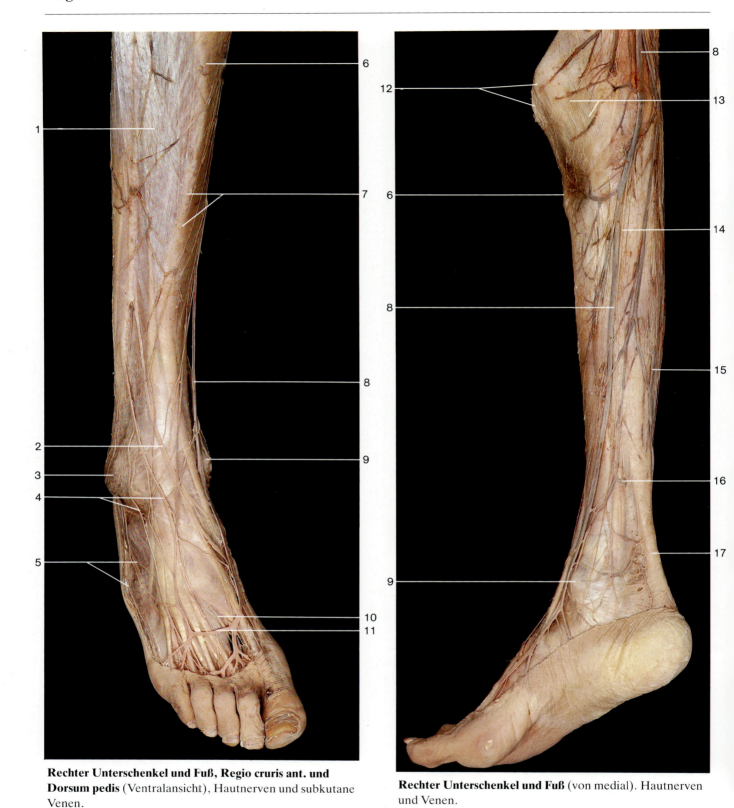

Rechter Unterschenkel und Fuß, Regio cruris ant. und Dorsum pedis (Ventralansicht), Hautnerven und subkutane Venen.

Rechter Unterschenkel und Fuß (von medial). Hautnerven und Venen.

1 Fascia cruris
2 N. cutaneus dorsalis med. (aus N. peronaeus superf.)
3 Malleolus lat.
4 N. cutaneus dorsalis intermedius (aus N. peronaeus superf.)
5 N. cutaneus dorsalis lat. (aus N. suralis)
6 Lokalisation der Tuberositas tibiae
7 Vordere Tibiakante
8 V. saphena magna
9 Malleolus med.
10 N. peronaeus prof.
11 Arcus venosus dorsalis pedis
12 Lokalisation der Patella
13 Zweige vom R. infrapatellaris des N. saphenus
14 N. saphenus
15 V. saphena parva
16 V. perforans
17 Tendo m. tricipitis surae (Achillessehne)

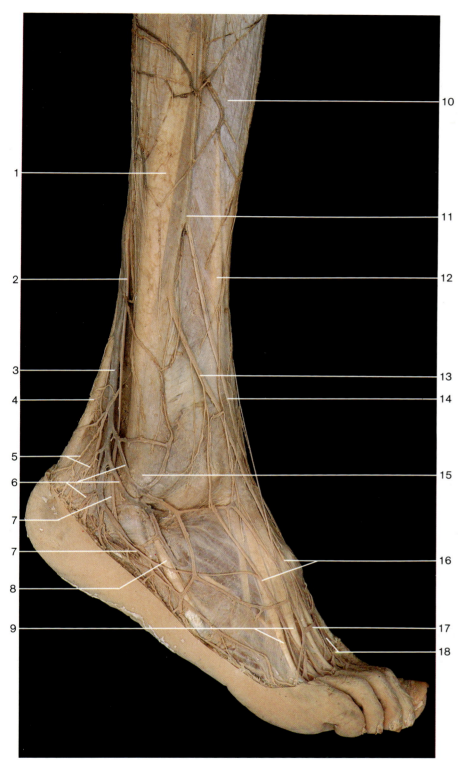

Rechter Unterschenkel und Fußrücken (von lateral). Darstellung der Hautnerven und der subkutanen Venen.

1 Lage der Fibula
2 N. suralis
3 V. saphena parva
4 Tendo m. tricipitis surae (Achillessehne)
5 Rr. calcanei lat. (aus N. suralis)
6 Rete venosum malleolare lat.
7 N. cutaneus dorsalis lat. (aus N. suralis)
8 Sehne des M. peronaeus brevis
9 Sehnen des M. extensor digitorum longus
10 Fascia cruris
11 N. peronaeus superf.
12 Lokalisation der Tibia
13 N. cutaneus dorsalis intermedius ⎫ aus N. peronaeus superf.
14 N. cutaneus dorsalis medialis ⎭
15 Malleolus lat.
16 Nn. digitales dorsales
17 Arcus venosus dorsalis pedis
18 N. peronaeus prof.

451

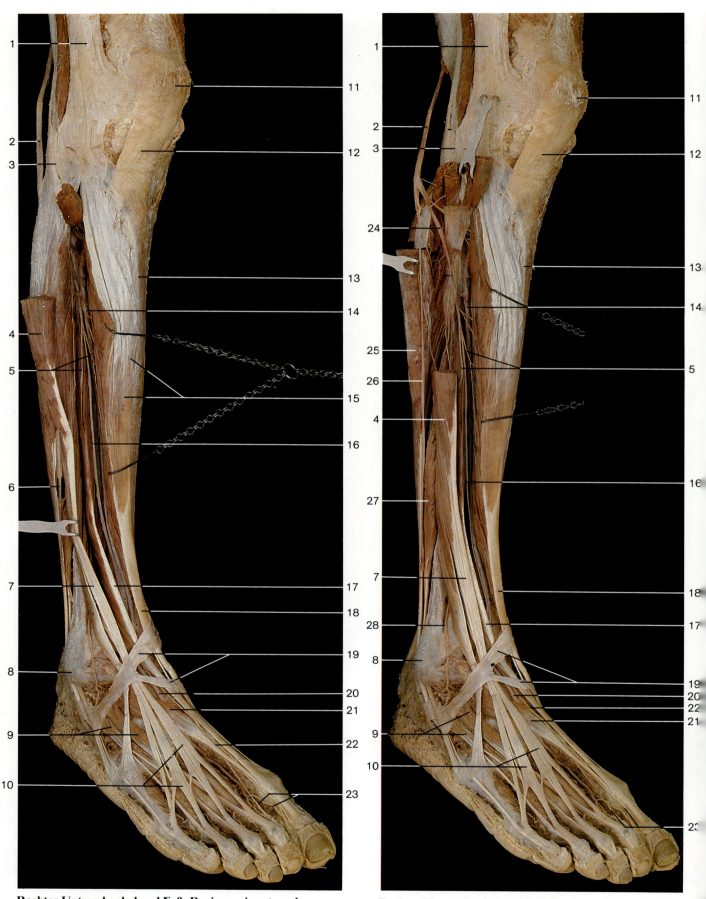

Rechter Unterschenkel und Fuß; Regio cruris ant. und Dorsum pedis (Ansicht schräg von vorne-lateral). Der M. extensor digitorum longus wurde durchtrennt und seitwärts verlagert.

Rechter Unterschenkel und Fuß, Regio cruris ant. und Dorsum pedis (Ansicht schräg von vorne-lateral). Zusätzlich zum vorig Präparat wurde hier noch der M. peronaeus longus durchtren und der N. peronaeus communis mobilisiert und verlagert.

452

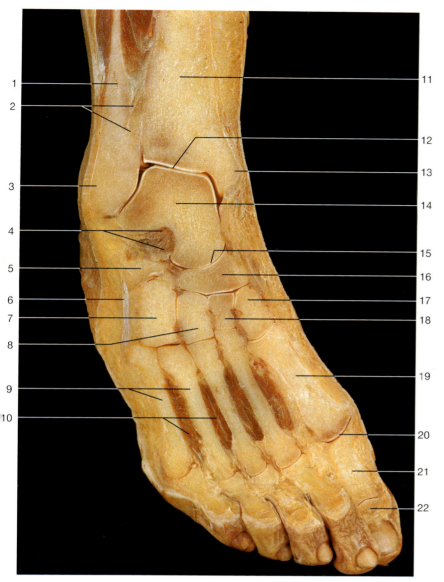

Frontalschnitt durch Fuß und oberes Sprunggelenk (von vorne).

1 Fibula
2 Syndesmosis tibiofibularis
3 Malleolus lat.
4 Lig. talocalcaneum interosseum
5 Calcaneus
6 Sehne des M. peronaeus brevis
7 Os cuboideum
8 Os cuneiforme lat.
9 Ossa metatarsalia
10 Mm. interossei dorsales
11 Tibia
12 Articulatio talocruralis (oberes Sprunggelenk)
13 Malleolus med.
14 Talus
15 **Articulatio talocalcaneonavicularis** (unteres Sprunggelenk)
16 Os naviculare
17 Os cuneiforme med.
18 Os cuneiforme intermedium
19 Os metatarsale I
20 Articulatio tarsometatarsea I
21 Phalanx proximalis I
22 Phalanx distalis I

Zu Seite 452

1 Tractus iliotibialis
2 **N. peronaeus communis**
3 Lokalisation des Caput fibulae
4 M. extensor digitorum longus
5 Rr. musculares des N. peronaeus prof. für die Extensorenmuskulatur
6 **N. peronaeus superf.**
7 Sehne des M. extensor digitorum longus
8 Malleolus lat.
9 M. extensor digitorum brevis
10 Sehnenfächer des M. extensor digitorum longus
11 Patella
12 Lig. patellae
13 Vorderkante der Tibia
14 **A. tibialis ant.**
15 M. tibialis ant.
16 **N. peronaeus prof.**
17 M. extensor hallucis longus
18 Sehne des M. tibialis ant.
19 Retinaculum mm. extensorum inf.
20 **A. dorsalis pedis**
21 M. extensor hallucis brevis
22 N. peronaeus prof. (am Fußrücken)
23 Endäste des N. peronaeus prof. (N. digitalis dorsalis hallucis lat. et digiti secundi med.)
24 N. peronaeus prof. (beim Eintritt in die Streckerloge)
25 M. peronaeus longus (durchtrennt)
26 N. peronaeus superf. mit Peronaeusmuskulatur (etwas seitwärts verlagert)
27 M. peronaeus brevis
28 A. malleolaris ant. lat. (aus R. perforans der A. peronaea)

Dorsum pedis

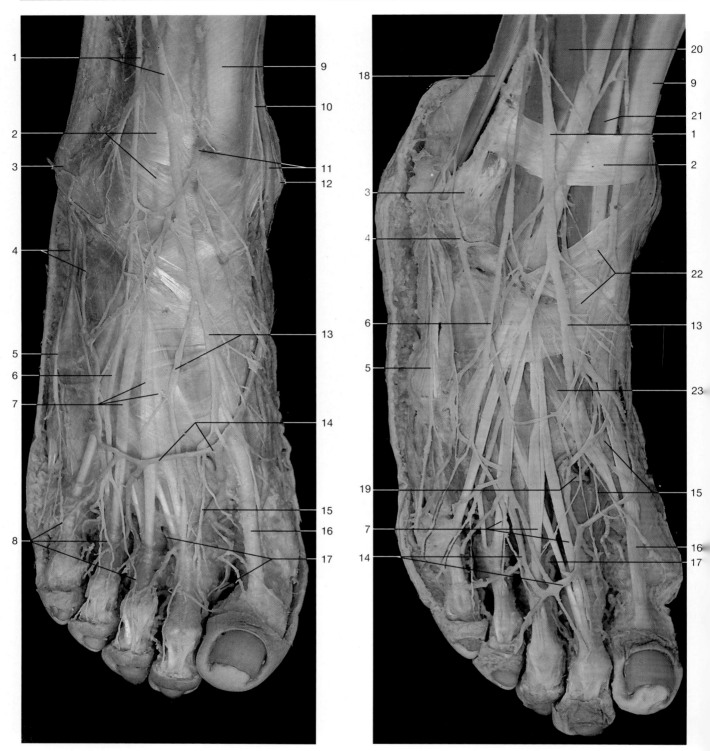

Rechter Fuß, Dorsalseite, oberflächliche Schicht (von oben).

Rechter Fuß, Dorsalseite, oberflächliche Schicht. Die Faszien wurden entfernt.

1 **N. peronaeus superf.**
2 Retinaculum mm. extensorum sup.
3 Malleolus lat.
4 Venengeflecht im Bereich des Außenknöchels, Ursprung der V. saphena parva
5 N. cutaneus dorsalis lat. (Äste des N. suralis)
6 N. cutaneus dorsalis intermedius
7 Sehne des M. extensor digitorum longus
8 Nn. digitales dorsales
9 Sehne des M. tibialis ant.
10 N. saphenus
11 Venengeflecht im Bereich des Innenknöchels, Ursprung der V. saphena magna
12 Malleolus med.
13 Nn. cutanei dorsales med.
14 **Arcus venosus dorsalis**
15 N. digitalis dorsalis (vom N. peronaeus prof.)
16 Sehne des M. extensor hallucis longus
17 Aa. digitalis dorsales
18 Mm. peronaei
19 R. plantaris prof. der A. dorsalis pedis, die mit dem Arcus plantaris anastomosiert.
20 M. extensor digitorum longus
21 M. extensor hallucis longus
22 Retinaculum mm. extensorum inf.
23 M. extensor hallucis brevis

454

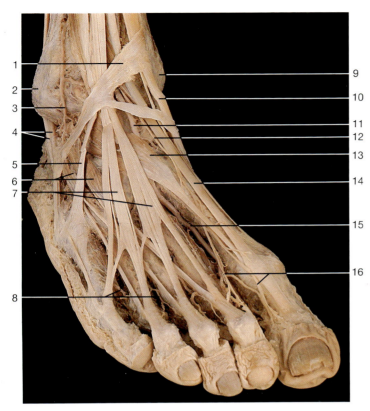

Rechter Fuß, Dorsalseite, oberflächliche Schicht (schräg von lateral-oben). Muskelfaszien und Hautnerven wurden entfernt.

1 Retinaculum mm. extensorum inf.
2 Malleolus lat.
3 A. malleolaris ant. lat. (aus R. perforans der A. peronaea)
4 Sehnen der Mm. peronaei
5 Sehne des M. peronaeus tertius
6 M. extensor digitorum brevis
7 Sehnenfächer des M. extensor digitorum longus
8 Aa. metatarseae dors.
9 Malleolus med.
10 Sehne des M. tibialis ant.
11 **A. dorsalis pedis**
12 N. peronaeus prof. (am Fußrücken)
13 M. extensor hallucis brevis
14 Sehne des M. extensor hallucis longus
15 A. dorsalis pedis mit Abgang des R. plantaris prof. für den Arcus plantaris
16 Endäste des N. peronaeus prof. (N. digitalis dorsalis hallucis lat. et digiti secundi med.)
17 A. tarsea lat.
18 Ursprungskopf des M. extensor digitorum brevis (zurückgeklappt)
19 A. arcuata
20 Mm. interossei dors.
21 **N. peronaeus prof.**

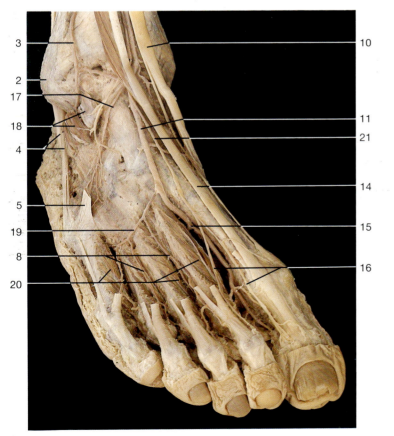

Rechter Fuß, Dorsalseite, tiefe Schicht (schräg von lateral-oben). Der M. extensor digitorum brevis und hallucis brevis sowie die Retinacula mm. extensorum wurden entfernt.

455

Planta pedis

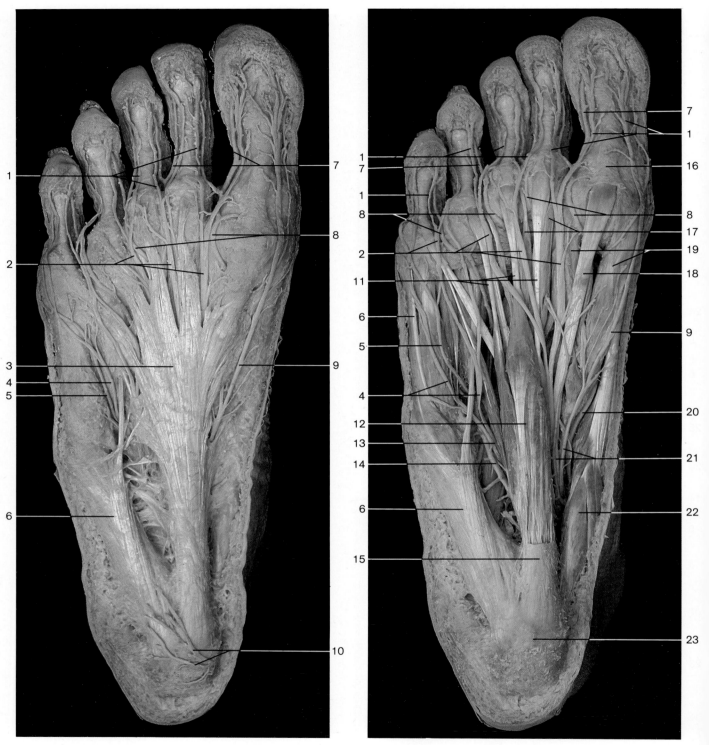

Planta pedis I, rechter Fuß, oberflächliche Schicht (von unten). Darstellung der Aponeurosis plantaris und der Hautnerven.

Planta pedis II, rechter Fuß, mittlere Schicht (von unten). Die Plantaraponeurose wurde entfernt.

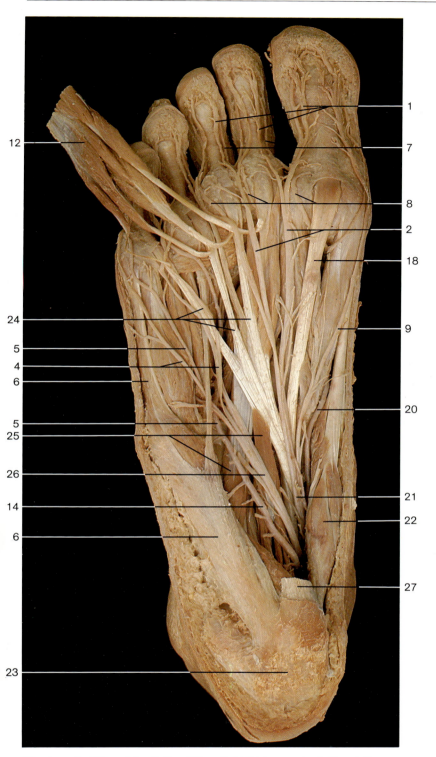

Planta pedis III, rechter Fuß, mittlere Schicht (von unten). Darstellung der Gefäße und Nerven. Der M. flexor digitorum wurde durchtrennt und distalwärts verlagert.

1 Nn. digitales plantares proprii
2 Nn. digitales plantares communes
3 Aponeurosis plantaris
4 R. superf. n. plantaris lat.
5 R. superf. a. plantaris lat.
6 M. abductor digiti minimi
7 Aa. digitales plantares proprii
8 Aa. digitales plantares communes
9 N. digitalis plantaris proprius hallucis med.
10 Rr. calcanei med.
11 Sehnen des M. flexor digitorum brevis
12 M. flexor digitorum brevis
13 N. plantaris lat., r. superf.
14 **A. plantaris lat.**
15 Rest der Plantaraponeurose
16 Vagina fibrosa digitorum pedis
17 Mm. lumbricales I und II
18 Sehne des M. flexor hallucis longus
19 M. flexor hallucis brevis
20 **A. plantaris med.**
21 **N. plantaris med.**
22 M. abductor hallucis
23 Tuber calcanei
24 Sehnen des M. flexor digitorum longus
25 M. quadratus plantae
26 **N. plantaris lat.**
27 Ursprung des M. flexor digitorum brevis

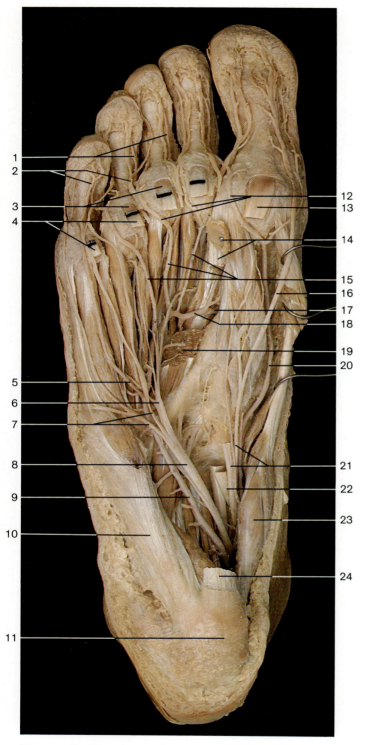

1	Aa. digitales plantares propriae
2	Nn. digitales plantares proprii
3	Sehnen des M. flexor digitorum brevis
4	Sehnen des M. flexor digitorum longus
5	R. superf. a. plantaris lat.
6	R. prof. n. plantaris lat.
7	R. superf. n. plantaris lat.
8	**N. plantaris lat.**
9	**A. plantaris lat.**
10	M. abductor digiti minimi
11	Tuber calcanei
12	Aa. digitales plantares communes
13	Sehne des M. flexor hallucis longus
14	Ansatz der beiden Köpfe des M. adductor hallucis
15	Aa. metatarseae plantares
16	N. digitalis plantaris proprius med.
17	R. plantaris prof. (perforierender Ast der A. metatarsea dors. I)
18	**Arcus plantaris**
19	Caput obliquum m. adductoris hallucis (durchtrennt)
20	**A. plantaris med.**
21	**N. plantaris med.**
22	Chiasma tendinum plantare
23	M. abductor hallucis
24	Ursprung des M. flexor hallucis brevis

Planta pedis IV, rechter Fuß, tiefe Schicht (von unten). Der M. flexor digitorum brevis, der M. quadratus plantae mit den Sehnen des M. flexor digitorum longus sowie die oberflächlichen Äste des N. plantaris med. wurden entfernt. Der laterale Kopf des M. flexor hallucis brevis wurde gefenstert, um den etwas atypischen Verlauf der A. plantaris med. zu zeigen.

Sachverzeichnis

Acetabulum 174, 402, 409
Achillessehne 422
Achsellymphknoten 379
Achselmuskellücke, laterale 373, 374
–, mediale 373, 374
Acromion 174, 341, 343, **344**, 350
Adduktorenkanal 416, 438
Adduktorenmuskeln 417
Adhaesio interthalamica 103
Adnexe 330, 331
Äußeres Genitale beim Mann 320, 324
–, bei der Frau 330
– Ohr (Auris ext.) 116
Ala major 29
– minor 29
Amboß 118
Amphiarthrosen 11
Ampulla ductus deferentis 314
– recti 311
– tubae uterinae 326, 327, 330, 331, 334
Angulus infrasternalis 5, 224
– sterni 178
– venosus 159
Ansa cervicalis 67, 71, 73, 163, 165, 168–170
Antrum pyloricum 264, 268
Anulus inguinalis prof. 199, 278, 312
– – superf. 193, 197, 321, 335, 437
– tendineus communis 126, 131
– tympanicus 117
Anus 204, 266, 324, 325
Aorta 270
– abdominalis 284, 299, 305
– ascendens 21, 221, 228, 229, 241, 243, 244, 247
– descendens 21, 232
–, Hauptäste 303
– thoracica 221, 230, 249, 251, 252, 255
Apertura mediana 91, 108
– piriformis 5, 27
Apex cordis 228, 230
– pulmonis 224, 245
Aponeurosis plantaris 427
Appendices epiploicae 267
Appendix fibrosa hepatis 273
– vermiformis 264, 276, 279–282, 292, 298
Aquaeductus cerebri 84, 88, 108, 110
– cochleae 121
Arachnoidea encephali 83, 90
– spinalis 208, 210, 434
Arbor vitae cerebelli 110
Arcus aortae 221, 228, 241. 247–249, 251–255
– costalis 178, 179, 185, 190
– iliopectineus 408
– palmaris prof. 368, 394
– – superf. 368, 389, 392–394
– plantaris 430, 455, 458
– tendineus m. solei 421, 422, 449
– venosus dorsalis pedis 431, 450, 451, 454
– – juguli 158
– vertebrae 177
– zygomaticus 49
Area nuda hepatis 273
– striata 128
Areola mammae 262
Arm, Arterien 369
–, Hautnerven 372
Arteria alveolaris inf. 63, 78, 79, 81
– – post. sup. 63
– – sup. 78, 79, 81
– angularis 77, 80, 83, 156
– appendicularis 275, 281, 282
– arcuata 455
– auricularis post. 76, 78
– auriculotemporalis 78
– axillaris 368, 380, 382, 384
– basilaris 90, 91

Arteria brachialis 21, 368, 379, 382, 383, 385, 386, 389
– brachiocephalica 230
– bronchialis 251
– buccalis 76, 78, 81
– bulbi penis 323, 325
– carotis communis 21, 157, 167, 170, 228, 230, 244, 248
– – ext. 63, 76, 80, 152, 155–157, 164, 165, 169, 170
– – int. 67, 90, 126, 135, 151, 152, 155, 157, 169, 171
– centralis retinae 124, 125
– cerebelli inf. 90, 92
– – sup. 90–92
– cerebri ant. 90, 92
– – media 90–92
– – post. 90, 92
– cervicalis ascendens 170, 172, 381
– choroidea 93
– circumflexa femoris lat. 438, 439
– – – med. 438, 439
– – humeri post. 374, 376
– – ilium prof. 196, 439
– – – superf. 196, 430
– – scapulae 374, 376, 379
– colica dext. 275, 282
– – media 275, 282, 284, 291, 296
– – sin. 284
– collateralis ulnaris inf. 384, 386
– communicans ant. 92
– – post. 92
– coronaria dext. 231, 233, 236, 244
– – sin. 232, 233, 236, 244
– cystica 273, 289, 296
– dorsalis clitoridis 338
– – nasi 125
– – pedis 430, 453, 455
– – penis 319, 321, 323, 324
– epigastrica inf. 191, 195, 196, 198, 199, 278, 307, 438
– – superior 186, 190, 191, 196, 238–240
– ethmoidalis ant. 125, 131, 133
– – post. 125
– facialis 63, 76, 78, 80, 81, 83, 140, 156, 159, 161, 164–167, 169, 170
– femoralis 196, 419, 430, 437, 438
– gastrica dext. 276, 289, 291
– – sin. 276, 289
– gastroduodenalis 276, 289, 291, 296
– gastroepiploica 276, 289, 291
– genus 430, 446
– glutaea inf. 319, 442
– – sup. 319, 441
– hepatica communis 276, 289, 291
– – propria 253, 273, 276
– ileocolica 275, 276, 281, 282
– iliaca communis 21, 276, 303, 307
– – ext. 303
– – int. 303, 307, 318
– iliolumbalis 319
– infraorbitalis 63, 78, 79, 81
– intercostalis 186, 189, 192, 193, 254
– interlobaris, Niere 302
– interossea ant. 389, 391
– – post. 391
– interventricularis ant. 231, 236
– labyrinthi 93
– lacrimalis 131
– laryngea sup. 165
– lienalis 253, 272, 274, 275, 289, 291, 302, 305, 307
– lingualis 135, 139, 140
– macularis 125
– malleolaris 453
– maxillaris **63,** 77–83, 156

Arteria meningea media 80–82, 86
– meningolacrimalis 131
– masseterica 77, 81
– mesenterica inf. 284, 303, 305, 307
– – sup. 21, 270, 271, 275, 276, 282, 291, 296, 302, 303, 305, 307
– musculophrenica 186, 191, 196
– obturatoria 318, 319
– occipitalis 81, 83, 156, 214–218
– ophthalmica 90, 92, 122, 125
– ovarica 303, 332
– palatina descendens 135
– – major 135
– pallidostriata 90
– pancreaticoduodenalis 291, 296
– penis prof. 319, 325
– perforans 439
– pericardiacophrenica 255
– peronaea 430, 449
– pharyngea ascendens 140, 155
– phrenica inf. 303, 305
– plantaris lat. 430, 457, 458
– – med. 430, 457, 458
– poplitea 412, 430, 442, 445, 446, 449
– princeps pollicis 368
– profunda brachii 368, 373, 374, 384
– – femoris 430, 439
– – linguae 140
– pudenda int. 318, 319, 321, 323–325, 332, 337, 441
– pulmonalis 222, 228, 248
– radialis 368, 386, 389, 391–394
– rectalis inf. 319
– – sup. 284
– recurrens radialis 385, 386
– renalis 300–303, 305, 307
– retroduodenalis 291
– sacralis lat. 319
– scapularis descendens 214, 216, 373, 376
– sphenopalatina 78
– spinalis 92, 434
– striata post. 90
– subclavia 156, 170, 228, 248
– suprascapularis 156, 376, 381, 382, 384
– supraduodenalis 289, 291
– supraorbitalis 125
– suprarenalis 303
– suprascapularis 368, 375
– supratrochlearis 125
– suralis 445
– tarsea 455
– temporalis superf. 63, 76, 78, 80, 82, 140, 156, 159
– testicularis 276, 303, 315, 321
– thoracica int. 156, 186, 190, 191, 238–240, 242, 244, 246
– – lat. 185, 190, 191, 368, 378, 379, 381, 382
– – suprema 191, 381
– thoracoacromialis 156, 172, 189–191, 238, 380–382
– thoracodorsalis 191, 368, 378, 379, 381, 382, 384
– thyroidea inf. 150, 157, 170
– – sup. 139, 161, 163, 164, 167, 168, 170, 172
– tibialis ant. 430, 449, 453
– – post. 430, 449
– transversa colli 162, 172, 213, 238, 368
– ulnaris 368, 384–386, 389, 392–394
– umbilicalis 237
– uterina 332
– vertebralis 90–93, 155–157, 210, 215, 217
– vesicalis 318, 319
Arteriae ciliares 124, 125
– digitales dors. 454
– – palmares 392, 393

459

Arteriae digitales plantares 457, 458
– ethmoidales 90
– ilei 275, 282
– intercostales 186, 240, 254, 255, 303
– interlobulares, Niere 302
– jejunales 275, 276, 282, 284
– lumbales 303
– metacarpeae palmares 394
– metatarseae dors. 455
– – plantares 458
– nasales 133, 135
– palatinae minores 135
– rectales inf. 323, 324, 441
– scrotales post. 325
– sigmoideae 284
– spinales 210
– surales 446, 449
– temporales 78
Arterien, Arm **368,** 369
–, Bein 430
–, Kopf und Hals 156
–, Niere und Nebenniere 303
–, Retroperitonealraum 303
Articulatio acromioclavicularis 350
– atlantoaxialis lat. 142, 183, 184
– – mediana 183
– atlantooccipitalis 142, 183, 184
– calcaneocuboidea 407, 414
– carpometacarpea pollicis 353
– coxae 402
– cricoarytaenoidea 146, 148
– cricothyroidea 146
– cuneonavicularis 406, 415
– genus 10, 413
– humeri 10, 350
– metacarpophalangea 353
– radioulnaris distalis 353
– sacroiliaca 402
– sternoclavicularis 350
– subtalaris 407, 414, 415
– talocalcaneonavicularis 407, 414, 415
– talocruralis 407, 414, 415
– tarsometatarsea 415
– temporomandibularis **53,** 54
– tibiofibularis 413
Articulationes 2, 11
– costotransversariae 178
– costovertebrales 181
– interphalangeae pedis 407, 415
– metacarpophalangeae 353
– metatarsophalangeae 407
– tarsometatarseae 407
Aschoff-Tawarascher Knoten 235
Atlas 169, 174, 176, 178, **183,** 184, 342
Atrium sin. 221, 230
– dext. 221, 228
Auge, Horizontalschnitt 124
Augenlider 123
Augenmuskulatur 126
Auricula, Ohr 116
Auriculae, Herz 228–230
Autochthone Rückenmuskulatur 192, 203
Axis 169, 174, 176, 178, **183,** 184, 342

Bandapparat, Becken 408
–, Ellenbogengelenk 351
–, Finger 353
–, Fuß **413**
–, Hand 352
–, Hüftgelenk 408
–, Kiefergelenk **54,** 410
–, Wirbelsäule 182
Basis cranii, 31, **48,** 93
Bauchhöhle 3, 265, 279
–, Horizontalschnitt 265, 294

Bauchorgane, Gefäße 276
– in situ 265
Bauchsitus **279,** 292
Bauchwand 187, **192,** 196
–, dorsale, Recessus 292
–, Nerven 196
–, Regionen 187
Becken 174, 399
–, kleines, Frontalschnitt 317
–, männliches 399
–, –, Sagittalschnitt 311
–, weibliches 399
– –, Frontalschnitt 328
Beckenboden, Frau 335
–, Mann 322
Beckengürtel 2, 5, 396
Beckenknochen 397
Beckenmaße 398
Beckenorgane, Gefäße 318
Bein, Arterien 430
–, Nerven 432
Bifurcatio tracheae 222, 248, 249, 252
Bilaterale Symmetrie 2
Bronchi segmentales 222, 252
Bronchialbaum 222, 223, 225, 249
Bronchus lobaris 222
– principalis 221, 222
Brusthöhle 3, 220, 238
Brustkorb 2, 5, 178, 221, 340, 342
Brustkyphose 179
Brustmuskeln 185, 356
Brustorgane 220, 230, 238
Brustsitus 238, 239
Brustwand 185, 238
Brustwirbelsäule 181, 182
Bulbus aortae 221, 228, 235
– oculi 70, 126, 127, 130
– –, Sagittalschnitt 122
– olfactorius 64, 96, 133
– penis 310, 311, 314
– vestibuli 334–337
Bulla ethmoidalis 37
Bursa omentalis 272, 285, 286
– suprapatellaris 411, 412

Caecum 276, 280, 282, 298
Calcaneus 5
Calcar avis 100
Calvaria 33, 83, 115
Canales semicirculares 117, 118–120
Canaliculi lacrimales 123
Canalis analis 311
– –, Frontalschnitt 317
– condylaris 49
– caroticus 31, 35, 44, 49
– carpi 393
– facialis 117, 120, 121
– hypoglossi 29, 34, 35, 49
– incisivus 49, 133
– inguinalis 335
– musculotubarius 31
– nasolacrimalis 44, 126
– opticus 29, 35
– pterygoideus 44, 49
– sacralis 398
– spiralis 117
– vertebralis 3, 210
Capsula adiposa 299
– int. 101, 105, 106, 109, 110
Caput femoris 403
– fibulae 404, 405
– humeri 344, 345
– mandibulae 50, 52
– pancreatis 270, 271, 286
– radii 346
– ulnae 346

Cartilagines costales 178
– nasi 47
– tracheales 146, 148
Cartilago arytaenoidea 146, 149
– corniculata 146, 148, 149
– cricoidea 146, 149
– thyroidea 146, 147, 149, 171
Caruncula sublingualis 140
Cauda equina 208, 210
– pancreatis 270, 271
Cavitas glenoidalis 344
Cavum abdominis 3
– cranii 3
– epidurale 210
– nasi 86, 132, 222
– oris 86, 264
– pelvis 3, 174, 322, 335, 397
– pericardii 3
– subarachnoideale 210
– thoracis 3
– tympani 114, 116–**118,** 119–121
Cellulae ethmoidales 41, 126, 134
– mastoideae 117, 118, 120, 121
Centrum tendineum 249, 252, 257
– – perinei 325, 334, 337
Cerebellum 18, 89, 91, 94, 95, **98,** 99, 217
Cervix uteri 330, 331, 333
Chiasma crurale 424
– opticum 66, 84, 91, 96, 126, 128
– plantare 424, 425, 428, 458
Choanae 49, 133, 152
Chorda tympani 70, 71, 73, 82, 118, 135, 140
– urachi 334
Chordae tendineae 230, 233
Choroidea 124
Cingulum membri sup. 396
Circulus arteriosus cerebri 92
– – iridis major 125
Cisterna cerebellomedullaris 84, 87, 108, 208
– chyli 22, 306
Claustrum 107, 110
Clavicula 5, 174, **341,** 342
Clitoris 326, 336, 337
Clivus 29, 34, 38, 132
Cochlea 116, 119, 121
Colliculus inf. 89, 99, 103, 110
– sup. 88, 99, 103, 110
Collum anatomicum 345
– chirurgicum 345
– femoris 403
– radii 346
Colon ascendens 265, 281, 298
– descendens 265, 281, 298
–, Schleimhautrelief 267
– sigmoideum 265, 266, 280, 281, 284, 310
– transversum 221, 264–266, 268, 277, 286, 299
Columna fornicis 102, 104, 109, 114
– vertebralis 5, 184, 341, 342
Commissura ant. 89, 96, 103, 105, 109, 110, 114
Conchae nasales 36, **46,** 53, 122, 134, 222
Condyli tibiae 403, 404, 410
Condylus occipitalis 29, 31, 49
Confluens sinuum 85, 86
Conjugata diagonalis 398
– vera 398
Conjunctiva bulbi 124
Connexus intertendinei 366
Conus arteriosus 230, 245
– medullaris 208, 210, 211, 435
Cornea 122, 124, 126
Corona ciliaris 124
– radiata 105
Corpus adiposum buccae 76
– – infrapatellare 411

Corpus amygdaloideum 110
– callosum 84, 88, 89, 102, 104, 107, 110, 113
– – penis 314, 321
– ciliare 124
– fornicis 102
– geniculatum lat. 109, 128
– mamillare 91, 96, 103, 104
– pancreatis 211, 270, 285, 299
– pineale 102–104, 109, 114
– spongiosum penis 314, 321
– uteri 331
– ventriculi 264, 265
– vitreum 124
Costae 5, 174, 179, 341
– fluctuantes 342
Costovertebralgelenk 178
Crista galli 34, 37, 47, 133
– iliaca 175, 200, 399, 402, 408
– intertrochanterica 403
– infratemporalis 29
– sacralis 177
– terminalis 232
Crus cerebri 104, 109
– penis 310, 314
Culmen 98

Decusatio pyramidum 105
Declive 98
Dens axis 177, 143, 183
Dentes decidui 50
– permanentes 50
Dentition 50
Diameter obliqua 398
– transversa 398
Diaphragma 3, 220, 229, 244, 246, 247, 252, 255–**257**, 266
– pelvis 336
– urogenitale 322, 336, 337
Diaphyse 8
Diarthrosen 11, 14
Digitationes hippocampi 102
Diploe 85, 86
Discus articularis 53, 54
– intervertebralis 143, 181, 182, 210
– n. optici 125, 128, 132
Dorsale Spinalnervenäste 205, 373, 375
Dorsum pedis 450, 451
– sellae 29, 34
Ductus arteriosus (Botalli) 237
– choledochus 270, 271, 273, 276, 291, 296
– cysticus 270, 271, 273, 289, 296
– deferens 198, 199, 304, 310, 312–316, 318, 321
– ejaculatorius 310, 316
– endolymphaticus 121
– hepaticus communis 270, 271, 273, 289, 296
– lactiferi 262
– lymphaticus dext. 306
– nasolacrimalis 123
– nasofrontalis 134
– pancreaticus 270, 271, 296
– – accessorius 270, 296
– parotideus 81, 83, 138
– submandibularis 83, 140
– thoracicus 22, 158, 168, 170, 251, 253, 306
– venosus (Arantii) 237
Dünndarm 221, 265, 266, 284
Dünndarmschleimhaut 267
Dünndarmzotten 267
Duodenum 221, 264, 266, 270–272, 276, 285, 289, 291, 294, 298
Dura mater encephali 83–86
– – spinalis 208, 209, 210, 434

Eckzahn 50
Ellenbogengelenk 346, 363

Ellenbogengelenk, Bandapparat 351
Eminentia arcuata 31
– collateralis 101
– iliopubica 399
Epididymis 198, 199, 304, 310, 315
Epiglottis 135, 146, 148, 149, 151
Epikard 229, 236, 247
Epiphyse 8
Epiphysis cerebri 102, 109
Excavatio rectouterina 266, 326, 327, 331
– rectovesicalis 310, 312
– vesicouterina 266, 326, 327
Extensoren, Hand 367
–, Unterarm 367
–, Unterschenkel und Fuß 426
Extrahepatische Gallenwege 270, 271
Extremität, obere, Verknöcherung 7
–, untere, Verknöcherung 7

Falx cerebri 18, 83–85, 112, 114
Fascia cervicalis 160
– clavicopectoralis 189
– cremasterica 199
– cruris 450
– pectoralis 262
– pharyngobasilaris 152, 153
– praerenalis 299
– retrorenalis 299
– spermatica ext. 199, 321
– – int. 198, 321
– thoracolumbalis 192, 200, 204
Fasciculus atrioventricularis 235
– longitudinalis 110
Fastigium 99
Femur 5, 403, 405, 412
–, Verknöcherung 7
Fenestra cochleae 117–120
– vestibuli 117, 120
Fetalkreislauf 237
Fibrae intercrurales 197
Fibula 5, 404, 405
Fila radicularia 19, 208, 217, 434
Filum terminale 208–210, 435
Fimbria hippocampi 102, 103
Fimbriae tubae 327, 330, 331
Fissura horizontalis 98, 222, 224, 241, 242
– longitudinalis 94
– obliqua 221, 222, 224, 242
– orbitalis inf. 41
– – sup. 29, 35, 41
– petrotympanica 31, 44
– prima 98
Flexoren, Oberschenkel 419
–, Unterarm 360
–, Unterschenkel 424
Flexura coli dext. 276, 285, 286, 289
– – sin. 286
– duodenojunalis 270, 279, 281, 282, 284, 292, 296
Flocculus 98, 99, 105
Folium vermis 98
Fonticulus ant. 62
– mastoideus 62
– post. 62
– sphenoidalis 62
Foramen caecum 32, 34
– – linguae 136
– epiploicum 266, 285, 286, 289, 292
– ethmoidale ant. 32, 44
– – post. 32, 44
– infraorbitale 123
– infrapiriforme 441
– interventriculare 108
– intervertebrale 181
– ischiadicum majus 408, 441
– – minus 408, 441

Foramen jugulare 31, 34, 35, 49, 152
– lacerum 30, 34
– magnum 29, 31, 34, 35, 49, 184
– mandibulae 52
– mastoideum 31
– mentale 52
– obturatum 401, 402
– ovale 29, 30, 34, 35, 44, 49, 117, 237
– palatinum 44
– rotundum 29, 30, 34, 35, 44
– sphenopalatinum 44
– spinosum 29, 34, 35
– stylomastoideum 31, 49
– suprapiriforme 441
Foramina sacralia 401
–, Schädelbasis, 35
Fornix 84, 91, 102, 109
Fossa canina 41
– cranii ant. 34
– – media 34
– – post. 34
– hypophysialis 34
– inguinalis lat. 278
– – med. 278
– jugularis 31, 145
– mandibularis 31, 49, 50
– olecrani 345
– ovalis 232
– poplitea 445
– pterygopalatina **44**, 45, 68
– rhomboidea 67, 152
– supraclavicularis 145
– supravesicalis 278
Fovea centralis 125
– costalis 178
Foveolae ethmoidales 32
Frau, Geschlechtsorgane 326
–, Leistenbrüche 199
–, Urogenitalsystem 326
Frontalschnitt, Canalis analis 317
–, Fuß 453
–, Gehirn 110
–, Harnblase 326
–, kleines Becken 317
–, Mundhöhle 136
–, oberes Sprunggelenk 453
–, rechtes Hüftgelenk 408
–, Schädelhöhle 57
–, Schultergelenk 350
–, Thorax 258, 259
–, weibliches Becken 328
Fundus oculi 125
– uteri 330
– ventriculi 264, 268
Funiculus spermaticus 194, 197–199, 315, 316, 438
Fuß 2, 447, 454
–, Bandapparat 413
–, Frontalschnitt 453
–, Längsschnitt 415
–, Sagittalschnitt 10
Fußmuskulatur 427
Fußrücken 451
Fußskelett 406

Galea aponeurotica 55, 58, 79, 83
Gallenblase 264, 265, 271, 276, 289, 292, 296
Gallenwege, extrahepatische 270, 271
Ganglion aorticorenale 309
– cervicale inf. 309
– – medium 172, 309
– – sup. 135, 151, 152, 156, 170, 309
– cervicothoracicum 172
– ciliare 68, 71, 127, 128, 131
– coeliacum 291, 309
– hypogastricum inf. 309

461

Ganglion mesentericum inf. 309
– – sup. 309
– oticum 71
– pterygopalatinum 70, **135**
– spinale 18, 19, 206, 209, 217, 434
– submandibulare 80, 138, 140
– trigeminale 69–71, 81, 130
– trunci sympathici 19, 254
Gaumen, harter 50
–, vom Erwachsenen 50, 51
–, vom Kind 51
Gefäße, Bauchorgane 276
–, Beckenorgane 318
–, Gehirn 90, 92
–, Hals 157, 159
–, Herz 236
–, Kopf 63, 157
–, männliche Geschlechtsorgane 319
–, weibliche Geschlechtsorgane 332
Gefäßsystem, Niere 301
Gehirn, Frontalschnitt 110
–, Horizontalschnitt 112
–, Medianschnitt 88
– mit Pia mater 97
Gehörknöchelchenkette 116, 119
Gelenke, allgemein 2, 11
–, atlantoaxiale 183
–, atlantookzipitale 183
–, Bein und Fuß 407, 409, 411, 415
–, Kehlkopf 146
–, Unterarm und Hand 347
Gelenkformen 11
Genitalorgane, männliche 310
–, weibliche 326, **330**, 332
Geschlechtsdrüsen, Mann 316
Gesichtsskelett 24, 26, 37, 52
Glabella 25
Glandula bulbourethralis (Cowperi) 311, 313,
   316
– lacrimalis 68, 70, 123, 138
– mammaria 190, 262
– parotis 58, 59, 139, 140, 153, 155
– sublingualis 136, 140
– submandibularis 57, 81, 139, 164
– suprarenalis 221, 268, 269, 291, 298, 305
– thyroidea 149, 150, 152, 164, 170, 172, 220,
   239, 240–242, 244, 249, 253, 368
– vestibularis major 334–337
Glans clitoridis 330, 334, 335
– penis 310, 314, 321
Globus pallidus 107, 110, 114
Glomeruli 301, 302
Glomus caroticum 152, 155
Glutäalmuskulatur 418
Gomphosis 13
Granulationes arachnoideales 83, 94
Großhirn 87, 89, **94**, 110
Gubernaculum testis 315
Gyrus cinguli 96
– dentatus 102
– parahippocampalis 96
– postcentralis 94
– praecentralis 94

Hals, Horizontalschnitt 171
–, Regionen 142
–, Querschnitt 142, 160, 210
Halsarterien 157
Halsfaszien 142, 160
Halslordose 179
Halswirbelsäule 142, 176
Hammer 118
Hamulus pterygoideus 30
Hand 2, 17, 347–349, 392
–, Innervation der Dorsalseite 390
–, Vaginae synoviales 362

Handmuskulatur 365
Handrücken 390
Harnblase 211, 266, 298, 300, 304, 310, 313,
   314, 326, 328, 329
–, Frontalschnitt 326
Harnorgane 300
Harnwege bei der Frau 326
–, beim Mann 304
Harter Gaumen 43, 50
Haustrae 267
Hautnerven, Arm 372, 377
–, Bein 436
–, Rumpf 187
Hautvenen, Bein 431
Hepar s. Leber
Herz **228,** 230, 265, 266, 279, 299
–, Gefäße 236
Herzbeutel 3, 243, **246,** 247
Herzfunktion 234
Herzklappen 233
Herzkranzgefäße 244
Herzmuskulatur 231, 244
Herzohren 116, 228–232, 234, 259
Herzschrittmacher 234
Herzsitus 228, 242
Herzvenen 236
Herzwirbel 231
Hiatus aorticus 256
– maxillaris 44
– oesophageus 256
– sacralis 398
– saphenus 187, 192, 197, 437
– semilunaris 134, 140
Hippocampus 101
Hirnarterien 84, 90, 92
Hirnnerven 64, 66
Hirnstamm 71, 73, **109,** 152
Hirnvenen 90
Hissches Bündel 235
Hoden 310, 315, 321
Horizontalschnitt, Auge 124
–, Bauchhöhle 264, 265
–, Gehirn **112**
–, Hals 171
–, Körper 193
–, Kopf 112, 132
–, Nasenhöhle 132
–, Oberbauch 298
–, Thorax 220, 260
Hüftgelenk 317, 402, 408
–, Bandapparat 408
–, Frontalschnitt 317, 408
–, Skelett 402
Humerus 5, 344, **345**
Hymen 330, 334
Hypophyse 84, 115, 130, 132, 133
Hypothalamus 88, 110
Hypothalamuskerne **104**
Hypothenarmuskulatur 362

Ileum 264, 280
–, Schleimhautrelief 267
Incisura angularis 268
– cardiaca 224, 268
– ischiadica 401, 402
Incus 116, 119, 121
Infrahyale Muskulatur 60, 144, 168
– –, Innervation 169
Infundibulum 96, 105, 109, 110, 115
Inguinale Lymphknoten 437
Innenohr 116, 119, 120
Innervation, infrahyale Muskulatur 169
–, Kehlkopf 150
–, Rücken 205, 206
Insula 105, 107, 114
Interkostalnerven 378, 381, 434

Intumescentia cervicalis 18, 208
– lumbalis 18, 208, 435
Iris 124
Isthmus tubae uterinae 330

Jejunum 264, 280
–, Schleimhautrelief 267
Juga alveolaria 41
Juncturae fibrosae 11
– synoviales 11, 14

Kaumuskulatur 54, 55
Kehlkopf 3, 144, **146,** 147, 151, 211, 222, 223,
   264
–, Gelenke 146
–, Innervation 150
Kehlkopfeingang 136
Kehlkopfknorpel 146
Kehlkopfmuskulatur 148
Keith-Flackscher Knoten 235
Kerckringsche Falten 267
Kiefergelenk 2, 50
–, Bandapparat 54
–, Sagittalschnitt 54
Kleinhirn 87, 88, 97, **98,** 111, 217
Kleinhirnbahnen 99
Kniegelenk 10, 410
–, Bandapparat 410
–, Sagittalschnitt 412
–, Skelett 404
Kniekehle 445
Knieregionen 444
Knochen, Struktur 8
Knöcherner Schädel 25
Knöchernes Labyrinth 120
Körper, Horizontalschnitt 193
Körperhöhlen 3
Kopf, Horizontalschnitt 112, 132
–, Medianschnitt 88
–, Sagittalschnitt 84, 143
– und Hals, Arterien 156
– –, Querschnitt 155
– und Rumpf, Medianschnitt 211
Kopfarterien 157
Kopfhaut 83
Kopfskelett 5, 24, 27, 48
Koronararterien 236
Kreislaufsystem, allgemeine Gliederung 20
Kreuzbein 6, 174, 176, **177,** 179, 396–400

Labium majus pudendi 329, 334
– minus pudendi 329, 335, 336, 337
Labrum acetabulare 409
Labyrinth, knöchernes 120
Lacuna musculorum 409
– vasorum 409
Längsschnitt, Fuß 415
–, Niere mit Nebenniere 300
Lamina cribrosa 34, 35
– tecti 88, 91, 103, 107, 109
– terminalis 89, 104
– vastoadductoria 416
Larreysche Spalte 257
Larynx 3, 144, **146,** 149, 151, 171, 211, 222,
   223, 264
–, Innervation 150
Laterale Achselmuskellücke 373, 374
Laterales Halsdreieck 160
Leber 211, 220, 242, 264–266, 268, 270, 272,
   273, 280, 289, 294, 298, 299
–, Peritonealverhältnisse 273
–, Pfortaderkreislauf 274
Leistenbrüche 199
Leistenkanal, Frau 199
–, Mann 197
Lendenlordose 179

Lendenwirbel 177, 435
Lien 274, 286, 294, 296
Ligamenta carpi dorsalia 352
– carpometacarpea dorsalia 352
– cuneonavicularia plantaria 413
– sacroiliaca 408
– tarsometatarsea dors. 415
– tarsometatarsea plantaria 413
Ligamentum anococcygeum 322, 325
– anulare radii 351
– arcuatum lat. 256
– – med. 256
– – pubis 408
– arteriosum 228, 230, 231
– bifurcatum 415
– calcaneofibulare 413
– – plantare 414, 415
– capitis costae intraarticulare 181
– – – radiatum 181
– – femoris 409
– carpi radiatum 352
– collaterale carpi 352
– – fibulare 10, 410
– – radiale 351
– – tibiale 10, 410
– – ulnare 351
– coracoacromiale 350
– coronarium hepatis 273
– costoclaviculare 350
– costotransversarium 181
– cruciatum ant. 10, 410–412
– – post. 10, 410–412
– cruciforme 183
– denticulatum 209, 210, 217
– falciforme hepatis 242, 273, 280, 292
– flavum 182
– fundiforme penis 194
– gastrocolicum 272, 279, 280, 285, 289
– hepatoduodenale 273, 285, 286, 292
– iliofemorale 408
– iliolumbale 408
– inguinale 193, 195, 197, 198
– interclaviculare 350
– interfoveolare 198
– intertransversarium 181, 202
– ischiofemorale 408
– laterale 53
– longitudinale ant. 181
– – post. 184
– mediale (deltoideum) 413, 414
– meniscofemorale 410
– nuchae 213, 375
– ovarium proprium 327, 330, 331
– palpebrale med. 123
– patellae 410, 413, 422, 423
– pisohamatum 352
– plantare longum 413, 414
– popliteum obliquum 422
– pulmonale 225
– radiocarpeum dorsale 352
– – palmare 352
– sacrospinale 408
– sacrotuberale 408
– sphenomandibulare 53
– sternoclaviculare 350
– stylohyoideum 140
– stylomandibulare 53
– supraspinale 182, 202
– suspensorium ovarii 327, 331, 334
– – penis 193, 198, 314
– talofibulare 413
– talonaviculare 415
– teres hepatis 272, 273, 276, 279
– – uteri 199, 327, 331, 335
– tibiofibulare 413
– transversum acetabuli 409

Ligamentum transversum atlantis 183
– – genus 410
– – scapulae sup. 376
– trapezoideum 350
– venae cavae 273
– venosum hepatis 273
– vocale 146, 148, 149
Limbisches System 103
Linea alba 193
– arcuata 278, 399
– aspera 403
– axillaris 187
– mamillaris 187
– mediana ant. 187
– nuchae 29, 49
– parasternalis 187
– pectinea 403
– sternalis 187
– temporalis 24
– terminalis 398, 399, 402
Lingua 136, 138
Lingula mandibulae 52
– pulmonis 225, 242, 244
Linker Ventrikel 220, 229, 247
– Vorhof 247
Linse 122, 124
Lobulus biventer 98
– quadrangularis 98
– semilunaris 98
– simplex 98
– caudatus hepatis 273
– frontalis 94, 97
– occipitalis 94, 97
– parietalis 94
– quadratus hepatis 273
– temporalis 94, 97
Lunge 220, 222, 224, **225,** 240, 242–244, 247, 248, 264, 265, 299
Lungenarterien 223
Lungengrenzen 224, 298
Lungenhilus 248
Lungensegmente 226, 227
Lungenvenen 223
Lymphabflüsse, Mamma 378
Lymphknoten, inguinale 437
–, zervikale 168
Lymphsystem, allgemeiner Aufbau 22
–, Retroperitonealraum 306

Macula centralis 125
Männliche Genitalorgane 310, 312
Männliches Becken 399
Magen 211, 220, 253, 265, 266, **268,** 270, 272, 279, 280, 285, 286, 294, 299
Magenmuskulatur 269
Magenschleimhaut 268
Malleolus lat. fibulae 404
– med. tibiae 404
Malleus 119, 121
Mamma, Lymphabflüsse 378
Mandibula 24, 25, 27, 50, **52,** 137, 143
Mann, äußeres Genitale 320
–, Geschlechtsdrüsen 316
–, Harnwege 304
Maxilla 24, 25, 27, 32, 39, 40–44, 49, 52
Meatus acusticus ext. 31, 44, 118
– – int. 35, 120
– nasi 132, 134
Mediale Achselmuskellücke 373, 374
Medianschnitt, Gehirn 88
–, Kopf 88
–, – und Hals eines Neugeborenen 143
–, – und Rumpf 211
–, Rumpf 174, 266
–, Schädel 47

Mediastinalorgane 248, 252, 254
Mediastinum 243, 247, 248, 250
Medulla oblongata 67, 109, 111, 208, 217
– –, Querschnitt 111
– spinalis 19, 210, 211, 434
Membrana intercostalis 185
– interossea antebrachii 351–353
– obturatoria 408
– tectoria 184
– thyrohyoidea 146, 148
– tympani 116, 118
Meninges 86, 87, 210, 434
Meniscus lat. 10, 410, 411
– med. 410, 411
Mesencephalon 89
Mesenterium 266, 267, 280, 281
Mesoappendix 280
Mesocardium 247
Mesocolon transversum 266, 284
Mesosalpinx 326, 330, 331
Mesosigmoideum 281
Mesotenon 17
Mesovarium 330
Metamerie 2
Milchdrüse 188, 190, **262**
Milchzahngebiß 51
Milz (Lien) 253, 265, 270, 274, 284, 286, 289, 294, 296, 298, 305
Mimische Muskulatur 58
Mitralklappen 228, 232
Mittelhirn, Querschnitt 111
Mittelohr (Auris media) 116, 118
–, Wände 119
Moderatorband 232
Molaren 50
Mons pubis 336
Mundbodenmuskulatur 137
Mundhöhle 136, 140
–, Frontalschnitt 136
–, Sagittalschnitt 137
Muscularis propria, Darm 267
Musculi interossei dorsales 365, 427, 428
– – palmares 365, 394
– – plantares 427
– intertransversarii lat. lumborum 203
– levatores costarum 202, 203
– lumbricales 361, 425, 428
– palatini 57
– papillares 230, 232, 235
– peronaei 455
– pterygoidei 56, 57
– rotatores 203
Musculus abductor digiti minimi 364, 427, 428
– – hallucis 422, 425, 427, 428
– – pollicis brevis 364
– – – longus 364, 366, 367
– adductor 416, 417
– – longus 416, 417
– – magnus 417, 419, 420
– – minimus 417
– – pollicis 362
– anconaeus 366, 367
– arytaenoideus 148
– biceps brachii 356, 357, 359, 363, 377, 384
– – femoris 419, 420, 421
– brachialis 356, 357, 359
– brachioradialis 360, 362, 366, 367, 389
– buccinator 55, 56, 58, 60, 76, 79, 154
– bulbocavernosus 322, 323, 334–337
– ciliaris 124
– constrictor pharyngis 60, 82, 140, 152–155
– coracobrachialis 359, 380
– corrugator supercilii 58
– cremaster 198, 199, 315, 321
– cricoarytaenoideus lat. 148, 149
– – post. 148

463

Musculus cricothyroideus 148, 149, 154
– deltoideus 200, 354, 356, 357, 359, 377
– depressor anguli oris 56, 58
– – labii inf. 56, 58, 165
– – supercilii 58
– digastricus 56, 60, 78, 83, 137, 139, 145, 164, 165, 167
– erector spinae 201
– extensor carpi radialis brevis 366, 367
– – – – longus 366, 367
– – – ulnaris 366, 367
– – digiti minimi 366
– – digitorum 366, 367
– – – longus 423, 426
– – hallucis brevis 426
– – – longus 426
– – indicis 367
– – pollicis brevis 366, 367
– – – longus 367
– flexor carpi radialis 360, 361
– – – ulnaris 360, 361
– – digiti minimi brevis 364, 427, 428
– – digitorum brevis 427
– – – longus 424, 425
– – – prof. 361, 362
– – – superf. 361–363
– – hallucis brevis 427, 428
– – – longus 424, 425
– – pollicis brevis 364
– – – longus 361
– gastrocnemius 421, 422
– gemellus inf. 420
– genioglossus 137, 139
– geniohyoideus 137
– glutaeus maximus 419
– – medius 419
– – minimus 419
– gracilis 417
– hyoglossus 55, 57, 79, 137, 140, 154
– iliacus 417
– iliocostalis 201, 202, 204, 214, 216
– iliopsoas 417
– infraspinatus 200, 354
– intercostalis ext. 189, 206
– – int. 186
– – intimus 186
– interosseus dorsalis 364
– – palmaris 364
– ischiocavernosus 323, 336
– latissimus dorsi 189, 200, 204, 354, 357
– levator anguli oris 55, 58
– – ani 316, 322
– – labii sup. 58
– – palpebrae sup. 122
– – scapulae 200, 201, 213, 217, 218
– – veli palatini 57
– longissimus dorsi 201, 202, 203, 214, 216, 218
– longus capitis 60
– – colli 172
– lumbricalis 427
– masseter 54–58
– mentalis 58
– multifidus 202, 203
– mylohyoideus 54, 57, 60, 79, 83, 137, 144, 145, 154, 164
– nasalis 58
– obliquus capitis inf. 201, 203, 215
– – – sup. 203, 215
– – inf. 17, 126
– – sup. 17, 126
– obturatorius int. 17, 322, 420
– occipitofrontalis 58
– omohyoideus 60, 83, 144, 163, 165, 168
– opponens digiti minimi 364

Musculus opponens pollicis 364
– orbicularis oculi 55, 56, 58, 83, 123, 165
– – oris 55, 56, 58, 137, 165
– palmaris brevis 360
– – longus 360
– papillaris ant. 230, 245
– – post. 230, 245
– pectineus 416, 417
– pectoralis major 356, 357
– – minor 190, 357
– peronaeus brevis 423
– – longus 423, 427
– – – et brevis 421
– – tertius 455
– piriformis 420
– plantaris 421, 422, 449
– popliteus 412, 424
– procerus 58
– pronator quadratus 363, 365, 394
– – teres 360–363, 386
– psoas major 417
– – minor 417
– pterygoideus lat. 54, 56, 57
– – med. 54, 56, 57
– pyramidalis 193, 194
– quadratus femoris 420
– – lumborum 417
– rectus abdominis 190, 192–194
– – capitis post. major 201, 203, 215
– – – – minor 201, 203, 215
– – femoris 416
– – inf. 126
– – lat. 126
– – med. 126
– – sup. 126, 130
– rhomboideus major 200, 202, 354
– – minor 200
– rotator 202
– sartorius 416
– scalenus ant. 156, 163, 168, 171, 246
– – medius 163
– – post. 218
– semimembranosus 419, 420
– semispinalis capitis 201, 202, 214
– – cervicis 201–203
– – thoracis 202
– semitendinosus 419, 420
– serratus ant. 185, 189, 190, 356, 357, 378
– – post. 200, 202, 204
– soleus 412, 421–423, 426
– sphincter ani ext. 322, 325
– – pylori 268, 269
– – urethrae 312
– spinalis thoracis 201–203
– splenius capitis 200, 204, 213, 214, 218, 375
– – cervicis 200, 213, 214, 218, 375
– sternocleidomastoideus 55, 144, 145, 200
– sternohyoideus 60, 79, 144, 145, 168
– sternothyroideus 144, 145, 168
– styloglossus 56, 60, 140, 154
– stylohyoideus 55, 56, 60, 144, 154, 167
– subclavius 144, 145, 357
– subscapularis 359
– supinator 361, 363, 367, 386, 391
– temporalis 54–56
– temporoparietalis 83
– tensor fasciae latae 416
– – veli palatini 57
– teres major 200, 202, 354
– – minor 200, 354, 374
– thyroarytaenoideus 148
– thyroepiglotticus 148
– thyrohyoideus 60, 79, 144, 145, 154, 168
– tibialis ant. 423, 426
– – post. 424, 425, 449
– transversus perinei prof. 322, 323, 225

Musculus transversus perinei superf. 336, 337
– trapezius 144, 200, 354, 375
– triceps brachii 357, 359
– vastus lat. 416
– – med. 416
– vocalis 148, 149
– zygomaticus major 55, 58, 165
– – minor 58
Muskelformen 16
Muskeln, Hals 144
Muskulatur, Fußsohle 428
–, Hand 363, 364
–, infrahyale 60, 168
–, suprahyale 60
Myokard 231

Nabel (Umbilicus) 196, 266
Nackenmuskulatur 144
Nackenregion 375
Nasenhöhle **132,** 134, 135, 140
–, Horizontalschnitt 132
Nasenknorpel 47
Nasennebenhöhlen 134
Nasenscheidewand 133
Nasenseptum 47
Nebenhoden 198, 199, 304, 310, 315
Nebennieren 221, 263, 268, 291, 300
Nerven, Arm 371
–, Bauchwand 196
–, Bein 432
–, Kopf 64
Nervensystem, allgemeine Organisation 18
Nervi alveolares post. 71
– anococcygei 323, 325, 440
– autonomici viscerales 282
– ciliares 68, 81, 128
– clunium 204, 206, 207, 324, 433, 440, 442
– craniales 64
– cutanei dorsales 454
– digitales dorsales 390, 451
– – palmares 372, 389, 390, 392, 393
– – plantares 457, 458
– intercostales 19, 185, 186, 240
– intercostobrachiales 185, 379, 381, 382
– labiales post. 338
– olfactorii 133
– palatini majores 135
– – minores 135
– perineales 324, 325, 338, 432
– pterygopalatini 69
– rectales inf. 323–325, 432, 441, 442
– scrotales post. 323–325, 432
– spinales sacrales 209
– splanchnici lumbales 309
– – sacrales 309
– supraclaviculares 160, 161, 162, 164, 166, 167, 248
– temporales 69, 83
– vagi 66, 71, 82, 135, 140, 151–153, 162, 169–172, 232, 233, 243–252, **253,** 255, 308, 309
Nervus abducens 64, 66, 69, 71, 81, 127, 130
– accessorius (N. XI) 66, 67, 71, 73, 82, 109, 151, 152, 162, 165, 167, 172, 213, 214, 216, 218, 375, 383
– alveolaris inf. 70, 71, 78, 79, 80–82, 135, 140
– – sup. 78, 81
– auricularis magnus 74–78, 161, 164, 166, 172, 206, 212, 214, 218, 375
– – post. 76
– auriculotemporalis 69–71, 74–77, 80–82
– axillaris 371, 374, 376, 382–384
– buccalis 69, 71, 77, 78, 81, 83
– canalis pterygoidei 135

464

Nervus cutaneus antebrachii und brachii
med. 382
– – – lat. 371, 390
– – – med. 384, 386, 390
– – – post. 371
– – brachii lat. sup. 204, 371
– – dorsalis intermedius 454
– – – lat. 450
– – – med. 450
– – femoris lat. 307, 432
– – – post. 204, 440–442, 447
– – surae lat. 442, 445
– – – med. 442, 445
– digitalis dorsalis 454
– dorsalis clitoridis 338
– – penis 324, 432
– – scapulae 213, 215, 373, 376, 383
– ethmoidalis 131
– facialis 64, 66, 67, 69, 71, **72**, 76, 78, 81,
109, 152, 155
– femoralis 432, 433, 435, 437–439, 445
– frontalis 71, 81, 130
– genitofemoralis 196, 199, 307, 321
– glossopharyngeus (N. IX) 66, 67, 71, 73,
109, 138, 140, 155
– glutaeus inf. 440–442
– hypoglossus (N. XII) 66, 67, 71, 73, 76, 79,
81, 82, 109, 138–140, 152, 154, 155, 165,
167, 170
– iliohypogastricus 194, 196, 307, 432
– ilioinguinalis 194, 196, 307, 432
– infraorbitalis 68, 71, 76, 77, 81, 83, 127
– intercostalis 196, 206, 254, 434
– intercostobrachialis 373, 370, 383, 384
– interosseus antebrachii ant. 391
– – – post. 391
– – ant. 389
– ischiadicus 323, 410, 419, 433, 440–442
– lacrimalis 68, 70, 71, 81, 130, 131
– laryngeus inf. 150, 151
– – recurrens 150, 172, 240, 243–245,
247–249, 250–253, 255, 309
– – sup. 82, 138, 150, 151. 155, 165
– lingualis 70, 71, 78–83, 135, 138–140
– mandibularis 69, 70, 81, 82
– massetericus 69, 77, 81, 83
– maxillaris 69–71, 127
– medianus 368, 371, 379, 380, 382–385, 389,
392–394
– mentalis 77, 81
– musculocutaneus 371, 379, 380, 383–385
– mylohyoideus 71, 76, 80, 81, 139
– nasociliaris 68, 69, 131
– nasopalatinus 133
– obturatorius 307, 432, 433, 435, 439, 444
– occipitalis major 74, 83, 204, 206, 208, 212,
214–218, 375
– – minor 74–76, 160–162, 166, 167, 170,
204, 206, 207, 212–215, 375
– – tertius 376
– oculomotorius 64, 66, 68–71, 73, 132
– ophthalmicus 68–71, 127, 131
– opticus 57, 64, 66, 68, 69, 71, 81, 96, 105,
115, 122, 124–128, 130, 132
– perforans lig. sacrotuberalis 441
– peronaeus communis 421, 442, 445–447,
453
– – prof. 433, 437, 450, 451, 453, 455
– – superf. 433, 437, 450, 451, 453, 454
– petrosus major 118
– – minor 118
– phrenicus 167, 170–172, 243, 244, 246, 249,
250, 254, 368, 381
– plantaris lat. 457, 458
– – med. 457, 458
– pterygopalatinus 71

Nervus pudendus 319, 323, 325, 337, 432, 433,
441, 442
– –, Rr. perineales 336
– radialis 371, 373, 374, 379, 382–385
– saphenus 433, 437, 439, 444, 447, 450,
454
– spinalis 19, 206, 373, 375
– – mit Rückenmarkshüllen 209
– splanchnicus minor 19, 309
– – major 19, 253, 254, 309
– subcostalis 307
– suboccipitalis 206, 215, 216
– supraclavicularis 75, 170, 372, 375, 377
– supraorbitalis 68, 127
– suprascapularis 376
– supratrochlearis 69
– suralis 447, 450, 451, 454
– temporalis prof. 81
– thoracicus longus 185, 189, 190, 191, 378,
381–383
– thoracodorsalis 185, 189, 191, 378, 381,
382, 384
– tibialis 433, 442, 445–447, 449
– transversus colli 75, 77, 160, 163, 164
– trigeminus 64, 66, 69, 71, 73, 81, 109, 110,
130
– trochlearis 64, 66–71, 73, 81, 109, 110, 127,
130, 151, 152
– ulnaris 379, 380, 382–385, 389, 392
– vagus 66, 67, 71, 73, 81, 82, 109, 135,
138–140, 150–152, 155, 160, 162, 167, 169,
170, 172, 239, 242, 243–245, 246–249, 251,
253–255, 309
– vestibulocochlearis 64, 66, 67, 71, 109, 152
– zygomaticus 68, 71
Neugeborenenschädel 62
Neugeborenes, Sagittalschnitt durch Kopf
und Hals 143
Neurocranium 2, 62
–, Zusammensetzung 32
Niere 294, 298, 299, 304, 305, 311
– und Nebennieren, Arterien 302, 303
– –, Längsschnitt 300
Nierengefäße 301
Nodi lymphatici axillares 22, 379, 380
– – bronchopulmonales 249
– – cervicales 22, 158, 306
– – iliaci 22, 306, 333
– – inguinales 22, 192, 194, 198, 333, 437
– – lumbales 306
– – mediastinales 239, 306
– – mesenterici 282
– – paraaortales und lumbales 333
– – paratracheales 249
– – parotidei 158
– – retroauriculares 158
– – sacrales 306, 333
– – submandibulares 22, 158
– – tracheobronchiales 249
Nodus atrioventricularis 235
– lymphaticus jugulodigastricus 158
– – juguloomohyoideus 158, 306
– sinuatrialis 234, 235
Nucleus caudatus 101, 107, 109, 110, 113
– dentatus cerebelli 99, 110
– emboliformis 110
– lentiformis 105, 109
– pulposus 210
– ruber 96, 103, 110

Oberarmmuskulatur 354, 358
Oberbauch, Horizontalschnitt 298
Oberbauchorgane 286
Oberkiefer 41, 44
Oberkieferzähne 50
Oberschenkel 436

Oberschenkelmuskulatur 416, 417, 420
Oesophagus 151, 153, 154, 211, 221, 222, 248,
249, 252, 253, 264, 268, 270
Olecranon 346, 366
Omentum majus 266, 279, 286
– minus 266, 285
Ora serrata 124
Orbita 5, 68, 122, 126, **130**
–, Sagittalschnitt 122
Os capitatum 348
– coccygis 204, 397, 399, 401
– coxae 6, 174, 175, 397
– cuneiforme 406
– ethmoidale 24, 25, 27, **38**, 40, 41–44, 62
– frontale 5, 24, 25, 27, 32, 33, 43, 44, 52, 62
– hamatum 348
– hyoideum 137, 140, 149, 154, 165
– ilium 5, 397
– incisivum 43, 49
– ischii 5, 397
– lacrimale 24, 25, 27, 32, 44, **45**, 52
– lunatum 348
– metatarsale 406
– nasale 24, 25, 27, 44, **45**, 52
– naviculare 406
– occipitale 5, 24, 25, 28, 31–33, 39–42, 49,
62, 184
– palatinum 39, **40**–43, 49
– parietale 5, 24, 25, 27, 33, 62
– pubis 5, 397
– sacrum 5, 6, 174, 179, 182, 397, 399, 402
– scaphoideum 348
– sphenoidale 24, 25, 28–30, 38, 40–44, 49,
62
– temporale 24, 25, 27, 31–33, 44, 49, 52, 62,
117
– trapezium 348
– trapezoideum 348
– triquetrum 348
– zygomaticum 24, 25, 27, 32, 43, 49, 52
Ossa carpi 5, 348
– digitorum pedis 5, 406, 407
– – manus 348
– metacarpalia 5
– tarsi 5
Ossifikation, Skelett 6
Ostium pharyngeum tubae 134
– urethrae ext. 337
– vaginae 330, 334, 337, 338
Ovarium 326–328, 330, 331, 334

Palatum molle 57, 134, 143
– osseum 43, 49, 133
Palma manus 392
Palmaraponeurose 392
Palpebrae 122
Pancreas 211, 221, 253, 264, 265, 268, 270,
271, 272, 275, 276, 289, 296, 298, 299
Pankreasgang 271
Papilla duodeni major 270, 271
– – minor 270, 296
– fungiformis 136
– mammae 193, 262, 379, 380
– n. optici 124, 125
– vallata 136
Papillae filiformes 136
– foliatae 136
Papillarmuskeln 232, 235, 261
Pars descendens duodeni 270
– pylorica ventriculi 268
– tympanica 31
Patella **405**, 412, 423
Pecten ossis pubis 399
Pediculus vertebrae 177
Pedunculus cerebellaris 98, 99, 107, 109

465

Pedunculus cerebri 110
Pelvis 5, 322, 393, 399
– renalis 300
Penis 197, 304, 313, 318, 319, 321, 324
Pericardium 220, 229, 239, **246,** 248, 249, 255
Perineum 322, 323
Periost 8
Peritoneum 199, 267
Pes anserinus 416, 422
– hippocampi 103
Pfortadersystem 20, 274, 275
Pharynx 67, 137, 152, 153
–, infrahyale Muskulatur 154
–, suprahyale Muskulatur 154
Pharynxmuskulatur 153
Pia mater 83, 87, 90, 209, 210
Placenta 237, 333
Planta pedis 426, 456
Plantaraponeurose 427
Platysma 56, 58, 165
Pleura costalis 239, 240
– mediastinalis 240
Pleuragrenzen 224, 298
–, Projektion auf die Brustwand 224
Plexus brachialis 103, 156, 167, 168, 171, 368,
    371, 381, **382**–383
– cervicalis 73, 76, 160–163, 165, 167–169,
    171, 381
– choroideus 84, 91, 101, 109, 114
– coeliacus 253
– dentalis 70
– deferentialis 315
– gastricus 253
– hepaticus 253, 291
– hypogastricus sup. 284
– lienalis 253
– lumbalis 433, 435
– lumbosacralis 433
– mesentericus sup. 291
– oesophageus 249, 250–253, 255
– pampiniformis 315
– parotideus 74, 76, 156
– pharyngeus 155
– prostaticus 317
– pterygoideus 158
– pudendalis 319, 433
– sacralis 432, 433
– solaris 291
– und Ggl. hypogastricum sup. 309
– venosus prostaticus 314
– – vesicoprostaticus 321
Plica aryepiglottica 148, 149
– duodenalis inf. 281
– – sup. 281
– salpingopharyngea 134
– umbilicalis lat. 278, 312
– – med. 278, 312
– vestibularis 148, 149
– vocalis 143, 148, 149, 171
Plicae circulares 267
– semilunares 267
Pons 89, 99, 109, 110
Portio vaginalis 326, 330, 331
Porus acusticus ext. 32
– – int. 31, 34
Praeputium clitoridis 334, 335
– penis 321
Processus articulares 181
– clinoidei 29
– cochleariformis 118
– condylaris 50, 52
– coracoideus 344
– coronoideus 52
– costarii 177, 178
– mastoideus 24, 31, 32, 49, 117
– pterygoidei 30, 37

Processus spinosi 177, 178, 181
– styloideus 31, 32, 49
– transversi 177
– – atlantis 184
– uncinatus 37
– vaginalis 199
– xiphoideus 178
– zygomaticus 31, 41
Promontorium 175, 304, 398, 399
– Mittelohr 117
Pronationsstellung 347
Prosencephalon 89
Prostata 310–314, 316, 317, 321
Protuberantia occipitalis ext. 29, 215
– – int. 31
Pulvinar thalami 109
Punctum nervosum 161
Purkinjesche Fäden 235
Putamen 105, 107, 110, 114
Pylorus 285, 289
Pyramis 98

Querschnitt, Hals 210
–, Kopf und Hals 155
–, Medulla oblongata 111
–, Mittelhirn 111
–, Rautenhirn 111
–, Rumpf 192

Radiatio optica 105, 114, 128
Radius 5, 346, 348
Radix dorsalis 19, 434
– mesenterii 279, 292
– mesosigmoidei 292
– sup. ansae cervicalis 81, 169
– ventralis 19, 434
Rami alveolares 70
– buccales n. facialis 72, 75, 76
– calcanei 457
– cardiaci cervicales inf. 248, 253, 254
– communicantes 19, 254, 255
– cutanei lat. nn. intercostalium 378, 379, 381
– mammarii 262
– perineales 323, 336
– temporales 72, 75, 76
– – n. facialis 72, 75, 76
Ramus cardiacus cervicalis sup. 248
– colli n. facialis 76
– dorsalis n. spinalis 19, 206, 213
– interventricularis post. 236
– mandibulae 52
– marginalis mandibulae 72, 75, 76, 161
– plantaris prof. 454
– prof. n. radialis 389
– – – ulnaris 394
– sinus carotici 152, 170
– superf. n. radialis 372, 389–391, 393
– – – ulnaris 393, 394
Raphe pterygomandibularis 154
Rautenhirn, Querschnitt 111
Recessus costodiaphragmaticus 239, 256
–, dorsale Bauchwand 292
– duodenales 281, 292
– epitympanicus 117
– hypotympanicus 117
– ileocaecalis 292
– infundibuli 108, 133
– intersigmoideus 292
– lienalis 292
– opticus 108
– paracolici 292
– pharyngeus 133, 134
– pinealis 108
– piriformis 148, 151
– retrocaecalis 292
– retroduodenalis 281

Recessus sphenoethmoidalis 134
– suprapinealis 108
Rechter Ventrikel 220, 229, 247
– Vorhof 230, 247
Rectum 264, 266, 326, 328
Regio analis 324
– axillaris 378, 379, 381
– brachii ant. 384
– – post. 374
– colli ant. 145, 164
– cruris ant. 450
– – post. 448
– cubiti 385
– epigastrica 187
– faciei lat. 74, 75
– femoris ant. 436, **438**
– – post. 443
– genus ant. 444
– glutaea 323, 440, 443
– hypochondriaca 187
– infraclavicularis 378
– inguinalis 187, **197**
– nuchae 212
– parapharyngea 82, 138
– poplitea 448
– pubica 187
– retromandibularis 78, 79
– scapularis 374
– sublingualis 82, 138
– submandibularis 169
– umbilicalis 187
– urogenitalis 324
Regionen, Bauchwand 187
–, Hals 145
Reizleitungssystem 235
Rektusscheide 191, 194, 196
Ren s. Nieren
Respirationstrakt 222
Rete venosum dorsale manus 390
– – genus 444
– – malleolare lat. 451
Retina 124, 125, 128
Retinaculum extensorum 366, 391
– flexorum 360, 362, 363, 365, 389, 393
– mm. extensorum inf. 423, 426
– – – sup. 423, 426
– – flexorum 425, 449
Retroperitonealraum 304, 309
–, Arterien 303
–, Lymphsystem 306
–, vegetativer Nervenplexus 309
Rhombencephalon 89
Rima glottidis 171
Rindenfelder 95
Rippen 5, 176, 180
Rippengelenke 180
Rücken, Innervation 204, 205, 206
Rückenmark 208, 434
–, Brustbereich 209
Rückenmarksegmente 19, 435
Rückenmuskulatur 200
–, autochthone 192
Rumpf, Medianschnitt 266
–, Querschnitt 132
–, Sagittalschnitt, 266, 272
–, Skelett 174
Rumpfwand, Hautnerven 187
–, Venen 187

Sacculus 119
Saccus endolymphaticus 121
– lacrimalis 123
Sagittalschnitt, Bulbus oculi 122
–, Fuß 10
–, Kiefergelenk 54
–, Kniegelenk 412

Sagittalschnitt, Kopf 84, 143
–, männliches Becken 311
–, Mundhöhle 137
–, Orbita 122
–, Rumpf 272
–, Schädel 36
–, Thorax 221
–, weiblicher Rumpf 266
–, Wirbelkanal 210
Sakrospinales System 201
Samenstrang 321
Scapula 5, 174, 341–**343**
–, Verknöcherung 6
Schädel 24
–, Frontalschnitt 57
–, knöcherner 25
–, Medianschnitt 47
–, Neugeborenes 62
–, Sagittalschnitt 36
–, Suturen 25
–, zersprengter 38
Schädelbasis 35, 48, 62. 152
–, Foramina 35
–, Kanäle 35
Schädeldach 33
Schädelhöhle 3
–, Frontalschnitt 57
Schneidezahn 50
Schulterblatt 6, 174, 343
–, Verknöcherung 6
Schultergelenk 10, 344
Schultergürtel 2, 5, 174, 344
–, Skelett 340
Schultermuskulatur 354
Schulterregion 373, 375
Sclera 122, 124–126
Segmentation 2
Segmentbronchien 222, 227, 249
Sehbahn 128, 129
Sehnenscheiden 17
–, Fuß 423
–, Hand 366
Sehnenfächer, Hand 366
–, Fuß 426
Sella turcica 35
Septum interventriculare 230, 235
– nasi 47, 133, 134
– pellucidum 91, 101, 112
Sinus cavernosus 57, 85, 135
– coronarius 228, 231, 232, 236, 247
– durae matris 84, 85
– frontalis 37, 133, 134
– lactiferi 262
– maxillaris 37, 134
– obliquus pericardii 246, 247
– rectus 85
– sagittalis sup. 85
– sigmoideus 85, 120
– sphenoidalis 87, 133, 134, 143
– transversus pericardii 243, 246
– Valsalvae 236
Sinusknoten 235
Situs abdominis 279
– cordis 243
Skalenuslücken 170–172
Skelett, allgemein 4
–, Beckengürtel 396
–, Hand 348
–, Hüftgelenk 402
–, Kind 5
–, Kniegelenk 404
–, Kopf 5
–, Ossifikation 6
–, Rumpf 174
–, Schultergürtel 340
Skrotalhaut 199

Spatium parapharyngeum 152, 155
– retropharyngeum 155
– subarachnoideale 210
– subdurale 210
Spina ischiadica 399, 401, 402
– nasalis 32, 41
– scapulae 344
Spinalnerven 19, 204, 206, 208
Spinalnervenäste 204, 373
Spinalnervensegment 19
Splanchnocranium 2, 38, 62
Sprunggelenk, oberes, Frontalschnitt 453
Stapes 116, 119, 121
Sternum 5, 174, 186, 341, 342
Stimmbänder 149
Stria longitudinalis 101, 103
– terminalis 100, 101, 103
Subkortikale Kerne 105
Substantia compacta 8
– nigra 96, 99, 110
– spongiosa 8
Sulcus centralis 94, 95
– chiasmatis 29
– coronarius 228, 234, 236
– deltoideopectoralis 262
– interventricularis ant. 234
– – post. 231
– lat. 87
– parietooccipitalis 96
– postcentralis 94
– praecentralis 94
– terminalis 230, 234
Supinationsstellung 347, 363
Suprahyale Muskulatur 60, 144
Sutura coronalis 24, 25, 62
– frontalis 62
– lambdoidea 25, 62
– plana 12
– sagittalis 62
– serrata 12
– squamosa 12, 25
Suturen, Schädel 25
Symmetrie, bilaterale 2
Symphysis pubica 175, 399, 402
Synarthrosen 11
Synchondrosen 11, 13
Syndesmosen 11, 12
Synostosen 11, 13

Taenia libera 267, 280
Tendo m. tricipitis surae 421, 422
Tentorium cerebelli 18, 67, 85, 86, 115
Testis 198, 304, 310, 315, 319
Thalamus 88, 89, 100, 101, 103, 107, 110, 114
Thenarmuskulatur 362
Thorax 5, 174, 178, 342
–, Frontalschnitt 258, 259
–, Horizontalschnitt 220, 260
–, Sagittalschnitt 221
Thoraxwand 185
Thymus 239–242
Tibia 5, 404, 405, 412
Tonsilla cerebelli 98, 99
– lingualis 136
– palatina 136
– pharyngea 134
– tubaria 133, 134
Trabecula septomarginalis 232
Trabeculae carneae 233
Trachea 143, 146, 154, 222, 223, 244, 249
Tractus cerebellorubralis 99
– iliotibialis 416, 419
– mamillotegmentalis 103
– olfactorius 64, 71, 133
– opticus 66, 96, 103, 110, 128
– pyramidalis 107, 110

Tränenapparat 123
Trajektorien 8
Trigonum caroticum 145, 165
– colli laterale 145, 161
– deltoideopectorale 189, 356, 377, 378
– lumbocostale 309
– omoclaviculare 145
– omotrapezoideum 145
– pericardiacum 240
– sternocostale 257
– submandibulare 139, 145
– submentale 145
– suboccipitale 214
– thymicum 240
Trochlea 126, 131
– humeri 345
Trochanter major 403
Trommelfell 119
Truncus brachiocephalicus 157, 228, 230, 241, 247, 248
– bronchomediastinalis 306
– coeliacus 253, 275, 288, 289, 291, 302, 303, 305, 307
– costocervicalis 156
– jugularis 306
– lumbosacralis 432
– pulmonalis 221, 228–230, 234, 236, 243, 244, 247
– subclavius 306
– sympathicus 18, 19, 67, 73, 152, 156, 170, 172, 253–255, 308, 309
– –, Ganglion 254
– thyrocervicalis 156, 157, 251, 368
Tuba auditiva 57, 116, 120
– uterina 326–329, 331, 334
Tuber (Vermis) 98
– ischiadicum 401
Tuberculum articulare 31, 50
– majus 345
– minus 345
–, pharyngeum 29, 152
– pubicum 399
Tuberositas radii 346
Tunica dartos 199
– vaginalis testis 198, 199, 266, 321

Ulna 5, 346, 348
Umbilicus 196, 266, 278
Unterarm, Extensoren 367
–, Flexoren 360, 361
– und Hand, Gelenke 347
– –, Venen 390
Unterkieferzähne 50
Unterschenkel 447, 449
–, Flexoren 421, 424
– und Fuß, Extensoren 426
– –, Knochen 407
Unterschenkelknochen 404
Urachus 237
Ureter 298, 300, 304, 305, 310–314, 316, 318, 319, 321
– feminina 326, 328, 329, 338
– masculina 300, 310, 317, 319, 321
Urogenitalsystem, Frau 326
–, Mann 310, 317
Uterus 211, 266, 327–331
Utriculus 119
Uvula 84, 98, 151

Vagina 266, 326, 329–331
– carotica 160
– synovialis 17, 363, 423
Vaginae fibrosae digitorum manus 393, 394
Vallecula epiglottica 136
Valva aortae 221, 229, 230, 232, 233
– atrioventricularis sin. 232

Valva bicuspidalis 233
– foraminis ovalis 232
– ileocaecalis 281
– tricuspidalis 229, 230, 234, 235, 245
– trunci pulmonalis 229, 232–234, 245
Vas afferens 301
– efferens 301
Vasa epigastrica inf. 196
– mesenterica sup. 282
– thoracica int. 238
Vegetativer Nervenplexus, Retroperitonealraum 309
Vena anastomotica inf. (Rolandi) 90
– – sup. 87
– angularis 156, 158, 159
– axillaris 370, 380
– azygos 221, 247, 251, 253, 254
– basilica 370, 377, 379, 385, 390
– brachialis 370
– brachiocephalica 159, 228, 230, 239–241,
   244, 246, 248, 370
– cava inf. 21, 228, 247–249, 253
– – sup. 228, 230, 244, 247, 370
– centralis retinae 124
– cephalica 159, 190, 191, 193, 262, 370, 377,
   382, 385, 390
– cerebri magna 88
– circumflexa humeri post. 374
– – ilium superf. 193, 196, 431
– – scapulae 374
– colica dext. 275
– cordis magna 233, 236
– – media 236
– dorsalis clitoridis 338
– – penis 321
– epigastrica inf. 195, 198, 199
– – superf. 192, 193, 431
– – sup. 186, 190, 191
– facialis 76, 158, 159, 161, 166
– femoralis 419, 431, 437–439
– femoropolitea 445
– hemiazygos 253
– – accessoria 253, 255
– ileocolica 275
– infraorbitalis 79
– interventricularis ant. 231, 236
– jugularis ant. 158, 163
– – ext. 158–160
– – int. 78, 79, 139, 153, 155, 158–160,
   165–167, 170, 171, 370, 381
– lienalis 274, 275
– mediana antebrachii 377, 385

Vena mediana cubiti 370, 377, 385, 390
– mesenterica inf. 270, 274, 284
– – sup. 271, 272, 274, 275, 282, 291
– obliqua atrii sin. 236
– obturatoria 318
– pericardiacophrenica 255
– poplitea 442, 445, 446, 449
– portae 221, 273–276, 289, 291, 296
– post. ventriculi sin. 236
– pudenda ext. 431
– – int. 325, 337
– pulmonalis 230, 255
– rectalis sup. 274
– renalis 300, 301
– retromandibularis 76, 78, 79, 139, 158, 159,
   161
– saphena magna 192–194, 431, 437, 444,
   447, 450
– – parva 431, 442, 445, 447, 450, 451, 454
– subclavia 158, 159, 170, 244
– supraorbitalis 158
– suralis 445
– temporalis superf. 77, 80, 156, 158, 159
– testicularis 305, 321
– thoracica int. 186, 190, 191, 238, 239, 242,
   247
– – lat. 185, 191
– thoracodorsalis 191
– thoracoepigastrica 159, 190, 370, 379, 380
– thyroidea 158
– – inf. 159, 170
– – sup. 167, 168, 170
– umbilicalis 237
– vorticosa 124
Venae cerebri 87, 90
– digitales dorsales 390
– hepaticae 273, 274, 292
– ilei 275
– intercostales 186, 189, 192, 193, 240, 254
– jejunales 275
– lumbales 253
– pudendae ext. 192
– pulmonales 222, 225, 228, 232, 237,
   246–248, 250
– surales 446
– thymicae 244
Venen, Arm 370
–, Bein 431
–, Hals und Kopf 158
–, Oberschenkel 436
–, Unterarm und Hand 390
–, untere Extremität 431

Ventilebene 234
Ventrikel (Gehirn) 88, 91, 102–104, 108, 110
– (Herz) 220, 228, 242–244, 247
Ventriculus (Magen) 264, 268, 272, 285, 294
– laryngis 149
Verknöcherung 7
–, Extremität, obere 7
–, –, untere 7
–, Femur 7
–, Scapula 6
–, Schulterblatt 6
Vermis cerebelli 98, 100, 110
Vertebrae 5, 142, 174, 178, 201, 342
– cervicales 169, 178
– prominens 142, 174, 201
– thoracicae 178, 181
Vesica fellea 270, 271, 273, 285, 289, 292
– urinaria 300, 310–312, 316, 321, 326, 328,
   331, 334
Vesicula seminalis 310–314, 316, 321
Vestibulum laryngis 136
– nasi 134
– oris 137
– vaginae 334
Villi intestinales 267
Vincula tendinum, Hand 364
Viszerokranium 2
Vomer 27, 43, 45, **46,** 49
Vorhof (Herz) 247
Vorhofmuskulatur 234
Vortex cordis 231

Weibliche Geschlechtsorgane 330
Weibliches Becken 399
Wirbel 176
Wirbelgelenke 184
Wirbelkanal 3, 209
–, Sagittalschnitt 210
Wirbelsäule 2, 5, 174, 179

Zähne 50
Zentrales Nervensystem 18
Zersprengter Schädel 38
Zona orbicularis 408
Zonula ciliaris 124
Zunge 136, 138
Zungenbein 137, 146
Zungenoberfläche 136
Zwerchfell 3, **252,** 256
Zwischenhirn 89, 104, 114